实用常见疾病护理

主　编　刘爱杰　张芙蓉　景　莉　刘亚丽
　　　　田　荣　马海涛　吕英杰　孟　娟

中国海洋大学出版社
·青岛·

图书在版编目(CIP)数据

实用常见疾病护理 / 刘爱杰等主编. —青岛:中
国海洋大学出版社,2020.12
ISBN 978-7-5670-2749-7

Ⅰ.①实… Ⅱ.①刘… Ⅲ.①常见病—护理 Ⅳ.
①R47

中国版本图书馆 CIP 数据核字(2021)第 006615 号

出版发行	中国海洋大学出版社			
社　　址	青岛市香港东路 23 号		邮政编码	266071
出 版 人	杨立敏			
网　　址	http://pub.ouc.edu.cn			
电子信箱	369839221@qq.com			
订购电话	0532－82032573(传真)			
策划编辑	韩玉堂			
责任编辑	韩玉堂		电　　话	0532－85902349
印　　制	蓬莱利华印刷有限公司			
版　　次	2021 年 2 月第 1 版			
印　　次	2021 年 2 月第 1 次印刷			
成品尺寸	185 mm×260 mm			
印　　张	21.25			
字　　数	512 千			
印　　数	1～1000			
定　　价	116.00 元			

如发现印装质量问题,请致电 0535－5651533,由印刷厂负责调换。

《实用常见疾病护理》编委会

主　编　刘爱杰　　淄博市第一医院
　　　　　张芙蓉　　青岛大学附属医院
　　　　　景　莉　　中国人民解放军联勤保障部队第九八七医院
　　　　　刘亚丽　　中国人民解放军联勤保障部队第九八七医院
　　　　　田　荣　　中国人民解放军联勤保障部队第九八七医院
　　　　　马海涛　　山东省精神卫生中心
　　　　　吕英杰　　平阴县人民医院
　　　　　孟　娟　　山东大学附属济南市中心医院

副主编　马　园　　乌鲁木齐市中医医院
　　　　　王万芬　　湖北省十堰市太和医院
　　　　　　　　　　湖北医药学院附属医院
　　　　　闫卫兰　　中国人民解放军战略支援部队特色医学中心
　　　　　米志云　　山西白求恩医院
　　　　　　　　　　同济山西医院
　　　　　刘彩艳　　中国人民解放军联勤保障部队第九四二医院
　　　　　苗丽慧　　山西省煤炭中心医院
　　　　　朱　玢　　山西省人民医院
　　　　　梁　娜　　淄博市张店区中医院
　　　　　赖世芬　　四川省第二中医医院
　　　　　柳　林　　赤峰松山医院
　　　　　唐　芳　　石河子大学医学院第一附属医院
　　　　　徐新玲　　乌鲁木齐市友谊医院
　　　　　吴名慧　　湖北省十堰市太和医院
　　　　　　　　　　湖北医药学院附属医院
　　　　　尹招林　　黔南州人民医院
　　　　　宋丽媛　　长治市人民医院
　　　　　张伟力　　乳山市人民医院

编　委　白恒义　遵义市第一人民医院

遵义医科大学第三附属医院

闫　英　中国人民解放军联勤保障部队第九八七医院

陈　芳　中国人民解放军联勤保障部队第九四二医院

袁　斐　淄博市中西医结合医院

李文芳　山西省汾阳医院

王　莉　中国人民解放军总医院第七医学中心

赵　华　贵州省松桃苗族自治县人民医院

韦妮娜　遵义市第一人民医院

遵义医科大学第三附属医院

尚娜娜　山东中医药大学

前　言

　　随着医学科学的发展和医学学科专业的不断细化，医疗护理新业务、新技术的不断拓展，促使护理学逐渐向专科化发展，专科护理的科学化、规范化发展已成为护理专业的一项重要课题。因此对护理人员的素质要求也越来越高。护士不仅要具备护理专业的基础知识、基本理论和基本技能，而且要熟练掌握专科操作技术，才能为患者提供高质量的护理服务。为患者提供规范的专科护理操作，既是护理专业化发展的需求，也是现代临床护士的主要任务。

　　为使各项专科护理操作规范且易于掌握，我们组织编写了本书。本书重点介绍了儿科、产科、神经内科、消化内科、口腔颌面等各科常见病的护理要点，包括对常见病的疾病概述、临床表现、护理诊断、护理评估、护理措施等方面均作了介绍。本书内容全面，有较强的实用性、指导性，可供临床各专科护理人员、护理教师与学生参考使用。

　　由于我们的编写经验和组织能力所限，加之医学科学发展迅速，书中难免有不妥之处，希望广大医学工作者能提出宝贵的意见，以便今后改进和修订。

编者

2020 年 12 月

目　录

第一章　新生儿疾病的护理

第一节　正常足月儿的特点及护理

正常足月儿是指胎龄满 37～42 周出生、体质量为 2 500～4 000 g、无任何畸形和疾病的活产婴儿。

一、正常足月儿特点

1.外观特点

胎毛少,哭声响亮,皮肤红润,头发分条清楚,耳壳软骨发育好,耳舟清楚。乳晕清晰,乳房可摸到结节,直径大约 7 mm;指(趾)甲超过指(趾)尖;男婴睾丸降入阴囊,女婴大阴唇完全遮盖小阴唇,足底纹多而交错。四肢肌张力好。

2.体温

体温中枢发育不完善,调节能力差。皮下脂肪较薄,体表面积相对较大,容易散热。产热主要依靠棕色脂肪。新生儿室内环境温度要适宜。室温过高时,通过皮肤蒸发和出汗散热血液易浓缩,出现脱水热;若室内体温过低,产热不足,则出现新生儿硬肿症。

3.呼吸系统

胎儿在宫内不需要肺的呼吸,但有微弱的呼吸运动。出生时经产道挤压,1/3 肺液由口鼻排出,其余由肺间质毛细血管和淋巴管吸收,若吸收延迟,则出现湿肺。新生儿在第一次吸气后,出现啼哭,肺泡张开。呼吸浅快,每分钟 40～45 次,新生儿胸腔较小,肋间肌较弱,胸廓运动较浅,主要靠膈肌运动,呼吸呈腹式。

4.循环系统

胎儿出生后血液循环发生巨大变化,脐带结扎,肺血管阻力降低,卵圆孔和动脉导管出现功能性关闭。心率波动较大,一般为 120～140 次/分钟,足月儿血压平均为 9.3/6.7 kPa(70/50 mmHg)[①],早产儿较低。

5.消化系统

新生儿消化道面积相对较大,有利于吸收。胃呈水平位,贲门括约肌发育较差,幽门括约肌发育较好,因此易发生溢乳。新生儿肠壁较薄,通透性高,有利于吸收母乳中的免疫球蛋白,也易使肠腔内毒素及消化不全产物通过肠壁而进入血循环,引起中毒症状,生后 12 h 内开始排出胎粪,3～4 d 排完。如生后 24 h 内未排胎粪者应进行检查。

6.血液系统

新生儿在胎儿期处于相对缺氧状态,出生时血液中的红细胞和血红蛋白量相对较高,血红蛋白中胎儿血红蛋白约占 70%,后逐渐被成人血红蛋白替代。

---

① 　临床上仍习惯用 mmHg 作为血压单位,1 kPa＝7.5mmHg。全书同。

7. 泌尿系统

新生儿出生后,一般在 24 h 内排尿,48 h 未排尿者需检查原因。新生儿尿稀释功能尚可,但肾小球滤过率低,浓缩功能较差,不能迅速有效地处理过多的水和溶质,易发生水肿或脱水症状。

8. 神经系统

新生儿脑相对较大,重 300～400 g,占体质量的 10%～20%,生后具有觅食反射、吸吮反射、握持反射、拥抱反射等原始反射。出现神经系统疾病时,原始反射暂时减弱或消失。正常情况下,原始神经反射生后 3～4 个月消失。

9. 免疫系统

新生儿的免疫功能不健全。脐部为开放性伤口,细菌容易繁殖并进入血液,发生感染性疾病。新生儿不易患一些传染病是由于通过胎盘从母体中获得免疫球蛋白 IgG,而免疫球蛋白 IgA,尤其是分泌型 IgA、IgM,不能通过胎盘传给新生儿,因此新生儿易患呼吸道和消化道的感染性疾病。

10. 能量和电解质需要量

新生儿热卡需要量取决于维持基础代谢和生长发育的能量消耗,在适中环境下,新生儿期平均每日所需热卡 418～502 kJ/(kg·d)。钠、钾每日需要量各 1～2 mmol/kg。

二、正常足月儿的特殊表现

1. 生理性黄疸

新生儿由于肝内葡萄糖醛酸转移酶不足及出生后大量红细胞破坏,大多数生后 2～3 d 开始出现皮肤、巩膜黄染,4～5 d 达高峰,足月儿 7～10 d 消退,早产儿可延长至 2～4 周消退,其他身体情况良好,这是正常生理现象,称生理性黄疸。

2. 青记

一些新生儿在背部、臀部常有蓝绿色色斑,此为特殊色素细胞沉着所致,俗称青记或胎生青痣,随年龄增长而渐退。

3. 假月经

有些女婴由于受母体内雌激素的影响,出生后 1 周内可出现大阴唇轻度肿胀,或阴道流出少量黏液及血性分泌物,2～3 d 即消失,不必做任何处理。

4. 乳房肿大

新生儿由于受母体内雌激素、孕激素、生乳素和缩宫素的影响,部分新生儿无论男女都可出现乳房肿胀,有的还会分泌乳汁,经 2～3 周自然消退,不要挤乳头。

5. 生理性体质量下降

新生儿出生后 2～4 d,由于大小便、皮肤及呼吸水分的蒸发,出现体质量下降,平均比出生时下降 6%～9%,一般 4 d 后开始回升,7～10 d 恢复到出生时的体质量,以后体质量逐渐增加。

6. "马牙"和"螳螂嘴"

新生儿上腭中线和齿龈切缘上常有黄白色小斑点,俗称"马牙",系上皮细胞堆积或黏液腺分泌物积留所致,于出生后数周至数月自行消失。新生儿面颊部有脂肪垫,俗称"螳螂嘴",对吸乳有利,不应挑割,以免发生感染。

7.粟粒疹

新生儿生后 3 周内,可在鼻尖、鼻翼、面颊部长出细小、白色或黑色的,突出在皮肤表面的皮疹,系新生儿皮脂腺功能未完全发育成熟所致,多自行消退,一般不必处理。

三、正常足月儿的护理

(一)主要护理诊断

(1)体温改变与体温调节中枢发育不完善有关。

(2)窒息与呛奶、呕吐有关。

(3)感染与新生儿免疫功能不足及皮肤黏膜屏障功能差有关。

(二)护理措施

1.娩出后护理

新生儿娩出后与家长核对性别,将其放在有保暖设施的操作台上,迅速清除口、咽、鼻腔内分泌物,使呼吸道通畅,建立正常呼吸。脐带结扎后立即擦去其身上的血渍。胎脂有保护皮肤的作用,不必全部擦净,皮肤褶皱处有过多胎脂时可用消毒植物油轻轻擦去。清洁皮肤的同时注意检查新生儿有无畸形、产伤等。

2.保持呼吸道通畅

(1)在新生儿娩出后,开始呼吸前,应迅速清除口、鼻部的黏液及羊水,保持呼吸道通畅,以免引起吸入性肺炎。

(2)经常检查鼻孔是否通畅,清除鼻孔内的分泌物。

(3)保持新生儿适宜的体位,一般取右侧卧位,如仰卧时避免颈部前屈或过度后仰;给予俯卧时,专人看护防止窒息。

(4)避免随意将物品阻挡新生儿口鼻腔或按压其胸部。

(5)保持室内空气清新,每日开窗通风 2～3 次,每次 15～30 min,室内相对湿度维持在55%～60%为宜。

3.维持体温稳定

新生儿体温调节功能尚不完善,因此应有足够的保暖措施,保暖方法有头戴帽、母体胸前怀抱、母亲"袋鼠"怀抱、婴儿培养箱和远红外辐射床等。使用时因人而异,最好使婴儿处于适中温度的环境。"适中温度"系指能维持正常体温及皮肤温度的最适宜的环境温度。此温度下,身体耗氧量最少,蒸发散热量最少,新陈代谢最低。此外,值得引起注意的是接触婴儿的手、仪器、物品等均应预热,以免导致传导散热。

4.预防感染

(1)建立消毒隔离制度和完善的清洗设施:要求人人严格遵守,入室更衣换鞋,接触新生儿前后勤洗手,避免交叉感染。每季度对工作人员做 1 次咽拭子培养,对带菌者及患感染性疾病者应暂时调离新生儿室。病室应该使用湿式法进行日常清洁,每天用紫外线行空气消毒30 min以上,并定期进行全面的清洁消毒。

(2)脐部的处理:一般在新生儿分娩后 1～2 min 内结扎,遵守无菌操作,消毒处理好脐残端。同时应每天检查脐部,涂以 95%酒精,使其干燥。如有感染可用 3%过氧化氢洗净后,再用 3%碘伏消毒,或局部使用抗生素。

(3)皮肤的护理:新生儿出生后,初步处理皮肤皱褶处的血迹,擦干皮肤后给予包裹。每天沐浴 1 次,达到清洁皮肤和促进血液循环的目的。同时,检查皮肤黏膜完整性及有无肛旁脓肿等情况。

(4)使用奶具经高压灭菌、一人一用一更换;奶品新鲜配制,一次未吃完的奶不可留至下餐再喂。

5.供给营养

(1)喂养正常足月儿:提倡早哺乳,一般生后半小时左右即可给予母亲哺乳,鼓励按需喂奶。确实无法母乳喂养者先试喂 5%～10% 葡萄糖水,无消化道畸形及吸吮吞咽功能良好者可给予配方乳。人工喂养者,奶具专用并消毒,奶流速以能连续滴出为宜。

(2)称体质量定时、定磅秤,每次测定前均要调节磅秤零位点,确保测得体质量的精确度,为了解营养状况提供可靠依据。

6.确保新生儿安全

避免新生儿处于危险的环境,如高空台面、可能触及的热源、电源及尖锐物品,工作人员的指甲要短而钝。

7.健康教育

(1)促进母婴感情建立:目前国内外均大力提倡母婴同室和母乳喂养。因此,在母婴情况允许下,婴儿出生后,应尽早(30 min 内)将新生儿安放在母亲身旁,进行皮肤接触、鼓励早吸吮,促进感情交流,有利于婴儿身心发育。

(2)宣传育儿保健常识:向家长介绍喂养(包括添加辅食)、保暖、防感染、预防接种等有关知识。

8.新生儿筛查

护理人员应了解有条件对新生儿进行筛查的单位及项目,如先天性甲状腺功能减低症、苯丙酮尿症和半乳糖症等,以便对可疑者建议去进行筛查。

第二节 早产儿的特点及护理

一、外部特点

1.头部

头大,头长为身长的 1/3;囟门宽大,颅缝可分开,头发呈短绒样,耳郭软,缺乏软骨,耳舟不清楚。

2.皮肤

鲜红薄嫩,水肿发亮,胎毛多,胎脂丰富,皮下脂肪少,指甲软,不超过指端。

3.乳腺结节

不能触到,36 周后触到直径小于 3 mm 的乳腺结节。

4.胸腹部

胸廓呈圆筒状,肋骨软。

5. 足底纹

仅在足前部见 1～2 条足纹,足根光滑。

6. 生殖系统

男婴睾丸未降或未全降;女婴大阴唇不能盖住小阴唇。

二、生理特点

1. 出生后体质量

早产儿出生后第一周的"生理性体质量减轻",可下降 10%～15%,1 周后体质量开始恢复,至2～3 周末恢复至出生体质量。

2. 呼吸系统

呼吸中枢相对更不成熟,呼吸不规则,常发生呼吸暂停。呼吸暂停(apnea)指呼吸停止时间达 15～20 s,或虽不到 15 s,但伴有心率减慢(<100 次/分钟)和出现紫绀。

早产儿的肺发育不成熟,表面活性物质少,易发生肺透明膜病。有宫内窘迫史的早产儿,易发生吸入性肺炎。

3. 消化系统

吞咽反射弱,容易呛乳而发生乳汁吸入。胃贲门括约肌松弛、容量小,易溢乳。早产儿以母乳喂养为宜,但需及时增加蛋白质,早产儿易发生坏死性小肠炎,要注意乳汁的渗透压不可超过 460 mmol/L。

4. 肝脏功能

早产儿肝不成熟,葡萄糖醛酸转换酶不足,生理性黄疸较重,持续时间长,易引起核黄疸。因肝功能不完善,肝内维生素 K 依赖凝血因子合成少,易发生出血症。

5. 神经系统

神经系统的功能和胎龄有密切关系,胎龄越小,反射越差。早产儿易发生缺氧,导致缺氧缺血性脑病。此外,由于早产儿脑室管膜下存在发达的胚胎生发层组织,因而易导致颅内出血。

6. 体温

体温调节功能更差,棕色脂肪少,基础代谢低,产热少,而体表面积相对大,皮下脂肪少,易散热,汗腺发育不成熟和缺乏寒冷发抖反应。因此,早产儿的体温易随环境温度的变化而变化。

7. 心血管系统

早产儿的动脉导管关闭常常延迟,可导致心肺负荷增加,引起充血性心力衰竭、肾脏损害以及坏死性小肠结肠炎。血容量不足或心肌功能障碍,容易导致低血压。

8. 造血系统

由于出生后血容量快速增加导致血红蛋白稀释、红细胞生成素反应低下、医源性失血、血小板低、血管脆弱易出血以及溶血等,常发生贫血。

9. 泌尿系统

早产儿肾小球和肾小管不成熟,肾脏浓缩功能差,肾小管对醛固酮反应低下,易产生低钠血症;肾脏保存碳酸氢盐和排泄酸、氨的能力差,容易产生代谢性酸中毒。肾小管重吸收葡萄糖阈值低,因而易引起高血糖、尿糖等。

10.免疫功能

早产儿由于体液免疫和细胞免疫均不成熟,缺乏来自母体的抗体,皮肤的屏障功能差,对感染的抵抗力弱,易引起败血症。

三、早产儿的护理

(一)常见护理诊断

(1)体温过低与体温调节功能差、产热贮备力不足有关。

(2)营养低于机体需要量与摄入不足及消化吸收功能差有关。

(3)感染与免疫功能不足有关。

(4)低效性呼吸形态与呼吸器官发育不成熟有关。

(二)护理措施

1.早产儿室

早产儿室有条件应与足月儿室分开,除满足足月儿室条件外,还应配备婴儿培养箱、远红外保暖床、微量输液泵、吸引器和复苏囊等设备。工作人员相对固定,为加强早产儿的护理管理,最好开展系统化整体护理。

2.维持体温稳定

早产儿体温中枢发育不完善,体温升降不定,多为体温低下,因此,早产儿室的温度应保持在 24 ℃～26 ℃,晨间护理时提高到 27 ℃～28 ℃,相对湿度为 55%～65%。应根据早产儿的体质量、成熟度及病情,给予不同的保暖措施,加强体温监测,每日 2～4 次。一般体质量小于2 000 g 者,应尽早置于婴儿培养箱保暖。体质量大于 2 000 g 在箱外保暖者,还应戴绒布帽,以降低耗氧量和散热量;必要的操作如腹股沟采血等须解包时,应在远红外辐射床保暖下进行,没有条件者,则因地制宜,采取简易保暖方法,并尽量缩短操作时间。

3.合理喂养

早产儿各种消化酶不足,消化吸收能力差,但生长发育所需营养物质多。因此,早产儿最好母乳喂养,无法母乳喂养者以早产儿配方乳为宜。喂乳量根据早产儿耐受力而定,以不发生胃潴留及呕吐为原则。吸吮能力差者可用滴管、胃管喂养和补充静脉高营养液。每天详细记录出入液量、准确称体质量,以便分析、调整补充营养。早产儿易缺乏维生素 K 依赖凝血因子,出生后应补充维生素 K_1 预防出血症。除此之外,还应补充维生素 A、C、D、E 和铁剂等物质。

4.预防感染

早产儿抵抗力比足月儿更低,消毒隔离要求更高,更应加强口腔、皮肤及脐部的护理,发现微小病灶应及时处理。经常更换体位,以防发生肺炎。制订严密的消毒隔离制度,严禁非科室人员入内,严格控制参观和示教人数,超过人流量后应及时进行空气及有关用品消毒,确保空气及仪器物品洁净,防止交叉感染。

5.维持有效呼吸

早产儿易发生缺氧和呼吸暂停。有缺氧症状者给予氧气吸入,吸入氧浓度及时根据缺氧程度及用氧方法而定,若持续吸氧最好不超过 3 d,或在血气监测下指导用氧,预防氧疗并发症。呼吸暂停者给予弹足底、托背、吸氧处理,条件允许放置水囊床垫,利用水振动减少呼吸暂停发生。

6.密切观察病情

由于早产儿各系统器官发育不成熟,其功能不完善,护理人员应具备高度的责任感与娴熟的业务技能,加强巡视,密切观察病情变化。如发现以下情况应及时报告医师,并协助查找原因,迅速处理。

①体温不正常;②呼吸不规则或呻吟;③面部或全身青紫(或苍白);④烦躁不安或反应低下;⑤惊厥;⑥早期或重度黄疸;⑦食欲差、呕吐、腹泻、腹胀,出生 3 d 后仍有黑便;⑧硬肿症、出血症状、出生后 24 h 仍无大小便。

7.发展性照顾

发展性照顾是一种适合早产儿个体需要的护理模式。这种护理模式可以促进早产儿的体质量增长、减少哭闹和呼吸暂停次数。此模式的护理目标是使早产儿所处的环境与子宫内尽可能相似,并帮助早产儿以有限的能力适应宫外环境。具体措施如下。

(1)保持舒适的卧位。用柔软的毛巾做成"鸟巢"状围在早产儿身体四周,使其手、脚能触及,感觉如同在妈妈的子宫内,既安全又舒适。

(2)减少光线的刺激。当光源大于 60 W 时,就会对早产儿视网膜产生影响。

(3)减少噪音的刺激。

(4)护理人员操作要求。非治疗时间将房间的照明度降低;在暖箱上盖适当的罩布使之变暗;降低室内外噪音;轻声交谈;使早产儿呈屈曲状态;根据不同情况提供相应护理。

四、健康教育

(1)向家长介绍早产的原因和疾病特点。早产儿往往需要住院治疗,因此应鼓励家长探视和参与照顾早产儿的活动。

(2)向家长介绍早产儿出院的标准。当早产儿能自己吮奶并能保证热卡的需要;在室内温度 21 ℃～24 ℃下能保持正常体温;体质量每日增加 10～30 g,并达到 2 000 g 以上;近期内无呼吸暂停及心动过缓发作,并已停止吸氧及用药一段时间;无贫血及其他疾病症状才能出院。

(3)刚出院的早产儿相对足月儿来说生活能力低下,喂养困难,家庭护理仍然重要,要指导家长怎样做好出院后的家庭护理及早期干预。

第三节　极低出生体质量儿的护理

极低出生体质量儿是指出生体质量＜1 500 g 的早产儿,根据我国 15 个城市不同胎龄的新生儿出生体质量值调查,此类婴儿胎龄应在 33 周以下,若超过 33 周,则此极低出生体质量儿为小于胎龄儿。极低出生体质量儿是新生儿中发病率和病死率最高的一组人群。

一、生理特点及临床表现

1.呼吸系统

(1)胸壁软,肺不成熟,小支气管的软骨少,故功能残气量低,肺顺应性差,易发生肺透明膜病。

(2)约 70%极低出生体质量儿于生后 1 周可发生呼吸暂停,频发性呼吸暂停每日可多达 40 多次。极低出生体质量儿呼吸暂停最常见的原因是原发性;其次是低体温或发热、缺氧酸中毒、低血糖、低血钙、高胆红素血症等;难治的反复发作的呼吸暂停,见于颅内出血和肺部疾病时,仔细检查常可发现同时伴有神经症状或呼吸道症状。

(3)慢性肺损伤在极低出生体质量儿多见,发生率高达 40%~50%,其中支气管肺发育不良较常见。其特征:①生后 1 周内间歇正压通气持续 3 d 以上;②有慢性呼吸窘迫表现(气促、肺啰音等)持续 28 d 以上;③为维持 $PaO_2 > 6.67$ kPa 而须供氧持续 28 d 以上;④胸片有异常表现。与极低出生体质量儿气道及肺泡发育不成熟、气压伤及氧中毒或动脉导管开放等损伤有关。

2.循环系统

动脉导管持续开放发生率高,常在生后 3~5 d 闻及心脏杂音,且常引起充血性心力衰竭,预后不良。

3.消化系统

消化系统易患坏死性小肠结肠炎,多在第一次喂养后发生。

4.泌尿系统

肾浓缩功能差,肾小管重吸收葡萄糖的阈值低,若补给的葡萄糖浓度稍高,易引起高血糖及利尿。同时肾小管回吸收钠功能差,易出现低钠血症,因此,需补充钠盐量大于足月儿。

5.神经系统

(1)中枢神经系统发育不完善,反射及协调功能差,喂养常有困难。

(2)脑室内出血发生率高达 65%,其中 1/4 甚至一半可无明显症状。

6.体温调节

对环境温度要求较高,通常需 37 ℃~38 ℃,否则易致体温过低,并因其汗腺功能发育不完善,环境温度过高又易发热。

7.能量代谢

(1)糖耐量低,尤以感染时更低,血糖值 >6.94 mmol/L,可出现尿糖,并可出现呼吸暂停和大脑抑制。极低出生体质量儿出现低血糖的情况罕见。

(2)生后易出现低蛋白血症,一般为 30~45 g/L,因此引起核黄疸的危险较血清蛋白浓度高的成熟儿大得多,几周后若低蛋白血症持续存在,提示蛋白质摄入不足。

(3)易出现晚期代谢性酸中毒,与肾小管泌 H^+ 功能差而排出 HCO_3^- 阈值低有关。

(4)极低出生体质量儿血清钙浓度较足月儿更低,胎龄 28~30 周的健康婴儿血清钙通常为 1.5~1.9 mmol/L,除非血清钙降至 1.5 mmol/L 以下,一般不需补充葡萄糖酸钙。这样低的血清钙水平通常见于生后 3 d 内,至第 7 天自然回升,不伴有激惹、抖动、惊厥和呼吸暂停等低血钙症状。

二、主要护理诊断

潜在并发症:核黄疸、颅内出血。

三、护理措施

1.维持正常体温

娩出后马上擦干水,并用毛巾包裹,尽快放进预热好的暖箱,并着单衣。

2.呼吸管理

注意保持呼吸道通畅,及时吸除口、鼻腔分泌物;呼吸暂停频繁经应用氨茶碱后无效,或吸入氧浓度 0.5,PaO_2 仍小于 6.65 kPa(50 mmHg)和 $PaCO_2$ 大于 7.98 kPa(60 mmHg)时报告医生处理。

做好经鼻持续气道正压吸氧或间歇正压通气护理等;定期做血气分析检测;必要时协助应用肺泡表面活性物质替代治疗。

3.预防核黄疸

密切观察黄疸的进展和转归。在黄疸高峰期,每 4 h 经皮胆红素测定仪测黄疸指数 1 次,并适当补充清蛋白。在血清胆红素过高有引起核黄疸的危险时,应及时报告医生,做好光疗护理,必要时协助换血治疗。

4.预防颅内出血

在颅内出血的活动期,应注意头部制动,各种治疗、护理集中进行且动作轻柔。

5.护理喂养

喂养不宜过迟,以防止低血糖及减轻黄疸程度。吸吮力差者,采用管道鼻饲或口饲并尽量母乳喂养,以减少坏死性小肠结肠炎的发生。

由于患儿吮吸及消化能力差,胃容量小,而每日所需能量又相对较多,因此可采用少量多餐的喂养方法。

四、健康教育

极低出生体质量儿较容易发生脑室内出血和脑室周围白质软化,所以患各种后遗症的概率较大。做到早发现、早治疗。出院后一定按时到医院复查。

第四节 巨大儿的护理

新生儿出生体质量大于或等于 4 000 g,称为巨大儿或高出生体质量儿。巨大儿中有些是健康儿。

一、巨大儿常见原因

1.遗传因素

通常父母体格较大。

2.营养因素

孕妇食量较大,蛋白质摄入较多。

3.病理因素

母亲糖尿病;母婴 Rh 血型不合溶血病;各种原因所致胎儿高胰岛素血症。

4.其他

其他如大血管转位、胎儿成红细胞增多症等。

二、临床特点

1.产前情况

孕母的子宫大于同孕周正常子宫的大小往往提示巨大儿的可能性。

2.产时情况

由于胎儿体格较大,易发生难产而致窒息、颅内出血,或发生各种产伤。因为头部过大,在分娩时会产生过大的压力,导致先锋头、头颅血肿或者变形。

3.出生后表现

糖尿病母亲的新生儿常表现为肥胖,有时面颊潮红,口唇深红;出生后由于从母体进入的血糖中断,而此时血中胰岛素仍高,故易发生低血糖。

三、主要护理诊断

1.营养失调

低于机体需要量:与糖尿病母亲的新生儿易出现低血糖有关。

2.潜在并发症

呼吸功能受损、颅内出血:与胎儿过大、难产有关。

四、护理措施

1.喂养

尽早开奶,在母乳喂养后应加喂糖水以提供足够的液体和能量,防止低血糖发生。监测血糖,遵医嘱静脉补充葡萄糖。

2.维持呼吸功能

胎儿分娩时头部过度曲向一侧以利双肩娩出,可能会导致颈部神经损伤,引起膈肌麻痹;剖宫产娩出的患儿,往往会有肺液滞积在肺内,影响气体的有效交换。应密切观察呼吸频率、节律,有无发绀,勤翻身,必要时予以氧气吸入。

3.密切观察病情

注意头部制动,治疗护理操作集中进行,动作轻柔。密切观察有无肌张力增高、脑性尖叫等异常神经系统症状。

五、健康教育

告知巨大儿发生的原因及可能发生的问题,提醒父母需加强护理,注意并发症的发生,定期复查血糖。

第五节　新生儿听力筛查

新生儿听力筛查(universal newborn hearing sereening,UNHS)是通过耳声发射、自动听性脑干反应和声阻抗等电生理学检测,在新生儿出生后自然睡眠或安静的状态下进行的客观、快速和无创的检查。国内外报道表明,正常新生儿和高危因素新生儿听力损失发病率的差异较大,正常新生儿为 0.1%～0.3%,高危因素新生儿为 2%～4%。

一、新生儿听力筛查时间

1.初步筛查过程(初筛)

初步筛查过程(初筛)即新生儿生后 3～5 d 住院期间的听力筛查。

2.第 2 次筛查过程(复筛)

第 2 次筛查过程(复筛)即出生 42 d 内的婴儿初筛"没通过",或初筛"可疑",甚至初筛已经"通过",但属于听力损失高危儿,如重症监护病房患儿,需要进行听力复筛。

二、新生儿听力筛查对象

新生儿听力筛查对象主要有 2 种:一是所有出生的正常新生儿;二是对具有听力障碍高危因素的新生儿。听力障碍高危因素如下。

(1)在新生儿重症监护室 48 h 及以上者。

(2)早产(小于 26 周)或出生体质量低于 1 500 g。

(3)高胆红素血症。

(4)有感音神经性和(或)传导性听力损失相关综合征的症状或体征者。

(5)有儿童期永久性感音神经性听力损失的家族史者。

(6)颅面部畸形,包括小耳症、外耳道畸形、腭裂等。

(7)孕母宫内感染,如巨细胞病毒、疱疹、毒浆体原虫病等。

(8)母亲孕期曾使用过耳毒性药物。

(9)出生时有缺氧窒息史,Apgar 0～4 分/1 分钟或 0～6 分/5 分钟。

(10)机械通气 5 d 以上。

(11)细菌性脑膜炎。

三、新生儿听力筛查注意事项

(一)筛查前

(1)认真听筛查人员讲解听力筛查的意义和方法,仔细阅读知情同意书并签字。

(2)最佳的测试结果是在宝宝自然睡眠状态时获得,如婴儿烦躁、哭闹会影响测试结果,因此听力测试前家长应尽量把婴儿喂饱使其进入睡眠状态。

(3)给婴儿换好干净尿布,使其舒适不哭闹。

(4)给婴儿选择厚薄适度的包被,薄则易受凉,太厚则会影响操作。

(二)筛查中

(1)保持安静,避免交谈;关闭一切通信设备,避免出现噪音。

(2)保持婴儿筛查的正确姿势,露出测试耳,避免遮盖。

(3)测试时家长可将手轻轻扶按在婴儿肩部,使其有安全感。

(4)做完一侧耳后,不要用力翻动婴儿以免惊醒,应配合医生轻轻翻转到对侧耳。

(三)筛查后

(1)认真听取医生解释,未通过筛查者按医生指示去做。

(2)有听力损失高危儿,每 6 个月接受一次听力监测,直至 3 周岁。

（3）通过筛查者，定期接受儿保科的听力保健。

（4）平时注意防止噪声、药物等对婴儿听力的损害。

（5）注意观察婴儿的听觉和言语发育，可疑有发育迟缓者及时就诊排除。

四、不同因素对筛查结果的影响

听力筛查结果受多种因素的影响，主要包括以下几方面。

（1）新生儿期外耳道羊水、胎脂、胎性残积物滞留会使耳声发射的传入刺激声和传出反应信号衰减或消失，从而导致耳声发射引出信号的减弱或消失。因此，筛查前适当用小棉棒清理外耳道，使外耳道洁净尤为重要。此外，筛查时间的确立也是影响假阳性的重要因素之一，过早进行听力筛查会导致假阳性增高。国内外研究显示，初筛的适宜时间为新生儿出生后的48 h 以后。

（2）新生儿中耳积液是影响耳声发射（OAE）测试结果的主要干扰因素。

中耳积液的患儿，无论耳蜗功能正常与否，其测试结果均可显示为异常。我们认为如果是由于新生儿中耳积液导致筛查未通过，随着中耳积液的吸收，3 个月后听力诊断性检查时，有的患儿听力可转变为正常，这种情况称为"阳转阴"可能更为合适。

（3）筛查时小儿体动较多或烦躁。会出现假阳性，应该尽量避免。另外，如发现小儿感冒、鼻塞、流涕、咳嗽或喉鸣及呼吸音重等情形，建议先行治疗，等待症状好转后再进行复查，以免出现假阳性。

如果小儿喉鸣及呼吸音较重，反复治疗效果不佳，又确实需要了解听力情况时，建议直接进行诊断性听力检查。

（4）技术及操作等不规范。如耳塞未完全插入外耳道；耳塞的插头与导线之间断线；测试环境不符合标准等。

五、随访与监测

（1）所有 3 岁内的婴幼儿在保健专家或家长感到异常时，都应使用有效的评估手段进行整体发育评估，包括各发育阶段指标的常规监测、听力技能及双亲所关心的问题等。

（2）对于听觉及言语发育观察表检查或简易听力计测听未通过，或双亲及监护人对其听力或言语感到有问题的婴幼儿，都应推荐到当地指定的耳鼻喉科或听力学中心进行听力学评估和言语—语言评估。

第六节　新生儿黄疸的护理

一、疾病概要

新生儿黄疸（neonatal jaundice）是新生儿时期由于胆红素（大部分为未结合胆红素）在体内积聚，引起巩膜、皮肤、黏膜、体液和其他组织被染成黄色的现象，是新生儿时期最常见的症状之一。

新生儿黄疸可分为生理性黄疸和病理性黄疸(高胆红素血症)。生理性黄疸无须特殊治疗,多可自行消退,早期喂奶,供给充足奶量,可刺激肠管蠕动,建立肠道正常菌群,减少肠肝循环,有助于减轻黄疸程度。生理性黄疸在某些诱因的作用下或患某些疾病时可加重,发展成为病理性黄疸,严重时可导致胆红素脑病,如不及时治疗,病死率高。病理性黄疸的治疗目的是降低血清胆红素,防止胆红素脑病的发生,故应加强观察,尽快祛除病因。

二、护理评估

1.健康史

询问家族中有无黄疸患儿,其母有无肝炎病史;询问胎次,了解黄疸出现时间、发展情况;询问患儿有无拒奶、呕吐、发热、皮肤或脐部感染、大便颜色等情况;了解有无使用可能引起黄疸及溶血的药物。

2.身体状况

(1)生理性黄疸:是新生儿正常发育过程中发生的一过性胆红素血症,60%足月儿和80%以上的早产儿在出生后 2～3 d 即出现黄疸,4～5 d 达高峰,足月儿在 2 周内消退,早产儿可延迟至 3～4 周,血清胆红素足月儿不超过 205.2 μmol/L,早产儿<257 μmol/L,患儿一般情况良好。

(2)病理性黄疸:①黄疸在出生后 24 h 内出现;②黄疸程度重,血清胆红素足月儿>205.2 μmol/L、早产儿>256.5 μmol/L,或每日上升超过 85 μmol/L;③黄疸持续时间长(足月儿>2 周,早产儿>4 周);④黄疸退而复现;⑤血清结合胆红素>26 μmol/L。

3.辅助检查

红细胞计数、血红蛋白降低及网织红细胞计数显著增高;血清胆红素异常,病理性黄疸时,足月儿超过 205.2 μmol/L,未成熟儿超过 256.5 μmol/L;血型测定,母婴 ABO 或 Rh 血型不合;抗体测定,患儿红细胞直接抗人球蛋白试验阳性;患儿红细胞抗体释放试验阳性;患儿血清中抗游离抗体试验阳性。

4.心理—社会状况

由于家长对新生儿黄疸的病因、性质、护理、预后等知识缺乏而表现出担忧、焦虑;或忽视其治疗的重要性,使某些病情较重的患儿未得到及时的治疗、护理和帮助;过往有该病死亡病例的家庭,一旦患儿出现黄疸加重便会更加恐惧。

三、护理诊断

1.有液体不足的危险

液体不足与光照疗法有关。

2.潜在并发症

潜在并发症包括胆红素脑病。

3.知识缺乏

家长缺乏黄疸护理的相关知识。

四、护理措施

1.一般护理

(1)加强保暖:将患儿置于适中温度环境中,维持体温的稳定。

(2)合理喂养:提早哺乳能避免低血糖的发生,同时可刺激肠蠕动,促进胎粪排出,减少胆红素的肝肠循环,减轻黄疸;母乳性的黄疸可暂停母乳喂养,待黄疸消退后继续母乳喂养;患儿黄疸期间常表现为吸吮无力、食欲缺乏,应耐心喂养,按需调整喂养方式,少量多次,保证乳量摄入。

(3)密切观察病情:观察生命体征,重点观察黄疸进展情况,如皮肤、巩膜、粪便和尿液的色泽变化,以判断黄疸出现的时间、进展速度及程度,护理观察时可按肉眼所见出现黄疸的部位,大致估计血清胆红素的变化;认真观察并记录患儿呼吸、心率、尿量的变化;有无胆红素脑病的早期征象,若喂养困难、吸吮无力、精神反应差、肌张力减退、拥抱反射减弱或消失,以及有无抽搐等,做好抢救准备。

(4)做好心理护理:鼓励家长表达内心感受及担忧,耐心解答家长提出的问题。

2.对症护理

(1)预防胆红素脑病:按医嘱进行蓝光疗法,采用波长 420～470 nm 的蓝光照射皮肤,使未结合胆红素在光和氧的作用下,变成水溶性的异构体,从胆汁、尿液中排出,从而降低血清胆红素浓度;按医嘱输入血浆和清蛋白,以增加胆红素与清蛋白的联结,预防胆红素脑病的发生;按医嘱进行换血疗法(适用于严重新生儿溶血症所致高胆红素血症),可及时换出血清中特异的血型抗体和致敏的红细胞,降低血清未结合胆红素,防止胆红素脑病的发生;护士应协助医师做好换血前环境、用品、药物的准备,以及术中与换血后护理;协助医师做好预防缺氧、感染、低血糖及酸中毒的护理。

(2)预防脱水:光照时会增加患儿隐性失水,以及出现光疗的不良反应(呕吐,腹泻,脱水),故应按医嘱定时给予喂乳,做好补液。

(3)做好光疗的护理:光疗前清洁、消毒光疗箱,保持玻璃床板透明度,调节箱温至30 ℃～32 ℃,湿度达 50%～65%;灯管与患儿的距离为 33～50 cm;光疗时给患儿戴黑色护眼罩,穿尿布裤,将患儿抱入蓝光箱内,测体温和体质量,检测血清胆红素。可采用持续或间断照射,若采用单面光疗时,需每 2 h 更换体位 1 次,使全身皮肤均匀受光,避免骶尾部皮肤长时间受压引起损伤。光疗中患儿可有呕吐、绿色稀薄粪便、皮疹或发热等,应注意观察,并做好臀部及皮肤护理。

3.用药护理

(1)合理制订补液计划,根据不同补液内容调节相应的速度,切忌快速输入高渗性的药物,以免血脑屏障暂时开放,使其与白蛋白联结的胆红素也进入脑组织。

(2)不使用对肝脏有损害及可能引起黄疸和溶血的药物,如维生素 K_3、维生素 K_1、新生霉素等药物。

(3)遵医嘱给予肝酶诱导剂和清蛋白,前者可诱导肝脏葡萄糖醛酸转移酶的活性,加速未结合胆红素的转化排出,后者能结合游离未结合胆红素而减少其通过血脑屏障的机会,从而降低胆红素脑病的发生。

4.出院指导

(1)指导家长对黄疸患儿密切观察,早发现、早治疗,使家长了解此病一旦发展成胆红素脑病,则可造成几乎不可逆转的后遗症。

(2)红细胞 G-6-P-D 缺乏患儿,需忌食蚕豆及其制品,衣物保管时切勿放樟脑丸,并注意药物的选用,以免诱发溶血。

（3）对于新生儿溶血症，做好产前咨询及孕妇预防性服药。

（4）胆红素脑病出现后遗症患儿，及时给予康复治疗及指导出院后康复护理。

第七节　新生儿腹泻的护理

一、疾病概要

新生儿腹泻（neonatal diarrhea）是新生儿的常见疾病，表现为大便次数增多，粪便稀薄或混有脓血或黏液。

新生儿腹泻直接影响新生儿营养的吸收，不利于生长发育。由于腹泻损失大量水分及电解质，可引起新生儿脱水、酸中毒、低血钾、低血钙、代谢紊乱，甚至威胁生命。

二、临床表现

1.轻型

一般情况良好，仅大便次数增多，大便由于病原体的不同而呈现不同的表现，可为黄绿色蛋花样便、黄色稀便、黏液脓血便等。

2.中型

每日大便 10 余次或更多，精神较差，可伴有发热、呕吐、食欲减低。

3.重型

全身状况差，高热，精神萎靡，可发生脱水、酸中毒及电解质紊乱。

三、护理评估

1.健康史

了解喂养史，包括喂养方式、人工喂养喂何种乳品、冲调浓度、喂哺次数及量，注意有无不洁饮食史。

2.身体状况

腹泻的次数、数量、性质、颜色、气味，询问家长患儿腹泻开始时间；脱水程度的估计，测量患儿体质量，观察前囟、眼窝、皮肤弹性、循环情况、尿量是否减少；检查肛周皮肤有无发红、发炎和破损；观察生命体征有无异常。

3.辅助检查

血常规、大便常规、大便致病菌培养和血生化等化验是否异常。

4.心理—社会状况

了解家长对疾病的认知程度。

四、护理问题

1.体液不足

体液不足与腹泻、呕吐丢失过多和摄入不足有关。

2.腹泻

腹泻与喂养不当、感染导致胃肠功能紊乱有关。

3.有交叉感染的危险

交叉感染与腹泻致病菌有关。

4.有皮肤完整性受损的危险

皮肤完整性受损与大便次数增多刺激臀部皮肤有关。

5.知识缺乏

家长缺乏喂养知识及相关的护理知识。

五、护理措施

1.一般护理

(1)密切观察患儿的呼吸、体温、心率及大便的次数、性质、数量、腹部症状,并详细记录24 h出入量。认真观察、记录大便次数、颜色、气味、性状、数量,及时送检,为治疗提供可靠依据。

(2)细心观察患儿有无脱水表现,注意四肢温度与小便量,有无口腔黏膜干燥、皮肤弹性下降、手足冷凉、眼窝凹陷、尿量减少等脱水表现,迅速建立静脉通道进行补液和治疗。对于脱水严重者,建立双静脉液路,一条途径用药,另一条途径快速补液。

(3)遵医嘱按时完成补液量的同时,喂患儿稀释脱脂奶,调节肠道功能。

(4)按消化道隔离常规进行护理,接触患儿前后严格洗手。

(5)选用柔软布类尿布,勤更换,每次便后用温水清洗臀部并吸干,必要时涂以油剂或软膏保护,防止发生尿布皮炎。皮肤破溃者局部可用烤灯照射。

2.对症护理

患儿出现四肢冷凉、皮肤发花、反应低下等严重脱水、电解质紊乱、酸中毒表现时,立即通知医师,给予急查电解质、加快输液速度、遵医嘱补充电解质、应用纠酸药物等抢救措施。

3.出院指导

(1)指导合理喂养,提倡母乳喂养。

(2)注意喂养卫生,奶瓶及用物定时消毒,接触患儿前后要洗手。

(3)培养良好的卫生习惯。

(4)注意气候变化,防止患儿受凉或过热。

(5)避免长期滥用广谱抗生素。

第八节　新生儿胃食管反流的护理

一、疾病概要

胃食管反流(gastroesophageal reflux,GER)是指由于全身或局部原因引起下端食管括约肌(LES)功能障碍和(或)与其功能有关的组织结构异常,以致 LES 压力低下而胃内容物反流入食管的一种临床表现,并可导致严重并发症。胃食管反流在新生儿期,特别是早产儿是十分常见的现象,其发病率高达 80%～85%,是新生儿呕吐最常见的原因。2 周以内的新生儿 LES 压力低,至少出生后 6 周才达到成人水平,早产儿需 2～3 个月胃食管功能才能较成熟,建立有效抗反流屏障。此外,LES 到咽部距离相对短,卧位时间较长,哭闹时腹压往往升高,均可使胃食管反流,更多见于新生儿期。

二、护理评估

1. 健康史

评估患儿胎龄、日龄、体质量,了解患儿喂养方法、体位、呕吐发生时间、频率,有无伴发心脏畸形、唇腭裂、食管气管瘘等。

2. 身体状况

评估患儿体质量、营养状况、皮下脂肪厚度、生长发育情况,有无便血、贫血、进食时呛咳、吸入性肺炎等。

3. 辅助检查

食管钡剂造影是检查食管功能最有用的诊断方法,简单易行,必要时,还可以做食管内窥镜检查、食管压力测定、pH 值测定等。

4. 心理—社会状况

评估家长育儿知识及对疾病的认知程度和经济承受能力。

三、护理诊断

1. 有窒息的危险

窒息与溢奶和呕吐有关。

2. 营养失调:低于机体需要量

低于机体需要量与反复呕吐致能量和各种营养素摄入不足有关。

3. 有感染的危险

感染与反流物直接或间接刺激呼吸道有关。

4. 知识缺乏

患儿家长缺乏本病护理的相关知识。

四、护理措施

1. 一般护理

(1)新生儿室需要阳光充足、空气流通,避免对流。室内最好备有空调和空气净化设备。保持室温在 22 ℃～24 ℃,相对湿度 55%～65%。室内采用湿式清扫,每天空气消毒。

(2)饮食护理:采用正确的喂养方法,保证热量的供给,少食,增加喂养次数,喂以稠厚的乳汁以减少反流,减轻症状。严重者可给予静脉营养治疗。

2. 对症护理

(1)呕吐:保持呼吸道通畅,及时清除呼吸道内呕吐物。根据患儿病情采取正确的体位,以减轻呕吐,防止窒息和继发肺内感染发生。轻症患儿进食时或进食后 1 h 保持直立位。重症患儿需要 24 h 持续体位治疗,可将患儿置于床头抬高 30°的木板上,头偏向一侧取俯卧位,以背带固定,俯卧位可防止反流物的吸入。

观察患儿呕吐发生的时间、频率,喂养时有无呛咳、发绀、呼吸暂停及窒息发生,并注意患儿体质量增长情况。对经保守治疗无效或并发严重并发症等符合手术指征的要配合医师做好手术治疗的准备。

3.用药护理

禁用降低 LES 压力的药物,如普鲁苯辛、阿托品、哌替啶、地西泮等。

4.出院指导

教会家长对患儿进行体位治疗与饮食治疗的方法,增强战胜疾病的信心。

第九节　新生儿感染性肺炎的护理

一、疾病概要

新生儿感染性肺炎(neonatal infectious pneumonia)是新生儿时期的常见病,可发生在产前、产时或产后,分为吸入性肺炎和感染性肺炎两大类,更多是由于出生后感染细菌和病毒所致。新生儿感染性肺炎发病早期呼吸道症状和体征都不明显,尤其是早产儿。

二、护理评估

1.健康史

(1)羊水吸入性肺炎:胎儿在宫内或娩出过程中是否吸入羊水,出生时有无窒息史,复苏后有无呼吸困难、青紫、口吐白沫,肺部有无湿啰音。

(2)胎粪吸入性肺炎:胎儿在宫内或分娩过程中将胎粪污染的羊水吸入下呼吸道。有宫内窘迫或生后 Apgar 评分低的病史,气管内可吸出胎粪。婴儿皮肤、指甲、口腔黏膜、头发均被胎粪染成黄色或深绿色。生后很快出现呼吸困难、呻吟、青紫、鼻翼扇动、吸气三凹征,缺氧严重者可出现抽搐。听诊两肺布满干湿啰音或出现管状呼吸音。

(3)乳汁吸入性肺炎:乳汁吸入气管量少者症状轻,有咳嗽、气促、喘息等;吸入量多者可致肺炎,一次大量吸入可发生窒息。

(4)感染性肺炎:根据发生的阶段不同分为宫内感染性肺炎、分娩过程中感染性肺炎、出生后感染性肺炎。

2.身体状况

检查患儿精神反应情况,注意有无发热、气促、发绀、吐奶、口吐白沫,听诊双肺呼吸音是否改变。

3.辅助检查

胸部 X 线片常表现为肺纹理增粗,两肺广泛点状、片状浸润影;血常规白细胞大多正常;做气管内分泌物培养了解病原菌;做血气分析了解缺氧情况。

4.心理—社会状况

了解患儿家长对本病病因、表现、护理治疗知识的认知程度,评估有无焦虑。

三、护理诊断

1.清理呼吸道无效

清理呼吸道无效与呼吸急促、患儿咳嗽反射功能不良有关。

2.气体交换受损

气体交换受损与肺部炎症有关。

3.体温调节无效

体温调节无效与感染后机体免疫反应有关。

4.营养失调:低于机体需要量

低于机体需要量与摄入困难、消耗增加有关。

5.潜在并发症

潜在并发症包括气胸、脓胸、脓气胸。

四、护理措施

1.一般护理

(1)加强基础护理:及时更换尿布及呕吐、出汗所湿衣被;严格执行无菌操作,护理前后须洗手,防止交叉感染。

(2)卧位要求:根据病情采取头高足低位或半卧位,喂奶后右侧位,每2 h更换体位和翻身拍背1次。

(3)饮食护理:供给足够的能量和水分,喂奶以少量多次为宜,奶孔小、发绀明显者奶前及奶后给氧,有呛咳者采用抱起喂奶或鼻饲。重症者给予鼻饲或通过静脉补充营养物质和液体。

(4)严密观察病情变化:保持病室安静,光线不宜过强。烦躁者,遵医嘱适当应用镇静剂(尤其是重症肺炎合并先天性心脏病者),对哭闹患儿进行安抚并随时保持呼吸道通畅。注意患儿神志、面色、呼吸快慢、深浅度及节律、缺氧情况等。如有呼吸衰竭、心力衰竭、休克等征象时立即报告医生,采取积极的抢救措施。

2.对症护理

(1)发热:监测体温,体温较高者可给予散包、温水浴、冷水袋或调节环境温度来降温,体温低者给予保暖。

(2)呼吸困难:①及时清理呼吸道分泌物,保持呼吸道通畅,吸痰时动作轻柔,负压50～80 mmHg,最大不超过100 mmHg,吸痰时间为5～10 s,每次小于10 s,避免损伤黏膜。吸痰管插入深度适宜,约5 cm,避免损伤声带或导致吞咽反射。②痰多黏稠者行高频雾化治疗,雾化前先吸痰,雾化后翻身拍背并再次吸引。③加强胸部物理治疗,每日定时翻身、拍背,必要时特定电磁波治疗仪(TDP)照射治疗。④血氧分压<50 mmHg时,给予氧疗,一般头罩给氧,保持鼻腔清洁、气道通畅,保证氧气供给,氧流量不宜过大,一般头罩为5 L/min。持续心电监护,维持血氧饱和度在85%～95%,用氧时间不宜过长,缺氧好转后停止给氧。

(3)心力衰竭:观察体温、心率、呼吸、发绀情况,如患儿出现烦躁不安、呼吸急促、心率加快、肝脏在短时间内显著增大时,提示并发心力衰竭,应立即给予镇静、吸氧、强心、利尿,严格控制补液量及速度等。

(4)气胸:当患儿突然出现气促、呼吸困难、发绀明显加重时,可能并发气胸或纵隔气肿,应做好胸腔闭式引流的术前准备。

3.用药护理

(1)严格按无菌操作准确收集痰及血培养标本,根据培养结果遵医嘱及时应用敏感有效的抗生素,并观察其疗效和不良反应。

(2)新生儿由于肾功能不良及肝酶活性不足,一些主要经肝代谢和肾排泄的药物应慎用,必须使用时应减量或进行血药浓度监测。

4.出院指导

(1)新生儿抵抗力差,避免去公共场所及与有感冒等感染性疾病的人群接触,一旦感冒很容易向下呼吸道蔓延而并发肺炎。

(2)指导家长正确护理及喂养新生儿。

第十节　新生儿呼吸窘迫综合征的护理

一、疾病概要

新生儿呼吸窘迫综合征(neonatal respiratory distress syndrome,NRDS)又称新生儿肺透明膜病,是因缺乏肺泡表面活性物质(pulmonary surfactant,PS)所引起的一种新生儿呼吸系统疾病。多发生于未成熟儿,也可见于围生期窒息、母亲患有糖尿病和产程未开始即行剖宫产的婴儿。

肺泡表面活性物质具有降低肺泡表面张力,使肺泡张开的作用。当其缺乏时,可使肺泡壁表面张力增高,肺泡萎陷、不张,通气降低,通气与灌注血流比例失调,造成低氧血症和二氧化碳蓄积,使肺血管痉挛,血流灌注不足;肺泡萎陷和肺血管痉挛使肺动脉压力升高,导致动脉导管、卵圆孔开放,循环血液由右向左分流,使低氧程度进一步加重;肺组织缺氧、毛细血管通透性增高、细胞外液渗出、纤维蛋白沉着于肺泡表面形成肺透明膜,阻碍气体交换。

本病预后随着肺泡表面活性物质的应用可得到很大改观,病死率下降,但并发肺炎和缺氧性颅内出血的预后极差。预防在于避免早产、测定胎肺成熟度及促使胎肺成熟后分娩,对提高分娩或有早产迹象而胎儿不成熟者,分娩前2～3 d,应遵医嘱给孕妇肌内注射地塞米松或倍他米松,或静脉滴入氢化可的松,共用2 d;出生后气管内滴入表面活性物质,或控制母孕期糖尿病,防止窒息等。

二、护理评估

1.健康史

患儿发生本病前常有早产、宫内窘迫及宫内感染、母亲患糖尿病、产时窒息、分娩未发动前行剖宫产等病史;患儿出生时呼吸、心搏正常、哭声尚好,一般在6 h内出现症状。病重者多在3 d内死亡,若能度过3 d,肺成熟度逐渐增强;无并发症者,则可逐渐康复。

2.身体状况

起病后患儿出现进行性呼吸困难和青紫,伴烦躁不安、鼻翼煽动、三凹征、呼气性呻吟,或以后出现呼吸不规则或呼吸暂停,面色青灰,肌张力低下,最后进入衰竭。早期胸部尚隆起,随肺不张加重而下陷,呼吸音低,肺底部偶闻少许湿啰音。心率快、心音由强变弱,甚至出现充血性心力衰竭。由于疾病加重或使用呼吸机,患儿吸吮母乳困难。

3.辅助检查

(1)血液检查:血 pH、二氧化碳结合力(CO_2CP)、动脉血氧分压(PaO_2)降低,二氧化碳分压($PaCO_2$)增高。

(2)X 线检查:早期两肺野透光度普遍降低,内有散在的细小颗粒和网状阴影,以后出现支气管充气症,重者整个肺野可不充气呈"白肺"。最后全肺均不透光而成毛玻璃样。

4.心理—社会状况

患儿出生不久突发此病,家长无心理准备,难以承受此种压力,表现十分悲伤、沮丧及内疚。或因对本病的治疗和预后知识缺乏而出现焦虑及恐惧等心理变化。

三、护理诊断

1.自主呼吸障碍

自主呼吸障碍与 PS 缺乏导致的肺不张、呼吸困难有关。

2.气体交换受损

气体交换受损与肺泡缺乏 PS、肺泡萎陷及肺透明膜形成有关。

3.营养失调:低于机体需要量

低于机体需要量与摄入量不足有关。

4.有感染的危险

感染与抵抗力降低有关。

5.知识缺乏

家长缺乏本病治疗、预防及预后的知识。

四、护理措施

1.一般护理

(1)提供适宜的环境,使患儿保暖:适宜的温、湿度可减少机体对氧的消耗,降低呼吸道分泌物的黏稠度和减少呼吸道水分丢失,同时使体温保持正常,减少体热散失,有助于保存能量、促进体质量增加及维持血糖正常。病室内应保持安静,各项护理操作集中进行,减少拥抱。室温维持在 24 ℃,相对湿度 55%～65%,使皮肤温度保持在 36 ℃～36.5 ℃,肛温在 36.5 ℃～37.5 ℃。同时做好消毒隔离,注意无菌操作,预防感染。

(2)加强病情观察:患儿应送入监护室,用监护仪监测呼吸、心率、血压和动脉血气,并密切观察体质量变化、皮肤颜色、有无鼻翼煽动及三凹征、胃肠紊乱的表现(如持续性呕吐、腹泻或便秘、腹胀,以及低血糖现象等),若有异常变化,及时通知医师。

(3)做好心理护理:耐心解答家长提出的问题,解释患儿病情的发生、发展及其预后(若患儿无并发症,度过 3 d 后存活机会增加)。让家长了解治疗和护理的过程,并解释机械通气对治疗本病的必要性,必要时请家长探望患儿,以减轻他们的焦虑程度并积极配合医疗护理。

2.对症护理

(1)促进肺的气体交换:可采取下列措施使患儿度过危极期,待患儿能产生足量的肺表面活性物质时,病情可望恢复。供氧及辅助呼吸,根据患儿病情及血气分析结果,选择供氧方式,供氧浓度一般以 40% 为宜,以消除青紫为准,使血氧分压维持在 50～80 mmHg。通常发生呼吸窘迫的新生儿,使用鼻导管、面罩、头罩吸氧难以改善氧合作用,故对轻症和早期患儿应及时采用鼻塞持续气道正压呼吸(CPAP);对反复呼吸暂停或自主呼吸浅表的患儿,用 CPAP 后病情无好转,则应采用气管插管后间歇正压通气(IPPV)加呼气末正压通气(PEEP)。应用呼吸机时,应协助医师做好人工呼吸疗法的护理,每小时应检查呼吸机的各项参数是否与要求一致,注意观察患儿胸廓起伏、面色、外周循环等情况;避免气管插管堵塞、移位、脱管及肺部感染等。在更换氧气筒和调节氧气流量时,必须先开启输氧管和玻璃接头,迅速调节好流量后再连接,以防氧气流量过大引起肺泡破裂、气胸等。供氧期间应防止氧中毒的发生;每 1~2 h 评估并记录体温、呼吸频率、心率、血压、呼吸音、血氧饱和度、动脉血气分析。

(2)达到并保持正常的营养状态:危重期不能吸吮、吞咽者,按医嘱静脉补充营养,供给充足的能量及水分。切忌输入过多液体,以免加重肺间质水肿,使缺氧加重,故液体量应控制在每天 60 mL/kg,能量每天以 210~250 kJ/kg 为宜。已排胎粪并有肠鸣音者,可采用鼻胃管喂哺,病情好转后及早恢复母乳喂养。每天测体质量 1 次,若体质量每天增加 10~30 g,血糖正常,无呕吐、腹胀、腹泻或便秘、每天出入量保持平衡,即可维持正常的营养状态。

(3)保持呼吸道通畅:患儿颈后放置小圆枕,经常拍击胸背部,每 2 h 或必要时变换 1 次体位,利于呼吸道分泌物的引流。可气管内吸痰、湿化或雾化吸入,及时清除呼吸道分泌物。若每分钟呼吸 40~60 次、无或仅有轻度三凹征、双肺呼吸音清晰,表明清理呼吸道有效。

(4)预防感染:按医嘱使用青霉素或头孢菌素等抗生素,预防和治疗肺部感染;进行气管内插管时必须严格按操作规程进行,所用器械应严格消毒。

3.用药护理

(1)协助医师尽早使用肺表面活性物质,将抽吸的药液,分别以 4 个不同体位(平卧、左侧卧、右侧卧、再平卧),通过气管插管滴入患儿肺内,然后用复苏囊加压吸氧,使药液充分弥散,用药后 4~6 h 内禁止气道内吸引。此疗法可减轻症状及提高治愈率。

(2)按医嘱可给予 5%碳酸氢钠,以纠正代谢性酸中毒,使肺血管扩张,增加肺血流量。

(3)按医嘱给予吲哚美辛静脉滴注,使动脉导管关闭,从而改善缺氧状况,药量必须准备。

4.出院指导

(1)做好日常护理:注意保暖,预防感冒,注意通风,同时调整好温、湿度。向家长介绍保暖、皮肤护理、防感染、预防接种等有关知识。

(2)注意观察患儿一般情况:包括精神、反应、面色、哭声、食欲、大小便和皮肤颜色等。

(3)加强喂养:患儿病情恢复后可按正常婴儿喂养,即以母乳或配方乳喂养,按需喂奶。

(4)定期随访:观察患儿体格发育和智力发育情况,发现问题及时诊治。

(5)新生儿呼吸窘迫综合征多发生在早产儿,因此应做好早产儿发展性照顾。

第十一节　新生儿缺氧缺血性脑病的护理

一、疾病概要

新生儿缺氧缺血性脑病(hypoxic ischemic encephalopathy,HIE)是指围生期窒息导致脑的缺氧缺血性损害,临床出现一系列中枢神经异常的表现。脑组织以水肿、软化、坏死、出血为主要病变,可造成永久性脑功能障碍,是新生儿致残和死亡的主要原因之一。

临床表现:①轻者表现为兴奋、易激惹、肢体及下颌颤动,拥抱反射活跃,肌张力正常,脑电图基本正常;②中度表现为嗜睡、反应迟钝,肌张力降低,前囟张力稍高,拥抱及吸吮反射减弱,脑电图轻度异常,CT检查示脑组织密度降低;③重度表现意识不清,肌张力松软,肢体自发动作消失,瞳孔不等大,对光反应差,呼吸不规则或暂停。脑电图及影像检查明显异常。

二、护理评估

1.健康史

询问孕妇围生期健康史,患儿有无窒息史,有无严重的心动过缓或心搏骤停史;了解患儿出生时是否有脐带脱垂、绕颈,有无误吸羊水及出生时 Apgar 评分结果。

2.身体状况

评估患儿的意识状态、肌张力、各种反射情况、瞳孔反应及有无呼吸暂停。

3.辅助检查

脑 CT 检查注意有无缺氧缺血性改变,脑脊液压力有无增高。

4.心理—社会状况

了解患儿家长对本病的认识程度;评估家长对本病的治疗态度及心理承受能力。

三、护理诊断

1.低效性呼吸形态

低效性呼吸形态与缺氧缺血致呼吸中枢损害有关。

2.潜在并发症

潜在并发症包括颅内压升高、呼吸衰竭。

3.有失用性综合征的危险

失用性综合征与缺氧缺血导致的后遗症有关。

四、护理措施

1.一般护理

(1)脑组织对缺氧极为敏感,及早合理给氧,如大流量头罩吸氧、CPAP 正压给氧,必要时气管插管呼吸机辅助呼吸等,尽快改善缺氧情况,但不宜长期高浓度吸氧。

(2)密切观察有无抽搐先兆,如尖叫、兴奋、易激惹、斜视、四肢肌张力增高等,及时给予抗惊厥处理,避免抽搐发作。护理操作集中进行,尽可能减少干扰和刺激。

(3)保持呼吸道通畅,患儿取侧卧位或仰卧位,头偏向一侧,及时清理呼吸道分泌物,每次吸痰时间不超过 15 s。

(4)对患儿实行保护性隔离,护理患儿前后认真洗手,严格手卫生。

(5)建立通畅的静脉液路,应用脱水剂控制脑水肿,应用促进脑细胞功能恢复的药物,维持水、电解质和酸碱平衡。

(6)保证营养,少量多次喂奶,吸吮吞咽困难者可采取鼻饲或滴管喂养。重症或伴有呕吐者暂不适合哺乳,可由静脉滴注液体及营养。总结每日出入量,做好护理记录。

(7)向患儿家长耐心细致地解答病情,以取得理解。

2. 对症护理

(1)呼吸停止:立即弹足底或托背部,帮助患儿恢复自主呼吸,刺激无效时配合医生给予气囊辅助呼吸或气管插管。

(2)心跳停止:应用 1：10 000 肾上腺素静推或气管滴入,进行胸外心脏按压。

3. 用药护理

新生儿心肺发育不完善,需在保证患儿对液体及能量需要的前提下严格控制输液速度和量,特别是在应用血管活性药时,要精确控制输液量和速度;观察输液通路是否通畅、有无局部液体外渗,一旦发生外漏,立即更换输液部位。应用多巴胺维持循环时应定时测量血压,检查有无血压升高、心率增快等不良反应。应用脱水药、利尿药时应密切观察患儿精神状态、前囟、皮肤弹性、尿量及色泽的变化,以防脱水过度导致水、电解质平衡失调。

4. 出院指导

(1)向家长解释本病的有关知识,以取得合作。

(2)早期康复干预,促进神经系统功能恢复。

(3)对有后遗症可能的患儿,要给家长讲解康复治疗方法及其重要性,以尽可能减轻后遗症。

第十二节　新生儿颅内出血的护理

一、疾病概要

新生儿颅内出血(intracranial hemorrhage of the nenborn)是由于缺氧及产伤或医源性损伤所致的一种脑损伤疾病。缺氧缺血性颅内出血以早产儿多见;分娩过程中胎头所受压力过大,局部压力不均或头颅短时间内变形过速,均可导致大脑镰、小脑天幕、脑表面静脉撕裂,导致硬脑膜下出血及蛛网膜下隙出血;产伤性颅内出血以足月儿多见。此外,医源性损伤可使血压急剧上升,脑血流量增加,引起毛细血管破裂而造成颅内出血。

临床表现有意识、呼吸、肌张力改变,眼部症状,颅内压增高以及无原因黄疸和贫血。

本病出血量少者,大多可痊愈;出血量大者,预后较差;严重者可在产程中或出生时即死亡。幸存者常有脑性瘫痪、运动和智能障碍、视力或听力障碍、共济失调、癫痫等后遗症。本病的预防应加强孕期保健,预防早产;提高助产技术,减少难产所致产伤或窒息及医源性颅内出血。

二、护理评估

1. 健康史

患儿出生前可有孕妇患心力衰竭、严重贫血、妊娠高血压综合征、前置胎盘、胎盘早剥、胎儿脐带脱垂或绕颈,出生时产程延长以及分娩过程中产妇使用吗啡类药物等,使患儿在宫内、产程中及产后缺氧,导致缺氧、缺血性颅内出血;出生时有急产、头盆不称、胎位异常、高位产钳或负压吸引助产等致病因素,使头颅受挤压变形、脑血管破裂造成产伤性颅内出血;出生后快速输注高渗液体、机械通气不当；早产儿因颅骨软，在使用面罩加压吸氧、头皮静脉穿刺、气管插管时操作不当，导致医源性颅内出血。

2.身体状况

因出血部位或出血量不同，症状出现早晚及症状轻重各有差异。一般于出生后数小时至1周出现症状。患儿出现烦躁不安、易激惹、双眼凝视、斜视、眼球震颤、脑性尖叫或惊厥等兴奋状态；出现嗜睡、昏迷、肌张力低下、拥抱反射消失等抑制状态（通常先出现兴奋，随后出现抑制，病重者可直接进入抑制状态）。若并发颅内压增高时，表现为生命体征改变、前囟隆起、呕吐频繁、意识障碍；发生脑疝时出现瞳孔不等大、固定和散大，对光反射消失，四肢肌张力增高，意识障碍加深，早期呼吸增快，继之减慢、不规则或暂停，出现发绀；幸存者常有脑性瘫痪、视力或听力障碍、运动和智能障碍、癫痫、共济失调等后遗症。

3.辅助检查

(1)脑脊液检查：呈均匀血性或镜下有较多皱缩红细胞，常为蛛网膜下隙出血。

(2)B超和CT：可确定出血部位及其范围，有助于诊断和判断预后。

4.心理—社会状况

家长对本病的严重性、预后缺乏认知，若患儿致残，家长可能会出现焦虑、内疚、悲伤、愤怒、失望等反应。有的家长甚至会做出遗弃患儿的选择以摆脱自身的负担，进而带来一系列的社会问题。

三、护理诊断

1.低效性呼吸形态

低效性呼吸形态与呼吸中枢受损有关。

2.喂养困难

喂养困难与颅内出血、中枢神经受损有关。

3.体温调节无效

体温调节无效与体温调节中枢受损有关。

4.有窒息的危险

窒息与惊厥、昏迷有关。

5.潜在并发症

潜在并发症包括颅内压升高。

四、护理措施

1.一般护理

(1)保持头高体位：将患儿头肩部抬高 15°～30°，并予侧卧位，避免垂头仰卧的姿势，以防止出血加重和减轻脑水肿；凡需要头侧位时，整个躯体应与头部保持同一侧位，使头部始终处于正中位；应避免平卧头侧位，否则将压迫颈动脉。

(2)维持体温稳定：置患儿于中性温度的环境中，避免体温过低，减少氧的消耗。

(3)保证热量供给：病重者可适当推迟喂乳时间，根据病情选择奶瓶喂乳或鼻饲喂养，或全静脉营养，防止低血糖的发生。

(4)密切观察病情：注意生命体征、意识状态、活动、肌张力，以及瞳孔对光反射和各种神经反射等变化，注意前囟是否隆起、有无惊厥等。新生儿惊厥多表现为局限性微小抽搐（如眨眼、口角抽动,应仔细观察)。

(5)做好心理护理:鼓励家长提问并表达害怕及担忧的原因,耐心解答家长所提出的问题。向家长解释颅内出血的严重性、预期病程、治疗效果和预后,并安慰家长,以减轻他们的心理压力和焦虑程度,增强家长的应对能力。

2.对症护理

(1)防止脑组织受损程度加重:保持安静,患儿应绝对静卧,直至病情稳定,一切治疗和护理操作应轻柔、尽量集中进行,或调整和尽可能减少护理活动与诊疗操作;尽量少搬动、少刺激患儿,避免拥抱,喂乳时不宜抱喂,以免引起患儿烦躁而加重缺氧与出血;合理用氧,可避免低氧血症所致的脑血管自主调节功能受损和毛细血管破裂,减轻脑出血程度和脑水肿,根据缺氧程度,选择不同的用氧方式和浓度。

(2)维持有效呼吸:保持呼吸道通畅,及时清除呼吸道分泌物。频繁呼吸暂停者,应使用呼吸机辅助呼吸。每小时监测 1 次呼吸机上的参数指标;每 2 h 评估 1 次呼吸状况(频率、节律、深浅度及有无呼吸暂停);监测动脉血气分析等,以便了解是否存在低氧血症。

3.用药护理

(1)按医嘱给予维生素 K、酚磺乙胺等止血剂,以控制出血。

给药时做到准确无误,注意药物的配伍禁忌和观察药物疗效。

(2)使用苯巴比妥、地西泮时应注意观察呼吸情况,以免患儿发生呼吸抑制。静脉滴注 20%甘露醇注射液时注意勿渗出血管外,以防引起组织坏死。

(3)患儿多有脑水肿,故静脉输液时,液体量宜少,以保证满足基础需要为准。因输注高张性液体或输液速度过快,可致循环血量和脑血流量增多,血压升高,脑血管内压力增加,使缺氧状况下扩张的血管破裂而加重出血,故输液速度易慢,24 h 内均匀输入,有条件可用输液泵输注,可准确掌握输液速度。

4.出院指导

(1)向患儿家长详细解释病情、治疗效果及预后。

(2)鼓励坚持治疗和随访及恢复期的康复治疗,如高压氧治疗、婴儿抚触治疗及护脑药物的应用等。

(3)指导家长做好患儿肢体功能训练及智力开发。

第二章　急诊儿科护理

第一节　发　热

正常小儿的体温有个体差异，并随外界环境因素的变化而有一定范围的波动，一般一日24 h内以清晨2～6时体温最低，下午5～7时最高。腋下体温一般在36 ℃～37 ℃，肛温高一点，为36.5 ℃～37.5 ℃，舌下温度则较肛温低0.3 ℃～0.5 ℃，个体略有差异。

进食、运动、哭闹、衣被过厚、环境温度过高均可使体温略为升高；饥饿、少动、保暖条件不佳又往往使体温过低。新生儿、婴幼儿和体弱儿的体温更容易受外界因素影响。因此，测量体温应在休息半小时后、饭后1 h，安静时为好。

一、定义

发热即体温的异常升高。当腋下体温波动在37.5 ℃～38 ℃之间时临床上称为低热。体温在39 ℃～40 ℃称为高热，超过40 ℃称为超高热。连续发烧超过2周称为长期发热。

由于小儿正常体温稍有波动，因此腋下体温在37 ℃～37.5 ℃之间是否属于低热，将根据具体情况进行分析。

二、病因

（一）感染性疾病

细菌、病毒、支原体、立克次体、螺旋体、寄生虫等任何病原体感染所引起的疾病都可伴有发热。常见发热的有败血症、呼吸道感染、尿路感染、伤寒、结核等，急性发热以上呼吸道感染最多见，其中多数为病毒性感冒。长期低热以结核病、慢性尿路感染、慢性鼻窦炎等常见。

（二）非感染性疾病

非感染性疾病所致的发热可见于大量组织破坏或坏死（白血病、恶性肿瘤、严重组织损伤如大手术后、大面积烧伤）、结缔组织病、变态反应（如某些药物反应、血清病等）、产热过多或散热过少（前者如惊厥持续状态、甲状腺功能亢进，后者如外胚叶发育不全）、体温调节失常（颅脑损伤）和中暑等。

三、发病机理

发热是机体防御疾病的反应，有其有利的一面，但年龄小、体质弱的患儿在严重感染时可不发热，说明防御功能不良，预后往往不良。发热高、持续时间久往往对机体产生下列不良影响。

（1）高热使代谢率增快、耗氧量亦增多。体温每增高1 ℃，基础代谢增高13%。

（2）高热时，为了散热心搏加快，体温每升高1 ℃，心搏增快15次/分钟。同时表皮血管扩张，故心血管负担加大。

（3）高热可使大脑皮层过度兴奋，产生烦躁、惊厥；也可发生大脑皮层抑制，引起昏睡、昏迷,多见于婴幼儿。

(4)高热时消化道分泌减少,消化酶活力降低,胃肠蠕动减慢,故常伴有食欲减退、腹胀、便秘等。

(5)持续高热反而使机体防御机能降低,对康复不利。

四、诊断检查

发热的病因繁多,疾病诊断难易不一。急性发热若已持续 2~3 d,症状和体征一般已比较明显,诊断常不困难。发热的早期有时缺乏阳性体征,一时不易明确诊断。对发病时间短(指发病在 10 h 以内者)除了密切观察病情发展和进行必要的实验室检查外,应仔细观察神经精神状态和心血管功能,以便及早发现早期的暴发型疾病,如中毒性痢疾、流脑败血症、休克型肺炎等,做到及时抢救,减少误诊。发热早期只伴有轻度上呼吸道感染症状时,还应根据季节特点、传染病流行情况和患儿特点,警惕急性传染病的可能性,减少漏诊。

长期发热而其他临床表现不明显者仍以感染性疾病为多见,如肠道病毒感染、传染性单核细胞增多症、链球菌感染后综合征、泌尿道感染、结核病、沙门氏菌属感染等。其次为结缔组织病,如风湿热、少年性全身性风湿性关节炎;血液病,如白血病;恶性肿瘤,如霍奇金病;以及其他一些少见病,应根据需要进行有关的实验室检查以作辅助诊断。

五、常见护理诊断

(1)体温过高与原发疾病有关。

(2)体液不足与发热不显性失水增加及摄入不足有关。

(3)潜在并发症:①感染性休克:与原发疾病有关;②高热惊厥:与体温过高及小儿神经系统发育未成熟有关。

六、护理措施

(一)病情观察

定时测量和精确地记录体温,一般每 4 h 1 次,以便观察患儿热型。超高热或有高热惊厥趋势等情况时需每 1~2 h 测量 1 次。退热处置后应观察有无体温骤降,大量出汗,软弱无力等现象,当有虚脱表现时应予保暖、饮温开水、严重者需静脉补充液体。应用退热措施后 1 h 内应重复测量体温。此外,需要随时注意有无新的症状或体征出现,如神志改变、皮疹、呕吐、腹泻、淋巴结肿大等。诊断尚未明确者更应密切观察。

(二)一般护理

患儿需卧床休息,室内环境安静、温度适中,通风良好,衣被不可过厚。小婴儿不要包裹太紧以利散热。要保持皮肤清洁、避免汗腺阻塞,要勤擦浴,更换内衣和被单。保证充足水分摄入,选择清淡、易消化的流质或半流质饮食,如入量不足,必要时给予静脉输液。加强口腔护理。

(三)降温措施

当体温在 38.5 ℃左右或以上时需给予对症治疗。若患儿有高热惊厥史者,则应提早给予处理。可采用物理降温或药物降温。

1.物理降温

比较安全有效。常用的方法如下:

(1)头部冷湿敷或枕冰袋,冷敷是将小毛巾放入盛有凉水的面盆内,浸湿透后,略拧干,以不滴水为宜,敷在小儿前额或大血管走行处,每 10～15 min 更换一次,注意避免冷水将患儿的衣被弄湿和水流入身体其他部位;枕冰袋是将碎冰块装入冰袋内,去除有尖锐棱角的冰块,再加入少量凉水,驱除空气,盖紧盖子,擦干袋子后,装入套中置于头部或颈部两侧大血管流经处,可降低体温,减少脑细胞耗氧量。

(2)温湿大毛巾包裹躯干部,包括腋下和腹股沟部,此法舒服且降温效果好。

(3)温水浴,水温比患儿体温低 1 ℃,应用清水。盆浴时间很短,操作要敏捷,适用于温暖和炎热季节,或者室温在 22 ℃～24 ℃的任何季节,降温效果好。

(4)冷盐水灌肠,适用于降温和需检查大便的患儿。

(5)大血管区放置冰袋配合冬眠疗法。

2.药物降温

(1)25%安乃近溶液滴鼻,此法简便而有效,适用于 5 个月到 1 岁左右的婴儿,每次 1～2 滴,滴入鼻腔,一般 1 h 以内即可降低体温。

(2)阿苯片(每片含阿司匹林 0.1 g 和苯巴比妥 0.01 g)为常用的退热剂,剂量按阿司匹林计算为每次 5～10 mg/kg,年龄小选择小剂量。体温上升可重复使用,间隔不短于 4 h。退热不要求降得太快,一般从高热降至中、低热即可,以免发生多汗、肢体厥冷等虚脱现象。3～4 个月内小婴儿一般不用或慎用阿司匹林。

(3)对乙酰氨基酚(扑热息痛)有解热镇痛作用,对胃肠道的刺激作用小,无肝功能损害和抗凝等不良反应,故现在使用较多,剂量同阿司匹林。

(四)病因治疗

针对不同病因,按医嘱采取不同治疗,细菌性感染采用敏感抗生素、病毒性感染可给予抗病毒制剂或中药治疗,注意观察药物疗效和不良反应。

第二节　腹　痛

腹痛是小儿常见症状之一,多数为内科疾病,但少数为外科急腹症,两者的处理完全不同,因此,鉴别诊断十分重要,对临床表现作动态观察有利于作出正确诊断。

一、病因

(一)器质性疾病

1.腹腔内疾病

主要见于胃肠道疾病,包括寄生虫病、细菌和病毒感染。亦可见于阑尾炎、溃疡病、胃肠道梗阻。

腹内其他脏器的炎症如肠系膜淋巴结炎、腹膜炎、胆囊炎、胰腺炎。也见于各种原因所致的内脏破裂。还可见于泌尿道感染、尿路结石。较大女孩的卵巢囊肿扭转可引起剧烈阵发性疼痛。

2.腹膜外疾病

可见于大叶性肺炎、胸膜炎、心包炎、过敏性紫癜、腹型癫痫等。

（二）功能性腹痛

由于肠管蠕动异常或肠管壁痉挛引起的腹痛，如婴儿阵发性腹痛和功能性再发性腹痛（肠痉挛症）。前者与饮食不当有关，表现为夜间阵发性哭闹。后者多见于儿童，有周期性发作，其发病原因与精神因素和自主神经功能紊乱有关。

二、发病机理

腹痛是一种主观感觉，一般认为腹痛的发生和传导机理可分为内脏性和感应性两类。

（一）内脏性腹痛

内脏中存在着痛觉纤维。空腔器官平滑肌强烈收缩，使肠腔内张力增加，引起管腔膨胀或血管痉挛与阻塞，造成局部缺血，这些刺激作用于内脏感受器，其冲动经交感神经，通过内脏神经，经相应脊髓节段传至中枢神经系统而产生腹痛感觉。此种疼痛为绞痛或钝痛，不伴皮肤感觉过敏或腹肌痉挛。疼痛部位多在腹部中线附近，范围较广泛且定位差。此种腹痛见于器官痉挛或梗阻，亦见于溃疡病。

（二）感应性腹痛

此种腹痛常与上述疼痛同时存在或相继发生，当内脏病变使痛觉神经纤维受刺激，发生冲动，传入相应的脊髓节段，引起此节段的脊神经支配的皮肤部位发生体表感应性腹痛。例如，阑尾病变的体表感应区是右下腹；小肠的体表感应区在脐周；胃的体表感应区在上腹部；肝胆的体表感应区在右上腹和右肩胛；肾和输尿管的体表感应区在腰和腹股沟部。此种疼痛比较尖锐，伴皮肤过敏和腹肌痉挛，定位较明确，常位于腹部两侧。

此外，腹外病变也可引起感应性腹痛，例如，腹膜炎可引起前腹壁疼痛，应注意识别。

三、诊断检查

（一）急腹症的特点

急腹症是指腹腔内器质性疾病并急需外科手术治疗。表现为严重的腹痛，同时存在明确的压痛和肌紧张。压痛局限于某一部位可能是阑尾炎、胆囊炎；全腹压痛、肌紧张并伴有腹胀可能是腹膜炎；腹痛伴有腹胀、肠型、反复呕吐、便秘者可能是肠梗阻。如果腹痛患儿经数小时以上的观察，始终无上述表现，多可除外急腹症。

（二）复发性腹痛

腹痛发作呈慢性反复性，疼痛程度不一。其中功能性者多见，如肠痉挛症、腹型癫痫、肠蛔虫症等。少数为溃疡病、溃疡性结肠炎、肠系膜淋巴结核等。

四、治疗原则

急腹症应转外科手术治疗；复发性腹痛应内科保守治疗，根据不同原因，采取不同疗法。肠痉挛可用解痉药，有炎症可用抗感染治疗，腹型癫痫要抗癫痫治疗，肠道寄生虫要给予驱虫治疗，肠系膜淋巴结核给予抗结核治疗。

五、常见护理诊断

（1）腹痛与腹部特定疾病有关。

（2）体液不足与腹痛影响进食有关。

六、护理措施

（一）密切观察病情

腹痛的临床表现较为复杂，又因患儿不能准确地描述自己的症状，所以需要依靠医护人员细致、全面和反复地观察病情，注意以下方面。

1.疼痛部位

器质性疾病常见特定的固定部位，一般在脐周以外，但亦并非固定不变，例如急性阑尾炎早期是上腹痛，以后固定于右下腹，但小儿急性阑尾炎疼痛部位很不典型，容易误诊。非器质性疾病的腹痛往往在脐周或含糊不清。

2.严重程度

腹痛可轻可重，轻者诉说疼痛，较重者有痛苦表情，辗转不安或哭闹，严重者翻滚、面色苍白、冷汗淋漓、痛苦不堪。胆道蛔虫、过敏性紫癜、尿路结石、急性阑尾炎、胰腺炎等常引起剧烈腹痛。

3.疼痛性质

疼痛性质可分为持续性钝痛、阵发性绞痛和持续性疼痛伴有阵发性加重。

4.伴随症状

这是进行诊断时的重要依据，应仔细观察。

（1）呕吐：肠梗阻时，腹痛同时常出现频繁呕吐、呕吐量较多。呕吐发生时间的早晚与梗阻部位高低有关。内科疾病引起的呕吐常发生在疾病早期。

（2）大便次数、性状和排气情况：腹泻引起腹痛，大便性状是诊断重要依据，护士要观察粪便肉眼性状，包括大便量、水分含量、所含不消化食物残渣、脓血、黏液、坏死脱落组织和异常气味等。婴幼儿腹泻时大便呈蛋花汤样；痢疾时为脓血便；肠套叠时呈果酱样大便；出血性坏死性小肠炎时可见带有脱落组织的血便，溃疡病伴出血时大便呈柏油样等。

腹痛后无排便、排气，伴频繁呕吐则很可能是肠梗阻。

（3）黄疸：腹痛过程中出现黄疸则以肝胆系统疾病的可能性大。

（4）其他：注意是否伴有咳嗽、发热、尿路刺激症状、关节痛和皮疹等。

（二）一般护理

腹痛患儿均较痛苦，要仔细照顾，尤其症状持续较久或反复发作者更要体贴入微。对食欲差、消耗较多、吐泻较重的患儿应设法保证入量，怀疑急腹症者应禁食、静脉输液。

（三）针对病因进行处理

尽早作出准确诊断并做及时治疗。诊断不明者不宜给镇痛解痉药物，以免掩盖症状和延误诊断，而且腹部亦不宜放热水袋。诊断明确后去除病因，腹痛多可较快缓解，除症状特别严重者，一般不需对症治疗。必须注意，内科疾病的腹痛在一定条件下可转变为外科疾病，如溃疡病穿孔、蛔虫团块致完全性肠梗阻和急性出血性坏死性肠炎等。故对患儿要求做到密切观察，以利于及时确诊和治疗，对高度疑为外科急腹症者应转外科手术探查。

第三节　小儿惊厥

惊厥的病理生理基础是脑神经元的异常放电和过度兴奋,是由多种原因所致的大脑神经元暂时性功能紊乱的一种表现。发作时全身或局部肌群突然发生阵挛或强直性收缩,多伴有不同程度的意识障碍。惊厥是小儿最常见的急症,有5％～6％的小儿曾发生过高热惊厥。

一、病因

小儿惊厥可由众多因素引起,凡能造成脑神经元兴奋性功能紊乱的因素,如脑缺氧、缺血、低血糖、脑炎症、水肿、中毒变性、坏死等,均可导致惊厥的发生。将其病因归纳为以下几类。

(一)感染性疾病

1.颅内感染性疾病

①细菌性脑膜炎、脑血管炎、颅内静脉窦炎;②病毒性脑炎、脑膜脑炎;③脑寄生虫病,如脑型肺吸虫病、脑型血吸虫病、脑囊虫病、脑包虫病、脑型疟疾等;④各种真菌性脑膜炎。

2.颅外感染性疾病

①呼吸系统感染性疾病;②消化系统感染性疾病;③泌尿系统感染性疾病;④全身性感染性疾病以及某些传染病;⑤感染性病毒性脑病,脑病合并内脏脂肪变性综合征。

(二)非感染性疾病

1.颅内非感染性疾病

①癫痫;②颅内创伤,出血;③颅内占位性病变;④中枢神经系统畸形;⑤脑血管病;⑥神经皮肤综合征;⑦中枢神经系统脱髓鞘病和变性疾病。

2.颅外非感染性疾病

①中毒:如有毒动植物、氰化钠、铅、汞中毒,急性酒精中毒及各种药物中毒等;②缺氧:如新生儿窒息、溺水,麻醉意外,一氧化碳中毒,心源性脑缺血综合征等;③先天性代谢异常疾病:如苯酮尿症、黏多糖病、半乳糖血症、肝豆状核变性、尼曼—匹克病等;④水电解质紊乱及酸碱失衡:如低血钙、低血钠、高血钠及严重代谢性酸中毒等;⑤全身及其他系统疾病并发症:如系统性红斑狼疮、风湿病、肾性高血压脑病、尿毒症、肝昏迷、糖尿病、低血糖、胆红素脑病等;⑥维生素缺乏症:如维生素B_6缺乏症、维生素B_6依赖症、维生素B_1缺乏性脑型脚气病等。

二、临床表现

(一)惊厥发作形式

1.强直—阵挛发作

强直—阵挛发作时突然意识丧失,摔倒,全身强直,呼吸暂停,角弓反张,牙关紧闭,面色青紫,持续10～20 s,转入阵挛期;不同肌群交替收缩,致肢体及躯干有节律地抽动,口吐白沫(若咬破舌头可吐血沫)。呼吸恢复,但不规则,数分钟后肌肉松弛而缓解,可有尿失禁,然后入睡,醒后可有头痛、疲乏,对发作不能回忆。

2.肌阵挛发作

肌阵挛发作是由肢体或躯干的某些肌群突然收缩(或称电击样抽动),表现为头、颈、躯干或某个肢体快速抽搐。

3.强直发作

强直发作表现为肌肉突然强直性收缩,肢体可固定在某种不自然的位置持续数秒钟,躯干四肢姿势可不对称,面部强直表情,眼及头偏向一侧,睁眼或闭眼,瞳孔散大,可伴呼吸暂停、意识丧失,发作后意识较快恢复,不出现发作后嗜睡。

4.阵挛性发作

阵挛性发作时全身性肌肉抽动,左右可不对称,肌张力可增高或减低,有短暂意识丧失。

5.局限性运动性发作

局限性运动性发作时无意识丧失,常表现为下列形式。

(1)某个肢体或面部抽搐:由于口、眼、手指在脑皮层运动区所代表的面积最大,因而这些部位最易受累。

(2)杰克逊(Jackson)癫痫发作:发作时大脑皮层运动区异常放电灶逐渐扩展到相邻的皮层区。抽搐也按皮层运动区对躯干支配的顺序扩展,如从面部抽搐开始→手→前臂→上肢→躯干→下肢。若进一步发展,可成为全身性抽搐,此时可有意识丧失。常提示颅内有器质性病变。

(3)旋转性发作:发作时头和眼转向一侧,躯干也随之强直性旋转,或一侧上肢上举,另一侧上肢伸直,躯干扭转等。

6.新生儿轻微惊厥

新生儿轻微惊厥是新生儿期常见的一种惊厥形式,发作时呼吸暂停,两眼斜视,眼睑抽搐,频频的眨眼动作,伴流涎、吸吮或咀嚼样动作,有时还出现上下肢类似游泳或蹬自行车样的动作。

(二)惊厥的伴随症状及体征

1.发热

发热为小儿惊厥最常见的伴随症状,如系单纯性或复杂性高热惊厥患儿,于惊厥发作前均有 38.5 ℃,甚至 40 ℃以上高热。由上呼吸道感染引起者,还可有咳嗽、流涕、咽痛、咽部出血、扁桃体肿大等表现。如为其他器官或系统感染所致惊厥,绝大多数均有发热及其相关的症状和体征。

2.头痛及呕吐

头痛及呕吐为小儿惊厥常见的伴随症状之一,年长儿能正确叙述头痛的部位、性质和程度,婴儿常表现为烦躁、哭闹、摇头、抓耳或拍打头部。多伴有频繁喷射状呕吐,常见于颅内疾病及全身性疾病,如各种脑膜炎、脑炎、中毒性脑病、瑞氏综合征,颅内占位性病变等。同时还可出现程度不等的意识障碍,颈项抵抗,前囟饱满,颅神经麻痹,肌张力增高或减弱,克氏征、布氏征及巴宾斯基征阳性等体征。

3.腹泻

如遇重度腹泻病,可致水电解质紊乱及酸碱失衡,出现严重低钠或高钠血症,低钙、低镁血症,以及由于补液不当造成水中毒也可出现惊厥。

4.黄疸

新生儿溶血症,当出现胆红素脑病时,不仅皮肤巩膜高度黄染,还可有频繁性惊厥;重症肝炎患儿,当肝衰竭,出现惊厥前即可见到明显黄疸;在瑞氏综合征、肝豆状核变性等病程中,均可出现程度不等的黄疸。此类疾病初期或中末期均能出现惊厥。

5.水肿、少尿

各类肾炎或肾病为儿童时期常见多发病。水肿、少尿为该类疾病的首起表现,当其中部分患儿出现急、慢性肾衰,或肾性高血压脑病时,均可有惊厥。

6.智力低下

智力低下常见于新生儿窒息所致缺氧、缺血性脑病,颅内出血患儿,病初即有频繁惊厥,其后有不同程度的智力低下。智力低下亦见于先天性代谢异常疾病,如苯丙酮尿症、糖尿病等氨基酸代谢异常病。

三、诊断依据

(一)病史

了解惊厥的发作形式、持续时间、有无意识丧失、伴随症状、诱发因素及有关的家族史。

(二)体检

全面的体格检查,尤其神经系统的检查,如神志、头颅、头围、囟门、颅缝、脑神经、瞳孔、眼底、颈抵抗、病理反射、肌力、肌张力、四肢活动等。

(三)实验室及其他检查

(1)血尿粪常规:血白细胞显著增高,通常提示细菌感染。红细胞、血红蛋白很低,网织红细胞增高,提示急性溶血。尿蛋白及细胞数增高,提示肾炎或肾盂肾炎。粪镜检除外痢疾。

(2)血生化等检验:除常规查肝肾功能、电解质外,应根据病情选择有关检验。

(3)凡疑有颅内病变惊厥患儿,尤其是颅内感染时,均应做脑脊液常规、生化、培养或有关的特殊化验。

(4)脑电图:阳性率可达80%～90%,小儿惊厥,尤其无热惊厥,其中不少系小儿癫痫。脑电图上可表现为阵发性棘波、尖波、棘慢波、多棘慢波等多种波型。

(5)疑有颅内器质性病变惊厥患儿,应做脑CT扫描,高密度影见于钙化、出血、血肿及某些肿瘤;低密度影常见于水肿、脑软化、脑脓肿、脱髓鞘病变及某些肿瘤。

(6)MRI检查:对脑、脊髓结构异常反映较CT更敏捷,能更准确反映脑内病灶。

(7)单光子反射计算机体层成像SPECT:可显示脑内不同断面的核素分布图像,对癫痫病灶、肿瘤定位及脑血管疾病提供诊断依据。

四、治疗

1.止惊治疗

(1)地西泮:每次$0.25～0.5$ mg/kg,最大剂量不大于10 mg,缓慢静脉注射1 min不大于1 mg,必要时可在15～30 min后重复静脉注射一次。以后可口服维持。

(2)苯巴比妥钠:新生儿首次剂量15～20 mg静脉注射。维持量$3～5$ mg/(kg·d)。婴儿、儿童首次剂量为$5～10$ mg/kg,静脉注射或肌内注射,维持量$5～8$ mg/(kg·d)。

(3)水合氯醛:每次50 mg/kg,加水稀释成5%～10%溶液,保留灌肠。惊厥停止后改用其他镇静剂、止惊药维持。

(4)氯丙嗪:剂量为每次$1～2$ mg/kg,静脉注射或肌内注射,2～3 h后可重复1次。

(5)苯妥英钠:每次$5～10$ mg/kg,肌内注射或静脉注射。遇有"癫痫持续状态"时可给予15～20 mg/kg,速度不超过1 mg/(kg·min)。

(6)硫苯妥钠：催眠，大剂量有麻醉作用。每次 10～20 mg/kg，稀释成 2.5％溶液肌内注射。也可缓慢静脉注射，边注射边观察，惊止即停止注射。

2.降温处理

(1)物理降温：头部、颈、腋下、腹股沟等处可放置冰袋；亦可用冷盐水灌肠；或用低于体温 3 ℃～4 ℃的温水擦浴。

(2)药物降温：一般用安乃近每次 5～10 mg/kg，肌内注射。亦可用其滴鼻，大于 3 岁患儿，每次 2～4 滴。

3.降低颅内压

惊厥持续发作时，引起脑缺氧、缺血，易致脑水肿；如惊厥系颅内感染引起，疾病本身即有脑组织充血水肿，颅内压增高，因而及时应用脱水降颅内压治疗。常用 20％甘露醇溶液 5～10 mL/(kg·次)，静脉注射或快速静脉滴注(10 mL/min)，6～8 h 重复使用。

4.纠正酸中毒

惊厥频繁，或持续发作过久，可致代谢性酸中毒，如血气分析发现血 pH＜7.2，BE 为 15 mmol/L时，可用 5％碳酸氢钠 3～5 mL/kg，稀释成 1.4％的等张液静脉滴注。

5.病因治疗

对惊厥患儿应通过病史了解，全面体检及必要的化验检查，争取尽快地明确病因，给予相应治疗。对可能反复发作的病例，还应制订预防复发的防治措施。

五、护理

(一)护理诊断

(1)有窒息的危险。

(2)有受伤的危险。

(3)潜在并发症：脑水肿，酸中毒，呼吸、循环衰竭。

(4)缺乏小儿惊厥的相关知识。

(二)护理目标

(1)不发生误吸或窒息，适当加以保护防止受伤。

(2)保护呼吸功能，预防并发症。

(3)患儿家长情绪稳定，能掌握止痉、降温等应急措施。

(三)护理措施

1.一般护理

(1)将患儿平放于床上，取头侧位。保持安静，治疗操作应尽量集中进行，动作轻柔敏捷，禁止一切不必要的刺激。

(2)保持呼吸道通畅：头侧向一边，及时清除呼吸道分泌物。有发绀者供给氧气，窒息时施行人工呼吸。

(3)控制高热：物理降温可用温水或冷水毛巾湿敷额头部，每 5～10 min 更换 1 次，必要时用冰袋放在额部或枕部。

(4)注意安全，预防损伤，清理好周围物品，防止坠床和碰伤。

(5)协助做好各项检查，及时明确病因。根据病情需要，于惊厥停止后，配合医生作血糖、血钙或腰椎穿刺、血气分析及血电解质等针对性检查。

（6）加强皮肤护理：保持皮肤清洁干燥，衣、被、床单清洁、干燥、平整，以防皮肤感染及压疮的发生。

（7）心理护理：关心体贴患儿，处置操作熟练、准确，以取得患儿信任，消除其恐惧心理。说服患儿及家长主动配合各项检查及治疗，使诊疗工作顺利进行。

2.临床观察内容

（1）惊厥发作时，观察惊厥患儿抽搐的时间和部位，有无其他伴随症状。

（2）观察病情变化，尤其随时观察呼吸、面色、脉搏、血压、心音、心率、瞳孔大小、对光反射等重要的生命体征，发现异常及时通报医生，以便采取紧急抢救措施。

（3）观察体温变化，如有高热，及时做好物理降温及药物降温，如体温正常，应注意保暖。

3.药物观察内容

（1）观察止惊药物的疗效。

（2）使用地西泮、苯巴比妥钠等止惊药物时，注意观察患儿呼吸及血压的变化。

4.预见性观察

若惊厥持续时间长、频繁发作，应警惕有无脑水肿、颅内压增高的表现，如收缩压升高、脉率减慢，呼吸节律慢而不规则，则提示颅内压增高。

如未及时处理可进一步发生脑疝，表现为瞳孔不等大、对光反射消失、昏迷加重、呼吸节律不整甚至骤停。

六、康复与健康指导

（1）做好患儿的病情观察，准备好急救物品，教会家属正确的退热方法，提高家长的急救知识和技能。

（2）加强患儿营养与体育锻炼，做好基础护理等。

（3）向家长详细交代患儿的病情、惊厥的病因和诱因，指导家长掌握预防惊厥的措施。

第四节　手足口病

一、概论

（一）定义

手足口病（hang-foot-mouth disease）是由肠道病毒引起的一种急性传染病。临床表现为婴幼儿多发，以口腔黏膜、手足远端等部位出现斑丘疹或疱疹为特点。

（二）流行病学

手足口病是全球性传染病，世界大部分地区均有流行报道。1957年新西兰首次报道，日本是手足口病大规模流行较多的国家，我国自1981年在上海发现该病，以后各地陆续有报道。

1.传染源

患者和隐性感染者是传染源。

2.传播途径

主要是接触患者的口鼻分泌物、粪便等通过胃肠道及呼吸道感染。患者在发病急性期可自咽部排出病毒;疱疹液中含大量病毒、破溃时病毒溢出;病后数周,患者仍可自粪便中排出病毒,一般在发病后 1 周内传染性最强。

3.易感人群

人群对引起手足口病的肠道病毒普遍易感,感染后可获得免疫力,但对不同病原型感染抗体缺乏交叉保护力。

4.流行特征

四季均可发病,夏秋季为流行季节,7～8 月最多。

(三)病因及发病机制

手足口病是由柯萨奇病毒 A 组 4 型、5 型、9 型、10 型、16 型以及 B 组 2 型、5 型,肠道病毒71 型等引起的,以柯萨奇病毒 A 组 16 型和肠道病毒 71 型(EV71)为主。EV71 可引起致死性的脑干脑炎、心源性休克。有报道来自不同国家的临床因心源性休克、肺水肿、脑炎患儿尸检显示神经细胞坏死和微小脓肿的脑干脑炎,没有一例显示心肌炎组织学的依据,尚不清楚由于神经组织的机制可以引起心血管的异常,推测中枢神经系统感染导致自主神经功能的紊乱,引起难以治疗的心源性休克、肺水肿是死亡的主要原因。

二、临床表现

(一)全身症状

潜伏期一般为 2～7 d,没有明显的前驱症状,多数患者突然起病。轻重不一,轻者无症状。约半数发病前 1～2 d 或发病的同时有发热,多在 38 ℃左右,以婴幼儿居多,年龄越小越呈高热趋势,热程 2～7 d。体温越高、热程越长、病情越重。部分初期有轻度上呼吸道感染症状,如咳嗽、流涕、恶心、呕吐等。

(二)局部表现

发热 1～2 d 后手、足、口腔出现粟米样斑丘疹,很快在疹的顶部形成小水疱呈圆形或椭圆形疱疹,周围有红晕,口腔黏膜主要在软腭、硬腭、舌尖、颊黏膜等部位,疱疹破溃后形成溃疡。口腔溃疡可引起局部疼痛影响进食,婴幼儿表现为哭闹、拒食、流口水。皮疹多在手心和(或)手指屈侧、足底部位出现或平或凸的斑丘疹或疱疹,疱疹呈圆形或椭圆形扁平凸起,内有混浊液体,长径与皮纹走向一致,如黄豆大小不等,一般无疼痛及痒感,皮疹在 5 d 左右由红变暗,然后消退,愈合后不留痕迹。手、足、口腔病损在同一患者不一定全部出现。水疱和皮疹通常在 1 周内消退。

臀部皮疹多发生在肛周、骶尾部皮肤,以红色丘疹多见;也可见肘、膝部周围。

(三)并发症

EV71 病毒可引起无菌性脑膜炎、脑干脑炎、脊髓灰质炎样麻痹、格林—巴利综合征、心肌炎或急性肺水肿等,且多发生于 5 岁以下幼儿,1 岁以下婴儿发病率最高。

三、实验室检查

实验诊断可采取患者口拭子、疱疹液、类便接种乳鼠及敏感细胞分离病毒,同时可用血清学诊断,也可用反转录 PCR(RT-PCR)诊断。

四、诊断及鉴别诊断

依据有手足口病接触史或当地有本病流行等流行病学资料及典型的口腔、手足疱疹的临床表现即可临床诊断。确诊需有病原学依据。

需与疱疹性咽峡炎、疱疹性口炎、水痘及梅毒等鉴别。

需提到的是偶蹄类动物间的传染病口蹄疫，是一种鼻病毒的口蹄疫病毒（Aphthae epizooticae virus）引起的。牲畜感染后发热，口腔发生水疱、溃疡，蹄冠、蹄翼、乳房也发生水疱、出血、糜烂。主要通过消化道及呼吸道，也可直接通过皮肤和黏膜传染。饲养人可因密切接触病畜，或食用未经加热的乳汁而感染，潜伏期为3～8 d。人感染后发热，口腔齿龈潮红、水疱。这种病症也可见于手掌及足趾。全身症状有发热、头痛、恶心、呕吐、腹泻等。诊断主要依据是与病畜的接触史，传染源只能是病畜，人与人之间不传染。与手足口病是完全不同的疾病。

五、治疗方法

手足口病的治疗主要以对症治疗。目前缺乏特异、高效的抗病毒药物。合并中枢神经系统感染时，早期应用IFN-α和静脉应用丙种球蛋白对EV71引起的中枢神经系统感染有一定的疗效。

合并中枢性肺水肿时应积极采取以下措施。

（1）及时、迅速降低颅内压。

（2）限制过量液体输入及输液速度。

（3）及时气管插管，清除气管内分泌物。

（4）呼吸末正压辅助呼吸。

（5）选择性应用抑制交感神经过度兴奋的药物及血管扩张剂等。

六、护理技术

（一）护理观察

（1）观察早期症状：手足口病潜伏期通常为2～7 d，一般症状较轻的常可自愈。但有些症状较重的多为突然发病，患儿出现低热，皮疹1～2 d后出齐，先是玫瑰色红斑或斑丘疹，1 d后即有部分皮疹形成疱疹，主要见于手指或脚趾，掌面、指甲周围或足跟边缘，婴幼儿或皮疹多者，还见于手掌、足底、臀部、大腿内侧及会阴部，有时膝、肘部也可见到。疱疹呈卵圆形，内含浆液，一般不破溃，继发感染少见，可于2～4 d后吸收干燥，呈深褐色结痂，脱痂后不留瘢痕。

（2）重症患儿神经系统受累时，持续高热不退，应观察患儿的精神状态，可出现精神不振、不哭不动或烦躁哭闹，观察是否有嗜睡、易惊、头痛、肢体肌阵挛、运动不稳、全身软瘫无力、抽搐、昏迷等。应以最快速度就诊。及时抢救。出现呼吸浅促、困难，口唇发绀，口吐白色、粉红色或血性泡沫液（痰）；面色苍白，心率增快或缓慢，脉搏浅速、减弱，四肢发凉，指（趾）发绀等，应高度警惕，尽快就诊，需快速进行呼吸机治疗。

（3）皮疹观察与鉴别：小儿手足口病因为与几种常见病如上呼吸道感染、水痘等症状表现相似，难以鉴别，所以应该仔细观察。一般水痘呈向心性分布，以头、面、胸、背为主，随后向四肢蔓延；而疱疹性咽炎虽然也发热，咽部起疱疹，但水疱如针眼大小，以咽峡、软腭、扁桃体多见，发热常在38 ℃以上，其他部位不出现疱疹；单纯疱疹多分布在颊黏膜、舌及牙龈，继发感染常见于口唇、眼睑、鼻周,为粟粒状水疱,没有其他部位的皮损。而手足口病,一般手心、足心、口腔黏膜、肛周等部位会出现皮疹,皮疹的颜色为红紫色,少数患儿累及四肢及臀部,躯干部极少。

(4)口腔黏膜观察:患儿口腔两颊黏膜、唇内、舌边软腭有散在的红斑与疱疹,口腔内皮疹、疱疹破溃后形成口腔溃疡,疼痛明显,患儿进食时疼痛,流涎、拒食、食欲缺乏、哭闹不止,影响患儿进食。

(二)护理措施

1.发热护理

患儿发热时,卧床休息,多饮温开水,高热时,可行物理降温,注意更衣,保持皮肤清洁,宜吃清淡半流质饮食。患儿口腔疼痛时,进食低温食物,疼痛严重不能进食时,要及时去医院输液,补充身体所需的能量。

2.皮肤护理

家长发现手足口病症状时,要尽早带孩子到医院诊治,患儿的粪便应马上进行处理,便盆、衣裤要及时注意消毒,保护手、足部的皮肤及被服清洁,避免污染破溃的皮疹,勤给患儿洗手、剪指甲,以防抓破皮疹造成皮肤感染。

3.口腔护理

口腔护理可以有效缓解疼痛,并促进溃疡面愈合。饭前、饭后用生理盐水给患儿漱口;对不会漱口的患儿,可用棉棒沾生理盐水轻轻地清洁口腔。对于口腔溃疡症状相对严重者,应根据医嘱适度采取药物治疗。例如,将华素片研成粉末,用棉签沾上敷于溃疡面,华素片的主要成分"西地碘"能在口腔局部迅速杀灭各种致病微生物,从而有效收敛消肿,改善溃疡面的血液循环,迅速缓解疼痛,并促进受损的口腔黏膜愈合。此时,宜给患儿进食清淡、温性、可口、易消化的流质或半流质饮食,切忌食用冰冷、辛辣、咸、酸等刺激性食物。

4.重症患儿护理

重症多见于5岁以下儿童,特别是3岁以下幼儿,评估患儿持续高热不退,精神差、呕吐、肢体惊抖、无力、抽搐,呼吸、心率增快,出冷汗、末梢循环不良,高血压或低血压,外周血白细胞计数明显增高,高血糖,具备以上情况者应收入PICU救治。严密监测生命体征变化,监测呼吸、心率、血压、CVP和血氧饱和度,并记录,保持呼吸道通畅,吸氧,流量$1\sim2$ L/min;FiO_2 25%~30%($FiO_2 = (21+4\times$氧流量 L/min)%;对不能纠正的严重缺氧,有呼吸衰竭特别是肺水肿者早行气管插管;呼吸机参数根据血气、胸部X线片结果随时调整;肺出血主要依靠呼吸机正压止血,特别是PEEP,频繁吸痰不利于止血,重视生命体征评估和精神、神经系统检查,判断病情轻重不以体温高低为指标;头肩抬高$15°\sim30°$;插胃管减轻腹胀,导尿,记出入量开放两条静脉通道,微泵输液,严格控制输液速度。

七、预后

多数预后良好,为自限性疾病,不留后遗症。但早期仅表现为心率增快、血压升高、呼吸急促等非特异性临床表现,白细胞升高,呕吐,无口腔溃疡者应警惕发生严重性疾病的可能。EV71可引起严重并发症,病情发展迅速,婴幼儿病死率高。

八、健康教育

手足口病传播途径多,婴幼儿和儿童普遍易感。切断传播途径是主要预防措施。做好儿童、家庭和托幼机构的卫生是预防本病感染的关键。暴发流行期间,幼儿园和托儿所易发生集体感染,家庭也有发病集聚现象。医院应加强预诊,设立专门诊室,严防交叉感染。手足口病患儿需痊愈后经医师批准(度过传染期)再恢复幼儿园生活,以免传染其他健康小儿;疾控部门要做好疫情报告,及时发现患儿,积极采取预防措施,防止疾病蔓延扩散;托幼等机构做好晨间体检,发现疑似患儿,及时隔离治疗(7～10 d)。

对被手足口病患儿污染的日常用品、食具等应消毒处理,患儿粪便及其他排泄物可用3%漂白粉澄清液浸泡,衣物置阳光下曝晒,室内保持通风换气。

在手足口病流行时,应做好环境卫生、食品卫生和个人卫生,尤其要做好手卫生,饭前便后要洗手,预防病从口入;家长尽量少带孩子去公共场所,减少感染机会;注意婴幼儿的营养、休息,避免日光暴晒,防止过度疲劳,降低机体抵抗力。

第五节　急性坏死性小肠炎

一、疾病概要

急性坏死性肠炎系小肠急性出血性坏死性炎症。起病急,以腹痛、腹胀、呕吐、腹泻、便血为主要表现特征。病情发展迅速,常出现感染性休克,严重威胁患儿的生命。

本病多见于3～9岁小儿,如发生在婴幼儿期,则症状较为严重。全年均可发病,以夏秋季节多见。

病因尚未完全明确,似与肠道非特异性感染及机体过敏反应有关。目前新生儿坏死性小肠结肠炎的发病有增加趋势,其致病因素主要为肠道内细菌的作用,其次与缺血缺氧、红细胞增多症等所致肠黏膜缺氧,缺血性损伤以及与肠道中所含的碳水化合物等酶解物产生的发酵、产酸、产气作用等有关。

多发生于空肠和回肠部位,受累肠管扩张,呈暗红色或紫红色,与正常肠段分界清楚,肠管多积气,有血性内容物,肠壁增厚,黏膜表面有散在性坏死灶,脱落后形成浅表性溃疡,严重者可引起肠穿孔。

治疗要点:禁食、胃肠减压、减轻消化道负担并促其功能恢复;补充液体,维持营养,纠正水电解质紊乱;控制感染;如出现肠穿孔、大量出血时等,应即时手术治疗。

二、护理评估

(一)健康史

引起本病原因尚未明确,可能与以下因素有关。

(1)肠内存在某些细菌及其产生的毒素,其中以C型产气荚膜梭状杆菌B毒素可能性较大。实验中将此菌菌液注入豚鼠小肠,可使其肠道发生出血性病变而死亡。

(2)患儿胰蛋白酶活性降低,上述B毒素可被肠内胰蛋白酶水解而失去致病作用。长期蛋白质营养不良或经常食用玉米、甘薯等含丰富胰蛋白酶抑制物的食物,均可使肠内胰蛋白酶活性显著降低,致使患儿易发病。

(二)身体状况

1.一般症状

起病急,主要症状为腹痛、呕吐、腹胀、腹泻、便血和毒血症等。常以腹痛开始,逐渐加重,呈持续性钝痛伴不同程度阵发性加剧,早期以上腹部及脐周疼痛明显,之后常涉及全腹。早期腹痛部位常与病变部位和范围相符。

发病不久即开始腹泻,便血次数不定,每天2~3次至数十次不等。初为黄色稀便,少量黏液,无脓,无里急后重,以后转为血便,呈暗红色糊状,或呈赤豆样血水便,有时可见灰白色坏死物质,有特殊腥味,血量多少不一。腹痛同时伴有恶心呕吐,开始吐出胃内容物及黄色胆汁,以后呈咖啡样物,或有蛔虫。由于大量的液体和血液渗入肠腔和腹腔,可导致脱水,血容量减少,电解质紊乱及酸中毒等。

2.全身症状

发病早期即可出现不同程度的毒血症症状,如寒战、高热、疲倦、嗜睡、面色发灰、食欲缺乏等。病情轻重不一,重者病情发展迅速,常于起病后1~3 d病情突然恶化,出现严重中毒症状或休克。可伴发弥散性血管内凝血和败血症,少数病例可在血便出现前即发生中毒性休克。

3.腹部体征

早期或轻症患儿腹部稍胀、柔软,可有轻压痛,但无固定性压痛点,以后腹胀加重,可出现固定性压痛,早期由于炎症刺激引起肠痉挛,肠鸣音亢进。

晚期肠壁肌层坏死出血,肠管运动功能障碍引起肠麻痹,肠鸣音逐渐减弱或消失;当肠管坏死累及浆膜或肠穿孔时,出现局部性或弥散性腹膜炎症状,可表现为腹胀、腹肌紧张、压痛和反跳痛等。

4.婴幼儿坏死性肠炎的特点

症状多不典型,易误诊。病初是烦躁、呕吐、腹胀、蛋花样腹泻,伴明显的中毒症状,并易发生广泛性肠坏死、腹膜炎和中毒性休克。

(三)心理—社会资料

急性坏死性小肠炎,婴幼儿病情较重,年龄越小,病死率越高。家长缺乏儿童卫生保健常识,忽视及时就诊而延误治疗;重症患儿的表现可引起家长情绪紧张;疾病恢复期要严格控制食物的质与量,既要维持肠道的正常功能,又不能增加肠道的负担。

(四)实验室及其他检查

1.血液检查

白细胞总数和中性粒细胞增多,并有核左移,常有中毒颗粒出现。

2.大便检查

外观呈红色糊状、赤豆汤样或血水便,有腥臭味;隐血试验呈强阳性。镜下可见大量的红细胞和白细胞。可见较多的革兰阳性粗短杆菌,厌氧菌培养多数分离出产气肠杆菌。

3.X线检查

可见小肠呈局限性扩张充气,肠间隙增宽,黏膜皱褶变粗或见病变肠管僵直,肠腔内有多个液平面。部分病例呈机械性肠梗阻表现,也有呈麻痹型胀气者,有时可见到由于大段肠管坏死形成的一堆致密阴影,尤以新生儿和婴幼儿多见。

三、护理诊断及合作性问题

(1)腹痛与肠壁组织坏死有关。

(2)腹泻与肠道炎症有关。

(3)体液不足与体液丢失过多及补充不足有关。

(4)潜在并发症:中毒性休克、腹膜炎、机械性肠梗阻。

四、护理目标

(1)腹胀、腹泻、腹痛症状缓解,粪便的性状趋于正常。

(2)水和电解质纠正已达到生理平衡状态,尿量恢复正常。

(3)饮食逐渐恢复正常。

五、护理措施

1.缓解腹胀、腹痛,控制腹泻

(1)立即禁食 7～14 d,至腹胀消失,大便隐血转阴,临床症状好转后试行进食,由流质开始,逐渐过渡到正常饮食。新生儿患儿恢复喂养应从水开始,再用稀释的奶,以后逐渐增加奶量和浓度。在禁食和调整饮食期间继续观察腹部和大便情况,发现异常及时和医生联系。

(2)遵医嘱给予抗生素控制感染。

(3)腹胀明显者应立即行胃肠减压并做好胃肠减压的护理,观察腹胀消退情况及引流物色、质、量,做好口腔护理。

(4)安排舒适的环境,给予抚慰等支持性护理活动。

2.补充体液、维持营养

禁食期间应静脉补液,以保证患儿液体与营养的需要,维持水电解质平衡,准确记录 24 h 出入量。

3.密切观察病情

(1)仔细观察、记录大便的次数、性质、颜色及量,了解大便变化过程。及时正确留取大便标本送检。每次便后用温水洗净臀部并涂油膏,减少大便对皮肤的刺激,保持臀部皮肤清洁卫生。

(2)观察呕吐情况,患儿予以右侧卧位或将其头转向一侧,如患儿呕吐,及时清除呕吐物,记录呕吐时间以及呕吐物的色、质和量。

(3)密切观察生命体征,若患儿出现脉搏细速、血压下降、末梢循环衰竭等,提示中毒性休克,应立即通知医生组织抢救。

(4)观察腹痛、腹胀等情况,若患儿出现肠穿孔、腹膜炎等,立即与医生取得联系,或提前做好手术治疗的准备。

4.健康教育

帮助家长掌握有关饮食控制、皮肤和口腔卫生等护理知识,并使患儿和家长对病情有一定的了解,在治疗和护理中,取得他们的理解、配合和支持。

第六节　糖尿病酮症酸中毒

糖尿病酮症酸中毒(DKA)是由于体内胰岛素缺乏引起的高血糖、高血酮及严重的代谢紊乱(如脱水、电解质紊乱、代谢性酸中毒等)为主要病理改变的临床综合征,是小儿糖尿病最严重的、最常见的并发症。

一、诊断

1.病史

重点了解既往有无糖尿病病史及糖尿病家族史、胰岛素使用情况和临床突然出现食欲缺乏、恶心、呕吐、腹痛、脱水及深大呼吸等表现以及各种急性感染,如呼吸道感染、泌尿道感染、消化道感染等诱因。

2.临床表现

本症在小儿可为糖尿病的首发症状,也可发生于已确诊的糖尿病患儿,多有诱因。表现如下。

(1)原有糖尿病症状加重。无糖尿病病史者于多饮、多尿数日后出现消瘦、烦渴、多尿、食欲减退、恶心、呕吐、腹泻、感染症状等。

(2)胃肠道症状伴精神不振、萎靡、乏力、嗜睡等。

(3)严重脱水、酸中毒(呼吸深大、口唇樱红、呼气时带有酮味)、心率增快、血压下降、肢冷等休克表现。

3.实验室检查

(1)血液检查:①血糖多在 16.7~33.3 mmol/L,个别病例可超过 33.3 mmol/L,长期进食差者也可不太高;②血酮体增高,定性强阳性,定量>10 mmol/L;③血 pH 值在酸中毒失代偿期常<7.35,甚至<7.0,HCO_3^-<10 mmol/L,甚至≤5 mmol/L,二氧化碳结合力(CO_2CP)下降,重度酸中毒时常<8.8 mmol/L;④血电解质钠、钾、磷、镁均可降低,正常或增高;⑤血尿素氮(BUN)、肌酐(Cr)、血脂均升高;⑥血渗透压可轻度至中度升高;⑦血白细胞增多,无感染者可达$(15\sim30)\times10^9$/L,合并感染时更显著,甚至有出现类白血病样反应者。

(2)尿液检查:尿糖强阳性,尿酮阳性,尿常规可有蛋白和管型。

二、治疗

1.液体疗法

酮症酸中毒脱水量约为 100 mL/kg,一般均属等渗性脱水,应按等渗性脱水治疗。输液开始的第 1 小时用生理盐水 20 mL/kg 于 30~60 min 内快速静脉输入以纠正血容量、改善血液循环和肾功能。第 2~3 小时,按 10 mL/kg 静脉滴注 0.45%氯化钠溶液。要求于 12 h 内补充累计损失量的一半,以后可按生理维持量和继续损失量补充液体 60~80 mL/kg。液体种类:补液开始用生理盐水,待血糖下降至 17 mmol/L 时,改用含有 0.2%氯化钠的 5%葡萄糖液静脉滴注,以后根据血气分析结果决定输液内容,避免钠盐输入过多。

2.纠正酸中毒

轻度酸中毒不需纠正,当 pH 值<7.1 或 HCO_3^-<12 mmol/L 时,可给予 1.4%碳酸氢钠溶液静脉滴注,先按 1/2 量补充,或按公式:[15-测得 HCO_3^-(mmol/L)]×0.6×体质量

(kg)计算所需 1.4%碳酸氢钠量。当 pH 值≥7.2 时停用。碳酸氢钠不宜输得过多,以免引起脑水肿。

3.补钾

开始时血钾不低,胰岛素应用后钾转移至细胞内致血钾逐渐减低,因此只要有尿,于补液 1 h 后即可补钾,一般每日补充量按 2～3 mmol/kg(150～225 mg/kg),输液浓度不得大于 40 mmol/L,重症可补 300～450 mg/(kg·d),在停用静脉输液后还应继续口服氯化钾 1～3 g/d,共 3～5 d。

4.胰岛素治疗

采用小剂量胰岛素静脉滴注。首先静脉推注正规胰岛素 0.1 U/kg,然后持续泵入,剂量为每小时 0.1 U/kg,为方便可 1 次准备 3～4 h 的量,即 0.3～0.4 U/kg 加入 180～240 mL 的生理盐水以 1 mL/min 的速度匀速滴入。动态监测血糖水平,一般病例每小时血糖可下降 5.6 mmol/L(100 mg/dL)左右。当血糖下降至 13.6～16.6 mmol/L 时将输入的液体配成 2.5%～3%的葡糖糖溶液,同时按照每给 3～4 g 糖加 1 U 的比例增加胰岛素用量。随着血糖的下降,静脉输入胰岛素的速度减慢为每小时 0.02～0.06 U/kg,以防止低血糖的发生。当病情改善,血糖下降至 11.2 mmol/L,酸中毒基本纠正,血酮基本消失,尿酮体阴性,尿糖减至(＋～＋＋),患儿能进固体食物时可停静脉输胰岛素,改为皮下注射。为防止停输胰岛素后血糖骤升,应于停输胰岛素前半小时皮下注射胰岛素 1 次,按 0.1～0.5 U/kg 计算。

5.其他治疗

若存在感染因素时,应采用有效的抗生素控制感染;创伤引起者,应尽快处理创伤。补充复合维生素 B,改善糖代谢。应用 1,6-二磷酸果糖(FDP)可提供能量,抑制脂肪及蛋白分解,减少酮体生成。注意脑水肿的发生并稳妥治疗。

三、护理

酮症酸中毒为急症病例的主要死因,一旦发生应立即进行高血糖、脱水、电解质紊乱、酸中毒和感染 5 个方面的救护。

(1)立即建立 2 条静脉通路:1 条为纠正脱水酸中毒快速输液用,常用生理盐水 20 mL/kg,在半小时至 1 h 输入,随后根据患儿脱水程度继续输液;另 1 条静脉通路输入小剂量胰岛素降血糖,最好采用微量泵调整滴速,保证胰岛素均匀滴入。在输液过程中随酸中毒的纠正、胰岛素和葡萄糖的输入,钾从细胞外进入细胞内,此时可出现致死性低血钾,因此在补液排尿后应立即补钾。对严重酸中毒患儿(pH＜7.1)可给予等渗碳酸氢钠溶液静滴。静脉输液速度及用量须根据小儿年龄及需要调节,并详细记录出入水量,防补液不当导致脑水肿、低血糖、低血钾、心力衰竭而突发死亡。

(2)密切观察并详细记录体温、脉搏、呼吸、血压、神志、瞳孔、脱水体征、尿量等。

(3)及时遵医嘱取血化验血糖、二氧化碳结合力、尿素氮、血钠、血钾、血气分析。每次排尿均应查尿糖及尿酮。

(4)感染为本病常见诱因,应常规做血、尿培养,寻找感染源,并遵嘱使用有效抗生素控制感染。

第七节　急性呼吸衰竭

一、疾病概要

急性呼吸衰竭简称呼衰,是指各种累及呼吸中枢或呼吸器官的疾病导致呼吸功能障碍,出现低氧血症或低氧血症伴高碳酸血症,引起一系列生理功能和代谢紊乱的临床综合征。

急性呼吸衰竭分中枢性和周围性两种:中枢性呼吸衰竭是因病变累及呼吸中枢引起;周围性呼吸衰竭是因呼吸器官的严重病变或呼吸肌麻痹所致。胸廓及胸腔疾病亦可引起本症。中枢性和周围性呼吸衰竭两者最终结果均是导致机体缺氧、二氧化碳潴留和呼吸性酸中毒,进而引起脑水肿、心肌收缩无力和心排出量减少、血压下降、肾衰竭等,进一步加重缺氧和酸中毒,形成恶性循环。

临床上根据血气分析结果将呼吸衰竭分为两种类型:Ⅰ型和Ⅱ型。Ⅰ型是单纯的低氧血症,见于呼吸衰竭的早期和轻症;Ⅱ型是低氧血症伴高碳酸血症,见于呼吸衰竭晚期和重症。呼吸衰竭时除有原发病的表现外,主要是呼吸系统表现和低氧血症及高碳酸血症的表现。

治疗急性呼吸衰竭的目的在于改善呼吸功能,维持血液气体正常或接近正常,争取时间使患儿度过危险期,更好地对原发病进行治疗。处理的方法据病情不同而异,基本原则是促进氧气摄取和二氧化碳排出,纠正酸、碱失衡及电解质紊乱,维持重要器官(心、脑、肺、肾)的功能及预防感染。

二、护理评估

(一)健康史

多数有较明确的原发病及其临床表现,如中枢性呼吸衰竭主要有颅内感染、颅内出血、脑损伤、脑肿瘤、颅内压增高等病史;周围性呼吸衰竭主要有喉头水肿、肺炎、肺不张、肺水肿、肺气肿及支气管异物等病史;也可有呼吸肌麻痹、胸廓病变、气胸及胸腔积液等病史。

(二)身体状况

1.呼吸系统表现

(1)周围性呼吸衰竭主要表现为呼吸频率改变及辅助呼吸肌活动增强,出现鼻翼扇动及三凹征等。由于病变部位不同,呼吸困难的性质各异,如上呼吸道梗阻表现为吸气性呼吸困难;下呼吸道梗阻表现为呼气性呼吸困难;肺内病变则表现为混合性呼吸困难。

(2)中枢性呼吸衰竭主要表现为呼吸节律紊乱,如潮式呼吸、叹息样呼吸、抽泣样呼吸及下颌式呼吸等,甚至发生呼吸抑制,出现呼吸暂停。

2.其他系统表现

缺氧和二氧化碳潴留可引起全身各系统改变。

(1)皮肤及黏膜出现青紫,以口唇、口周及甲床等处较为明显。

(2)消化系统表现为出现腹胀,甚至肠麻痹,部分患儿可出现应激性溃疡出血。

(3)循环系统表现为早期心率增快、血压升高,严重时可出现心律失常,并发生心力衰竭或心源性休克等。

(4)泌尿系统表现为尿中出现蛋白、红细胞、白细胞及管型,少尿或无尿,甚至肾衰竭。

（5）神经系统表现为早期烦躁、易激惹、视力模糊，继而出现神经抑制症状，如神志淡漠、嗜睡、意识模糊等，严重者可有惊厥、昏迷及颅内压增高和脑疝表现。

（6）其他：有细胞代谢及电解质紊乱如酸中毒及高钾血症等。

（三）心理—社会资料

患儿常因疾病引起的不适及抢救时气管插管或气管切开，使其无法表达自己的需要，产生焦虑和恐惧。家长因患儿病情危重及对本症知识的缺乏，看到抢救患儿的情景，产生紧张、恐惧和焦虑、沮丧等心理反应，常表现坐立不安、不知所措，对医务人员的言行、态度及情绪高度敏感。个别病重的患儿家长会想到将来严重残疾或支付不起高昂的医疗费给家庭带来沉重负担，有放弃治疗甚至遗弃患儿的可能，给社会带来压力。

（四）实验室及其他检查

动脉血血气分析：氧分压（PO_2）≤6.65 kPa，二氧化碳分压（PCO_2）≥6.65 kPa。

三、护理诊断及合作性问题

（1）自主性通气功能障碍与呼吸中枢功能障碍或呼吸肌麻痹有关。

（2）潜在并发症：多器官功能衰竭。

（3）恐惧与病情危重及缺乏急性呼吸衰竭的知识有关。

四、护理目标

（1）患儿呼吸频率及节律恢复正常，发绀缓解或消失，血氧及二氧化碳分压恢复正常。

（2）患儿和家长情绪稳定，能配合医疗和护理操作。

五、护理措施

1. 心理护理

由于患儿不能说话，恐惧感较强，要让他看到自己最亲近的人陪伴，不要流露出恐惧不安的神情，可根据年龄对患儿说些安慰的话或患儿感兴趣的话，并酌情抚摸患儿的身体，对患儿的听觉、视觉及皮肤感觉给予良性的刺激，以减轻恐惧感。对家长要介绍患儿的病情及主要处理措施，让其感受到医护人员为抢救患儿所付出的努力，并且自己的知情权受到重视，增强信任感，向家长讲解如何与医护人员配合，减轻自责和焦虑。

2. 健康教育

（1）根据患儿及家长的接受能力以通俗的语言介绍急性呼吸衰竭的有关知识，指导预后估计、帮助调整心理状态，取得合作。

（2）呼吸衰竭缓解后指导家长做好预防，积极治疗原发病，并针对不同的原发病进行相应的健康指导。

第三章 产科护理

第一节 产力异常

产力是分娩的动力,包括子宫收缩力、腹肌和膈肌收缩力,以及肛提肌收缩力,其中以子宫收缩力为主,子宫收缩力贯穿于分娩全过程。正常子宫收缩力有一定节律性、极性和一致性,并有相应的强度和频率。在分娩的过程中,子宫收缩的节律性、对称性和极性不正常或者强度、频率有所改变,称为子宫收缩力异常,临床简称为产力异常(abnormal uterine action),临床上,产力异常分为子宫收缩乏力和子宫收缩过强两类,每一类又分为协调性子宫收缩和不协调性子宫收缩。

一、子宫收缩乏力

宫缩可自分娩开始即微弱无力,亦可在开始正常,其后逐渐变弱,前者称为"原发性宫缩乏力",后者称为"继发性宫缩乏力"。两者的原因及临床表现相似,但后者多继发于机械性梗阻。

(一)病因

1. 精神因素

产力异常多发生于初产妇,因产妇精神过于紧张或对分娩怀有恐惧心理,对分娩知识不甚了解,致大脑皮质功能紊乱,睡眠减少,膀胱充盈,临产后进食不足,过多的体力耗损,均可影响对宫缩的正常调节。

2. 子宫因素

子宫壁过度膨胀,如双胎、羊水过多、巨大儿等可使子宫肌纤维过度伸展,失去正常收缩能力;经产妇、子宫炎症使子宫肌纤维变性,结缔组织增生影响子宫收缩;子宫肌瘤、子宫发育不良或畸形等,均能影响宫缩。

3. 产道因素

当骨盆异常或者胎位异常时,胎先露下降受阻,胎先露不能紧贴子宫下段及子宫颈内口,不能反射性引起宫缩,导致继发性宫缩乏力,常见于头盆不称、臀位及横位等。

4. 药物影响

临产后应用大量镇静剂、镇痛剂及麻醉药,如吗啡、氯丙嗪、哌替啶、硫酸镁、巴比妥类药物均可使宫缩得到抑制。

5. 内分泌失调

妊娠末期雌激素、缩宫素、前列腺素及乙酰胆碱分泌不足或孕激素过多,或子宫对乙酰胆碱的敏感性降低,均可影响子宫肌兴奋阈,致使子宫收缩乏力。同时,电解质异常,尤其是子宫平滑肌细胞内钙离子浓度降低、肌细胞间隙连接蛋白数量减少也可影响子宫肌纤维收缩的能力。

(二)临床表现

1.协调性子宫收缩乏力

子宫收缩具有正常的节律性、对称性和极性,但收缩力弱,宫腔内压力<15 mmHg,持续时间短、间歇期长且不规律,宫缩间隔>5 分钟/次。在收缩的高峰期,子宫不隆起和变硬,用手指压宫底部肌壁仍可出现凹陷,产程延长或停滞。根据出现的时间可分为以下两种。

(1)原发性宫缩乏力:指产程开始即子宫收缩乏力,宫口不能如期扩张,胎先露部不能如期下降,产程延长。

(2)继发性宫缩乏力:指产程开始子宫收缩正常,在产程进行到第一产程后期或第二产程时,子宫收缩力变弱,产程进展缓慢,甚至停滞。常见于中骨盆与骨盆出口平面狭窄,持续性枕横位或枕后位等头盆不称时。

2.不协调性子宫收缩乏力

不协调性子宫收缩乏力多见于初产妇。通常表现为子宫收缩的极性倒置,宫缩不是平常的起于两侧宫角部,宫缩的兴奋点是来自子宫的一处或多处,频率高,节律不协调。宫缩时宫底部不强,而是中段或下段强,宫腔内压力可达 20 mmHg。宫缩间歇期子宫壁不能完全放松,表现为子宫收缩不协调,这种宫缩不能使宫口如期扩张、先露部如期下降,属无效宫缩。但是这种宫缩往往使产妇自觉宫缩强,持续腹痛,精神紧张,烦躁不安,消耗体力,产程延长或停滞,严重者会出现脱水、电解质紊乱、尿潴留,影响胎儿-胎盘循环,导致胎儿宫内窘迫。

3.产程曲线异常

产程进展的标志是宫口扩张和胎先露下降。利用产程图可以监护产程和及时识别难产。上述的各种宫缩乏力,均可导致产程曲线异常,通常有以下 8 种。

(1)潜伏期延长(prolonged latent phase):从临产规律宫缩开始至宫口开大至 3 cm 为潜伏期。初产妇潜伏期正常约 8 h,最大时限 16 h,超过 16 h 为潜伏期延长。

(2)活跃期延长(protracted active phase):从宫口开达 3 cm 至宫口开全为活跃期,初产妇活跃期正常约需 4 h,最大时限 8 h,超过 8 h 为活跃期延长。

(3)活跃期停滞(arrest active phase):进入活跃期后,宫口不再扩张达 2 h 以上,为活跃期停滞。

(4)第二产程延长(prolonged second stage):第二产程初产妇超过 2 h,经产妇超过 1 h 尚未分娩,为第二产程延长。

(5)第二产程停滞(protracted second stage):第二产程达 1 h,胎头下降无进展,为第二产程停滞。

(6)胎头下降迟缓(prolonged descent):活跃期晚期及第二产程胎头下降速度每小时<1 cm,称为胎头下降迟缓。

(7)胎头下降停滞(protracted descent):活跃期晚期胎头停留在原处不下降达 1 h 以上称为胎头下降停滞。

(8)滞产(prolonged labor):总产程超过 24 h。

以上 8 种产程进展异常情况,可以单独存在,也可以合并存在。

(三)对母儿的影响

1.对产妇的影响

由于产程延长,产妇休息欠佳,进食少,精神与体力严重耗损,可出现产妇疲乏无力、肠胀气、尿潴留等,严重者出现脱水、酸中毒、低钾血症等,影响子宫收缩。由于第二产程延长,膀胱被压迫在胎先露与耻骨联合之间,可导致组织缺血、水肿、坏死,形成膀胱阴道瘘或尿道阴道瘘。产后宫缩乏力会影响胎盘剥离、娩出和子宫壁血窦关闭,引起产后出血。产程进展缓慢、滞产、多次肛查和阴道指检则增加感染概率。

2.对胎儿的影响

协调性宫缩乏力易造成胎头在盆腔内旋转异常,使产程延长,手术产率高,胎儿产伤增多,新生儿颅内出血发病率增高;不协调性宫缩乏力不能使子宫壁完全放松,对胎盘-胎儿循环影响大,容易造成胎儿宫内缺氧,发生胎儿宫内窘迫。胎膜早破容易造成脐带受压或脱垂,发生胎儿宫内窘迫或胎死宫内。

(四)处理原则

首先找出原因,针对原因进行恰当处理。如为不协调性子宫收缩乏力,首先恢复子宫收缩的极性和协调性,再针对原因,适当处理。

(五)护理

1.护理评估

(1)病史:首先要评估产前检查的一般资料,了解产妇的身体发育情况、身高和骨盆测量值、胎儿大小与头盆关系等;同时要注意既往病史,尤其是过去的妊娠和分娩史。注意评估产妇的精神状态、产妇休息、进食和排泄情况,重点评估宫缩的节律性、对称性、极性和频率,以及宫口进展和胎先露下降的情况,从而了解产程进展。

(2)身心状况:协调性子宫收缩乏力者产程开始时,产妇无特殊不适,精神好,进食正常,休息好,表现为宫缩无力、持续时间短、间歇时间长、先露下降及宫颈口扩张缓慢;也有表现为临产开始宫缩正常,宫缩时宫体隆起变硬、有痛感。当产程进展到某一阶段产妇自觉宫缩减弱,产程进展缓慢,产妇出现焦虑状态、休息差、进食少、出现肠胀气、尿潴留等。

不协调性子宫收缩乏力的产妇临产后出现持续性腹痛、烦躁不安、进食和休息均差,产妇疲乏无力,两次宫缩的间歇期产妇的子宫壁也不完全放松,下腹部有压痛,出现产程停滞。产妇及家属显示出焦虑、恐惧,担心母儿安危,请求医护人员尽快帮助产妇解除痛苦,结束分娩。

(3)辅助检查

1)用手触摸腹部或用胎儿电子监护仪监测宫缩的节律性、强度和频率的改变情况,区别是协调性宫缩乏力还是不协调性宫缩乏力。

2)根据产程图,了解产程进展情况,对产程延长者及时查找原因并处理。

3)多普勒听诊胎心可以及时发现胎心率减慢、加快或者心律不齐。

4)尿常规检查可出现酮体阳性,血生化检查可出现各种电解质改变情况。

5)进行 Bishop 宫颈成熟度评分,评估人工破膜增强宫缩这一措施的效果,该评分法满分为 13 分。若产妇得分 0～3 分,人工破膜均失败;应该使用其他方法,4～6 分的成功率为50%,7～9 分的成功率为80%,>9 分均成功。

2.护理诊断

(1)疲劳:与产程延长、孕妇体力消耗大有关。

(2)有体液不足的危险:与产程延长、过度疲乏、摄入减少有关。

3.护理目标

(1)产妇情绪稳定,宫缩间歇能够休息,安全分娩。

(2)产妇能够定时摄入营养,纠正水、电解质紊乱,恢复体液平衡。

4.护理措施

(1)协调性子宫收缩乏力:一旦出现协调性宫缩乏力,首先应寻找原因,检查有无头盆不称、胎位异常,阴道检查了解宫口扩张和胎先露下降情况。排除明显头盆不称不能从阴道分娩者,可阴道分娩者应做好以下护理。

1)第一产程

a.一般处理:消除产妇紧张、焦虑和恐惧的心理,鼓励其多进食,注意营养和水分的补充;不能进食者可给予静脉补充营养。产程时间过长或者产妇过度疲劳、烦躁不安者可给予镇静剂,如地西泮 10 mg 或者盐酸哌替啶 100 mg 肌内注射,使其休息后体力有所恢复,子宫收缩力也得以恢复。鼓励其进食高热量、易消化的食物,并且保持膀胱和直肠排空状态。自然排尿有困难者,可以先行诱导,无效时予以导尿,排空膀胱能够增宽产道。

b.加强子宫收缩:如果使用上述护理措施后宫缩仍然乏力,可选择:①人工破膜:宫口扩张 3 cm 及以上,无明显头盆不称,胎头已经衔接者,可行人工破膜。破膜后,胎头直接紧贴子宫下段及宫颈内口,引起反射性子宫收缩,加快产程进展。破膜前必须检查有无脐带先露,破膜应在宫缩间歇、下次宫缩将开始时进行。②针刺穴位:针刺三阴交、合谷、太冲、关元等穴位,或者刺激乳头都有增强宫缩的效果。③缩宫素静脉滴注:可引起强烈宫缩,切忌一次大量使用,以免引起强直性宫缩,致胎儿窒息死亡,并造成子宫破裂。使用前必须除外头盆不称及胎位不正,胎头高浮者忌用。可用缩宫素 2.5 U 加于 5% 葡萄糖 500 mL 内摇匀静脉滴注。开始每分钟 8～10 滴,如不见宫缩加强,可渐加快,最多以每分钟不超过 40 滴为宜。每 15 min 观察一次宫缩、胎心,每 2 h 观察一次血压和脉搏,并予以记录。滴入时应专人监护,随时调节剂量、浓度和滴速,严密注意宫缩、先露部下降及胎心音变化情况,如收缩过强或胎心率变化,应减慢或停止静脉滴注。

2)第二产程:做好阴道助产和抢救新生儿的准备,密切观察胎心、宫缩和胎先露下降的情况。

3)第三产程:为预防产后出血,胎儿娩出时,子宫肌内注射缩宫素 10 U,以促进子宫收缩。破膜时间超过 12 h,总产程超过 24 h,或者阴道助产操作较多者,应用抗生素防止感染。

(2)不协调性子宫收缩乏力:首先要告知产妇疼痛持续的原因,指导产妇宫缩时物理减痛的方法,做深呼吸、腹部按摩及如何放松、稳定情绪、缓解不适等。再者根据医嘱调节子宫收缩,恢复其正常的极性和节律性,给予哌替啶 100 mg 肌内注射等。确保产妇充分休息,使产妇经过充分休息后恢复为协调性子宫收缩,产程得以顺利进展。如不协调性子宫收缩不能纠正或者伴有胎儿窘迫的征象、头盆不称等,均应行剖宫产终止妊娠。

二、子宫收缩过强

(一)病因

目前尚不明确,主要有以下几种。

(1)软产道阻力小,常见于经产妇急产。

(2)缩宫素使用不当,引产时剂量过大,或者产妇个体对缩宫素过于敏感,分娩发生梗阻,胎盘早剥血液浸润肌层均可导致强直性子宫收缩。

(3)产妇精神过度紧张、产程延长、产妇疲劳、多次粗暴的宫腔内操作等均可引起子宫壁肌肉痉挛致不协调性子宫收缩过强。

（二）临床表现

子宫收缩过强主要有以下两种类型。

1.协调性子宫收缩过强

子宫收缩的节律性、对称性和极性均无异常，仅子宫收缩力过强、过频，宫腔内压力＞50 mmHg。如产道无阻力，无头盆不称或胎位异常，宫口进展过快，分娩在短时间内结束，初产妇宫口扩张速度＞5 cm/h，经产妇宫口扩张速度＞10 cm/h，总产程不超过 3 h，称为急产（precipitate delivery），多见于经产妇。如果伴有头盆不称、胎位异常或者瘢痕子宫者，可能出现病理性缩复环或发生子宫破裂。

2.不协调性子宫收缩过强

不协调性子宫收缩过强也分为以下两种。

（1）强直性子宫收缩（tetanic contraction of uterus）：通常不是子宫肌组织功能异常，而是外界因素异常所造成。如不适当地使用缩宫素、对缩宫素敏感等。可出现宫颈口以上部分的子宫肌层出现强直性痉挛性收缩，宫缩间歇期短或者无间歇，产妇烦躁不安，持续性腹痛，拒按，胎位触不清，胎心音听诊不清，有时可出现病理性缩复环、肉眼血尿等先兆子宫破裂征象。

（2）子宫痉挛性狭窄环（constriction ring of uterus）：子宫壁肌肉呈痉挛性不协调性收缩形成的环状狭窄，持续不放松称为子宫痉挛性狭窄环。狭窄环可发生在宫颈、宫体的任何部位，多在子宫上下段交界处，也可出现在胎体某一狭窄部。产妇出现持续性腹痛、烦躁不安，以及宫颈扩张缓慢、胎先露部停止下降、胎心时快时慢，阴道检查时在宫腔内触及较硬的无弹性的狭窄环，此狭窄环不随宫缩上升。

（三）对母儿的影响

1.对母亲的影响

宫缩过强、过频，产程过快，可导致初产妇宫颈、阴道以及会阴撕裂伤，如胎先露部下降受阻，可发生子宫破裂。如果接产不及，可致产褥感染。胎儿娩出后子宫肌纤维缩复不良，可致产后出血。

2.对胎儿的影响

子宫收缩过强、过频可影响胎盘血液循环，胎儿易在宫内缺氧，发生胎儿宫内窘迫，或胎死宫内。胎儿娩出过快，胎头在产道内受到的压力突然解除，可导致新生儿颅内出血。接产不及，可致新生儿发生感染。若坠地可致新生儿损伤。

（四）处理原则

孕期识别高危孕妇和有无急产先兆，正确处理急产，预防感染、产后出血等并发症。

（五）护理

1.护理评估

（1）病史：评估孕妇产前检查记录、骨盆测量值、胎儿情况及妊娠期并发症等。评估孕妇既往史，经产妇了解有无急产史。评估产妇的临产时间，宫缩情况，胎心胎动情况。

（2）身心状况：评估产妇临产后有无腹痛难忍，有无烦躁不安，产妇有无出现恐惧、焦虑等精神状态改变。

（3）辅助检查：监测产妇的一般生命体征。发现待产妇宫缩时间过强、过频，手摸宫体发硬、持续时间长、间隔时间短,以及阴道指检宫口扩张过快、胎头下降迅速等现象。

如有产道梗阻,腹部有无出现环状凹陷,膀胱充盈或血尿等先兆子宫破裂征象。

2.护理诊断

(1)疼痛:与子宫收缩过强、过频有关。

(2)焦虑:与担心自身与胎儿的安全有关。

3.护理目标

(1)帮助产妇学会物理减轻疼痛的方法,产妇能配合医护人员工作。

(2)产妇能调整自身精神情绪,积极面对分娩。

4.护理措施

(1)预防:经产妇尤其是有急产史的经产妇,应在预产期前1～2周入院待产。临产后切忌灌肠,提前做好接产工作,并且做好新生儿的抢救工作。待产妇要求大小便时,先判断宫口大小和胎先露下降情况,以防发生意外。

(2)临产后,产妇出现子宫收缩过强、过频,首先提供产妇关于缓解疼痛、减轻焦虑的物理性支持措施。鼓励产妇做深呼吸,可做腹部和背部按摩,宫缩时不要向下屏气用力。如出现强直性子宫收缩,应及时给予子宫收缩抑制剂,如25%硫酸镁加入补液中静脉推注,或者肾上腺素加入补液中静脉滴注。如果属于梗阻性原因,则应立即行剖宫产术。如果强直性子宫收缩不能缓解,应行剖宫产术终止妊娠。如出现子宫痉挛性狭窄环,需要停止阴道内操作,停止使用缩宫素等。若无胎儿宫内窘迫的征象,可给予镇静剂,如哌替啶100 mg或者吗啡10 mg肌内注射。当子宫收缩恢复正常,可行阴道助产或者等待自然分娩。如果经处理后,子宫痉挛性狭窄环不能缓解,宫口未开全,胎先露部高或者伴有胎儿窘迫征象者,均应协助医生做好剖宫产术前准备。

(3)胎儿娩出后,根据医嘱给予维生素K_1肌内注射,预防新生儿颅内出血。检查会阴、宫颈、阴道有无撕裂伤,并予以缝合。向产妇宣教子宫复旧、会阴伤口、产后恶露、产后饮食等宣教。

第二节　胎位及胎儿发育异常

一、胎位异常及临床表现

(一)持续性枕后位、枕横位

在分娩过程中,胎头枕部持续位于母体骨盆后方(或侧方),于分娩后期仍然不能向前旋转,致使分娩发生困难者,称为持续性枕后位(枕横位)。多数因为骨盆异常、胎头俯屈不良、子宫收缩乏力和头盆不称所致。由于临产后胎头衔接较晚或者胎先露部不易紧贴子宫下段及宫颈内口,常导致协调性宫缩乏力及宫口扩张缓慢。持续性枕后位因枕骨持续位于骨盆后方压迫直肠,产妇自觉肛门坠胀感和排便感明显,致使宫口未开全而过早使用腹压,容易导致产妇宫颈前唇水肿和产妇疲劳,产程延长。

（二）胎头高直位

胎头成不屈不仰姿势，以枕额径衔接于骨盆入口，其矢状缝与骨盆入口前后径相一致，称为高直位。可能原因为头盆不相称、腹壁松弛及腹直肌分离、胎膜早破等。当处于高直前位时，胎头入盆困难，活跃期宫口扩张延缓或停滞，胎头入盆后产程会进展顺利，胎头不能衔接者，活跃期停滞；处于高直后位时，胎头不能通过骨盆入口平面，胎头不下降，先露高浮，活跃期延缓或停滞，即使宫口开全，先露高浮也会发生先兆子宫破裂。

（三）面先露

胎儿以面部为先露时称为面先露，通常于临产后发现。因胎头过度仰伸，使胎儿枕部与胎背接触。胎儿颜面部不能紧贴子宫下段和宫颈，引起子宫收缩乏力、产程延长，亦可发生会阴裂伤、梗阻性难产等。

（四）臀先露

臀先露是最常见的异常胎位。臀先露以骶骨为指示点，共有 6 种胎位。妊娠 30 周前较多见，妊娠 30 周后臀先露的可能是胎儿在宫腔内活动范围过大、羊水过多、腹壁松弛等使胎儿在宫腔内自由活动形成臀先露；另外胎儿在宫腔内活动范围受限者，因子宫畸形、胎儿畸形、双胎妊娠等也容易发生臀先露；狭窄骨盆、前置胎盘、巨大儿等因胎头衔接受阻也会造成臀先露。臀先露产妇常感肋下有圆而硬的胎头，先露部胎臀不能紧贴子宫下段及宫颈内口，而致宫缩乏力、产程延长。

（五）肩先露

胎体纵轴与母体纵轴相垂直为横产式。胎体横卧于骨盆入口之上，先露为肩称为肩先露。除死胎、早产儿胎体可折叠娩出外，足月活胎不可能经阴道娩出，若不及时处理，可造成子宫破裂，威胁母儿生命。造成肩先露的常见原因有早产儿、羊水过多、骨盆狭窄、子宫异常或肿瘤。胎肩对宫颈压力不均，易造成胎膜早破，破膜后胎儿上肢和脐带容易脱出，易导致胎儿宫内窘迫或死亡。宫缩加强，胎肩及胸廓一部分被挤入盆腔，胎体折叠弯曲，上肢脱出于阴道口外，胎头和胎臀被阻，形成嵌顿，宫缩增强后，子宫上段越来越厚，子宫下段越来越薄，形成厚薄不均的环状凹陷，随宫缩逐渐升高，形成病理性缩复环，是子宫破裂的先兆。

（六）复合先露

胎先露部（胎头或者胎臀）伴有肢体（上肢或下肢）同时进入骨盆入口，称为复合先露。临产后胎头高浮、骨盆狭窄、早产、胎膜早破等为常见原因。

二、胎儿发育异常及临床表现

（一）巨大儿

出生体质量达到或者超过 4 000 g 者。常见于父母身材高大，孕妇有糖尿病史，经产妇或者过期妊娠。妊娠期子宫增大过快，孕妇自觉呼吸困难、平卧困难等。

（二）胎儿畸形

脑积水胎儿、连体儿、胎儿胸、腹等处发生异常或者肿瘤，使局部变大而致难产。

三、对母儿的影响

（一）对母亲的影响

胎位异常、胎儿发育异常均可导致继发性宫缩乏力、产程延长，有时需要手术助产，形成软产道裂伤、产褥感染和产后出血。胎位异常还可导致软产道长期被压迫而局部组织缺血、坏死。

(二)对胎儿的影响

胎位异常、胎儿发育异常由于使宫颈受力不均,可出现胎膜早破、脐带脱垂,引起胎儿宫内窘迫,胎儿死亡、窒息等。胎位异常在分娩时会由于后出胎头牵出困难,发生新生儿窒息、新生儿臂丛神经损伤、颅内出血等。

四、处理原则

定期产检,及早发现妊娠30周以后的胎位异常,根据不同情况提早住院治疗,选择合适的分娩方式。

胎儿发育异常者,应查明原因、积极治疗,如确诊为畸形儿,及时终止妊娠。

五、护理

(一)护理评估

1.病史

评估产前产检情况,如身高、体质量、胎方位、骨盆测量值、估计胎儿大小、有无羊水过多、前置胎盘等,询问过去史、胎产次,有无糖尿病史。了解家族史,有无头盆不称、巨大儿、畸形儿分娩史等。

2.身心状况

待产过程中,评估产程进展、胎头下降情况,有无出现产程延长、继发性宫缩乏力、胎膜早破、脐带先露等,监测胎儿宫内情况。评估产妇的一般情况,有无疲乏、衰竭、烦躁不安、焦虑等情绪波动。

3.辅助检查

腹部使用四步触诊法判断胎位有无异常。如在宫底部触及胎臀,胎背偏向母体后方或侧方,前腹壁触及胎体,一般为枕后位。如在宫底部触及圆而硬、按压时有浮球感的胎头,在耻骨联合上方触及软而宽的胎臀,为臀位。

当宫口开大后,阴道检查或者肛查时感到盆腔后部空虚,胎头矢状缝在骨盆斜径上,前囟位于骨盆右前方,后囟位于骨盆左后方,提示为枕后位。若触及软而宽的不规则胎臀,或胎足、生殖器等可确定为臀位。

超声检查可估计头盆是否相称,检查胎头位置、胎儿大小、形态,做出胎位和胎儿发育是否异常的诊断。

(二)护理诊断

(1)新生儿窒息的危险与胎位异常、胎儿发育异常有关。

(2)恐惧与产妇担心能否顺利分娩和新生儿预后有关。

(三)护理目标

(1)产妇能够正确对待分娩中的难关,配合医护人员。

(2)分娩顺利,新生儿未出现窒息等并发症。

(四)护理措施

(1)解除产妇恐惧与精神紧张,鼓励产妇进食,保持产妇良好的营养状况,维持电解质平衡,避免过早使用腹压,保持体力,以防宫颈水肿和疲劳。

(2)凡遇有先兆子宫破裂、头盆不称、巨大胎儿,以及初产妇复合先露、连体胎儿等情况者,配合医生,做好剖宫产终止妊娠的准备。若试产,应严密监测胎儿宫内情况,并且定时检查产程进展、宫口扩张和胎先露下降程度,及早发现胎位异常等。

(3)协助医生做好阴道助产和新生儿的抢救工作,必要时为缩短第二产程的产妇行阴道助产。新生儿娩出后检查有无产伤,必要时需儿科医生到场检查判断。新生儿娩出后,及时使用宫缩剂,预防产后出血。

(4)做好心理护理,争取家属的支持,共同陪伴产妇,解除产妇及家属的疑问、焦虑心理,进行护理操作时,做好充分的解释工作,并且取得产妇的配合,同时尽可能为待产妇增加分娩的舒适感,鼓励其与医护人员更好地配合,增强分娩信心。

第三节　妊娠期高血压疾病

妊娠期高血压疾病(hypertensive disorders in pregnancy)是妊娠期特有的疾病。发病率我国为 9.4%～10.4%,国外为 7%～12%。本病命名强调生育年龄妇女发生高血压、蛋白尿症状与妊娠之间的因果关系。多数病例在妊娠期出现一过性高血压、蛋白尿症状,分娩后即随之消失。该病严重影响母婴健康,是孕产妇和围生儿患病率及病死率的主要原因。

一、高危因素与病因

(一)高危因素

流行病学调查发现与妊娠期高血压疾病发病风险增加密切相关有以下高危因素:初产妇、孕妇年龄过小或大于 35 岁、多胎妊娠、妊娠期高血压病史及家族史、慢性高血压、慢性肾炎、抗磷脂抗体综合征、糖尿病、肥胖、营养不良、低社会经济状况。

(二)病因

妊娠期高血压疾病至今病因不明,多数学者认为当前可较合理解释的原因有以下几种。

1.异常滋养层细胞侵入子宫肌层

研究认为,子痫前期患者胎盘有不完整的滋养层细胞侵入子宫动脉,蜕膜血管与血管内滋养母细胞并存,子宫螺旋动脉发生广泛改变,包括血管内皮损伤、组成血管壁的原生质不足、肌内膜细胞增生及脂类首先在肌内膜细胞,其次在巨噬细胞中积聚,最终发展为动脉粥样硬化而引发妊娠期高血压疾病的一系列症状。

2.免疫机制

妊娠被认为是成功的自然同种异体移植。胎儿在妊娠期内不受排斥是因胎盘的免疫屏障作用、母体内免疫抑制细胞及免疫抑制物的作用。研究发现子痫前期呈间接免疫,子痫前期孕妇组织相容性抗原 HLA-DR4 明显高于正常孕妇。HLA-DR4 在妊娠期高血压疾病发病中的作用可能如下。

(1)直接作为免疫基因,通过免疫基因产物,如抗原影响巨噬细胞呈递抗原。

（2）与疾病致病基因连锁不平衡。

（3）使母胎间抗原呈递及识别功能降低，导致封闭抗体产生不足，最终导致妊娠期高血压疾病的发生。

3.血管内皮细胞受损

炎性介质如肿瘤坏死因子、白细胞介素-6、极低密度脂蛋白等可能促成氧化应激，导致类脂过氧化物持续生成，产生大量毒性因子，引起血管内皮损伤，干扰前列腺素平衡而使血压升高，导致一系列病理变化。研究认为这些炎性介质、毒性因子可能来源于胎盘及蜕膜。因此，胎盘血管内皮损伤可能先于全身其他脏器。

4.遗传因素

妊娠期高血压疾病的家族多发性提示遗传因素与该病发生有关。研究发现血管紧张素原基因变异 T235 的妇女妊娠期高血压疾病的发生率较高。也有人发现妇女纯合子基因突变有异常滋养细胞浸润。遗传性血栓形成可能发生于子痫前期。单基因假设能够解释子痫前期的发生，但多基因遗传也不能排除。

5.营养缺乏

已发现多种营养如低清蛋白血症、钙、镁、锌、硒等缺乏与子痫前期发生发展有关。研究发现妊娠期高血压疾病患者细胞内钙离子升高、血清钙下降，导致血管平滑肌细胞收缩，血压上升。

6.胰岛素抵抗

近年研究发现妊娠期高血压疾病患者存在胰岛素抵抗，高胰岛素血症可导致一氧化氮（NO）合成下降及脂质代谢紊乱，影响前列腺素 E_2 的合成，增加外周血管的阻力，升高血压。因此认为胰岛素抵抗与妊娠期高血压疾病的发生密切相关，但尚需进一步研究。

二、病理生理变化

本病基本病理生理变化是全身小血管痉挛，内皮损伤及局部缺血，全身各系统各脏器灌流减少。由于小动脉痉挛，造成管腔狭窄，血管外周阻力增大、内皮细胞损伤、通透性增加、体液和蛋白质渗漏，表现为血压上升、蛋白尿、水肿和血液浓缩等。全身各组织器官因缺血、缺氧而受到不同程度损害，严重者脑、心、肝、肾及胎盘等的病理变化可导致抽搐、昏迷、脑水肿、脑出血，以及心、肾衰竭、肺水肿、肝细胞坏死及被膜下出血，胎盘绒毛退行性变、出血和梗死，胎盘早期剥离以及凝血功能障碍而导致 DIC 等。

三、临床表现

子痫前可有不断加重的重度子痫前期，但子痫也可发生于血压升高不显著、无蛋白尿或水肿者。通常产前子痫较多，约 25％子痫发生于产后 48 h。

子痫抽搐进展迅速，前驱症状短暂，表现为抽搐、面部充血、口吐白沫、深昏迷；随之深部肌肉僵硬，很快发展成典型的全身阵挛性惊厥、有节律的肌肉收缩和紧张，持续 1～1.5 min，期间患者无呼吸动作，此后抽搐停止，呼吸恢复，但患者仍昏迷，最后意识恢复，但有困顿、易激惹、烦躁等症状。

四、处理原则

妊娠期高血压疾病的治疗目的和原则是争取母体可以完全恢复健康，胎儿生后能够存活，以对母儿影响最小的方式终止妊娠。对于妊娠期高血压可住院也可在家治疗,应保证休息,加强孕期检查,密切观察病情变化,以防发展为重症。子痫前期应住院治疗、积极处理,防止发生子痫及并发症。治疗原则为解痉、降压、镇静,合理扩容及利尿,适时终止妊娠。

常用的治疗药物如下。

(一)解痉药物

解痉药物以硫酸镁为首选药物。硫酸镁有预防和控制子痫发作的作用,适用于子痫前期和子痫的治疗。

(二)镇静药物

镇静药物适用于对硫酸镁有禁忌或疗效不明显时,但分娩时应慎用,以免药物通过胎盘而对胎儿产生影响,主要用药有地西泮和冬眠合剂。

(三)降压药物

降压药物仅适用于血压过高,特别是舒张压高的患者,舒张压≥110 mmHg或平均动脉压≥140 mmHg者,可应用降压药物。选用的药物以不影响心输出量、肾血流量及子宫胎盘灌注量为宜,常用药物有肼屈嗪、硝苯地平、尼莫地平等。

(四)扩容药物

扩容应在解痉的基础上进行,扩容治疗时,应严密观察脉搏、呼吸、血压及尿量,防止肺水肿和心力衰竭的发生。常用的扩容剂有:清蛋白、全血、平衡液和低分子右旋糖酐。

(五)利尿药物

利尿药物仅用于全身性水肿、急性心力衰竭、肺水肿、脑水肿、血容量过高且伴有潜在肺水肿者。用药过程中应严密监测患者的水和电解质平衡情况,以及药物的毒副反应。常用药物有呋塞米、甘露醇。

五、护理

(一)护理评估

1. 病史

详细询问患者与孕前及妊娠20周前有无高血压、蛋白尿和(或)水肿及抽搐等征象;既往病史中有无原发性高血压、慢性肾炎及糖尿病;有无家族史。此次妊娠经过,出现异常现象的时间及治疗经过。

2. 身心状况

除评估患者一般健康状况外,护士需重点评估患者的血压、蛋白尿、水肿、自觉症状,以及抽搐、昏迷等情况。在评估过程中应注意以下几方面。

(1)初测高血压有升高者,需休息1 h后再测,方能正确反映血压情况。同时不要忽略测得血压与其基础血压的比较。而且也可经过翻身试验(roll over test,ROT)进行判断,即在孕妇左侧卧位时测血压直至血压稳定后,嘱其翻身卧位5 min再测血压,若仰卧位舒张压较左侧卧位≥20 mmHg,提示有发生先兆子痫的倾向。

(2)留取24 h尿进行尿蛋白检查。凡24 h尿蛋白定量≥0.3 g者为异常。由于尿蛋白的出现及量的多少反映了肾小管痉挛的程度和肾小管细胞缺氧及其功能受损的程度,护士应给予高度重视。

(3)妊娠后期水肿发生的原因除妊娠期高血压疾病外,还可由于下腔静脉受增大子宫压迫使血液回流受阻、营养不良性低蛋白血症以及贫血等引起,因此水肿的轻重并不一定反应病情的严重程度。但是水肿不明显者,也有可能迅速发展为子痫,应引起重视。此外,还应注意水肿不明显,但体质量于1周内增加超过0.5 kg的隐性水肿。

(4)孕妇出现头痛、眼花、胸闷、恶心、呕吐等自觉症状时提示病情的进一步发展,即进入子痫前期阶段,护士应高度重视。

(5)抽搐与昏迷是最严重的表现,护士应特别注意发作状态、频率、持续时间、间隔时间、神智情况,以及有无唇舌咬伤、摔伤,甚至发生骨折、窒息或吸入性肺炎等。

妊娠期高血压疾病孕妇的心理状态与病情程度密切相关。妊娠期高血压孕妇由于身体尚未感明显不适,心理上往往易忽略,不予重视。随着病情的发展,当血压明显升高,出现自觉症状时,孕妇紧张、焦虑、恐惧的心理也会随之加重。此外,孕妇的心理状态还与孕妇对疾病的认识,以及其支持系统的认识与帮助有关。

3.诊断检查

(1)尿常规检查:根据尿蛋白量确定病情严重程度;根据镜检出现管型判断肾功能受损情况。

(2)血液检查

1)测定血红蛋白、血细胞比容、血浆黏度、全血黏度,以了解血液浓缩程度;重症患者应测定血小板数、凝血时间,必要时测定凝血酶时间、纤维蛋白原和鱼精蛋白副凝试验(3P试验)等,以了解有无凝血功能异常。

2)测定血电解质及二氧化碳结合力,以及时了解有无电解质紊乱及酸中毒。

(3)肝、肾功能测定:如进行丙氨酸氨基转移酶(ACT)、血尿素氮、肌酐及尿酸等测定。

(4)眼底检查:重度子痫前期时,眼底小动脉痉挛,动静脉比例可由正常的2∶3变为1∶2甚至1∶4,或出现视网膜水肿、渗出、出血,甚至视网膜剥离、一时性失明等。

(5)其他检查:如心电图、超声心动图、胎盘功能、胎儿成熟度检查等,可视病情而定。

(二)护理诊断

(1)体液过多与下腔静脉受增大子宫压迫或血液回流受阻或营养不良性低蛋白血症有关。

(2)受伤与发生抽搐有关。

(3)潜在并发症:胎盘早期剥离。

(三)预期目标

(1)妊娠期高血压孕妇病情缓解,未发展为中、重度。

(2)子痫前期病情控制良好,未发生子痫及并发症。

(3)妊娠高血压疾病孕妇明确孕期保健的重要性,积极配合产前检查及治疗。

(四)护理措施

1.妊娠期高血压疾病的预防

护士应加强孕早期健康教育,使孕妇及家属了解妊娠期高血压疾病的知识及其对母儿的危害,从而促使孕妇自觉于妊娠早期开始做产前检查,并坚持定期检查,以便及时发现异常,及时得到治疗和指导。同时,还应指导孕妇合理饮食,增加蛋白质、维生素以及富含铁、钙、锌的食物,减少过量脂肪和盐的摄入,对预防妊娠期高血压疾病有一定作用。尤其是钙的补充,可从妊娠20周开始,每日补充钙剂2 g,可降低妊娠期高血压疾病的发生。此外,孕妇应采取左侧卧位休息以增加胎盘绒毛血供,同时保持心情愉快也有助于妊娠期高血压疾病的预防。

2.妊娠期高血压的护理

(1)保证休息:妊娠期高血压孕妇可在家休息,但需注意适当减轻工作,创造安静、清洁环境,以保证充分的睡眠(8～10 小时/天)。在休息和睡眠时以左侧卧位为宜,在必要时也可换成右侧卧位,但要避免平卧位,其目的是解除妊娠子宫对下腔静脉的压迫,改善子宫胎盘循环。此外,孕妇精神放松、心情愉快也有助于抑制妊娠期高血压疾病的发展。因此,护士应帮助孕妇合理安排工作和生活,既不紧张劳累,又不单调郁闷。

(2)调整饮食:妊娠期高血压孕妇除摄入足量的蛋白质(100 g/d 以上)、蔬菜,补充维生素、铁和钙剂。食盐不必严格限制,因为长期低盐饮食可引起低钠血症,易发生产后血液循环衰竭,而且低盐饮食也会影响食欲,减少蛋白质的摄入,对母儿不利。但全身水肿的孕妇应限制食盐的摄入量。

(3)加强产前保健:根据病情需要适当增加检查次数,加强母儿监测措施,密切注意病情变化,防止发展为重症。同时向孕妇及家属讲解妊娠期高血压疾病相关知识,便于病情发展时孕妇能及时汇报,并督促孕妇每天数胎动,检测体质量,及时发现异样,从而提高孕妇的自我保健意识,并取得家属的支持和理解。

3.子痫前期的护理

(1)一般护理

1)轻度子痫前期的孕妇需住院治疗,卧床休息,左侧卧位。保持病室安静,避免各种刺激。若孕妇为重度子痫前期患者,护士还应准备以下物品:呼叫器、床档、急救车、吸引器、氧气、开口器、产包以及急救药品,如硫酸镁、葡萄糖酸钙等。

2)每 4 h 测 1 次血压,如舒张压渐上升,提示病情加重。随时观察和询问孕妇有无头晕、头痛、恶心等自觉症状。

3)注意胎心变化,以及胎动、子宫敏感度(肌张力)有无变化。

4)重度子痫前期孕妇应根据病情需要,适当限制食盐摄入量(每日少于 3 g),每日或隔日测体质量,每日记录液体出入量、测尿蛋白,必要时测 24 h 尿蛋白定量,测肝肾功能、二氧化碳结合力等项目。

(2)用药护理:硫酸镁是目前治疗子痫前期的首选解痉药物。镁离子能抑制运动神经末梢对乙酰胆碱的释放,阻断神经和肌肉间的传导,使骨骼肌松弛;镁离子可以刺激血管内皮细胞合成前列环素,降低机体对血管紧张素Ⅱ的反应,缓解血管痉挛状态,从而预防和控制子痫的发作。同时,镁离子可以提高孕妇和胎儿血红蛋白的亲和力,改善氧代谢。护士应明确硫酸镁的用药方法、毒性反应以及注意事项。

1)用药方法:硫酸镁可采用肌内注射或静脉用药。①肌内注射,通常于用药 2 h 后血液浓度达高峰,且体内浓度下降缓慢,作用时间长,但局部刺激性强,患者常因疼痛而难以接受。注射时应注意使用长针头行深部肌内注射,也可加利多卡因于硫酸镁溶液中,以缓解疼痛刺激,注射后用无菌棉球或创可贴覆盖针孔,防止注射部位感染,必要时可行局部按揉或热敷,促进肌肉组织对药物的吸收。②静脉用药,可行静脉滴注或推注,静脉用药后可使血中浓度迅速达到有效水平,用药后约 1 h 血浓度可达高峰,停药后血浓度下降较快,但可避免肌内注射引起的不适。基于不同用药途径的特点,临床多采用两种方式互补长短。

2)毒性反应:硫酸镁的治疗浓度和中毒浓度相近,因此在进行硫酸镁治疗时应严密观察其毒性作用,并认真控制硫酸镁的入量。通常主张硫酸镁的滴注速度以 1 g/h 为宜,不超过

2 g/h,每日维持用量 15～20 g。硫酸镁过量会使呼吸和心肌收缩功能受到抑制,危及生命。中毒现象首先表现为膝反射减弱或消失,随着血镁浓度的增加可出现全身肌张力减退及呼吸抑制,严重者心跳可突然停止。

3)注意事项:护士在用药前及用药过程中均应检测孕妇血压,同时还应检测以下指标:①膝腱反射必须存在;②呼吸不少于 16 次/分钟;③尿量每 24 h 不少于 600 mL,或每小时不少于 25 mL,尿少提示排泄功能受抑制,镁离子易蓄积发生中毒。由于钙离子可与镁离子争夺神经细胞上的同一受体,阻止镁离子的继续结合,因此应随时准备好 10% 的葡萄糖酸钙注射液,以便出现毒性作用时及时予以解毒。10% 葡萄糖酸钙 10 mL 在静脉推注时宜在 3 min 内推完,必要时可每小时重复 1 次,直至呼吸、排尿和神经抑制恢复正常,但 24 h 内不超过 8 次。

4.子痫患者的护理

子痫为妊娠期高血压疾病最严重的阶段,直接关系到母儿安危,因此子痫患者的护理极为重要。

(1)协助医生控制抽搐:患者一旦发生抽搐,应尽快控制。硫酸镁为首选药物,必要时可加用强有力的镇静药物。

(2)专人护理,防止受伤:在子痫发生后,首先应保持患者的呼吸道通畅,并立即给氧,用开口器或于上、下磨牙间放置一缠好纱布的压舌板,用舌钳固定舌头,以防咬伤唇舌或发生舌后坠。使患者取头低侧卧位,以防黏液吸入呼吸道或舌头阻塞呼吸道,也可避免发生低血压综合征。必要时,用吸引器吸出喉部黏液或呕吐物,以免窒息。在患者昏迷或未完全清醒时,禁止给予一切饮食和口服药,防止误入呼吸道而致吸入性肺炎。

(3)减少刺激,以免诱发抽搐:患者应安置于单人暗室,保持绝对安静,以避免声、光刺激;一切治疗活动和护理操作尽量轻柔且相对集中,避免干扰患者。

(4)严密监护:密切注意血压、脉搏、呼吸、体温及尿量(留置尿管),记出入量,及时进行必要的血、尿化验和特殊检查,及早发现脑出血、肺水肿、急性肾衰竭等并发症。

(5)为终止妊娠做好准备:子痫发作者往往在发作后自然临产,应严密观察并及时发现产兆,且做好母子抢救准备。如经治疗病情得以控制仍未临产者,应在孕妇清醒后 24～48 h 内引产,或子痫患者经药物控制后 6～12 h,需考虑终止妊娠。护士应做好终止妊娠的准备。

5.妊娠期高血压疾病孕妇的产时及产后护理

妊娠期高血压疾病孕妇的分娩方式应根据母儿的情形而定。若决定经阴道分娩,在第一产程中,应密切检测患者的血压、脉搏、尿量、胎心和子宫收缩情况,以及有无自觉症状;血压升高时应及时与医师联系。在第二产程中,应尽量缩短产程,避免产妇用力,初产妇可行会阴侧切并用产钳助产。在第三产程中,需预防产后出血,在胎儿娩出前肩后立即静脉推注缩宫素(禁用麦角新碱),及时娩出胎盘并按摩宫底,观察血压变化,重视患者的主诉。病情较重者于分娩开始即需开放静脉。胎盘娩出后测血压,病情稳定者,方可送回病房。重症患者产后应继续硫酸镁治疗 1～2 d,产后 24 h 至 5 d 内仍有发生子痫的可能,故不可放松治疗及其护理措施。

妊娠期高血压疾病孕妇在产褥期仍需继续监测血压,产后 48 h 内应至少每 4 h 观察 1 次血压,即使产前未发生抽搐,产后 48 h 亦有发生的可能,故产后 48 h 内仍应继续硫酸镁的治疗和护理。使用大量硫酸镁的孕妇,产后易发生子宫收缩乏力,恶露较常人多,因此应严密观察子宫复旧情况,严防产后出血。

（五）护理评价

(1)妊娠期高血压孕妇休息充分、睡眠良好、饮食合理,病情缓解,未发展为重症。

(2)子痫前期预防,病情得以控制,未发生子痫及并发症。

(3)妊娠期高血压孕妇分娩经过顺利。

(4)治疗中,患者未出现硫酸镁的中毒反应。

第四节　前置胎盘

妊娠28周后,胎盘附着于子宫下段,甚至胎盘下缘达到或覆盖宫颈内口,其位置低于胎先露部,称为前置胎盘(placenta previa)。前置胎盘是妊娠晚期严重并发症,也是妊娠晚期阴道流血最常见的原因。其发病率国外报道约为0.5%,国内报道约为0.24%~1.57%。

一、病因

目前尚不清楚,高龄初产妇(年龄>35岁)、经产妇及多产妇、吸烟或吸毒妇女为高危人群。其病因可能与下述因素有关。

（一）子宫内膜病变或损伤

多次刮宫、分娩、子宫手术史等是前置胎盘的高危因素。上述情况可损伤子宫内膜,引起子宫内膜炎或萎缩性病变,再次受孕时子宫蜕膜血管形成不良、胎盘血供不足,刺激胎盘面积增大延伸到子宫下段。前次剖宫产手术瘢痕可妨碍胎盘在妊娠晚期向上迁移,增加前置胎盘的可能性。据统计发生前置胎盘的孕妇,85%~95%为经产妇。

（二）胎盘异常

双胎妊娠时胎盘面积过大,前置胎盘发生率较单胎妊娠高1倍;胎盘位置正常而副胎盘位于子宫下段接近宫颈内口;膜状胎盘大而薄,扩展到子宫下段,均可发生前置胎盘。

（三）受精卵滋养层发育迟缓

受精卵到达子宫腔后,滋养层尚未发育到可以着床的阶段,继续向下游走到达子宫下段,并在该处着床而发育成前置胎盘。

二、临床表现

（一）症状

前置胎盘的典型症状是妊娠晚期或临产时,发生无诱因、无痛性反复阴道流血。妊娠晚期子宫下段逐渐伸展,牵拉宫颈内口,宫颈管缩短;临产后规律宫缩使宫颈管消失成为软产道的一部分。宫颈外口扩张,附着于子宫下段及宫颈内口的胎盘前置部分不能相应伸展而与其附着处分离,血窦破裂出血。前置胎盘出血前无明显诱因,初次出血量一般不多,剥离处血液凝固后,出血自然停止;也有初次即发生致命性大出血而导致休克者。由于子宫下段不断伸展,前置胎盘出血常反复发生,出血量也越来越多。阴道流血发生的迟早、反复发生次数、出血量多少与前置胎盘类型有关。完全性前置胎盘初次出血时间早,多在妊娠28周左右,称为"警戒性出血"。边缘性前置胎盘出血多发生于妊娠晚期或临产后,出血量较少。部分性前置胎盘的初次出血时间、出血量及反复出血次数,介于两者之间。

(二)体征

患者一般情况与出血量有关,大量出血呈现面色苍白、脉搏增快微弱、血压下降等休克表现。腹部检查:子宫软,无压痛,大小与妊娠周数相符。由于子宫下段有胎盘占据,影响胎先露部入盆,故胎先露高浮,易并发胎位异常。反复出血或一次出血量过多可使胎儿宫内缺氧,严重者胎死宫内。当前置胎盘附着于子宫前壁时,可在耻骨联合上方听到胎盘杂音。临产时检查见宫缩为阵发性,间歇期子宫完全松弛。

三、护理

(一)护理评估

1.病史

除个人健康史外,在孕产史中尤其注意识别有无剖宫产术、人工流产术及子宫内膜炎等前置胎盘的易发因素。此外,妊娠中特别是孕 28 周后,是否出现无痛性、无诱因、反复阴道流血症状,并详细记录具体经过及医疗处理情况。

2.身心状况

患者的一般情况与出血量的多少密切相关。大量出血时可见面色苍白、脉搏细速、血压下降等休克症状。孕妇及其家属可因突然阴道流血而感到恐惧或焦虑,既担心孕妇的健康,更担心胎儿的安危,可能显得恐慌、紧张、手足无措。

3.诊断检查

(1)产科检查:子宫大小与停经月份一致,胎儿方位清楚,先露高浮,胎心可以正常,也可因孕妇失血过多致胎心异常或消失。前置胎盘位于子宫下段前壁时,可于耻骨联合上方听到胎盘血管杂音。临产后检查,宫缩为阵发性,间歇期子宫肌肉可以完全放松。

(2)超声波检查:B 超断层相可清楚看到子宫壁、胎头、宫颈和胎盘的位置,胎盘定位准确率达 95% 以上,可反复检查,是目前最安全、有效的首选检查方法。

(3)阴道检查:目前一般不主张应用。只有在近临产期出血不多时,终止妊娠前为除外其他出血原因或明确诊断决定分娩方式前考虑采用。要求阴道检查操作必须在输血、输液和做好手术准备的情况下方可进行。怀疑前置胎盘的个案,切忌肛查。

(4)术后检查胎盘及胎膜:胎盘的前置部分可见陈旧血块附着呈黑紫色或暗红色,如这些改变位于胎盘的边缘,而且胎膜破口处距胎盘边缘<7 cm,则为部分性前置胎盘。如行剖宫产术,术中可直接了解胎盘附着的部分并确立诊断。

(二)护理诊断

(1)潜在并发症:出血性休克。

(2)感染与前置胎盘剥离面靠近子宫颈口、细菌易经阴道上行感染有关。

(三)预期目标

(1)接受期待疗法的孕妇血红蛋白不再继续下降,胎龄可达或更接近足月。

(2)产妇产后未发生产后出血或产后感染。

(四)护理措施

根据病情须立即接受终止妊娠的孕妇,立即安排孕妇去枕侧卧位,开放静脉,配血,做好输血准备。在抢救休克的同时,按腹部手术患者的护理进行术前准备,并做好母儿生命体征监护及抢救准备工作。接受期待疗法的孕妇的护理措施如下。

1.保证休息,减少刺激

孕妇需住院观察,绝对卧床休息,尤以左侧卧位为佳,并定时间断吸氧,每日 3 次,每次 1 h,以提高胎儿血氧供应。此外,还需避免各种刺激,以减少出血可能。医护人员进行腹部检查时动作要轻柔,禁做阴道检查和肛查。

2.纠正贫血

除采取口服硫酸亚铁、输血等措施外,还应加强饮食营养指导,建议孕妇多食高蛋白及含铁丰富的食物,如动物肝脏、绿叶蔬菜和豆类等,一方面有助于纠正贫血,另一方面还可以增强机体抵抗力,同时也促进胎儿发育。

3.监测生命体征,及时发现病情变化

严密观察并记录孕妇生命体征,阴道流血的量、色及一般状况,检测胎儿宫内状态。按医嘱及时完成实验室检查项目,并交叉配血备用。发现异常及时报告医师并配合处理。

4.预防产后出血和感染

(1)产妇回病房休息时严密观察产妇的生命体征及阴道流血情况,发现异常及时报告医师处理,以防止或减少产后出血。

(2)及时更换会阴垫,以保持会阴部清洁、干燥。

(3)胎儿分娩后,及早使用宫缩剂,以预防产后大出血;对新生儿严格按照高危儿处理。

5.健康教育

护士应加强对孕妇的管理和宣教。指导围孕期妇女避免吸烟、酗酒等不良行为,避免多次刮宫、引产或宫内感染,防止多产,减少子宫内膜损伤或子宫内膜炎。对妊娠期出血,无论量多少均应就医,做到及时诊断、正确处理。

(五)护理评价

(1)接受期待疗法的孕妇胎龄接近(或达到)足月时终止妊娠。

(2)产妇产后未出现产后出血和感染。

第五节 胎盘早剥

妊娠 20 周以后或分娩期正常位置的胎盘在胎儿娩出前部分或全部从子宫壁剥离,称为胎盘早剥(placental abruption)。胎盘早剥是妊娠晚期严重并发症,具有起病急、发展快特点,若处理不及时可危及母儿生命。胎盘早剥的发病率:国外为 1‰～2‰,国内为 0.46‰～2.1‰。

一、病因

胎盘早剥确切的原因及发病机制尚不清楚,可能与下述因素有关。

(一)孕妇血管病变

孕妇患严重妊娠期高血压疾病、慢性高血压、慢性肾脏疾病或全身血管病变时,胎盘早剥的发生率增高。妊娠合并上述疾病时,底蜕膜螺旋小动脉痉挛或硬化,引起远端毛细血管变性坏死甚至破裂出血,血液流至底蜕膜层与胎盘之间形成胎盘后血肿,致使胎盘与子宫壁分离。

(二)机械性因素

外伤尤其是腹部直接受到撞击或挤压;脐带过短(<30 cm)或脐带因绕颈、绕体相对过短时,分娩过程中胎儿下降牵拉脐带造成胎盘剥离;羊膜穿刺时刺破前壁胎盘附着处,血管破裂出血引起胎盘剥离。

(三)宫腔内压力骤减

双胎妊娠分娩时,第一胎儿娩出过速;羊水过多时,人工破膜后羊水流出过快,均可使宫腔内压力骤减,子宫骤然收缩,胎盘与子宫壁发生错位剥离。

(四)子宫静脉压突然升高

妊娠晚期或临产后,孕妇长时间仰卧位,巨大妊娠子宫压迫下腔静脉,回心血量减少,血压下降。此时子宫静脉淤血、静脉压增高、蜕膜静脉床淤血或破裂,形成胎盘后血肿,导致部分或全部胎盘剥离。

(五)其他

一些高危因素如孕妇高龄、吸烟、可卡因滥用、代谢异常、有血栓形成倾向、子宫肌瘤(尤其是胎盘附着部位肌瘤)等与胎盘早剥发生有关。有胎盘早剥史的孕妇再次发生胎盘早剥的危险性比无胎盘早剥史者高10倍。

二、临床表现

根据病情严重程度,Sher将胎盘早剥分为3度。

(一)Ⅰ度

Ⅰ度多见于分娩期,胎盘剥离面积小,患者常无腹痛或腹痛轻微,贫血体征不明显。腹部检查见子宫软,大小与妊娠周数相符,胎位清楚,胎心率正常。产后检查见胎盘母体面有凝血块及压迹即可诊断。

(二)Ⅱ度

胎盘剥离面为胎盘面积1/3左右。主要症状为突然发生持续性腹痛、腰酸或腰背痛,疼痛程度与胎盘后积血量成正比。无阴道流血或流血量不多,贫血程度与阴道流血量不相符。腹部检查见子宫大于妊娠周数,子宫底随胎盘后血肿增大而升高。胎盘附着处压痛明显(胎盘位于后壁则不明显),宫缩有间歇,胎位可扪及,胎儿存活。

(三)Ⅲ度

胎盘剥离面超过胎盘面积1/2。临床表现较Ⅱ度重。患者可出现恶心、呕吐、面色苍白、四肢湿冷、脉搏细数、血压下降等休克症状,且休克程度大多与阴道流血量不成正比。腹部检查见子宫硬如板状,宫缩间歇时不能松弛,胎位扪不清,胎心消失。

三、处理原则

纠正休克、及时终止妊娠是处理胎盘早剥的原则。患者入院时,情况危重、处于休克状态,应积极补充血容量,及时输入新鲜血液,尽快改善患者状况。胎盘早剥一旦确诊,必须及时终止妊娠。终止妊娠的方法根据胎次、早剥的严重程度、胎儿宫内状况及宫口开大等情况而定。此外,对并发症如凝血功能障碍、产后出血和急性肾衰竭等进行紧急处理。

四、护理

(一)护理评估

1.病史

孕妇在妊娠晚期或临产时突然发生腹部剧痛,有急性贫血或休克现象,应引起高度重视。护士需结合有无妊娠期高血压疾病或高血压病史、胎盘早剥史、慢性肾炎史、仰卧位低血压综合征史及外伤史,进行全面评估。

2.身心状况

胎盘早剥孕妇发生内出血时,严重者常表现为急性贫血和休克症状,而无阴道流血或有少量阴道流血。因此对胎盘早剥孕妇除进行阴道流血的量、色评估外,应重点评估腹痛的程度、性质,孕妇的生命体征和一般情况,以及时、准确地了解孕妇的身体状况。胎盘早剥孕妇入院时情况危急,孕妇及其家属常常感到高度紧张和恐惧。

3.诊断检查

(1)产科检查:通过四步触诊判断胎方位、胎心情况、宫高变化、腹部压痛范围和程度等。

(2)B超检查:正常胎盘B超图像应紧贴子宫体部后壁、前壁或侧壁,若胎盘与子宫壁之间有血肿时,在胎盘后方出现液性低回声区,暗区常不止一个,并见胎盘增厚。若胎盘后血肿较大时,能见到胎盘胎儿面凸向羊膜腔,甚至能使子宫内的胎儿偏向对侧。若血液渗入羊水中,见羊水回声增强、增多,系羊水混浊所致。当胎盘边缘已与子宫壁分离,未形成胎盘后血肿,则见不到上述图像,故B超检查诊断胎盘早剥有一定的局限性。重型胎盘早剥时常伴胎心、胎动消失。

(3)实验室检查:主要了解患者贫血程度及凝血功能。重型胎盘早剥患者应检查肾功能与二氧化碳结合力。若并发DIC时进行筛选试验(血小板计数、凝血酶原时间、纤维蛋白原测定),结果可疑者可做纤溶确诊试验(凝血酶时间、优球蛋白溶解时间、血浆鱼精蛋白副凝时间)。

(二)可能的护理诊断

(1)潜在并发症:弥散性血管内凝血。

(2)恐惧与胎盘早剥引起的起病急、进展快、危及母儿生命有关。

(3)预感性悲哀与死产、切除子宫有关。

(三)预期目标

(1)孕妇出血性休克症状得到控制。

(2)患者未出现凝血功能障碍、产后出血和急性肾衰竭等并发症。

(四)护理措施

胎盘早剥是一种妊娠晚期严重危及母儿生命的并发症,积极预防非常重要。护士应使孕妇接受产前检查,预防和及时治疗妊娠期高血压疾病、慢性高血压、慢性肾病等;妊娠晚期避免仰卧位及腹部外伤;施行外倒转术时动作要轻柔;处理羊水过多和双胎者时,避免子宫腔压力下降过快等。对于已诊断为胎盘早剥的患者,护理措施如下。

1.纠正休克,改善患者的一般情况

护士应迅速开放静脉,积极补充血容量,及时输入新鲜血,既能补充血容量,又可补充凝血因子,同时密切监测胎儿状态。

2.严密观察病情变化,及时发现并发症

凝血功能障碍表现为皮下、黏膜或注射部位出血,子宫出血不凝,有时有尿血、咯血及呕血等现象;急性肾衰竭可表现为尿少或无尿。护士应高度重视上述症状,一旦发现,及时报告医生并配合处理。

3.为终止妊娠做好准备

一旦确诊,应及时终止妊娠,以孕妇病情轻重、胎儿宫内状况、产程进展、胎产式等具体状态决定分娩方式,护士需为此做好相应准备。

4.预防产后出血

胎盘早剥的产妇胎儿娩出后易发生产后出血,因此分娩后应及时给予宫缩剂,并配合按摩子宫,必要时按医嘱做切除子宫的术前准备。未发生出血者,产后仍应加强生命体征观察,预防晚期产后出血的发生。

5.产褥期的处理

患者在产褥期应注意加强营养,纠正贫血。更换消毒会阴垫,保持会阴清洁,预防感染。根据孕妇身体情况给予母乳指导。死产者及时给予退乳措施,可在分娩后 24 h 内尽早服用大剂量雌激素,同时紧束双乳,少进汤类;水煎生麦芽当茶饮;针刺足临泣、悬钟等穴位等。

(五)护理评价

(1)母亲分娩顺利,婴儿平安出生。

(2)患者未出现并发症。

第六节　　多胎妊娠患者的护理

一、概述

一次妊娠同时有两个或两个以上胎儿时称多胎妊娠(multiple pregnancy)。根据大量资料推算出在自然状态下多胎妊娠的发生公式为 $1:80^{n-1}$(n 代表一次妊娠的胎儿数)。随着近年辅助生殖技术的广泛开展,多胎妊娠发生率明显增高。多胎妊娠的孕妇孕期、分娩期并发症增多,早产发生率及围生儿死亡率均高,故属高危妊娠范围,应予高度重视。

二、分类

双胎妊娠分单卵双胎和双卵双胎两类。

1.双卵双胎

双卵双胎由两个卵子分别受精形成,占双胎妊娠的 2/3。因两个胎儿的基因不同,故胎儿的性别、血型、容貌似兄弟姐妹。两个胎儿有各自独立的胎囊和胎盘,有时两个胎盘紧贴或融合在一起,但两者间血液循环互不相通。

2.单卵双胎

单卵双胎由一个受精卵分裂而形成,占双胎妊娠的 1/3。因胎儿基因相同,故胎儿的性别、血型相同,容貌相似,甚至难于辨认。两个胎儿的胎囊和胎盘情况根据受精卵复制发生在桑葚期、囊胚期或羊膜囊形成后的不同时间而有差异。如受精卵在原始胚盘形成之后才分裂复制,则形成联体双胎。

三、病因

双卵双胎的发生与种族、遗传、年龄、胎次、医源性原因有关,而单卵双胎的发生原因不明,其发生不受上述因素的影响。

四、并发症

双胎妊娠属于高危妊娠,母儿并发症均较多。

1. 孕产妇的并发症

(1)妊娠期高血压疾病:这是双胎妊娠最重要的并发症,比单胎妊娠多3～4倍,且发生早、程度重,容易出现心肺并发症和子痫。

(2)贫血:双胎妊娠并发贫血是单胎的2.4倍,与铁及叶酸缺乏有关。

(3)羊水过多:多见于单卵双胎妊娠,与双胎输血综合征及胎儿畸形有关。

(4)前置胎盘:双胎妊娠胎盘面积大,有时可向子宫下段扩展甚至达宫颈内口,形成前置胎盘。

(5)胎盘早剥:这是双胎妊娠产前出血的主要原因,与妊娠期高血压疾病发生率增加可能有关。第一个胎儿娩出后,宫腔容积骤然缩小,也可使第二个胎儿的胎盘早剥。

(6)胎膜早破:约14%双胎妊娠并发胎膜早破,可能与宫腔内压力过高有关。

(7)妊娠期肝内胆汁淤积症:发生率是单胎的2倍,胆汁酸常高出正常值10倍以上,易引起早产、胎儿窘迫、死胎、死产,围生儿死亡率增高。

(8)宫缩乏力:双胎妊娠子宫过大,肌纤维过度伸展,常发生原发性宫缩乏力,致产程延长。

(9)胎位异常:双胎妊娠因羊水较多、胎儿较小,常伴胎位异常。也可因第一个胎儿娩出后第二个胎儿活动范围增大而转为异常胎位,如横位。

(10)产后出血及产褥感染:经阴道分娩的双胎妊娠平均产后出血量在500 mL以上,与子宫肌纤维过度伸展致产后宫缩乏力及胎盘附着面积大、产后血窦开放较多有关。因双胎妊娠并发症多,常伴贫血、抵抗力差以及阴道助产等情况,产褥感染机会增多。

2. 围生儿的并发症

(1)早产:约50%双胎妊娠并发早产,多因胎膜早破或宫腔内压力过高及严重母儿并发症所致。

(2)胎儿生长受限:可能与胎儿拥挤、胎盘占蜕膜面积相对小有关。此外,两个胎儿间生长不协调,与双胎输血综合征、一胎畸形或一胎胎盘功能严重不良有关。有时妊娠早中期双胎中的一个胎儿死亡,可被另一个胎儿压成薄片,称纸样胎儿。

(3)双胎输血综合征:这是双羊膜囊单绒毛膜单卵双胎的严重并发症。通过胎盘间的动一静脉吻合支,血液从动脉向静脉单向分流,使一个胎儿成为供血儿,另一个胎儿成为受血儿,造成供血儿贫血、血容量减少,致使生长受限、肾灌注不足、羊水过少,甚至因营养不良而死亡;受血儿血容量增多、动脉压增高、各器官体积增大、胎儿体质量增加,可发生充血性心力衰竭、胎儿水肿、羊水过多。双羊膜囊单绒毛膜单卵双胎的两个胎儿体质量相差≥20%、血红蛋白相差>50 g/L,提示双胎输血综合征。

(4)脐带异常:单羊膜囊双胎易发生脐带互相缠绕、扭转,可致胎儿死亡。脐带脱垂也是双胎常见并发症,多发生在双胎胎位异常或胎先露未衔接而出现胎膜早破时,以及第一个胎儿娩出后,第二个胎儿娩出前,是胎儿急性缺氧死亡的主要原因。

(5)胎头交锁及胎头碰撞:胎头交锁多发生在第一个胎儿为臀先露、第二个胎儿为头先露者,分娩时第一个胎儿头部尚未娩出,而第二个胎儿头部已入盆,两个胎儿头颈部交锁,造成难产;胎头碰撞为两个胎儿均为头先露,同时入盆,胎头碰撞难产,又称胎头嵌顿。

(6)胎儿畸形:发生率是单胎的 2 倍,有些畸形为单卵双胎所特有,如联体双胎、无心畸形等。

五、护理评估

(一)健康史

了解孕妇家族中有无多胎史,询问孕妇的年龄、胎次及此次妊娠前是否使用过促排卵药物。

(二)身体状况

1.双胎妊娠早孕反应较重,妊娠晚期因子宫过度膨大易出现压迫症状

询问早孕反应出现的时间及严重程度,评估孕妇有无呼吸困难、胃部饱满、心悸、下肢水肿及静脉曲张等压迫症状。

2.评估腹部检查情况

子宫大于孕周,可触及多个小肢体及两个胎头或二个以上的胎极(即头或臀),在不同部位听到两个不同速率的胎心音,每分钟相差 10 次以上或两个胎心音之间隔有无音区。双胎妊娠时胎位多为纵产式,以两个头位或一头一臀为多见,两个均为臀较少。

(三)心理—社会支持状况

双胎妊娠的孕妇及其家属既感到非常高兴和骄傲,但同时也会为孩子的养育、父母的工作、家庭的经济等问题而担忧。他们得知双胎妊娠属于高危妊娠,并发症多,常常担心母儿的安危,出现焦虑不安。

(四)辅助检查

1.B超检查

孕 6 周在宫腔内可见到两个妊娠囊,妊娠 13 周后可清楚显示两个胎头及各自拥有的脊椎、躯干、肢体等。B 型超声对妊娠中晚期的双胎诊断率几乎达到100%。

2.多普勒胎心仪

孕 12 周后听到两个不同频率的胎心音。

(五)处理原则及主要措施

1.妊娠期

加强孕期保健,注意休息,增加营养,防止并发症。

2.分娩期

根据产科情况决定分娩方式。

3.产褥期

预防产后出血和产褥感染。

六、常见护理诊断/问题

(1)舒适的改变　与子宫过度膨大引起的压迫症状有关。

(2)胎儿有受伤的危险　与双胎妊娠引起早产、脐带脱垂、胎盘早剥有关。

(3)潜在并发症：早产、胎膜早破、脐带脱垂、产后出血、产后休克等。

(4)焦虑：与担心母儿安危和抚养两个婴儿有困难有关。

七、护理目标

(1)产妇自述不适减轻,舒适感增加。

(2)早产、脐带脱垂、产后出血、产后休克及胎儿受伤的危险性降至最低。

(3)产妇的焦虑感减轻。

八、护理措施

(一)病情监护

双胎妊娠时并发症多,应严密观察,注意有无贫血、早产、妊娠期高血压疾病、羊水过多、前置胎盘、胎盘早剥、胎位异常、胎膜早破、脐带脱垂、双胎输血综合征、胎儿生长受限、宫缩乏力、产程延长、产后休克、产褥感染等并发症出现。

(二)治疗配合

1.观察产程及胎心

严密观察产程进展及胎心率变化,若发现宫缩乏力、产程延长及胎儿异常等情况时配合医生及时处理。

2.防止脐带脱垂

胎膜破裂嘱产妇立即卧床,并抬高臀部,避免站立行走,防止脐带脱垂。

3.有下列情况之一应考虑剖宫产

①第一个胎儿为肩先露、臀先露或易发生胎头交锁和碰撞的胎位;②联体双胎孕周>26周;③宫缩乏力致产程延长,经保守治疗效果不佳;④胎儿窘迫,短时间内不能经阴道结束分娩。严重妊娠并发症需尽快终止妊娠,如重度子痫前期、胎盘早剥、脐带脱垂等。

4.正确处理第二产程

①第一个胎儿娩出后,立即断脐,夹紧胎盘端的脐带,防止第二个胎儿失血;②检查并固定第二个胎儿的胎位,使其保持纵产式;③严密观察胎心、阴道流血等情况,并等待自娩,通常在20 min左右第二个胎儿娩出;④若等待15分钟无宫缩,则行人工破膜,加缩宫素静脉滴注,促进第二个胎儿娩出;⑤如发现胎盘早剥或脐带脱垂征象应及时行手术助产娩出第二个胎儿。第二个胎儿娩出后,腹部置沙袋或用腹带紧裹腹部,以免腹压骤降,引起休克。立即按医嘱注射宫缩剂,防止产后出血。产后仔细检查胎盘、胎膜是否完整,同时判别是单卵或双卵双胎。

5.产后处理

无论阴道分娩还是剖宫产,均需积极防治产后出血:①临产时应备血;②胎儿娩出前建立静脉通道;③第二个胎儿娩出后立即使用宫缩剂,并使其作用维持到产后2 h以上。

(三)一般护理

1.休息

孕期减少活动,避免过劳。30周后多卧床休息,左侧卧位,以防止早产;坐或卧时抬高下肢,增加静脉回流,减轻水肿或下肢静脉曲张;有呼吸困难、心悸等压迫症状的产妇应取半卧位,并给氧。

2.饮食

给予饮食指导,鼓励孕妇少量多餐,加强营养,补充足够的热量、蛋白质、铁、钙、叶酸、维生素等以满足两个胎儿的生长发育需要,预防贫血和妊娠期高血压疾病的发生。

(四)心理护理

向孕妇及其家属介绍双胎妊娠的有关知识,并协助孕产妇家庭做好思想上、物质上的准备,解除其忧虑,积极配合治疗和护理。

(五)健康指导

(1)注意休息,加强营养,保持愉快的心情,使乳汁充足。宣传新生儿护理的有关知识,教会产妇正确地哺乳,以满足抚育两个孩子的需要。

(2)嘱产妇注意外阴清洁,防止感染,指导产妇采取避孕措施。

九、护理评价

(1)产妇自诉舒适感增加。

(2)母婴安全,新生儿生存质量高。

(3)产妇心情舒畅,积极配合治疗和护理。

第四章　神经内科护理

第一节　癫痫

癫痫是大脑神经元突发性异常放电,导致短暂的大脑功能障碍的一种慢性脑部疾病,具有突然发作、反复发作的特点,临床上表现为运动感觉、意识行为和自主神经等不同程度的障碍,可为一种或同时几种表现发作。癫痫是神经系统最常见的疾病之一,人群发病率为(50~70)/10万,年患病率约为0.5%。

一、常见病因

(1)原发性癫痫主要由遗传因素所致,可为单基因或多基因遗传,药物治疗效果较好。

(2)继发性癫痫的病因比较复杂,主要由各种原因的脑外伤所致,遗传也可能起一定的作用,药物疗效较差。

二、临床表现

1.全身强直－阵挛发作(大发作)

突然意识丧失,继之先强直后阵挛性痉挛。常伴尖叫、面色发绀、尿失禁、舌咬伤、口吐白沫或血沫、瞳孔散大。持续数十秒或数分钟后痉挛发作自然停止,进入昏睡状态。醒后有短时间的头昏、烦躁、疲乏,对发作过程不能回忆。若发作持续不断,一直处于昏迷状态者称大发作持续状态,常危及生命。

2.失神发作(小发作)

突发性精神活动中断、意识丧失,可伴肌阵挛或自动症。一次发作数秒至十余秒。脑电图出现每秒钟3次棘慢波或尖慢波综合。

3.单纯部分性发作

某一局部或一侧肢体的强直、阵挛性发作,或感觉异常发作,历时短暂,意识清楚。若发作范围沿运动区扩及其他肢体或全身时可伴意识丧失,称杰克森发作。发作后患肢可有暂时性瘫痪,称Todd麻痹。

三、辅助检查

①脑电图:脑电地形图、动态脑电图监测,可见明确病理波、棘波尖波、棘－慢波或尖－慢波;②脑CT、MRI、MRA、DSA等检查,可发现相应的病灶。

四、治疗原则

1.病因治疗

如低血糖、低血钙等代谢紊乱需要加以调整;颅内占位性病变首选手术治疗,但术后瘢痕或残余病灶仍可使半数患者继续发作,故还需要药物治疗。

2.对症治疗

(1)根据发作形式、频率、发病时间先选一种药物,从低剂量开始,逐渐加量,并按发作情况调节剂量、次数及时间,直到发作控制。

(2)若一种药物不能控制发作,一般应观察 2 个月方可改用另一种药。如有两种类型发作,也可同时用两种药物。合并用药不宜超过 3 种。

(3)更换药物时应先加新药,再逐渐减少原来的药物。两药重叠应用 1 个月左右。应避免突然停药,以免导致癫痫持续发作。

(4)定期血药浓度监测。

(5)症状控制后一般应维持用药 2 年。

(6)女患者妊娠头 3 个月宜减量,以防畸胎。

(7)抗癫痫药的选择,主要取决于癫痫类型。

3.癫痫持续状态的治疗

(1)迅速控制发作,是治疗的关键,可选用地西泮。地西泮是最有效的首选药物,成人 10～20 mg,小儿 0.25～1 mg/kg,缓慢静脉注射至抽搐停止。

(2)处理并发症:利尿脱水减轻脑水肿,可给予 20%甘露醇静脉滴注;保持呼吸道通畅,给氧,必要时气管插管或切开;高热可给予物理降温;保持水、电解质平衡,纠正酸中毒等。

五、护理

(一)护理评估

1.评估主观资料

①现病史,如首次发作时间、地点、诱因,每次发作的前驱症状、频率、时间、场所;发作先兆,发作时意识状态、抽搐、摔倒情况及痉挛部位,有无口腔分泌物、小便失禁、发绀等。发作起止时间、发作时及发作后的精神躯体情况等;发作间歇期的精神状态,如性格改变、怪异的感知、智能损害、情绪改变、不良行为等。②既往史,如外伤史、冲动行为史、自杀自伤史;可能受伤的危险性;对自身所处环境的认识;对癫痫的防护知识。③治疗情况。④继发性癫痫的相关病史,如脑病、脑缺氧、高热等;心源性脑缺血;全身感染、内分泌或代谢障碍性疾病、中毒等。

2.评估客观资料

①查体:生命体征、意识状态、瞳孔大小及对光反应、心肺体征、肢体运动情况、脑膜刺激征、神经反射;②认知障碍,如错觉、幻觉或片断妄想;③情感障碍,如激动、易激惹、自控力缺损;④实验室检查,如 EEG 报告是否异常等。

(二)护理要点及措施

1.安全护理和生活护理

(1)提供安全的环境,备好牙垫、舌钳及床栏等;协助患者确认现实环境,指导使用避免伤害的方法,如有发作先兆时,急避危险地点或请护士帮助;平时应取出口腔中的活动义齿。

(2)安排有规律的作息生活,参加适宜的作业劳动和文化、娱乐、体育活动,以促进人际交往,调节情绪,避免焦虑、孤独、退缩等。

2.心理护理

(1)对人格改变者,在关心、理解的基础上,予以耐心帮助,使其认识自身不足,鼓励其纠正。可作行为疗法,对其点滴改进及时肯定。

（2）帮助患者消除心理负担，正确对待疾病，配合治疗。

3.专科护理

（1）密切观察病情变化，及时发现发作先兆，尽早采取防范措施。

（2）抽搐发作时保证呼吸通畅，让患者就地平卧，松开衣服和领口，头转向一侧，用纱布包裹压舌板放于上、下臼齿之间（如来不及，可用手紧托患者下颌，使口紧闭），以免咬伤舌头。抽搐时切勿用力按压患者肢体，以防骨折。注射药物时针头外留1/3。

（3）抽搐停止后患者侧卧，以免吸入分泌物或胃内容物；用吸引器吸引口鼻腔分泌物及呕吐物，取出口中的活动义齿；加强皮肤护理，注意保护易受损伤的关节；如抽搐停止，意识恢复过程中发生兴奋躁动，应有专人守护，并设床档；持续吸氧。

（4）持续癫痫发作：立即报告医师组织抢救；给氧，随时吸痰，保持气道通畅；建立静脉通道；遵医嘱使用抗癫痫药和其他对症或对因药物；密切观察生命体征及病情变化，做好护理记录；落实各项安全措施，避免亮光和声响刺激；预防感染和各类并发症。

（5）密切观察发作情况并作记录，包括生命体征、意识状态、瞳孔反应、神经系统反射；癫痫发作的形态、类型、抽搐部位、程度，有无大小便失禁等；发作起止时间，清醒时间；发作时有无受伤及发作后患者的感觉等。

（6）对精神运动性发作、意识朦胧或频繁癫痫发作者，应立即报告医师并迅速移开周围物品；保护患者；按医嘱予以肌内注射抗癫痫药物；密切观察直至清醒。

（7）注意冲动行为和自杀、自伤行为的防范，如移开危险物品，密切观察患者情绪变化；要以和蔼的态度接纳患者，避免刺激性言语对患者的激惹；对谵妄、冲动的患者或受幻觉支配冲动的患者，要保护他人安全。

（8）如有精神病性症状（幻觉、妄想等），可采取转移注意力暂时中断妄想思维的方法，帮助患者回到现实中来，并要根据幻觉、妄想的内容，预防各种意外。

（三）健康教育

（1）告诉患者癫痫是可治性疾病，大多预后良好。

（2）宣教防治癫痫的知识，使其了解发生抽搐的可能性及抽搐对人体的危害，取得他们的配合，按时按量用药。教会家属观察抽搐先兆、发作时防止窒息和外伤的方法，以及发作后护理。

（3）向患者介绍自我保健的方法：必须按医嘱服药，不能擅自减药或停药；生活作息有规律，保证睡眠充足；不吸烟、不喝酒、不吃刺激性食物；进食不宜过饱或过饥；避免在强光下活动；参加适宜的工作和社交活动，避免紧张和过度疲劳；遇到紧急事件应保持心态平衡或寻找知己和亲人倾诉。

（4）让患者重视工作和活动场所的安全，切忌参加登高、游泳、驾驶等活动，不在河边、火炉旁、高压电器及无防护设施的机器旁作业或活动，以免癫痫发作导致意外。

（5）告知患者随身携带个人资料，写明姓名、地址、病史、联系电话等，以备癫痫发作时及时了解和联系。

（6）告知家属可能发生的意外（如自伤、伤人、行为紊乱、毁物等），并交代防范措施。

第二节 多发性硬化

多发性硬化(multiple sclerosis,MS)是指一种以中枢神经系统的炎性脱髓鞘型为特征的自身免疫性疾病。多见于青壮年,特点为反复多次的发作与缓解交替的病程。病变最常侵犯的部位是脑室周围的白质、视神经、脊髓和脑干传导束以及小脑白质等处,表现为运动障碍、感觉异常、语言、括约肌障碍等。本病好发于北半球的寒冷与温带地区,我国属中发地区。最多的发病年龄为 20~40 岁,女性稍多,其比例为(2~3):1。

一、常见病因

本病的病因目前尚不完全清楚,目前主要有 4 种学说:①病毒感染,机体抗病毒免疫反应引起组织损伤和炎性反应;②免疫反应;③遗传因素,多发性硬化有家族易感性;④环境因素,某些环境因素在多发性硬化的发病中同样起重要作用。

二、临床表现

(1)感觉障碍是患者的最常见症状,常由脊髓后索或脊髓丘脑束病损引起,病灶多见于皮质型感觉障碍。最常见的主诉为麻木感,也可有束带感、烧灼感、疼痛感或寒冷感。

(2)运动障碍包括皮质脊髓束损害引起的痉挛性瘫痪,小脑或脊髓小脑通路病损引起的小脑性共济失调,深感觉障碍弓起的感觉性共济失调。

(3)视觉障碍:多见于球后视神经炎而引起的症状,表现为视力减退或视野障碍。但很少致盲。

(4)膀胱功能障碍包括尿急或尿不畅、排空不全、尿失禁等。

(5)脑干症状:可有脑干损害的体征,包括复视和核间性眼肌麻痹、面部感觉缺失、面瘫、构音障碍、眩晕、延髓性麻痹等。

(6)其他:精神症状、痴呆及认知功能障碍。

三、辅助检查

(1)脑脊液检查:急性期约 60% 的患者脑脊液单核细胞轻度增多,约有 70% 的患者 IgG 指数增高。脑脊液寡克隆区带阳性。

(2)特殊检查:部分患者视觉诱发电位均有一项或多项异常。

(3)脑 CT 扫描可检查出脑部早期病损。

(4)脑 MRI 扫描为本病最有效的检查手段,主要分布于白质片状长 T_1、长 T_2 信号。

四、治疗原则

控制疾病的急性发作,阻止病情进展,对症支持治疗。

(1)首选糖皮质激素治疗。最常使用甲泼尼龙、地塞米松等激素,可以减低多发性硬化恶化期的严重程度和时间。

(2)免疫抑制药:常用环孢霉素 A(CyclosporinA)、硫唑嘌呤口服。

(3)进展型多发性硬化,慢性进展型多发性硬化可采用免疫抑制药疗法,如甲氨蝶呤、环磷酰胺。

（4）预防多发性硬化。硫唑嘌呤、环孢霉素 A、β-干扰素（IFN-β）。

（5）对症治疗。

五、护理

（一）护理评估

（1）一般情况：患者的年龄、性别、职业、婚姻状况、健康史、心理、自理能力等。

（2）身体状况：①进食情况：吞咽困难、可进食物性状，咽下疼痛、呕吐等情况；②全身情况：生命体征，神志、精神状态，有无衰弱、消瘦、恶病质、水与电解质平衡紊乱等表现。

（3）评估疾病临床类型、严重程度及病变范围。

（二）护理要点及措施

1. 定时评估

针对患者的身体感觉障碍的部位与程度应定时评估，并做好安全措施。

（1）应向患者介绍入院环境并将患者安排在离护士站较近且安静的病房，并把餐具、水、呼叫器、便器放在患者的视力范围内。有精神症状应给予必要的约束或由家人/护理员 24 h 进行陪护。

（2）使用气垫床和带棉套的床档，防止压疮及患者坠床。保持床单位清洁、平整、干燥、无渣屑，防止感觉障碍的部位受损。

（3）给予患者功能位，防止患者的肢体功能缺失。根据患者的感觉缺失的部位和程度，定时翻身，并注意肢体的保暖。

（4）每天用温水擦洗感觉障碍的身体部位，以促进血液循环和感觉恢复。

（5）给患者肢体进行保暖，慎用暖水袋，防止烫伤。

（6）经常给患者做肢体按摩和肢体被动活动。

2. 提高患者肢体活动能力

（1）为患者讲解活动的重要性，并鼓励和协助患者定时更换体位，操作时动作要轻柔。

（2）鼓励患者进行自主功能锻炼，帮助患者进行被动肢体活动，并保持关节功能位，防止关节变形而导致功能丧失。

（3）恢复期患者鼓励并协助做渐进性活动：协助患者在床上慢慢坐起，坐在床边摆动腿数分钟，下床时有人搀扶。

3. 皮肤护理

由于患者卧床时间较长，又因膀胱功能障碍，因此皮肤护理非常重要。

①保持床单位清洁、平整、干燥、无渣屑，防止感觉障碍的部位受损。膀胱功能障碍而引起的尿失禁，男性患者可使用假性导尿，必要时给予留置导尿。②给予留置导尿患者应随时保证会阴部清洁，定时进行消毒，每 4 h 进行尿管开放 1 次，以训练膀胱功能。③每天进行会阴冲洗 1 次。

4. 保证患者正常营养的供给

（1）由于患者出现脑干病变，会因延髓性麻痹引起吞咽困难，因此当患者进食缓慢时可由普通饮食改为高热量半流食或乳糜食，主要是保证患者每天的热量。

（2）鼻饲，给予高热量、高蛋白质、高纤维的饮食，进行鼻饲时应注意抽取胃内容物，并检测残留物的量、性质、颜色，异常时应立即通知医师。

(3)肠外营养:可根据患者的病情加用肠外高营养。

5.排除焦虑,积极配合医护的治疗

(1)让患者说出自己紧张、焦虑的原因,如因疾病的反复或迁延不愈等原因,应加强与患者的沟通,取得患者信赖,做好心理护理,树立战胜疾病的信心。

(2)满足患者的合理要求,医护人员主动帮助或协助照顾好患者。

(3)给患者讲解疾病知识,让年轻患者逐渐能够承受,并与家属做好沟通,尽可能让家属多做患者的心理工作。

(4)积极让患者参与制订护理计划,并鼓励患者自理。

6.防止并发症发生

(1)防止误吸。

(2)肺炎。给予患者更换体位,定时进行翻身、叩背、排痰。肺炎加重者应及时给予雾化吸入,促使肺内深部痰液的及时排除。排痰时注意观察患者痰液的性质、量,出现三度感染时,应立即通知医师,给予相应的护理。

(3)压疮的预防及护理

1)压疮的预防

①对活动能力受限或长期卧床患者,定时变换体位,使用充气床垫或者采取局部减压措施;②保持患者皮肤清洁、无汗液,衣服和床单位清洁、干燥、无皱褶;③大小便失禁患者应及时清洁局部皮肤,肛周可涂皮肤保护剂;④高危人群的骨突处皮肤,可使用半透膜敷料或者水胶体敷料保护,皮肤脆薄者慎用;⑤根据病情需要限制体位的患者,采取可行的压疮预防措施;⑥每班严密观察并严格交接患者皮肤状况。

2)压疮护理:①长期卧床患者可使用充气床垫或者采取局部减压措施,定期变换体位,避免压疮加重或出现新的压疮;②Ⅰ期压疮患者局部使用半透膜敷料或者水胶体敷料加以保护;③Ⅱ~Ⅳ期压疮患者采取针对性的治疗和护理措施,定时换药,清除坏死组织,选择合适的敷料,皮肤脆薄者禁用半透膜敷料或者水胶体敷料;④对无法判断的压疮和怀疑深层组织损伤的压疮须进一步全面评估,采取必要的清创措施,根据组织损伤程度选择相应的护理方法;⑤根据患者情况加强营养。

(三)健康教育

(1)针对本疾病的特点对患者进行讲解,并注意做好心理护理。

(2)做好预防措施,一般患者在出现神经症状之前的数月或数周多有疲劳、感冒、感染、拔牙等病史,因此应避免诱因的发生。

(3)向患者介绍用药方法及药物作用,同时应讲解激素类药物的不良反应,指导患者预防不良反应的发生。

(4)指导患者尽可能维持正常活动,避免用过热的水洗澡。

第三节 重症肌无力

重症肌无力是累及神经—肌肉接头处突触膜上乙酰胆碱受体（acetybobycholine receptor，AchR），主要由乙酰胆碱受体抗体介导、细胞免疫依赖、补体参与的自身免疫性疾病。临床特征为部分或全身骨骼肌易于疲劳，具有活动后加重、休息后减轻和晨轻暮重等特点。

一、常见病因

重症肌无力是人类疾病中发病原因研究得最清楚、最具代表性的自身免疫性疾病。胸腺是激活和维持重症肌无力自身免疫反应的重要因素，某些遗传及环境因素也与重症肌无力的发病机制密切相关。

二、临床表现

（1）各种年龄组均发生，男女性别比约为 1∶2。

（2）起病急缓不一，多隐袭，首发症状为一侧或双侧眼外肌麻痹，如眼睑下垂、斜视和复视，重者眼球运动明显受限，甚至眼球固定，但瞳孔括约肌一般不受累。

（3）主要表现为骨骼肌异常，易于疲劳，往往晨起时肌力较好，到下午或傍晚症状加重，称为较规律的晨轻暮重波动性变化。

（4）常因延髓支配肌、颈肌、肩胛带肌、躯干肌及上下肢诸肌累及，出现声音逐渐低沉、构音不清而带鼻音，抬头困难。

（5）呼吸肌、膈肌受累可出现咳嗽无力、呼吸困难，重症可因呼吸麻痹或继发吸入性肺炎而死亡。

三、临床分型

国际上通常采用改良的 Osserman 分型。

Ⅰ型：只有眼肌的症状和体征。

ⅡA 型：轻度全身肌无力，发作慢，常累及眼肌，逐渐影响骨髓肌及延髓肌。无呼吸困难，对药物反应差。活动受限，病死率极少。

ⅡB 型：中度全身肌无力，累及延髓肌，呼吸尚好，对药物反应差。活动受限，病死率低。

Ⅲ型：急性暴发性发作，早期累及呼吸肌，延髓和骨髓肌受损严重，胸腺瘤发现率最高。活动受限，药物疗效差，但病死率较低。

Ⅳ型：后期严重的全身型重症肌无力。对药物反应差，预后不佳。

四、辅助检查

1. 肌电图检查

肌电图提示肌内收缩力量降低，振幅变小。肌肉动作电位幅度降低 10% 以上，单纤维兴奋传导延缓或阻滞。

2. 血液检查

辅助性 T 细胞/抑制性 T 细胞（Th/Ts）比值升高，80% 患者 AchR-Ab 滴度升高，2/3 患者 IgG 升高；伴甲状腺功能亢进症者 T_3、T_4 升高。

3.免疫学检查

有70％～93％的患者可查出血清抗乙酰胆碱受体抗体阳性。

4.抗胆碱酯酶药物试验

症状可一过性改善。抗胆碱脂酶药物试验:阳性。

5.胸腺影像学检查

90％患者有胸腺增生或胸腺肿瘤,可行X线、CT或MRI检查。

6.肌肉活检

神经肌肉接头处突触后膜皱褶减少、变平坦,AchR数目减少。

五、治疗原则

1.抗胆碱酯酶药物

有新斯的明、溴吡斯的明等药物。

2.病因治疗

①肾上腺皮质激素类:主要有泼尼松、甲泼尼龙等;②免疫抑制药:主要有硫唑嘌呤、环磷酰胺等;③血浆置换;④免疫球蛋白;⑤手术疗法:适合于胸腺瘤患者。

3.危象的处理

当病情突然加重或治疗不当,引起呼吸肌无力或麻痹而致严重呼吸困难时,称为重症肌无力危象。一旦发生危象,出现呼吸机麻痹,应立即气管插管或气管切开,机械通气。

六、护理

(一)护理评估

1.一般情况

如年龄、性别、职业、婚姻状况、健康史、心理、自理能力等。

2.身体评估

患者肌肉受累情况。

(1)眼外肌受累:一侧或两侧眼睑下垂,复视,斜视等。

(2)面部表情肌和咀嚼肌受累:闭眼不紧,患者面无表情,常常见到苦笑面容,称为"面具样面容",不能鼓腮吹气,吃东西时咀嚼无力,尤其是进干食时更为严重。

(3)四肢肌群受累:上肢受累时,两臂上举无力,梳头、刷牙、穿衣困难;下肢受累时,上、下楼梯两腿无力发软,抬不起来,易跌倒,蹲下后起立困难,行走困难等。

(4)延髓肌(包括吞咽肌)受累:吐字不清,言语不利,伸舌不出和运动不灵,以至于食物在口腔内搅拌困难;讲话声音会随讲话时间延长逐渐变小。严重时,患者仅有唇动听不到声音,食物吞咽困难,喝水呛咳。

(5)颈肌受累:颈项酸软,抬头困难,将头部靠在墙上或垂下休息后有好转。

(6)呼吸肌群受累:早期表现为用力活动后气短,严重时静坐、休息也觉得气短、胸闷、呼吸困难、口唇发绀,甚至危及生命。

(二)护理要点及措施

1.病情观察

①意识状态、呼吸频率、节律;②有无肌无力加重,吞咽、视觉障碍程度;③自理能力。

2.症状护理

(1)监测生命体征、血氧饱和度及用药反应,观察肌无力危象等并发症。

(2)保持呼吸道通畅,床边备好吸引器,特别是激素药物冲击治疗时有症状加重,应密切观察,必要时准备气管插管等用物及呼吸机。

(3)重症患者,卧床休息取半卧位,加用床挡。

(4)定时协助改变体位、叩背。咳嗽、咳痰无力时给予吸引,必要时给予雾化吸入。

(5)严格执行用药时间和剂量。服用溴吡斯的明按照时间药执行,饭前 30 min 服用,自觉吞咽功能改善时方可进食。禁止使用一切加重神经肌肉传导功能障碍的药物,如吗啡、利多卡因、链霉素、卡那霉素、庆大霉素和磺胺类药物。

3.休息及饮食

轻症者充分休息,避免疲劳、受凉、感染、创伤、激怒。病情进行性加重者需卧床休息。饮食上给予高热量、高蛋白质、高维生素食物,避免干硬和粗糙食物。吞咽困难或咀嚼无力者给予流食或半流食,必要时鼻饲。

4.心理护理

鼓励患者表达心中的焦虑,给其提供适当的帮助。

(三)健康教育

(1)劳逸结合。

(2)不能过饥或过饱,同时各种营养调配要适当,不能偏食,少食寒凉。

(3)避风寒、防感冒。感冒后有细菌感染证据时可选用青霉素、头孢类抗生素静脉滴注或口服阿莫西林、头孢氨苄、头孢羟氨苄等。解热药可选用柴胡针剂肌内注射。

(4)保持心情舒畅,提高战胜疾病的信心,在冬春季节注意防寒保暖,合理应用治疗重症肌无力的有效药物,预防病情的反复;指导患者明确尽可能维持正常活动的重要性,避免用过热的水洗澡。

(5)体育锻炼:重症肌无力患者不主张参加体育锻炼,如锻炼不当,可使病情加重,甚至诱发危象,故应适当运动。

第四节 周期性瘫痪

周期性瘫痪(periodic paralysis)是指以反复发作性的骨骼肌弛缓性瘫痪为主要表现的疾病。按发作时血清钾含量的变化可分为低钾型、正钾型和高钾型 3 种。按病因可分为原发性和继发性两类。原发性系指发病机制尚不明了和具有遗传性者;继发性则是继发于其他疾病引起的血钾改变而致病者。

一、常见病因

其与肌细胞膜功能异常有关,发作时细胞膜的 Na^+-K^+ 泵兴奋性增加,使大量 K 离子内移至细胞内引起细胞膜的去极化和对电刺激的无反应性,导致瘫痪发作、甲状腺功能亢进、醛固酮增多症等,均通过钠通道机制引起本病发作。家族发病的周期性瘫痪呈常染色体显性遗传。

二、临床表现

1. 低血钾型周期性瘫痪

任何年龄均可发病,以青壮年(20～40岁)发病居多,男多于女,随年龄增长而发病次数减少。饱餐(尤其是糖类进食过多)、酗酒、剧烈运动、过劳、寒冷或情绪紧张等均可诱发。多在夜间或清晨醒来时发病,表现为四肢弛缓性瘫痪,程度可轻可重,肌无力常由双下肢开始,后延及双上肢,两侧对称,近端较重;肌张力减低,腱反射减弱或消失。严重病例,可累及膈肌、呼吸肌、心肌等,甚至可造成死亡。发作时血清钾一般降到 3.5 mmol/L 以下,尿钾也减少,血钠可升高。心电图可呈低血钾改变,如出现 U 波、QT 间期延长、ST 段下降等。肌电图显示电位幅度降低或消失,严重者电刺激无反应。

2. 高血钾型周期性瘫痪

该病较少见,有遗传史,童年起病,常因寒冷或服钾盐诱发,白天发病。发作期钾离子自肌肉进入血浆,因而血钾升高,可达 5～7 mmol/L,也以下肢近端较重,持续时间较短。部分患者发作时可有强直体征,累及颜面和手部,因而面部"强直",眼半合,手肌僵硬,手指屈曲和外展。进食、一般活动及静脉注射钙剂、胰岛素或肾上腺素均可终止发作。增加钾排泄的醋氮酰胺及氢氯噻嗪等利尿药可预防发作。

发作时心电图改变,初是 T 波增高,QT 间期延长,以后逐渐出现 R 波降低,S 波增深,ST 段下降,P-R 间期及 QRS 时间延长。

3. 正常血钾型周期性瘫痪

该病很少见,发作前常有极度嗜盐、烦渴等表现。其症状表现类似低血钾型周期性瘫痪,但持续时间大都在 10 d 以上;又类似高血钾型周期性瘫痪,给予钾盐可诱发。但与两者不同之处为发作期间血钾浓度正常,以及给予氯化钠可使肌无力减轻,若减少食盐量可诱致临床发作。

三、辅助检查

(1)低血钾型周期性瘫痪,发病时血清钾降低。

(2)高血钾型周期性瘫痪,发病时血清钾升高,可为 5～7 mmol/L。

(3)正常血钾型周期性瘫痪,血钾正常。

(4)低血钾型周期性瘫痪发作时,心电图上常有低血钾改变如 Q-T 间期延长、T 段下降、T 波降低、U 波明显且常与 T 波融合,其低钾的表现常比血清钾降低为早。高血钾型周期性瘫痪发作时,心电图改变,初是 T 波增高,Q-T 间期延长,以后逐渐出现 R 波降低,S 波增深,ST 段下降,P-R 间期及 QRS 时间延长。

四、治疗原则

(1)低钾型患者要及时补钾。对有呼吸肌麻痹者,应及时给予人工呼吸,吸痰、给氧。心律失常者可应用 10%氯化钾 30 mL、胰岛素 10 U 加入 5%葡萄糖注射液 1 000 mL 静脉滴注。平时应避免过劳、过饱和受寒等诱因。

(2)高钾型患者要及时补钙对抗钾毒性,用高糖静脉滴注降低血钾,平时控制钾的摄人。

10%葡萄糖酸钙 10～20 mL 静脉注射；胰岛素 10～20 U 加入葡萄糖注射液 500～1 000 mL 内静脉滴注；4%碳酸氢钠注射液 200～300 mL 静脉滴注；醋氮酰胺 250 mg 口服，每天 3 次，或氢氯噻嗪 25 mg 口服，每天 3 次。

(3)正常血钾型患者及时补钠，平时应该采用高盐高糖饮食。生理盐水或 5%葡萄糖盐水 1 000～2 000 mL 静脉滴注，并尽量服用盐。发作频繁者可适当服用排钾潴钠类药物，以预防或减少其发作。

五、护理

(一)护理评估

(1)评估患者血钾指标，有无门、急诊的血钾监测结果，入院前是否补钾治疗过。

(2)发病时肌无力开始的部位以及发生瘫痪的时间。

(3)是否有复发的历史，询问患者亲属中有无类似的瘫痪发生。

(4)低血钾型周期性瘫痪伴甲状腺功能亢进症者，在评估时间可进一步了解患者在发病前是否有消瘦、心悸、失眠、怕热、汗多等现象，观察基础代谢率、心率等变化。

(二)护理要点及措施

(1)心理支持：耐心解释病因、前期症状、诱发因素及自我防护知识，减少患者心理压力，使其保持乐观心态，配合治疗，减少发作。

(2)用药护理：静脉滴注 10%氯化钾时，滴速宜慢，1 h 不超过 1 g，严重心律失常者在心电监护下给药治疗。

(3)密切观察心率、心律、呼吸、血压、意识状态及肢体瘫痪程度及血钾指标。

(4)观察排尿情况，记录尿量，必要时遵医嘱导尿。

(5)饮食指导：进食低钠高钾食物，少食多餐，多食蔬菜、水果，忌高糖类或大量饮食，避免过饱，应戒酒。

(6)气管切开者按气管切开术后护理。

(7)对发作频繁者，按医嘱指导患者正确用药，预防复发。

(8)嘱患者生活有规律，适当运动，避免受寒或过度劳累。

(三)健康教育

1.减少或避免诱发因素

指导患者改变不良生活习惯的同时，尽快建立良好的健康行为，少食多餐，给予低钠高钾饮食，如带茎蔬菜、橘子、大枣等；勿暴食高糖或大量糖类食物，避免不恰当的饮食摄入如睡前不进食，勿酗酒；避免劳累、受凉、剧烈运动及情绪激动等。

2.提高患者的遵医行为

加强健康教育指导，帮助和指导患者积极做血清钾、甲状腺功能检查，减少低钾周期性瘫痪的反复发作；指导患者定期门诊复查，特别是伴有甲状腺功能亢进症的低血钾型周期性瘫痪患者应定时检测甲状腺功能，明确其重要意义。

3.周期性瘫痪患者的饮食调护

多食豆芽菜、菠菜、白菜、萝卜、西红柿等蔬菜。水果宜多食山楂、大枣、橘柑之类。有饮酒习惯者，可适量饮用果酒如葡萄酒。饮食宜五味得当，不可偏嗜。避免暴饮、暴食，尤其是饱餐高糖饮食应当禁忌。同时还要注意食品可口，易于消化吸收，特别是对一些吞咽难者，要少食多餐,给予半流质饮食,既有利于吞咽和消化吸收,又避免流质饮食引起的呛咳。

4.指导正确用药

应在专科医师指导下调整用药。

第五节　吉兰-巴雷综合征

吉兰-巴雷综合征(Guillain-Barre syndrome,GBS)又称急性炎症性脱髓鞘性多发性神经病,是周围神经和神经根的脱髓鞘及小血管周围淋巴细胞及巨噬细胞的炎性反应为病理特点的自身免疫病。

一、常见病因

GBS患者病前多有非特异性病毒感染或疫苗接种史,常见为空肠弯曲菌(campy-lobacter jejuni,CJ),此外,还有巨细胞病毒、EB病毒、肺炎支原体、乙型肝炎病毒和人类免疫缺陷病毒等。CJ感染常与急性运动轴索型神经病有关。

二、临床表现

(1)发病前1~4周有胃肠道或呼吸道感染症状,或有疫苗接种史。

(2)为急性或亚急性起病,出现四肢完全性瘫痪及呼吸肌麻痹,瘫痪可始于下肢、上肢或四肢同时发生,下肢常较早出现,可自肢体近端或远端开始,多于数日至2周达高峰;肢体呈弛缓性瘫痪,腱反射减低或消失。

(3)发病时多有肢体感觉异常,如烧灼感、麻木刺痛和不适感,可先于瘫痪或仅与之同时出现;感觉缺失较少见,呈手套袜子样分布。

(4)有的患者以脑神经麻痹为首发症状,双侧周围性面瘫最常见,其次是延髓麻痹,眼肌及舌肌瘫痪较少见,因数日内必然要出现肢体瘫痪,故易于鉴别。

(5)自主神经症状常见皮肤潮红、出汗增多、手足肿胀及营养障碍,严重者可见窦性心动过速、直立性低血压、高血压和暂时性尿潴留。

(6)发病4周时肌力开始恢复,恢复中可有短暂波动。

三、辅助检查

(1)脑脊液蛋白细胞分离:即蛋白含量增高而细胞数正常,是本病的特征之一。起病时蛋白含量正常,至发病后3周蛋白增高最明显,少数病例脑脊液细胞数可为(20~30)×10^6/L。

(2)严重的病例可出现心电图异常,以窦性心动过速和T波改变常见,如T波低平,QRS波电压增高,可能是自主神经异常所致。

(3)神经传导速度和肌电图检查:对GBS的诊断及确定原发性脱髓鞘很重要。F波改变常代表神经近端或神经根损害。

(4)腓肠神经活检:发现脱髓鞘及炎性细胞浸润可提示GBS,但腓肠神经是感觉神经,GBS以运动神经受累为主,因此活检结果仅作为诊断参考。

四、治疗原则

1.病因治疗

目的是抑制免疫反应,消除致病因子对神经的损害,并促进神经再生。主要手段有血浆置换、静脉注射免疫球蛋白、糖皮质激素。

2.对症治疗

(1)重症患者持续监护,窦性心动过速常见,通常无须处理。

(2)高血压可用小剂量β受体阻断药,低血压者可扩容或调整患者体位。

(3)穿长弹力袜预防深静脉血栓形成,小剂量肝素有助于预防肺栓塞。

(4)应用抗生素预防和治疗坠积性肺炎。

(5)疼痛常用非阿片类镇痛药或卡马西平和阿米替林。

3.辅助呼吸

密切观察患者的呼吸困难程度,当出现缺氧症状或呼吸衰竭时,应立即行气管插管或气管切开,使用人工呼吸器或呼吸机辅助呼吸。

4.康复治疗

可进行被动或主动运动,针灸按摩理疗及步态训练等及早开始。

五、护理

(一)护理评估

(1)一般情况。如患者的年龄、性别、职业、婚姻状况、健康史、心理、自理能力等。

(2)身体状况:①进食情况:吞咽困难,可进食食物的性状,咽下疼痛、呕吐等情况;②全身情况:生命体征,意识,精神状态,有无衰弱、消瘦、恶病质、水与电解质平衡紊乱等表现。

(3)评估疾病临床类型、严重程度及病变范围。

(4)询问患者病前1~4周有无呼吸道、肠道感染病史,有无疫苗接种史。

(二)护理要点及措施

1.病情观察

抬高床头,出现明显的呼吸无力、呕吐反射减弱及吞咽困难时,立即通知医师,并给予吸氧。

注意保持呼吸道通畅,定时拍背,稀释痰液,及时排出呼吸道分泌物。如有缺氧症状、血氧饱和度降低应及早使用呼吸机。

2.饮食

吞咽困难,给予插胃管,以高蛋白质、高维生素、高热量且易消化的鼻饲流质饮食,保证每天所需的热量、蛋白质,保证机体足够的营养。

3.药物护理

对药物的使用时间、方法、不良反应应向患者解释清楚,密切观察药物不良反应;使用激素时,应注意消化道出血,防止应激性溃疡,不要轻易用安眠、镇静药。

4.躯体活动障碍的护理

应向患者及家属说明翻身及肢体运动的重要性,每2 h翻身1次,保证肢体的轻度伸展,帮助患者被动运动,防止肌肉萎缩。保持床单平整、干燥,帮助患者寻找一个舒适的卧位。

5.心理护理

患者常产生焦虑、恐惧、失望的心理,长期情绪低落会给疾病的康复带来不利,护士应了解患者的心理状况,积极主动关心患者,认真、耐心倾听患者的诉说,了解患者的苦闷、烦恼,给予安慰和鼓励,取得患者的信任。

（三)健康教育

(1)疾病知识指导:指导患者及家属掌握本疾病有关的知识及自我护理知识,认识肢体功能锻炼的重要性。

(2)生活指导:建立健康的生活方式,注意营养均衡,避免受凉、感冒、疲劳和创伤等诱因。

(3)进行疫苗接种时应咨询医师。

第五章 消化内科护理

第一节 急性胃炎

急性胃炎是由多种病因引起的急性胃黏膜炎症。临床上急性发病,常表现为上腹部症状。内镜检查可见胃黏膜充血、水肿、出血、糜烂(可伴有浅表溃疡)等一过性病变。

一、临床表现

1.上消化道出血

临床表现重者通常以上消化道出血为首发表现。上述应激因素发生后,常在应激后 24 h 出现黏膜糜烂,2～4 d 出现呕血及黑便,也有 24 h 内或 2～3 周后发生者,出血量一般不大,常呈间歇性。

可伴有上腹隐痛、烧灼痛、腹胀、恶心、呕吐。大量出血者占 1%～10%,可出现昏厥或休克等循环血容量不足的表现。体检可有上腹或脐周压痛。

2.症状与体征

轻者多无症状或仅有上腹不适、疼痛及食欲下降、恶心、呕吐等消化不良表现。胃部出血一般呈少量、间歇,可自行停止。大出血时呈呕血、黑便。持续少量渗血可致贫血。

3.急性单纯性胃炎

急性单纯性胃炎起病急,主要表现为上腹饱胀、隐痛、呕吐,嗳气重者出现血性呕吐物,若由细菌或毒素导致者则于进食后数小时或 24 h 内发病,并伴有腹泻、发热,严重者出现脱水、酸中毒,甚至休克。

4.急性糜烂性胃炎

轻者无明显症状,或仅有上腹部不适、食欲缺乏等消化不良症状。严重者起病急骤,在原发病的病程中突发上消化道出血,可有呕血及黑便,一般为少量、间歇性,可自止,但少数也可发生大量出血,甚至出血性休克。

5.急性腐蚀性胃炎

早期为口腔、咽喉、胸骨后、上腹部剧烈疼痛,咽下困难,伴恶心、呕吐,重者呕血,甚至虚脱或休克,严重者可出现食管穿孔和狭窄。

二、诊断

1.诊断

根据各种严重疾病史,典型临床表现及急诊胃镜可诊断。

2.辅助检查

X 线上消化道造影检查缺乏实际诊断价值,确诊有赖急诊胃镜检查。镜下见到胃黏膜糜烂、出血或浅表溃疡可确诊,如内镜检查结果阴性而出血不止应行血管造影检查,明确出血部位同时可栓塞止血。

3.内镜检查时机

强调内镜检查宜在出血发生后 24～48 h 内进行,因病变可在短期内消失,延迟胃镜检查可能无法确定出血病因。有近期服用非甾体类抗炎药治疗史、严重疾病状态或大量饮酒患者,如发生呕血和(或)黑便,应考虑急性糜烂出血性胃炎的可能。

三、治疗

1.去除病因或诱因

如由药物引起者应立即停止用药;酗酒者宜戒酒。

2.急性糜烂出血性胃炎

应针对原发病和病因采取防治措施。

3.处于急性应激状态的上述严重疾病患者

除积极治疗原发病外,应常规给予抑制胃酸分泌的 H_2 受体拮抗药或质子泵抑制药,或具有黏膜保护作用的硫糖铝作为预防措施。

4.服用非甾体类抗炎药治疗药的患者

应视情况应用 H_2 受体拮抗药、质子泵抑制药或米索前列醇预防。

5.已发生上消化道大出血者

按上消化道出血治疗原则采取综合措施进行治疗,质子泵抑制药或 H_2 受体拮抗药静脉给药可促进病变愈合和有助止血,积极补充血容量,必要时输血,纠正休克。

6.止血

静脉用抑酸药提高胃内 pH;弥散性胃黏膜出血可用 8 mg/dL 去甲肾上腺素冰盐水溶液,分次口服;呕血停止后可予以胃黏膜保护药;小动脉出血者可胃镜直视下采取金属止血夹、高频电凝、激光凝固或氩离子凝固术(APc)止血,也可用肾上腺素盐水或硬化剂注射,如经上述治疗仍未能控制的大出血者,可考虑手术治疗。

四、护理措施

1.一般护理措施

(1)患者要注意休息,减少活动,避免劳累。急性出血时应卧床休息。

(2)一般进无渣、温热、半流质饮食。少量出血时可给牛奶、米汤等流质饮食,以中和胃酸,有利于胃黏膜的修复。呕血者应暂禁食,可静脉补充营养。

(3)为患者创造整洁、舒适、安静的环境,定时开窗通风,保证空气新鲜及温湿度适宜,使其心情舒畅。

(4)观察:出血期间监测生命体征的变化并记录。观察腹痛的性质、部位、是否有压痛及反跳痛,观察有无上消化道出血等并发症,发现异常及时告知医师并配合处理。

(5)出血期间协助患者用 0.9%氯化钠溶液漱口,每天 2 次。

(6)评估患者的心理状态,有针对性地疏导,解除患者的紧张情绪。

2.重点护理措施

(1)病情观察:观察上腹部不适的部位,疼痛的性质、程度不同,有无上消化道出血等。

(2)评估:①询问患者的饮食习惯、用药史以及有无应激因素等,了解与本疾病有关的诱因。评估患者有无嗳气、反酸、食欲减退、上腹饱胀、隐痛、恶心、呕吐等胃肠道症状。②评估患者有无黑便或呕血,并评估呕吐物和排泄物的量及性状。密切观察各种药物作用和不良反应。

③评估患者对疾病的认知程度及心理状态,有无焦虑、抑郁等情绪。

(3)药物治疗护理:观察药物的作用、不良反应、服用时的注意事项,如抑制胃酸的药物多于饭前服用,抗生素类多于饭后服用;并询问患者有无过敏史,严密观察用药后的反应;应用止泻药时应注意观察排便情况,观察大便的颜色、性状、次数及量,腹泻控制时应及时停药;保护胃黏膜的药物大多数是餐前服用,个别药例外;应用解痉止痛药,如山莨菪碱或阿托品时,会出现口干等不良反应,并且青光眼及前列腺肥大者禁用。保证患者每天的液体入量,根据患者情况和药物性质调节滴注速度,合理安排所用药物的前后顺序。

(4)高热:高热 39 ℃以上者,应行物理降温,如头置冰袋或用冰水冷敷、乙醇或温水擦浴。效果不理想者,遵医嘱给予解热药。对畏寒患者应注意保暖。注意禁用解热止痛药物。患者退热时往往大量出汗,应及时给予更换衣裤、被盖,并给予保暖,防止湿冷受凉而感冒。

3.治疗过程中可能出现的情况及应急措施

(1)消化道出血的急救:①患者有呕血、便血等出血病史,出现面色苍白,表情淡漠,出冷汗,脉搏细速,肠鸣音亢进,应首先考虑有出血情况,严密观察血压;②患者出现呕血,立即去枕平卧,头偏向一侧,绝对卧床,禁食,及时备好吸引器;③立即通知值班医师或主管医师;④迅速建立静脉通路(大号针头),同时验血型、交叉配血,如已有输液的患者,则加快输液速度,如已有备血立即取血;⑤测血压、脉搏、体温,每隔 15～30 min 监测 1 次并做好记录;⑥给予吸氧,保持呼吸道通畅,同时注意保暖;⑦密切观察病情变化,注意呕吐物及大便的颜色、性质、量,做好记录;⑧食道静脉曲张破裂出血,备好三腔二囊管,配合医师插三腔二囊管进行止血;⑨按医嘱给予止血药及扩容药;⑩正确记录 24 h 出入量,必要时留置导尿,做好重病护理记录。做好心理指导,消除紧张、焦虑情绪。如经内科治疗出血不止,应考虑手术治疗,做好术前准备。

(2)窒息的预防及抢救配合:①应向患者说明呕血时不要屏气,应尽量将血轻轻呕出,以防窒息。②准备好抢救用品,如吸引器、鼻导管、气管插管和气管切开包等。③一旦出现窒息,开放气道是抢救的关键一环,上开口器。④立即清除口腔、鼻腔内血凝块,用吸引器吸出呼吸道内的血液及分泌物。⑤迅速抬高患者床脚,使成头低足高位。如患者意识清楚,鼓励用力咳嗽,并用手轻叩背部帮助支气管内瘀血排出。如患者意识不清则应迅速将患者上半身垂于床边并一手托扶,另一手轻拍患侧背部。⑥清除患者口、鼻腔内之瘀血。用压舌板刺激其咽喉部,引起呕吐反射,使其能咯出阻塞于咽喉部的血块,对牙关紧闭者用开口器及舌钳协助。⑦如以上措施不能使血块排出,则应立即用吸引器吸出淤血及血块,必要时立即行气管插管或气管镜直视下吸取血块。气道通畅后,若患者自主呼吸未恢复,应行人工呼吸,给高流量吸氧或按医嘱应用呼吸中枢兴奋药。

(3)腹痛:①应观察其发生的时间、部位、性质、程度及其有否发热、腹泻、呕吐等伴随症状和体征;②明确诊断后可遵医嘱给予局部热敷、按摩、针灸,或给予止痛药物等缓解腹痛症状,同时应安慰、陪伴患者使其精神放松,消除紧张、恐惧心理,保持情绪稳定,从而增强患者对疼痛的耐受性;③非药物止痛方法还可以用分散注意力法,如数数、谈话、深呼吸等。

(4)恶心、呕吐、上腹不适:①评估症状是否与精神因素有关,关心和帮助患者,消除紧张情绪;②观察患者呕吐的次数及呕吐物的性质和量的情况;③及时为患者清理呕吐物、更换衣物,协助患者采取舒适体位;④避免不良刺激。严重呕吐患者要密切观察和及时纠正水、电解质平衡紊乱。一般呕吐物为消化液和食物时有酸臭味,混有大量胆汁时呈绿色,混有血液呈鲜红色或棕色残渣。

(5)呕血、黑便：①排除鼻腔出血及进食大量动物血、铁剂等所致呕吐物呈咖啡色或黑便；②观察患者呕血与黑便的颜色、性状和量的情况，必要时遵医嘱给予输血、补液、补充血容量治疗。

五、健康教育

1.饮食指导

(1)急性期病情较重，排便次数多，常伴呕吐，严重者会出现脱水和电解质紊乱。此时应禁食，使胃肠道彻底休息，依靠静脉输液以补充水和电解质。

(2)病情较轻的患者，可饮糖盐水，补充水和盐，纠正水盐代谢紊乱。

(3)病情缓解后的恢复期，首先试食流质饮食。

(4)一般患者呕吐停止后可选用清流质饮食，注意少量多餐，以每天 6～7 餐为宜。开始可给少量米汤、藕粉、杏仁霜等，待症状缓解，排便次数减少，可改为半流质食物。

(5)尽量少用产气及含脂肪多的食物，如牛奶及奶制品、蔗糖、过甜食物以及肉类。

2.心理指导

(1)解释症状出现的原因：患者因出现呕血、黑便或症状反复发作而产生紧张、焦虑、恐惧心理。护理人员应向其耐心说明出血原因，并给予解释和安慰。应告知患者，通过有效治疗，出血会很快停止；并通过自我护理和保健，可减少本病的复发次数。

(2)心理疏导：耐心解答患者及家属提出的问题，向患者解释精神紧张不利于呕吐的缓解，特别是有的呕吐与精神因素有关，紧张、焦虑还会影响食欲和消化能力，而树立信心及情绪稳定则有利于症状的缓解。

(3)应用放松技术：利用深呼吸、转移注意力等放松技术，减少呕吐的发生。

3.出院指导

向患者及家属进行卫生宣教，本病为胃的一种急性损害，只要祛除病因和诱因，是能治愈的，也是可以防止发展为慢性胃炎的。

应向患者及家属讲明病因，如是药物引起，应告诫今后禁用此药；如疾病需要必须用该药，必须遵医嘱配合服用制酸药以及胃黏膜保护药。指导患者饮食要有规律性，要少食多餐，避免刺激性食物和对胃有损害的药物，或遵医嘱从小量开始、饭后服药；要节制烟酒。遵医嘱坚持服药，如有不适，及时来院就医，并定期门诊复查。嘱患者进食要有规律，避免食生、冷、硬及刺激性食物和饮料。

第二节　慢性胃炎

慢性胃炎是指不同病因引起的胃黏膜慢性炎症。本病临床上十分常见，发病率为各种胃病之首，男性多于女性。慢性胃炎的分类方法很多，目前采用国际上悉尼胃炎新分类系统的分类方法，结合临床、内镜和组织学将慢性胃炎分为浅表性（又称非萎缩性）、萎缩性和特殊类型三大类。慢性浅表性胃炎是指不伴有胃黏膜萎缩性改变，胃黏膜层以淋巴细胞和浆细胞为主的慢性炎症细胞浸润的慢性胃炎,幽门螺杆菌感染是主要病因。慢性萎缩性胃炎是指胃黏膜已发生了萎缩性改变的慢性胃炎,常伴有肠上皮化生。慢性萎缩性胃炎又可分为多灶萎缩性胃炎和自身免疫性胃炎,前者的萎缩性改变在胃内呈多灶性分布,但以胃窦为主,此类型胃炎相当以往命名的 B 型胃炎,大多由幽门螺杆菌引起慢性浅表性胃炎发展而来;后者的胃黏膜萎缩主要发生在胃体部,多由自身免疫引起,该类型胃炎相当以往命名的 A 型胃炎。特殊类型胃炎种类很多,但临床上较少见。

一、护理评估

(一)健康史及相关因素

1.病因和发病机制

尚未完全明了,可能的主要致病因素有以下几种。

(1)幽门螺杆菌(HP)感染:是目前认为慢性胃炎最主要的病因。发病机制可能通过 Hp 的鞭毛运动及黏附素直接侵袭胃黏膜;或其产生的尿素酶分解尿素产生氨而损害胃黏膜;或通过该菌产生的蛋白酶、脂肪酶和磷脂酶 A 降解胃液中的黏液糖蛋白、脂质和脂蛋白,破坏黏液层的完整性;或通过产生的毒素,如细胞空泡毒素 A 使上皮细胞受损,细胞毒素相关基因蛋白引起强烈的炎症反应;Hp 菌体胞壁可作为抗原产生免疫反应。这些因素长期存在可引起胃黏膜的慢性炎症。

(2)免疫因素:可能是萎缩性胃炎中自身免疫性胃炎的病因,患者血液中可检测到壁细胞抗体,伴有恶性贫血者还可检出内因子抗体。壁细胞损伤后作为自身抗原激发机体产生壁细胞抗体和内因子抗体,壁细胞抗原和壁细胞抗体形成免疫复合体在补体的参与下,破坏壁细胞,使壁细胞总数减少,导致胃酸分泌减少或缺乏。内因子抗体与内因子结合阻断了维生素 B_{12} 与内因子结合,引起维生素 B_{12} 吸收不良而致恶性贫血。

(3)理化因素:长期饮酒、浓茶、咖啡和吸烟,食用过冷、过热、过于粗糙的食物均可导致胃黏膜损害;经常服用非甾体抗炎药、糖皮质激素等药物可抑制胃黏膜前列腺素的合成,破坏胃黏膜屏障,为幽门螺杆菌和其他因素的致病创造了条件。

(4)其他因素:幽门功能不全造成的胆汁反流;老年人胃黏膜退行性病变;胃黏膜营养因子缺乏,如促胃液素缺乏;高盐饮食以及某些疾病,如心力衰竭、肝硬化门静脉高压、尿毒症等均可使胃黏膜受损。

2.病理

主要组织病理学改变是炎症、萎缩和肠化生。在慢性胃炎发展过程中,增生的上皮或肠化生的上皮发生、发育异常,可形成异型增生或不典型增生,中度以上的不典型增生被认为是胃癌的癌前病变。

(二)身体状况

1.临床表现

慢性胃炎病程迁延,进展缓慢,缺乏特异性症状,症状轻重与胃黏膜病变程度并非一致。多数患者常无明显症状或有程度不等的消化不良症状,如上腹痛或不适、饱胀、食欲缺乏、嗳气、反酸、恶心和呕吐等。

自身免疫性胃炎患者可有厌食、贫血、消瘦、舌炎等症状。少数患者可有反复小量上消化道出血。

2.辅助检查

(1)胃液分析:浅表性胃炎胃酸多正常。胃酸一般正常或有时增多。

(2)血清学检查:自身免疫性胃炎时血清促胃泌素水平明显升高,抗壁细胞抗体和抗内因子抗体可阳性,维生素 B_{12} 浓度明显低下。多灶萎缩性胃炎时血清促胃泌素水平视 G 细胞破坏程度而定,可正常或偏低。

(3)Hp 检测:可通过胃镜检查获取胃黏膜标本做培养、涂片、尿素酶试验及血清 Hp 抗体测定、^{13}C 或 ^{14}C 尿素呼吸试验等方法进行检测,阳性提示炎症的活动性。

(4)胃镜及胃黏膜活组织检查:是诊断慢性胃炎的最可靠方法。浅表性胃炎病变以胃窦部最明显,病变黏膜充血、水肿、呈花斑状红白相间的改变,以红为主,可有局限性糜烂和出血点;活检可见黏膜浅层炎性细胞浸润,腺体多正常。萎缩性胃炎胃黏膜呈淡红色、灰色、灰黄色或灰绿色,也可红白相间,但以白色为主,黏膜层变薄,可透见黏膜下树枝状或网状紫蓝色血管纹,黏膜表面无炎症渗出物,活检显示腺体减少,伴不同程度的炎性细胞浸润,可有肠腺化生、假性幽门腺化生及不典型增生等。

(三)治疗要点

慢性胃炎尚无特效治疗。对无症状的慢性浅表性胃炎无需进行治疗,有症状的慢性胃炎治疗包括病因治疗和对症治疗。

1.根除 Hp 感染

根除 Hp 治疗适用于慢性萎缩性胃炎、合并肠上皮化生或不典型增生、有胃癌家族史患者及其他慢性胃炎合并 Hp 感染者。根据具体情况选择进行根除幽门螺杆菌治疗。目前推荐三联疗法,即以质子泵抑制药(PPI)或胶体铋药为基础加上两种抗生素。奥美拉唑或枸橼酸铋(CBS)加上阿莫西林和甲硝唑,疗程为 7 d。三联治疗失败者,可用铋剂、质子泵抑制药加两种抗生素组成的四联疗法。

2.对症治疗

因 NSAIDs 引起者,应停该药并给予抗酸药和胃黏膜保护药。浅表性胃炎以反酸、腹痛为主要表现者,可给予黏膜保护药,如硫糖铝;抑酸药,如 H_2 受体拮抗药或质子泵抑制药。黏膜萎缩、伴明显肠上皮化生和轻、中度不典型增生患者,治疗宜以黏膜保护药为主,同时给予 β 胡萝卜素、维生素 C、维生素 E、叶酸等抗氧化维生素及锌、硒等微量元素以助其逆转,并定期随访。有胃动力学改变者,可应用促胃肠动力药,如多潘立酮、西沙必利等;对胃酸缺乏者,可应用胃蛋白酶合剂或 1% 稀盐酸溶液;萎缩性胃炎伴恶性贫血者,可给予维生素 B_{12} 和叶酸治疗。

3.手术治疗

萎缩性胃炎伴重度不典型增生可选择预防性手术切除或内镜下胃黏膜切除术。

(四)心理和社会支持状况

由于本病的病程迁延,病情反复发作,症状时轻时重,治疗效果欠佳,患者担心恶变等,可出现紧张、不安、失眠、忧虑、焦急和情绪不稳定等心理反应,甚至产生"疑癌"心理,表现为情绪抑郁或低落,四处求医等。

二、常见护理诊断/医护合作问题

(1)腹痛与胃黏膜炎性病变有关。

（2）营养低于机体需要量与食欲缺乏、厌食、消化吸收不良等有关。

（3）焦虑与病程迁延、病情反复、担心癌变等有关。

三、护理目标

（1）腹痛缓解或消失。

（2）食欲增加，能合理摄取营养，体质量增加。

（3）能正确面对疾病，采取有效应对措施，消除焦虑心理。

四、护理措施

（一）一般护理

1. 休息与活动指导

患者日常生活要有规律，慢性胃炎轻症者可适当活动，但应避免过度劳累。急性发作时或伴有上消化道出血者应卧床休息，并注意环境安静舒适，同时密切观察腹痛部位、性质、呕吐物与大便的颜色和量，以便掌握病情。

2. 饮食护理

以高热量、高蛋白、高维生素、易消化的饮食为原则。向患者说明摄取足够营养素的重要性，与患者共同制订饮食计划，注意饮食卫生，纠正不良卫生习惯，养成少量多餐、定时进餐、细嚼慢咽的饮食习惯；忌暴饮暴食及餐后从事重体力劳动，避免粗糙、辛辣、过冷、过热等刺激性食物和饮料，尽量少吃或不吃烟熏腌制食物，减少食盐摄入量，多吃蔬菜水果，戒烟、酒；指导患者和家属改进烹饪技巧，注意食物或食品的色、香、味调配，刺激患者食欲，并鼓励患者进食；胃酸缺乏患者最好食用完全煮熟的食物，以利消化吸收，并可食用刺激胃酸分泌的食物，如浓肉汤、鸡汤等；胃酸偏高者应避免食用浓肉汤酸性食品、多脂肪食物，以免引起胃酸分泌过多，可食用牛奶、菜泥、面包等，口味要清淡；提供舒适的进餐环境，避免不良刺激，鼓励患者晨起睡前、进食前后刷牙或漱口，保持口腔清洁舒适、促进食欲。

（二）对症护理

对腹胀和腹痛患者，注意腹部保暖，避免腹部受凉，可用热水袋局部热敷，并可轻轻按摩上腹部；腹痛较严重者，应遵医嘱给予解痉抑酸药物以缓解疼痛。

（三）用药护理

遵医嘱正确使用药物并注意观察药物的疗效和不良反应。使用促胃动力药因可促进胃排空，应在餐前 1 h 与睡前服用，不宜与阿托品、山莨菪碱等解痉药合用。用抗胆碱药缓解上腹痛时，应注意口干、心率加快、汗闭、胃排空延缓等不良反应。用 H_2 受体拮抗药或质子泵抑制药应注意不良反应的观察。胃酸缺乏者服用 1% 稀盐酸时，宜用吸管将药物送至舌根部咽下，服后温开水漱口。使用枸橼酸铋钾治疗时，应餐前 30 min 服用，不得与牛奶同服，不宜与强制酸药同服，服药过程可使牙齿舌变黑，宜用吸管直接吸入，服药后大便可呈黑褐色，停药后可自行消失，少数患者可有恶心、一过性血清转氨酶升高等。阿莫西林服用前应询问患者有无青霉素过敏史，用药过程中注意有无过敏反应。甲硝唑可引起恶心、呕吐等胃肠道反应、口腔金属味、舌炎和排尿困难等不良反应，对其胃肠道反应可遵医嘱用甲氧氯普胺等拮抗。

（四）心理护理

安慰患者，多与患者沟通，使患者了解本病的可能原因、疾病经过与转归，说明本病经过正规治疗后病情是可以逆转的,即使是中度以上的不典型增生,经严密随访完全能够早期发现癌变,若及时手术仍能获得满意的疗效,使患者树立治疗信心,配合治疗,消除忧虑恐惧心理。

五、护理评价

(1)腹痛是否减轻或已缓解。

(2)饮食是否恢复正常,摄入的营养是否能满足机体需要,体质量是否增加。

(2)能否正确认识疾病引起的不适,心理压力是否减轻,情绪是否稳定。

六、健康教育

1.疾病知识指导

向患者及其家属讲解本病的病因和诱发因素,指导患者避免诱发因素,对患者提出的有关本病的诊治、预后等方面的质疑,应耐心解释,解除患者的思想顾虑,配合治疗,促进康复。

2.生活指导

指导患者生活要有规律,保持乐观的情绪,避免过度紧张和劳累;合理饮食与营养,注意饮食卫生,戒烟、酒,忌暴饮暴食,避免摄入刺激性食物和饮料。

3.药物指导

患者按医嘱用药,坚持治疗,向患者及家属介绍有关治疗药物的作用、不良反应及防范措施,忌用或慎用对胃黏膜有损害的药物,如阿司匹林、吲哚美辛、糖皮质激素等。

4.定期复诊

对胃黏膜萎缩严重的患者,尤其是伴肠上皮化生及不典型增生者,应定期到医院做胃镜及胃黏膜活组织检查,以便早期发现癌变,及时手术治疗。

第三节　食管癌

一、概述

食管指连接下咽到胃之间的生理管道。原发于食管的恶性肿瘤,绝大多数发生在食管黏膜上皮,称为食管癌,少数发生于食管中胚层组织的称为肉瘤。

二、临床表现

早期食管癌的症状往往并不明显,很多患者因此而忽略,这也是食管癌早期发现困难的主要原因。早期的主要症状有:胸骨后不适、进食后轻度哽噎感、疼痛、异物感、闷胀不适感、烧灼感或进食后食物停滞感等。上述症状常间断出现,也可以持续数年。亦有患者仅表现为吞咽时疼痛不适或有异物感。临床上,很多早期食管癌患者常常在确诊后,经医生提示询问时才发觉有上述症状。

进展期食管癌因肿瘤生长浸润,造成管腔狭窄而出现食管癌的典型症状,归纳有以下几点:①进行性的吞咽困难;②胸骨后疼痛;③呕吐;④贫血、体质量下降、泛酸等。

晚期食管癌的症状多为肿瘤压迫、浸润周围组织和器官而产生。①压迫气管引起咳嗽,呼吸困难。穿破气管而发生气管食管瘘时,可发生进食呛咳、发热、咳脓臭痰,肺炎或肺脓肿形成;②侵犯喉返神经引起声音嘶哑,侵犯膈神经而致膈神经麻痹,则发生呼吸困难或膈肌反常运动。③侵犯纵隔则可引起纵隔炎和致命性大呕血。④肿瘤转移可引起锁骨上淋巴结肿大、肝大、黄疸、腹块、腹腔积液及骨骼疼痛等。极少数病例肿瘤向食管腔内生长较慢,而向食管外侵犯和转移出现较早,吞咽困难症状不明显,首先引起患者注意的是声音嘶哑,或者是颈部淋巴结肿大,此类患者往往以声音嘶哑前来就诊。⑤恶病质,表现为极度消瘦和衰竭。

三、主要检查

(1)胃镜检查是必不可少的检查。

(2)食管钡餐造影检查最常用,主要用于那些不适合做胃镜检查的患者。

(3)CT检查可辅助判断肿瘤侵犯范围及局部生长状况,对于外科医生判断手术是否进行或者采取何种手术途径具有重要意义。

(4)正电子发射断层显像(即 PET-CT 检查)对判断食管癌是否有全身转移简单而方便。

(5)MRI 检查可在冠状面及矢状面上显示肿瘤的长度,在诊断食管癌方面不如 CT 检查。

四、病理

食管恶性肿瘤绝大多数发生于食管黏膜上皮,以鳞癌为主,少数为发生于食管中胚层组织来源的肉瘤。早期食管癌病理形态类型分为隐伏型、糜烂型、斑块型、乳头型或隆起型。中晚期食管癌大体形态学类型有髓质型、蕈伞型、溃疡型、缩窄型、腔内型。

五、治疗方法

食管癌治疗方法有手术治疗、放疗、化疗等,早期食管癌首选手术切除,中晚期食管癌采用以放化疗为主的综合治疗,局部晚期患者治疗方法复杂,可结合手术治疗及手术前后放化疗。

六、化疗方案

1. PF 方案

顺铂 80～100 mg/m² ,静脉滴注,第 1 天;氟尿嘧啶 750～1 000 mg/m² ,静脉滴注,第 1～5 天。每 3 周为 1 个周期。

2. DDP＋5-Fu/CF 方案

顺铂 14～20 mg/m² ,静脉滴注,第 1～5 天;氟尿嘧啶 350～400 mg/m² ,静脉滴注,第 1～5 天;亚叶酸钙 70～140 mg/m² ,静脉注射,第 1～5 天。每 3 周为 1 个周期。

3. TP 方案

(1)紫杉醇 135～175 mg/m² ,持续静脉滴注 3 h,第 1 天;顺铂 80～100 mg/m² ,静脉滴注,第 2 天。每 3 周为 1 个周期。

(2)多西紫杉醇 60～75 mg/m² ,静脉滴注,第 1 天;顺铂 60～75 mg/m² ,静脉滴注,第 1天。每 3 周为 1 个周期。

4. IP 方案

伊立替康 65 mg/m² ,静脉滴注,第 1、8 天;顺铂 30 mg/m² ,静脉滴注,第 1、8 天。每 3 周为 1 个周期。

5. GP 方案

吉西他滨 800～1 000 mg/m²，静脉滴注，第 1、8 天；顺铂 40 mg/m²，静脉滴注，第 2、9 天。每 3 周为 1 个周期。

6. NP 方案

长春瑞滨 25 mg/m²，静脉滴注，第 1、8 天；顺铂 25 mg/m²，静脉滴注，第 1～3 天。每 3 周为 1 个周期。

7. mFOLFOX6 方案

奥沙利铂 85 mg/m²，静脉滴注，第 1 天；氟尿嘧啶 400 mg/m²，静脉滴注，第 1 天；氟尿嘧啶 2400 mg/m²，持续静脉滴注 46 h；亚叶酸钙 400 mg/m²，静脉滴注，第 1 天。每 2 周为 1 个周期。

8. NDP＋CAP 方案

奈达铂 75～80 mg/m²，静脉滴注，第 1 天；卡培他滨 1 000 mg/m²，2 次/天，口服，第 1～14 天。每 3 周为 1 个周期。

9. NDP＋5-Fu 方案

奈达铂 75～80 mg/m²，静脉滴注，第 1 天；氟尿嘧啶 500 mg/m²，静脉滴注，第1～5 d。每 3 周为 1 个周期。

10. ECF 方案

表柔比星 60 mg/m²，静脉滴注，第 1 天；顺铂 60～75 mg/m²，静脉滴注，第 1 天；5-Fu 500～600 mg/m²，静脉滴注 4～6 h，第 1～4 天。每 3 周为 1 个周期。

七、症状的观察与护理

食管癌早期常无明显症状，进食时有轻微的哽噎感，随着肿瘤的增大及病情的不断发展，会引起一系列症状，进行性吞咽困难是最常见也是最典型的临床表现。胸背部灼烧样疼痛、声音嘶哑、呕血、食管气管瘘，吞咽食物或水时剧烈呛咳。

1. 吞咽困难的观察与护理

食管癌晚期症状之吞咽困难随病情逐渐加重，开始是固体食物不能顺利咽下，到半流质食物下咽困难，最后进流质饮食同样下咽不利。进行性咽下困难是绝大多数患者就诊时的主要症状，但却是本病的较晚期表现。因为食管壁富有弹性和扩张能力，只有当约 2/3 的食管周径被癌肿浸润时，才出现咽下困难。因此，在上述早期症状出现后，在数月内病情逐渐加重，由不能咽下固体食物发展至液体食物亦不能咽下。如癌肿伴有食管壁炎症、水肿、痉挛等，可加重咽下困难。

(1)患者应避免精神刺激，少食多餐，低脂肪、清淡饮食，避免刺激性食物；不宜吃得过饱，特别是晚餐。

(2)忌烟和酒，餐后不要立即平躺，睡眠时应把床头抬高，以减少胃酸反流的机会，必要时可手术治疗或扩张治疗，改善食管下括约肌功能。

(3)当患者出现哽噎感时，不要强行吞咽，否则会刺激局部癌组织出血、扩散、转移和疼痛。在哽噎严重时应进流食或半流食。要避免进食冷流食，放置较长时间的偏冷的面条、牛奶、蛋汤等也不能喝。因为食管狭窄的部位对冷食刺激十分敏感，容易引起食管痉挛，发生恶心、呕吐、疼痛和胀麻等感觉。所以进食以温食为好。不能吃辛、辣、臭、腥的刺激性食物，因为这些食物同样能引起食管痉挛,使患者产生不适。

(4)当患者出现重度吞咽困难时,及时报告医生,必要时行手术治疗。

2.胸骨后疼痛的观察与护理

(1)注意力转移:可根据患者的爱好,放一些欢快节奏的音乐,让患者边欣赏边随节奏做拍手动作;或可让患者看一些笑话、幽默小说,说一段相声取乐。还可以让患者坐在舒适的椅子上,闭上双眼,回想自己童年有趣的乐事,或者想自己愿意想的任何事,每次 15 min,一般在进食后 2 h 进行,事后闭目静坐 2 min,这些都可以达到转移止痛的目的。

(2)体表止痛法:可通过刺激疼痛部位周围的皮肤或相对应的健侧达到止痛目的。刺激方法可采用按摩、涂清凉止痛药等,也可采用各种温度的刺激,或用 65 ℃热水袋放在湿毛巾上做局部热敷,每次 20 min,可取得一定的止痛效果。

(3)对于食管癌晚期肿瘤浸润导致疼痛的患者,应尽量满足他们的止痛要求,不要害怕麻醉止痛剂的成瘾性,以提高其生活质量。

3.意识状态及心理状况的观察与护理

(1)密切观察晚期食管癌患者的生命体征,若发现患者忽然失语、面色改变、呼吸停止,必须马上报告医生,紧急抢救。

(2)保持室内环境安静舒适,床铺干燥、整洁,尤其是护理生活不能自理的食管癌患者一定要定期翻身,用温水擦洗,时常按摩受压部位,预防压疮的发生。

(3)合理膳食。食管癌患者到了晚期由于肿瘤消耗等原因,一般患者的营养欠缺比较严重,故饮食应丰富多样,以清淡和高营养为原则,可嘱患者多食新鲜的蔬菜和水果,忌食辛辣和刺激性强的食物,在保证营养供给的同时增强患者的免疫抗病能力。

(4)注意观察晚期食管癌患者的精神和心理活动。晚期食管癌患者往往容易自暴自弃,丧失生活的勇气和信心,我们要不断鼓励患者,多给予患者精神和心理安慰,消除他们对死亡的惧怕感,树立晚期食管癌患者战胜疾病的自信心。

(5)鼓励患者在身体状况允许的情况下多做一些力所能及的活动,使其能积极地尽快融入社会活动中,但一定要注意切勿活动过度。

八、化疗时的护理

(1)鼓励患者进食,向患者解释加强营养能够促进组织的修复、提高治疗效果及减轻不良反应,嘱患者在化疗期间大量饮水,以减轻药物对消化道黏膜的刺激并有利于毒物排泄,饮食以高蛋白、高维生素、易消化、无刺激、清淡可口的半流质饮食为主,少食多餐。每次进食后,可饮温开水冲洗食管,以减轻炎症及水肿。

(2)减轻肾毒性的护理:给予充分的液体和利尿剂保证足够的尿量,是预防顺铂肾毒性反应最基本、最重要的策略。鼓励患者多饮水,准确记录出入水量,如发现尿量减少,可通知医生,按医嘱给予利尿剂,以减轻对肾脏的毒性反应。

(3)加强基础护理,保持口腔、会阴部皮肤清洁,避免感染,必要时实行保护性隔离,限制患者活动及家属探视。

(4)室内经常通风,保持温度适宜。避免去人多的公共场合,外出戴口罩。

第六章 精神科护理

第一节 恐惧症

恐惧症(phobia)是以恐惧症状为主要临床表现的神经症。患者对某种特定的客体、处境或与人交往时产生持续的和不合理的恐惧,并主动采取回避方式来解除。全国流行学调查显示在15~59岁居民中恐惧症患病率为0.059%,占全部神经症病例的2.7%,男女性别比例为1:2,城乡患病率相近。

一、病因与发病机制

1. 遗传调查

发现广场恐惧症患者的家属中有19%的人患有类似疾病,且女性亲属的患病率较男性亲属高两三倍。恐惧症患者具有一定人格特征,如害羞、被动、信赖、焦虑等。

2. 生化研究

约有50%的社交恐惧症患者,在出现恐怖的同时有血浆肾上腺素含量的升高,惊恐发作则无。

3. 心理—社会因素

精神分析理论认为,成人单纯性恐惧症来源于儿童时期曾有过的体验,随着年龄的增长,一般至青春期消失,但当人体因疾病而变得软弱或被新的精神刺激所诱发,过去经历过的恐惧就可能再现出来。条件反射理论认为恐惧症是由于某些无害的事物或情境与令人害怕的刺激多次重叠出现,形成条件反射,成为患者恐怖的对象,促使患者采取某种行为去回避它。如果回避行为使患者的焦虑得到减轻或消除,便合成为一种强化因素,通过操作性条件反射,使这种行为本身固定下来,持续下去。

二、临床表现

恐惧症的中心症状是恐怖,并因恐怖引起剧烈焦虑甚至达到惊恐的程度。恐惧症的共同特征是:①某种客体或情境常引起强烈的恐惧;②恐惧时常伴有明显的自主神经症状,如头晕、晕倒、心悸、心慌、战栗、出汗等;③对恐惧的客体和情境极力回避,因为要回避常影响正常的生活,愈是回避说明病情愈重;④患者知道这种恐惧是过分的或不必要的,但不能控制。常见的临床类型有以下3种:

1. 场所恐惧症(agoraphobia)

场所恐惧症又称广场恐惧症、旷野恐惧症、聚会恐惧症等,在恐惧症中最为常见,约占60%。多起病于25岁左右,35岁左右为发病高峰,女性多于男性。

患者看到周围都是人或空无一人时,会产生剧烈的恐怖,担心自己无法自控或晕倒,或出现濒死感或焦虑不安。有时候害怕较小的封闭空间,如害怕使用公共交通工具,如乘坐汽车、火车、地铁、飞机。害怕到人多拥挤的场所,如剧院、餐馆、菜市场、百货公司等;对高空、黑暗等产生恐怖,而不愿立足于高处,甚至不敢在高楼上居住,或不敢独自一人处于黑暗之中;害怕排队等候;害怕出远门等。严重的患者,可长年在家,不敢出门,甚至在家中也要人陪伴。有的患者在有人陪伴时恐惧症状有所减轻。

2.社交恐惧症(social phobia)

社交恐惧症主要表现为在社交场合中出现恐怖,患者害怕出现在众人面前,在大庭广众面前害怕被别人注意,害怕会当众出丑,因此当着他人的面不敢讲话、不敢写字、不敢进食,不敢与人面对面就座,甚至不敢如厕,严重者可出现面红耳赤、出汗、心跳、心慌、震颤、呕吐、眩晕等。患者可因恐怖而回避朋友,与社会隔绝而仅与家人保持接触,甚至失去工作能力。

如果患者害怕与他人对视,或自认为眼睛的余光在窥视别人,因而惶恐不安者,则称为对视恐怖。如果患者害怕在与人相处时会面红或坚信自己有面红,则称为赤面恐怖。

3.特定的恐惧症(specific phobia)

特定的恐惧症或称特定的单纯恐惧症。表现为对以上两种类型以外的某些特殊物体、情境或活动的害怕。单纯恐惧症症状恒定,多只限于某一特殊对象,但部分患者在消除对某一物体的恐惧之后,又出现新的恐惧对象。多起始于童年,女性多见。

物体恐惧症:患者主要表现为对某些特定的物体如动物等产生恐怖,患者害怕的往往不是与这些物体接触,而是担心接触之后会产生可怕的后果。如害怕猫、老鼠、狗、鸟类或昆虫等小动物。在青春期前,对动物恐怖的男女患者比例相近,成人后则以女性为多。有些患者表现为对尖锐物体的恐怖,而不敢接触尖锐物体,害怕自己或别人会受到这些物体的伤害。也有的患者可表现为害怕见到血液等。

自然现象恐惧症:对打雷、闪电、波浪等恐惧。对雷雨恐怖者,不仅对雷雨觉得恐怖,而且对可能发生雷雨的阴天或湿度大的天气也可能感到强烈的不安。甚者为了解除焦虑主动离开这些地方,以回避雷雨发生。

以上各种恐惧症可单独出现,也可合并存在。

三、诊断标准

恐惧症是一种以过分和不合理地惧怕外界客体或处境为主的神经症。患者明知没有必要,但仍不能防止恐惧发作,恐惧发作时往往伴有显著的焦虑和自主神经症状。患者极力回避所害怕的客体或处境,或是带着畏惧去忍受。

(1)符合神经症的诊断标准。

(2)以恐惧为主,须符合以下4项:①对某些客体或处境有强烈恐惧,恐惧的程度与实际危险不相称;②发作时有焦虑和自主神经症状;③有反复或持续的回避行为;④知道恐惧过分、不合理,或不必要,但无法控制。

(3)对恐惧情景和事物的回避必须是或曾经是突出症状。

(4)排除焦虑症、精神分裂症、疑病症。

四、治疗要点

宜先采用药物控制焦虑或惊恐发作,然后用行为疗法消除其回避行为。

1.行为疗法

行为疗法是治疗恐惧症的首选方法,用于各种恐惧症都可取得良好的效果。常用的有暴露疗法和系统脱敏法,以消除恐惧对象与焦虑恐惧反应的联系,并减轻或消除患者的回避行为。

2.药物治疗

控制紧张、焦虑或惊恐发作,可选用丙咪嗪 150~250 mg/d、苯乙肼 45~90 mg/d 或阿普唑仑 1.2~2.4 mg/d。社交恐惧症患者,在进入公共场所或当众发言之前 1 h,口服普萘洛尔 20 mg,有良好的镇静作用,可使心悸、颤抖等症状减轻。焦虑、紧张情绪的减轻,可以增强患者接受行为疗法的信心。

3.其他心理疗法

其他心理疗法如精神分析、领悟疗法、催眠疗法,以及支持性心理治疗等。

五、护理诊断

(1)社交障碍与社交恐怖有关。

(2)个人应对无效与缺乏信心、无助感有关。

(3)精力困扰与过度紧张有关。

(4)有孤立的危险与社交恐怖有关。

(5)自尊紊乱与因恐惧症状而自卑有关。

(6)情境性自我贬低与感觉自己无法控制局面有关。

六、护理措施

1.心理护理

护士应以非评判性态度,认真倾听,多鼓励患者,及时肯定其进步。帮助患者认识其性格特点,认清各种负面想法,培养良好的个性。鼓励患者接触自己恐惧的事物和情景,根据患者的不同特点选用不同的方法:有的只是想象恐惧对象,有的真实面对;有的采用系统性脱敏方法,有的直接面对最高刺激,采取暴露疗法等。应鼓励患者主动反复练习,直至适应。患者接触恐惧对象时注意陪同,给予支持性心理护理。教会患者放松的方法,指导在面对恐惧对象和场合时,用放松方法对抗。鼓励患者参加工娱治疗,降低自我专注倾向,转移注意力。还可采用团体方式,让患者彼此讨论社交焦虑发病时情况及其带来的困扰,使患者知道自己的问题不是孤立的,并提供面对面与人交往的机会。

2.观察

观察患者恐惧的类型、恐惧对象、恐惧发生时间,给予记录。观察患者睡眠情况、情绪变化,有无严重自主神经功能紊乱等,观察用药治疗后的不良反应。

3.对症护理

患者出现恐惧情绪时,尽量安慰;欲昏厥时,可报告医师给予地西泮或普萘洛尔口服。对新入院患者,详细介绍住院环境和病友,消除其陌生感,尽快熟悉病房环境。患者产生焦虑时,应允许其来回走动,让其表达和倾诉。当患者为了避免紧张不安,产生回避行为时,护理人员要鼓励患者循序渐进接近恐惧对象,避免患者回避社会和社交而产生退缩行为。

七、健康教育

1.患者

介绍疾病的相关知识,教育患者认识自己错误的认识方式,改变不良性格特征。循序渐进地使自己暴露在恐惧的对象和环境中,正视恐惧的体验,不回避害怕的对象。遵医嘱使用药物辅助治疗。

2.家属

认识恐惧症特点，帮助家属明确患者恐惧的对象。帮助家属采取正确态度对待患者，鼓励及陪同患者接触恐惧的场合及对象。

第二节　焦虑症

焦虑症(anxiety)是以焦虑、紧张的情绪障碍，伴有自主神经功能兴奋和过分警觉为特征的一种慢性焦虑障碍。焦虑并非由于实际的威胁所致，其紧张惊恐的程度与现实情况很不相称。焦虑症是一种普遍的心理障碍，发病于青壮年期，女性发病率比男性高一倍。临床分为广泛性焦虑障碍与惊恐障碍两种主要形式。

一、病因与发病机制

焦虑症的起因，不同学派的研究者有不同的意见，这些意见相互补充。

1.遗传

已有资料支持遗传因素在焦虑障碍的发生中起一定作用，如 Kendler 等(1992)研究了1 033对女性双生子，认为焦虑障碍有明显的遗传倾向，其遗传度约为30%，且认为这不是家庭和环境因素的影响。但是某些研究表明，上述遗传倾向主要见于惊恐障碍，而在广泛性焦虑障碍患者中并不明显。

2.生化因素

焦虑症患者有去甲肾上腺素(NE)能活动的增强，焦虑状态时，脑脊液中 NE 的代谢产物增加，使用 α_2 受体拮抗剂能使 NE 增加而致焦虑，而 α_2 受体激动剂对焦虑治疗有效。另外，许多主要影响中枢5-羟色胺(5-HT)的药物对焦虑症状有效，表明5-HT 参与了焦虑的发生，但确切机制尚不清楚。此外，苯二氮䓬类常用于治疗焦虑症取得良好效果，提示脑内苯二氮䓬受体异常可能为焦虑的生物学基础。

3.心理因素

行为主义理论认为，焦虑是对某些环境刺激的恐惧而形成的一种条件反射。心理动力学理论认为，焦虑源于内在的心理冲突，是童年或少年期被压抑在潜意识中的冲突在成年后被激活，从而形成焦虑。焦虑症患者的病前性格大多为胆小怕事，自卑多疑，做事思前想后，犹豫不决，对新事物及新环境不能很快适应。在有生活压力事件或自然灾害发生的情况下，焦虑症患者比一般人更倾向于把模棱两可的、甚至是良性的事件解释成危机的先兆，从而出现焦虑症，压力事件还可使焦虑症状维持下去。

二、临床表现

焦虑症的具体症状包括以下特点，这些症状可以单独出现，也可以一起出现。①身体紧张：焦虑症患者常常觉得自己不能放松，全身紧张；②自主神经系统反应性过强；③对未来无名的担心：担心自己的亲人、财产、健康等；④过分机警：患者对周围环境充满警惕，影响了其他工作,甚至影响睡眠。焦虑症有两种主要的临床形式:惊恐障碍和广泛性焦虑。

1. 惊恐障碍(panic disorder)

惊恐障碍又称急性焦虑症,据统计约占焦虑症的41.3%。发作的典型表现常是患者在日常活动中,突然出现强烈恐惧,对外界刺激易出现惊恐反应,常伴有睡眠障碍,如入睡困难、睡眠不稳、做噩梦、易惊醒。患者感到心悸,有濒死感,有胸闷、胸痛、气急、喉头堵塞窒息感,因此惊叫、呼救或跑出室外。有的伴有显著自主神经症状,如过度换气、头晕、多汗、口干、面部潮红或苍白、震颤、手脚麻木、胃肠道不适等,也可有人格解体、现实解体等痛苦体验。发作并不局限于任何特定的情况或某一类环境,发作无明显而固定的诱因,以致发作不可预测。

发作突然,中止迅速,10 min内达到高峰,一般持续5~20 min,很少超过1 h。发作时意识清晰,事后能回忆发作的经过。此种发作虽历时较短暂,但不久又可突然再发。两次发作的间歇期,没有明显症状。大多数患者在间歇期因担心再次发病而紧张不安,并可出现一些自主神经活动亢进症状,称为预期性焦虑。在发作间歇期,多数患者因担心发作时得不到帮助,因此主动回避一些活动,如不愿单独出门、不愿到人多的场所、不愿乘车旅行等。惊恐发作患者也可有抑郁症状,有的有自杀倾向,需注意防范。

2. 广泛性焦虑症(generalized anxiety disorder,GAD)

广泛性焦虑症又称慢性焦虑症,是焦虑症最常见的表现形式。起病缓慢常无明显诱因,有显著的自主神经症状、肌肉紧张和运动性不安,患者难以忍受又无法解脱。

(1)焦虑和烦恼:对未来可能发生的、难以预料的某种危险或不幸事件的经常担心是焦虑症的核心症状。患者常有恐慌的预感,终日心烦意乱,坐卧不宁,忧心忡忡,注意力难以集中,对日常生活中的事物失去兴趣,导致生活和工作受到严重影响。尽管知道这是一种主观的过虑,但患者不能控制使其颇为苦恼。

(2)运动性不安:表现为搓手顿足、来回走动、不能静坐等,手指和面肌有轻微震颤,精神紧张时更为明显。患者可出现紧张性头痛,常表现为顶、枕区的紧压感。有的患者肌肉紧张和强直,特别在背部和肩部,经常感到疲乏。

(3)自主神经功能兴奋:以交感神经系统活动过度为主,如心慌、心跳加速、胸闷、气急、头晕、多汗、面部潮红或苍白、口干、吞咽梗阻感、胃部不适、恶心、腹痛、腹胀、腹泻、尿频等。有的可出现阳痿、早泄、月经紊乱和性欲缺乏等性功能障碍。

(4)过分警觉:表现为惶恐、易惊吓、对声音过敏、注意力不集中、记忆力下降等。难以入睡和容易惊醒,同时可合并抑郁、疲劳、恐惧等症状。

三、诊断标准

(1)在过去6个月中的大多数时间里,对某些事件和活动(比如工作进度、学业成绩)过度担心。

(2)个体发现难以控制自己的担心。

(3)焦虑和担心与至少下面五个症状中的三个(或更多)相联系(至少有某些症状至少在过去6个月中的大多数时间里出现,在儿童中,只要一个症状就可以):①坐立不安;②容易疲劳,难以集中注意力,心思一片空白;③易激惹;④肌肉紧张;⑤睡眠问题(入睡困难、睡眠不稳或不踏实)。

(4)焦虑和担心的内容不是其他神经症障碍的特征内容。

(5)焦虑、担心和躯体症状给个体的社交、工作和其他方面造成了有临床显著意义的困难。

(6)上述症状不是由于药物的生理作用或者躯体疾病所引起，也不仅仅是发生在情绪障碍、精神病性障碍或普遍发展障碍之中。

四、治疗要点

1. 心理治疗

可用认知疗法改善患者对疾病性质不合理或歪曲的认知，减轻患者警觉状态。采用系统脱敏、放松训练等行为疗法改善焦虑引起的躯体症状。两种方法可以结合使用。

2. 药物

(1)苯二氮䓬类：是应用最广泛的抗焦虑药，作用强，起效快，较安全。如地西泮、氯硝西泮、阿普唑仑等。临床应用一般从小剂量开始，逐渐加大到最佳有效治疗量，维持2~6周后逐渐停药，停药不短于两周，以免反跳。为避免依赖，可和三环类抗抑郁药物合用。

(2)丁螺环酮：对广泛性焦虑障碍有效，起效较苯二氮䓬类慢，较少产生药物依赖和戒断症状。

(3)β-受体阻滞剂：如普萘洛尔10~30 mg，每日3次，口服，以减轻患者自主神经功能亢进导致的躯体症状，可与苯二氮䓬类合用。

五、护理诊断

(1)焦虑与担心再次发作有关。

(2)恐惧与惊恐发作有关。

(3)精力困扰与精力状态改变有关。

(4)有孤立的危险与担心发作而采取回避方式有关。

(5)睡眠障碍与焦虑有关。

(6)营养失调与焦虑、食欲差有关。

六、护理措施

1. 心理护理

建立良好的护患关系，在尊重、同情、关心患者的同时，又要保持沉着冷静的态度。帮助患者认识焦虑时的行为模式，护士要接受患者的病态行为，不进行限制和批评。鼓励患者用语言表达的方式疏泄情绪，表达焦虑感受。教会患者放松技巧，鼓励其多参加工娱治疗，转移注意力，减轻焦虑。

2. 观察

观察患者的面部表情、目光、语调、语气等，评估患者的焦虑程度、持续时间和躯体症状。观察用药后病情变化及睡眠情况。对伴自杀倾向的患者要严密观察，防止意外。

3. 生活护理

改善环境对住院患者的不良影响，保持病室安静、整洁、舒适，避免光线、噪声等不良刺激。尽量排除其他患者的不良干扰。关注睡眠环境，必要时根据医嘱使用催眠药物。观察用药的情况及不良反应，及时报告医师给予处理。饮食障碍患者，要合理安排饮食，鼓励进食。

4. 对症护理

对焦虑患者应耐心倾听其痛苦和不安，可按医嘱给予抗焦虑药物；改善患者的焦虑情绪和睡眠,鼓励患者参加力所能及的工娱活动和体育锻炼。患者出现坐立不安、血压升高、心率增快、口干、头痛等症状时,要说明这些症状往往随着焦虑的控制而缓解,并配合生物反馈疗法减轻躯体不适。患者出现睡眠障碍时,注意保持生活规律,按时作息。避免导致患者情绪激惹的因素或话题,允许患者倾诉自己的情感,允许来回走动,发泄自己的情绪。

七、健康教育

1.患者

介绍焦虑症的有关知识,寻找产生焦虑症的原因并避免。使患者明确躯体症状的产生原因,学会控制焦虑的技巧。积极参加各种活动,转移注意力。自信缺乏的患者要充分发挥自己的积极因素,提高自信。

2.家属

介绍疾病相关知识,协助患者分析产生焦虑的原因。学会对患者支持的方法,主动督促患者参加各种社交活动。在焦虑发作时注意保护患者安全,并给予安慰。

第三节　强迫症

强迫症(obsession)是一种以强迫症状及强迫行为为主要临床表现的神经症,其共同特点为:①患者意识到这种强迫观念、意向和动作是不必要的,但不能靠主观意志加以控制;②患者为这些强迫症状所苦恼和不安;③患者可仅有强迫观念或强迫动作,或既有强迫观念又有强迫动作,强迫动作可认为是为了减轻焦虑不安而做出来的准仪式性活动;④患者自知力保持完好,求治心切。强迫症患病率约0.03%,女性发病率略高,通常在青少年期发病,也有起病于儿童时期。一般而言,强迫症预后不良,部分患者能在一年内缓解。病情超过一年者通常呈持续波动的病程表现,可长达数年。

一、病因与发病机制

1.遗传因素

该症有一定的家族遗传倾向。研究表明强迫症患者中A型血型较高,而O型血型较低。家系调查表明,强迫症患者的一级亲属中焦虑障碍发病危险率明显高于对照组,但患强迫症的危险率并不高于对照组。患者组父母的强迫症状危险率(15.6%)明显高于对照组父母(2.9%),单卵双生子中的同病率高于双卵双生子。

2.生化

有人认为强迫症患者5-HT能神经系统活动减弱导致强迫症产生,用增加5-HT生化递质的药物可治疗强迫症。

3.器质性因素

现代脑影像学研究发现,强迫症患者可能存在涉及额叶和基底节的神经回路的异常。

4.心理—社会因素

行为主义理论认为强迫症是一种对特定情境的习惯性反应,患者认为强迫行为和强迫性仪式动作可减轻焦虑,从而导致了重复的仪式行为的发生。生活事件和个体的人格特征(强迫型人格)在疾病的发生中也起了一定的作用。如工作环境的变化、处境困难、担心意外或家庭不和、性生活困难、怀孕、分娩造成的紧张等压力源的存在,可促发强迫症状。患者往往表现为墨守成规、优柔寡断、过分仔细、做事古板、苛求完美、力求准确的个性特征。但亦有 16%～36% 的患者没有强迫性格。

二、临床表现

强迫症状是指一种观念、冲动或行为反复出现,自知不必要,但欲罢不能,为此十分痛苦。

(一)强迫观念

多表现为同一意念的反复联想,患者明知多余,但欲罢不能,这些观念可以是毫无意义的。

1.强迫怀疑

患者对自己行为的正确性产生疑虑,虽然明知这种怀疑没有必要,但却无法摆脱。如患者离家后怀疑屋门是否锁好、煤气是否关闭、电灯是否熄灭。

在此基础上,患者出现强迫行为,总是疑虑不安,常驱使自己反复查对才能放心,严重时可以影响工作及日常生活。

2.强迫性穷思竭虑

对于日常生活中的琐事或自然现象,明知毫无必要,但无休止地思索。如患者反复思考"天为什么会下雨""先有鸡还是先有蛋"等,但更多的则是日常生活中遭遇某种事情后出现。

3.强迫联想

患者看到或在脑子里出现一个观念或一个词语时,便不由自主联想到另一观念或词语,而大多是对立性质的,此时叫强迫性对立思维。如看到"温暖"即想到"寒冷",看见"安全"便想到"危险",造成内心紧张。

4.强迫表象

患者头脑里反复出现生动的视觉体验(表象),常具有令人厌恶的性质,无法摆脱。

5.强迫回忆

患者对于经历过的事情,不由自主地反复显现于脑海中,虽然明知无任何实际意义,但却无法摆脱。

(二)强迫意向

在某些场合下,患者出现一种与当时情况相违背的念头,而且被这种意向纠缠。患者明知这是违背自己意愿的,但却无法控制其出现。如患者见到墙壁上的电插座,就产生"触摸"的冲动;站在高楼上,就有"跳下去"的冲动,但是患者决不采取行动。患者意识到这种冲动的不合理,事实上也不曾出现过这一动作,但冲动的反复出现却使患者焦虑不安、忧心忡忡,以致患者回避这些场合,损害社会功能。

(三)强迫情绪

强迫情绪表现为对某些事物的担心或厌恶,明知不必要或不合理,自己却无法摆脱。

(四)强迫行为

1.强迫性洗涤

因害怕不清洁而罹患某种传染病,患者接触某物后反复洗手,明知手已洗干净,无须再洗,但却无法控制。

2.强迫性检查

常常表现为核对数字是否有误,检查门、窗、煤气炉是否关好,如患者将门锁上后,担心未锁紧,用钥匙打开验证,每开一次都证明确实已锁牢,但仍不放心,如此反反复复数十次,患者甚感痛苦。

3.强迫性计数

与强迫联想有关的不可克制的计数。患者不自主地计数一些事物,如计数自己的脚步、路边楼房的玻璃窗、公路旁边的标志灯。患者自知无任何意义,但无法控制。

4.强迫性仪式动作

强迫性仪式动作是某种并无实际意义的程序固定的刻板的动作或行为,但患者欲罢不能。此种仪式性动作往往对患者有特殊的意义,象征着吉凶祸福,患者完成这种仪式从而使内心感到安慰。如一患者进门时先进二步,再退一步,表示能逢凶化吉;进门时要完成一套动作表示其孩子的病就能逢凶化吉,自己明知毫无意义,但若不做到则焦虑不安。

5.强迫性迟缓

临床少见。这些患者可能否认有任何强迫观念,缓慢的动机是努力使自己所做的一切都非常完美。由于以完美、精确、对称为目标,所以常常失败,因而增加时间。患者往往不感到焦虑。

三、诊断标准

(1)符合神经症的诊断标准,并以强迫症状为主,至少有下列1项:①以强迫思想为主,包括强迫观念、回忆或表象,强迫性对立观念、穷思竭虑、害怕丧失自控能力等;②以强迫行为(动作)为主,包括反复洗涤、核对、检查或询问等;③上述的混合形式。

(2)患者称强迫症状起源于自己内心,不是被别人或外界影响强加的。

(3)强迫症状反复出现,患者认为没有意义,并感到不快,甚至痛苦,因此试图抵抗,但不能奏效。

(4)社会功能受损。

(5)符合症状标准至少已3个月。

(6)排除其他精神障碍的继发性强迫症状,排除脑器质性疾病特别是基底节病变的继发性强迫症状。

四、治疗要点

1.心理治疗

心理治疗可采取行为治疗、认知疗法、精神分析治疗等方法,如系统脱敏疗法、惩罚法。

2.药物治疗

药物治疗主要采用三环类药物,如氯米帕明,对强迫症状和伴随的抑郁症状都有治疗作用。选择性5-HT再摄取抑制剂如氟西汀、氟伏沙明、舍曲林、帕罗西汀等均可使用。另外,伴严重焦虑者可合用苯二氮䓬类药物。难治性强迫症可合用卡马西平等心境稳定剂。

3.精神外科治疗

对顽固难治而又引起患者极端痛苦的强迫症,可试用精神外科治疗。可破坏患者脑的某些部位如额叶内下侧、扣带回等,对减轻强迫症状和社会适应功能均有一定帮助,但须严格掌握对象。

五、护理诊断

(1)焦虑与强迫症状有关。

(2)睡眠障碍与强迫观念有关。

(3)社交障碍与强迫症状所致活动受限有关。

(4)保持健康能力改变与强迫行为有关。

(5)生活自理能力下降与强迫行为有关。

(6)皮肤完整性受损与强迫行为有关。

六、护理措施

(一)心理护理

护士应与患者建立良好的护患关系,给予患者有力支持,使患者获得安全感和信任感,能主动与医护人员配合。在患者接受症状和相互信任的基础上,让患者参与护理计划的制订,使患者感到被关注和信任,减少焦虑情绪和无助感。帮助患者进行放松训练或进行生物反馈治疗,消除精神紧张及精神压力,转移注意力。用行为训练,如厌恶疗法等消除强迫行为及强迫思维。在患者的病情有所改善时,及时予以肯定和鼓励,让患者对疾病的康复抱有乐观的态度。

(二)生活护理

1.睡眠障碍

评估患者的睡眠状况并记录,做好交班。为患者创造良好的睡眠环境,维持病室的安静。白天督促患者多参加工娱活动,指导患者养成良好的睡眠习惯。必要时遵医嘱给予患者适量的催眠药物。

2.保持皮肤黏膜完整

每日详细评估患者洗涤处皮肤的情况,了解其损伤的程度,并做交班记录。洗涤时选择性质温和、刺激性小的肥皂,注意水温不能过热或过冷。临睡前,在皮肤上涂上护肤的营养霜或药膏。为患者制订每日的活动计划,督促患者多参加工娱活动,转移注意力。尽可能避免让患者在有水的地方停留过长的时间,以减少患者洗涤的次数和时间。对症状顽固者应适当限定其活动范围和施行必要的保护。

(三)安全护理

在疾病久治不愈、反复发作的情况下,患者可产生悲观厌世的情绪,严重者可出现自杀观念和行为。首先应与患者建立有效的沟通,了解患者的内心体验,及时、准确地掌握患者的情绪变化,并采取必要的防范措施。注意沟通技巧,避免使用中伤性的语言和使用粗暴的行为去制止患者的强迫动作和行为。以支持心理治疗为主,坚定患者的治疗信心。观察患者有无反常行为和语言,对有强烈自杀企图和行为的患者进行保护性约束时,要向患者讲清保护的目的,避免患者误解为是对他的惩罚而出现极端的行为反应。

七、健康教育

1.患者

介绍强迫症的有关知识。教导患者采取顺应自然的态度,学习应付各种压力的积极方法和技巧。进行自我控制训练和放松训练,学会用合理的行为模式代替原有的不良行为模式,减少强迫症状和焦虑情绪。转移注意力,多关注日常生活、学习和工作,多参加体育锻炼。

2.家属

帮助家属了解疾病知识和患者的心理状态,正确对待患者。教家属配合患者实施自我控制的强化技能,协助患者安排生活和工作。

第四节　躯体形式障碍

躯体形式障碍(somatoform disorder)是一种以持久的担心或相信各种躯体症状的优势观念为特征的神经症,常伴有焦虑或抑郁情绪。尽管症状的发生和持续与不愉快的生活事件、困难或冲突密切有关,但患者常否认心理因素的存在。本病女性多见,起病年龄多在 30 岁以前,为慢性波动性病程。

一、病因与发病机制

1.遗传

部分研究认为躯体形式障碍与遗传易患素质有关。

2.个性特征

此类患者多敏感多疑、固执、对健康过度关心。患者内向、孤僻,对周围事物缺乏兴趣,对身体变化十分关注,可能成为发病的人格基础。

3.神经生理

正常个体一般不能感受人体内脏器官的正常活动,以保证个体将注意力指向外界,不为个体各种生理活动纷扰。而患者存在脑干网状结构滤过功能障碍,各种生理变化信息被不断感受,久而久之被患者体会为躯体症状。

4.心理—社会因素

父母对疾病的态度、早年与慢性疾病患者生活在一起是发生躯体化障碍的易感因素。由于躯体症状较精神疾病更容易被别人接受,所以患者更趋向于将心理症状归为躯体原因。

二、临床表现

1.躯体化障碍(somatization disorder)

临床表现为多种、反复出现、经常变化的躯体不适症状,症状可涉及身体的任何部分或器官,各种医学检查不能证实有任何器质性病变足以解释其躯体症状,常导致患者反复就医和明显的社会功能障碍,常伴有明显的焦虑、抑郁情绪。多在 30 岁以前起病,女性多见,病程至少 2 年以上。常见症状可归纳为以下几类。

(1)疼痛:为常见症状。部位涉及广泛,可以是头、颈、胸、腹、四肢等,部位不固定。疼痛性质一般不很强烈,与情绪状况有关,情绪好时可能不痛或减轻。可发生于月经期、性交或排尿时。

(2)胃肠道症状:为常见症状。可表现为嗳气、反酸、恶心、呕吐、腹胀、腹痛、便秘、腹泻等。有的患者可对某些食物感到特别不适。

（3）泌尿生殖系统：常见的有尿频、排尿困难；生殖器或其周围不适感；性冷淡、勃起或射精障碍；月经紊乱、经血过多；阴道分泌物异常等。

（4）呼吸、循环系统：如气短、胸闷、心悸等。

（5）假性神经系统症状：常见的有共济失调、肢体瘫痪或无力、吞咽困难或咽部梗阻感、失明、失聪、皮肤感觉缺失、抽搐等。

2.未分化躯体形式障碍（undiferentiated somatoform disorder）

躯体症状的主诉具有多样性、变异性的特点，其临床表现类似躯体化障碍，但典型性不够，其症状涉及的部位不如躯体化障碍广泛，也不那么丰富。病程在半年以上，但不足 2 年。

3.疑病症（hypochondriasis）

疑病症又称疑病障碍，主要表现是担心或认为自己患有某种严重的躯体疾病，其关注程度与实际健康状况不相称。不同患者的症状表现不同，有的主要表现为疑病性不适感，常伴有明显焦虑抑郁情绪；有的则较单一或具体。不管何种情况，患者的疑病观念从未达到荒谬、妄想的程度。患者因为这种症状而反复就医，各种医学检查阴性的结论和医师的解释不能消除患者的顾虑。

4.躯体形式自主神经紊乱（somatoform autonomic dysfunction）

患者的临床症状主要涉及受自主神经支配的器官和系统，心血管系统、胃肠道系统、呼吸系统和泌尿生殖系统。患者往往有自主神经功能紊乱的症状，如心悸、出汗、口干、脸发红或潮红、上腹部不适、震颤等；同时伴有部位不定、症状多样、描述不清的非特异性症状；而躯体检查和实验室检查都不能表明患者所述的器官和系统存在结构或功能的紊乱。

三、诊断标准

（1）符合神经症的诊断标准。

（2）以躯体症状为主，至少有下列 1 项：①对躯体症状过分担心（严重性与实际情况明显不相称），但不是妄想；②对身体健康过分关心，如对通常出现的生理现象和异常感觉过分关心，但不是妄想。

（3）反复就医或要求医学检查，但检查结果阴性和医师的合理解释，均不能打消其疑虑。

（4）社会功能受损。

（5）符合症状标准至少已 3 个月。

（6）排除其他神经症性障碍（如焦虑、惊恐障碍或强迫症）、抑郁症、精神分裂症、偏执性精神病。

四、治疗要点

对躯体化障碍主要的处理原则是帮助患者应对他们的躯体症状。处理的目标不是即刻缓解症状，而是帮助患者从慢性的功能障碍中康复。

1.心理治疗

心理治疗是主要治疗形式。首先应给予患者支持性心理治疗，患者除叙述众多躯体症状外，漫长的就诊经历导致其情绪紧张而焦虑。医师要特别耐心倾听患者的倾诉，使患者对医师产生信任、对治疗抱有信心。纠正患者错误的认知，虽然病痛是其真实的感受，但并不存在器质性病变，对生命、健康不会带来威胁。运用森田疗法使患者了解症状实质并非严重，采取接纳和忍受症状的态度，继续工作、学习和顺其自然地生活。要转移患者对疾病的注意，鼓励患者参加力所能及的劳动和其他社交活动。可协助患者增强对社会环境和家庭的适应能力,指导配偶和亲友对患者正确对待。对某些暗示性较强的患者可以试用催眠暗示疗法。

2.药物治疗

可用苯二氮䓬类、三环类抗抑郁剂、SSRIs,以及对症处理的镇痛药、镇静药等,单纯心理治疗起效较慢,故抗焦虑、抗抑郁药宜尽早使用。用药时应选择不良反应较小的药物,以防干扰或加重原有的躯体症状,注意从小剂量开始,并应注意病情恢复后的巩固治疗。

3.其他

针灸、理疗、气功等对部分患者有效,可以试用。

五、护理诊断

(1)有自杀的危险与抑郁情绪有关。

(2)睡眠型态紊乱与焦虑或抑郁情绪有关。

(3)营养低于机体需要量与抑郁情绪、食欲差有关。

(4)生活自理能力下降与抑郁情绪、无力感、无兴趣有关。

(5)社交障碍与情绪低落、无兴趣有关。

(6)角色紊乱与无自知力、否认躯体疾病的现实有关。

(7)预感性悲哀与自感将失去健康有关。

六、护理措施

1.心理护理

护士应以温和友善、接纳的态度对待患者,鼓励患者表达自己的情绪和不愉快的感受,建立良好的护患关系。对患者的疾病及症状不应急于持否定态度,应当根据患者的不同情况,在综合治疗的基础上,采取系统的、循序渐进的方法,让患者了解疾病的病因、特点,进行耐心细致的指导,从而取得满意的效果。以积极和肯定的态度激励患者,充分调动患者的主观能动性。多给予正性评价。鼓励和督促患者多与外界交往,制订社会功能训练计划,在社交和工作学习中找到乐趣,增强战胜疾病的信心,并使其逐步适应社会和承担一定的社会家庭功能,为回归社会打下基础。

2.生活护理

由于躯体症状常常干扰患者的日常生活,护士应协助患者更衣、洗漱、如厕等,同时鼓励患者尽最大能力自行完成。有睡眠障碍者,安排安静的病室,制订合理的作息时间,采取促进睡眠的技巧,保证患者睡眠。

3.躯体不适的护理

躯体形式障碍患者多有明显的躯体不适且主诉多变,多为非特异性。应注意保持医护人员之间态度一致,勿过分关注、迁就患者,避免做过多的检查和随便给药,以免增强其病理信念。尽量分散患者对躯体症状的注意力,督促患者参加工娱活动,让患者在团体中感受到被他人接纳。避免同类患者住同一病室,以免症状体验相互影响,而强化症状。

七、健康教育

1.患者

让患者了解本身疾病的性质、诱因、临床症状、治疗和康复事项。引导患者建立正确的健康观念,鼓励患者积极配合治疗,纠正其不良行为,调整生活节奏,合理安排工作、生活与学习。解释药物治疗的重要性,提高服药的依从性。教会患者减轻生活事件压力的方法,调整不良的情绪,增强心理承受能力。

2.家属

向家属讲解疾病相关知识,使家属了解疾病与压力、情绪等的关系,理解患者,减少家庭内可能存在的各种应激源,主动配合医务人员,支持和督促患者完成药物治疗计划,帮助患者战胜疾病。

第五节 精神发育迟滞

精神发育迟滞(mental retardation,MR)又称智能发育不全,它是一组病因复杂、治疗困难的疾病,是以智力发育低下和社会适应困难为临床特征的心理发育障碍。起病于中枢神经系统发育成熟(18岁)之前,也是导致残疾的主要原因之一。本病分为不同程度的精神发育不全和智能损害。我国儿童患病率在城市约为1%,农村为1%~2%,男性略多于女性,以低收入、低文化家庭中常见。

一、病因与发病机制

本病病因复杂,从胎儿到18岁以前影响中枢神经系统发育的因素都可能导致神经发育迟滞,包括遗传因素,如脆性X染色体综合征、唐氏综合征,遗传代谢性疾病,如苯丙酮尿症、半乳糖血症、戈谢病、家族性黑蒙性痴呆、脂质沉积症、黏多糖病、脑白质营养不良等常见;先天性颅脑畸形,如先天性脑积水,家族性小头畸形、神经管闭合不全,围生期有害因素,如母孕期发生感染,受到药物、毒物、放射线和电磁波的刺激、妊娠期疾病和并发症、分娩期并发症、母亲妊娠年龄偏大、新生儿疾病等;出生后的脑损伤、不良的环境因素的刺激等都有可能导致精神发育迟滞。

二、临床表现

临床主要表现为不同程度的智力低下和社会适应困难。智力通常也称智能,用智商来反映。通常智商测查结果在85分以下为异常,其中70~85分为边缘智力水平,低于70分为精神发育迟滞。

WHO根据智商(inteligence quotient,IQ)将精神发育迟滞分为以下四个等级。

1.轻度

轻度最常见,智商在50~69分,在全部精神发育迟滞患者中占85%。患儿发育早期即可表现出智力发育较同龄儿童迟缓,特别是语言发育延迟,词汇不丰富,理解能力和分析能力差,抽象思维不发达。就读小学以后学习成绩差,经常不及格或者留级,最终勉强完成小学的学业。患者能进行日常的语言交流,但对语言的理解和使用能力差。通过专业训练后能从事一些简单的非技术性工作,可学会一些谋生技能和家务劳动,有一定的社会交往能力,日常生活可自理。

2. 中度

智商在 35～49 分,在全部精神发育迟滞患者中占 10%。患者从幼年开始智力、语言及运动发育明显落后于同龄正常儿童,词汇贫乏,阅读、理解、计算能力差,抽象思维能力明显缺陷,缺乏学习能力,难以在普通学校学习,不能适应普通小学的就读。能完成简单劳动,但质量差、效率低。在指导和帮助下可学会自理简单生活。某些患儿合并躯体缺陷或神经系统疾病。

3. 重度

智商在 20～34 分,在全部精神发育迟滞患者中占 3%～4%。患者在出生后即可出现明显的发育延迟,经过训练最终能学会简单语句,但不能进行有效语言交流。不会计数,不能学习,不会劳动,日常生活需人照顾,无社会行为能力。可同时伴随显著的运动功能损害或脑部损害,常伴有神经系统异常,如癫痫、先天畸形等。

4. 极重度

智商在 20 分以下,在全部精神发育迟滞患者中占 1%～2%。完全没有语言能力,对危险不会躲避,不认识亲人及周围环境,以原始性的情绪,如哭闹、尖叫等表达需求,生活不能自理,大小便失禁。常合并严重脑部损害,伴有躯体畸形。多在婴幼儿期因原有疾病或继发感染而死亡。

部分精神发育迟滞患者可能伴随一些精神症状,如注意缺陷、情绪易激动、冲动行为、刻板行为或强迫行为。有的患者同时存在一些躯体疾病的症状和体征,如先天性卵巢发育不全、先天性睾丸发育不全患者有第二性征发育障碍,结节性硬化患者有皮脂腺瘤、白斑、甲周纤维瘤和颗粒状斑等皮损,80%～90%患者可能有癫痫发作。

三、诊断标准

诊断需具备以下三个条件。

(1)智力明显低于同龄人水平,一般智商在 70 分以下。

(2)社会适应能力不足,个人生活能力和社会适应有明显缺陷。

(3)起病于 18 岁以前。

四、治疗原则

精神发育迟滞患者治疗非常困难,一旦发生很难逆转,关键在于早期发现、早期干预。监测遗传性疾病,做好围生期保健,避免围生期并发症,防止和尽早治疗中枢神经系统疾病是预防的重要措施。

主要治疗方针是以训练教育促进康复为主,药物治疗为辅。包括病因治疗、对症治疗和促进脑功能发育的治疗。

1. 教育训练

由学校教师、家长、临床心理治疗师及职业治疗师相互配合进行,根据患者智残程度、身体状况的不同,采取可行的教育训练和医学康复医疗综合措施,提高他们适应社会生活的基本能力和技能。包括协助轻度患者完成小学文化教育,并学会相应的社会功能,如辨认钱币、购物、打电话、看病、乘坐公共交通工具、基本劳动技能、回避危险和处理紧急事件等,并在少年期开始进行相应的职业训练,使其成年后能独立生活。

对于中重度患者,着重训练其生活自理能力或如何配合他人照料自己的生活及社会适应能力,如洗漱、换衣,与人交往的正确举止与礼貌。给予一定的语言训练,使其能尽量正确地表达自己的需求和愿望,避免受外伤等。对极重度精神发育迟滞患者几乎无法实施任何教育训练。

2.药物治疗

(1)病因治疗:适合于病因明确者。如对半乳糖血症和苯丙酮尿症给予相应饮食治疗,对先天性甲状腺功能低下者给予甲状腺激素替代治疗,对先天性脑积水、神经管闭合不全等颅脑畸形可考虑相应外科治疗,脆性 X 综合征采用叶酸治疗。

(2)对症治疗:对于有明显精神症状的患儿,根据需要可选用适当的药物治疗。对活动过度、注意力障碍和行为异常者可采用抗精神药物治疗,如精神运动性兴奋、攻击或冲动行为、自伤或自残行为者可选用氟哌啶醇、氯氮平、奋乃静具有镇静作用的抗精神病药物。药物的治疗剂量视患者的年龄和精神症状的严重程度而定。对合并明显的注意缺陷和活动过多的患者,可选用哌甲酯或苯异妥因等改善注意缺陷的药物。

(3)促进脑功能发育:主要有益智药和脑代谢改善药,如谷氨酸、γ-氨基酸、吡拉西坦等。

五、护理评估

1.主观资料

评估患者的智力水平、社会适应能力、情感表达及行为方式等。

2.客观资料

语言能力、生活自理能力、发病原因、以往健康状况和辅助检查结果等。

六、护理诊断

(1)受伤与认知、情感障碍有关。

(2)有冲动行为的危险与认知、情感障碍有关。

(3)生活自理缺陷(进食、沐浴、穿着修饰、如厕等)与智力低下有关。

(4)语言沟通障碍与语言发育障碍有关。

(5)社交障碍与社会适应不良有关。

(6)父母角色冲突、家庭角色改变与语言发育障碍、社会适应不良有关。

七、护理目标

(1)社交能力改善。

(2)语言沟通改善。

(3)自理能力增强。

八、护理措施

1.安全和生活护理

(1)患儿的居室应安全、简单、整洁,室内严禁存放危险物品,制止影响患儿安全的一切活动,密切观察病情,保证患儿的安全。

(2)训练患儿生活的必要技能,如洗脸、洗澡、如厕、穿衣服、整理床铺、吃饭、洗碗、收拾餐具、扫地等,帮助患儿安排好日常生活,培养良好的习惯。

2.保证营养

为患儿创造良好的饮食环境,保证患儿的饮食供给,餐前应使患儿情绪稳定,必要时协助进餐,以保证进食量的充分,防止发生营养不良,同时要纠正个别患儿暴饮暴食、偏食、挑食的行为。

3.心理护理

精神发育迟滞的患儿一般比较胆怯,很难沟通,护理人员应该掌握正常儿童心理发展规律,掌握和熟悉患儿的病情,尽量与患儿建立良好的护患关系。对儿童的动作、行为、语言进行早期观察。护理上采取督促、协助、替代等不同的方法进行有效沟通。保证治疗方案的实施。

4.社会功能护理

护士应指导、协助并鼓励家长从符合孩子的智力水平的基础开始,循序渐进地进行早期训练。发现落后应做智力测验,进一步观察在哪些方面落后,尽早进行训练,包括动作、行为、发音、认知活动、思想品德、劳动技能。

轻度智力发育迟滞的患儿生活尚能自理,中、重度以上的患儿自理困难,理解力差,需要更多的帮助。但处于生长发育期的他们智力及其各项功能还在逐渐发展。所以,对精神发育迟滞患儿的训练应从早期开始。

通过提问、做游戏、做简单劳动等方式激发孩子的思维能力和认知能力,帮助他们认识周围的世界,适应周围的环境,促进语言及认知功能的发展。

5.学校教育

由于患者的认知水平低,对事物的分析和处理能力差,往往会出现一些不自觉或不符合社会常规的行为和活动,甚至会出现犯罪行为。按照普通学校的品德教育的准则,尊重患者与严格要求相结合,集体教育和个体教育相结合,根据患者的不同情况进行不同处理。缺陷行为和不道德行为不是一回事,要区别对待,多给予他们鼓励、表扬,减少批评和惩罚。训练孩子自身保护和防御的能力。尤其是女性患儿,应指导与异性交往时的注意事项,避免性骚扰。

九、健康教育

1.针对患者

为患儿创造社会化条件,使他们经常有机会能与正常儿童一起学习和游戏。根据患儿智力活动的水平,培养患儿生活的能力和简单劳动的技能,养成良好的个性和品质,培养患儿适应社会的能力,学习与人交往的技能,及时鼓励,增强患儿的自尊心、自信心和意志力。对有特殊需要的患儿,要提供特殊膳食。

2.针对家属

从观念上正确对待,家属要正确面对现实,有正确的心态,帮助患儿享有正常儿童生活的一切权利,家长情绪不佳或遇到困难时,千万要冷静,不要迁怒于孩子;介绍精神发育迟滞患儿在生活上的特殊需要,指导家属如何满足患儿的特殊需要;指导家属教育精神发育迟滞患儿的知识与技巧,以科学的态度教育和训练患儿,无论精神发育迟滞有多严重,要充满爱心并接受他们,尊重他们;向家长宣传有关此病的预防知识,如产前诊断、围生期保健措施等,告诉家属教育性预防对精神发育迟滞患儿有着积极的作用,由于胎儿期和婴儿期是大脑和神经系统快速发展的阶段,是对儿童实施教育的最佳年龄,如在这一时期对患儿开展教育训练,则效果较好,若错过这一时期则可能产生难于弥补的损失。

十、护理评价

(1)社交能力是否改善。

（2）语言沟通能力是否改善。

（3）生活能否自理。

第六节 癔症

一、概念

癔症又称歇斯底里，是由于精神因素、不良暗示或自我暗示引起的急性发病。临床表现包括精神、神经和躯体多种症状，但检查时未能发现相应的器质性改变。可反复发作，但预后较好。

二、病因及发病机制

（一）社会心理因素

1. 文化因素

近年来，癔症的发病率有下降的趋势，其原因不明，多认为文化较落后地区患病率较高。发病年龄在16～35岁，少数超过40岁。

2. 心理应激

应激性的生活事件是神经症产生的直接诱因。

3. 人格因素

如强迫人格，常有敏感、多疑、易受暗示、内向等。

4. 心理冲突

内心冲突，如是离婚还是不离婚、为了维护自己的权利与领导吵架还是不吵架；两种情感之间，如对父亲既爱又恨。

（二）生物因素

生物因素包括遗传因素和神经生化因素，如人在焦虑时去甲肾上腺素增加等。

三、临床表现

1. 分离型障碍

分离型障碍是指不同精神活动之间的分离。包括癔症性意识障碍、情感爆发、癔症性痴呆、癔症性遗忘、神游症、癔症性精神病等。这些症状的出现，常给人以疾病的发作有利于患者摆脱困境、发泄情绪、获取别人同情和支持的感觉。

（1）意识障碍（意识改变状态）：常为意识活动的狭窄，意识朦胧状态，或"昏睡"。癔症性木僵（见于昏睡）：呼之不应，推之不动，四肢发硬，僵卧在床，双眼紧闭，眼睑颤动，动其肢体有对抗感，强行张开其眼，见眼球巡视偏向某侧，有意回避检查。

（2）情感爆发：常在精神刺激后急起表现。以尽情发泄为特点，如号啕大哭，或时而大笑，或笑而不止，大吵大闹，或声嘶力竭吐露愤懑，甚者扯头发，撕衣服，捶胸顿足。发作的长短可受周围的劝慰而发生变化。可自行缓解，多伴有选择性遗忘。

（3）遗忘：常表现为发作后的局限性遗忘或阶段性遗忘，被遗忘的内容往往与精神创伤有关，常不能回忆某一段时间的生活经历，甚者否认既往的生活经历和身份。对整个生活经历遗忘者，称全部遗忘。

（4）神游症：不仅记忆丧失，且从原地出走，被发现则否认全部经历，甚者否认其身份。

（5）癔症性痴呆：又称假性痴呆，主要表现为两种形式。①Ganser 综合征（罕见）：常见于罪犯，对简单的问题给予近似的回答，如问"人有几只耳朵"？答"3 只"。特征是近似回答，即有问必答，有答必错，错也近似。②童样痴呆：表现为明显的幼稚行为，如患者的声调、表情和动作如儿童。

（6）身份识别障碍：在不同时间以不同身份出现。

（7）其他分离性癔症：如中国农村的所谓"走阴间""鬼神附体"。

（8）癔症性精神病：为癔症性精神障碍最严重的表现形式。常在明显的心理创伤后急性起病，主要表现为意识障碍、行为紊乱、思维联想障碍或片段的幻觉妄想，以及人格解体症状。一般历时数日即止，尤其当得到迅速镇静和睡眠后，即可迅速恢复正常。恢复后无遗留症状，但可再发。

2.转换型障碍

（1）感觉障碍：包括感觉缺失、感觉过敏、感觉异常。常见有偏侧感觉麻木。有的患者感觉过敏，甚者头痛，无神经解剖的基础。

（2）癔症性失明：突然双目失明或弱视，对光反应良好。有的表现"管视"。

（3）癔症性耳聋：多在强烈的精神因素影响下，突然失去听力，缺乏器质性耳聋的证据。

（4）癔症性抽搐：突然倒地、全身僵直，呈角弓反张，四肢不规则抖动，表情痛苦，可达 10～20 min 甚至 1 h，发作无咬伤唇舌，无跌伤，无大小便失禁。

（5）癔症性瘫痪：以单瘫、偏瘫常见。瘫痪程度可轻可重，呈迟缓性。有的患者卧床并无明显瘫痪，但不能站立和行走，称癔症性立行不能症。

（6）癔症性失音：患者保持不语，常用手势或书写表达自己的思想。不伴有唇、舌腭或声带的器质性障碍。可正常咳嗽，声带正常。

（7）其他转化型障碍：如癔症性震颤，注意力集中时或别人看他时，明显加重。

3.躯体性障碍

躯体性障碍多为女性。30 岁以前起病。可持续多年，一般至少 2 年。表现心血管、呼吸、消化、生殖、内分泌、运动或感觉器官等各个系统的躯体症状。

4.其他形式的癔症

流行性癔症、分离型癔症或转换型癔症可发生在一组人群中。

四、治疗

1.心理治疗

心理治疗是治疗癔症的首选方法。帮助患者分析、认识病因，明确所患疾病是功能性的，可以治愈。由于患者易于接受暗示，所以心理治疗以暗示治疗常用，尤其对癔症性躯体症状效果好。可采用催眠，用语言对其进行有针对性的暗示，训练其丧失的功能，可收到良好的效果。

2.药物治疗

在癔症患者出现精神发作、兴奋状态或抽搐发作时，可注射氯丙嗪或安定作紧急处理。也可以适当服用些抗焦虑药,以增强心理治疗效果。

五、癔症护理

(一)护理评估

1. 主观资料

(1)诱因,是否急性起病,情感爆发情况,是否时哭时笑,喊叫、吵闹等。

(2)情绪转变情况,迅速、缓慢,戏剧样表情动作。

(3)意识情况:范围的缩小或轻度的意识丧失,周围环境的感知障碍,定向力,情感反映等。

(4)活动情况:终日闭目卧床不动,呼之不醒,推知不动,痛觉的刺激反应减弱。

(5)遗忘:对一段时间的亲身经历完全遗忘。

(6)附体体验:声称被神、鬼、已故的灵魂、狐仙附体。

(7)痉挛发作情况:无规律性,呈阵发性四肢僵直或角弓反张。

(8)截瘫、单瘫情况,失语、失音症,感觉过敏、减弱、消失等。

(9)"痴呆"样症状:称幼童,声音、内容、表情、动作像幼童。

2. 客观资料

(1)躯体评估:①意识、生命体征;②营养状况、睡眠情况、饮食情况、排泄情况。

(2)对精神疾病认识的评估:有无自知力。

(3)社会心理状况评估:有无明显的诱因,性格特征,家庭环境、经济状况、受教育程度、工作环境及社会支持系统。

(4)情绪状况评估:变化是否迅速,暗示性及自我暗示性强,情感爆发常伴有戏剧性。

(5)既往健康状况的评估:家族史、患病史、药物过敏史。

(6)治疗情况的评估:院外是否接受过治疗,用药情况、药物不良反应等情况。

(7)实验室及其他辅助检查:血、尿、便常规,血生化、心电图、脑电图检查结果。

(二)主要护理问题

1. 精神障碍

精神障碍常因受刺激后,表现为大哭、狂笑、打滚、幼稚、喜怒无常、做作等为其特点。

2. 运动障碍

运动障碍常因分离性运动障碍引起,患者表现为痉挛发作。发作时慢慢倒在地上,痉挛无规律或四肢挺直,并可出现瘫痪、站立不能、失语等。

3. 感觉障碍

感觉障碍是由分离性感觉障碍引起,表现为感觉过敏、减退或消失,和某些感觉器官的障碍,如在精神因素和暗示的作用下可突然失明或失听。

(三)主要护理诊断

1. 有暴力行为的危险

对自己或他人有暴力行为。与癔症发作时意识范围狭窄有关。

2. 部分自理能力缺陷

相关因素:①童样痴呆;②木僵状态;③癔症性瘫痪、失明、闭目不语等。

睡眠形态紊乱:与焦虑、抑郁、强迫思维、生活环境的改变有关。

营养失调:低于机体需要量与焦虑、抑郁等情绪状态及其导致的胃肠功能紊乱有关。

3.知识缺乏

患者和家属缺乏癔症的相关知识。

4.有失用综合征的危险

具体表现为:①功能性癔症瘫痪长期卧床不能下床活动;②癔症失明;③癔症感觉障碍。

5.皮肤完整性受损

皮肤完整性受损与强迫洗涤有关。

(四)护理措施

(1)根据患者性格易感情用事,并富有暗示性的特点,应与精神症状丰富的患者分开管理,以免增加其症状的复杂性和顽固性。

(2)护理人员应与患者建立良好的护患关系,取得患者的信任,才能有利于患者的治疗和康复。

(3)接触患者时,要注意言语和态度。如对患者应亲切和蔼、言语谨慎,避免激惹患者的情绪。尽量满足患者的合理要求,但注意不要无原则地迁就患者。对表现造作,遇事好表现自己或爱挑剔的患者,要正确对待,不应鄙视,要耐心地说明解释,争取患者合作。

(4)患者情感爆发时,常会出现大声叫喊、哭闹不止,此时,护理人员应即排除无关人员的围观,避免引起患者激惹情绪的因素,要冷静地运用适当言语,劝阻患者的吵闹行为,稳定其情绪,使症状得到缓和。

(5)要以正确态度对待癔症性运动障碍的患者,不要厌恶,而是恰当的关心和体贴患者的疾苦,并做好对症护理。提高患者战胜疾病的信心。在护理患者时要注意观察有无器质性病变的迹象,为医生提供诊断参考。

(6)癔症性痉挛发作时,护理人员应保持冷静,不要惊慌失措,或过度关心患者,以免强化症状。注意保护性医疗制度,排除环境中的一切不良因素和刺激,配合医生做好暗示治疗。

(7)癔症患者有时也会采用自杀手段,博得别人的同情,从而会弄假成真,造成严重后果。故应预防患者自伤和自杀。要注意多观察病情变化和心理状态,做好心理护理。

(8)要帮助患者锻炼和纠正性格缺陷,让患者以正确的态度对待现实生活,正确对待疾病,培养开朗乐观的情绪,指出患者性格缺陷,增强患者治愈疾病的信心。

(9)要做好家属工作,向家属交代疾病的特点,预防疾病复发的知识。要求家属用正确的态度对待患者,如不要歧视、偏爱或迁就患者等,以防病情迁延和复发。

(五)健康教育

(1)向家属讲解癔症的发病诱因,发病特点,教会家属有效地应对癔症发作时的混乱情况,防止患者受伤。

(2)教会患者及家属防止便秘的方法:①定时做腹部按摩;②多喝水,每天保证 2 000～3 000 mL 的水,要合理分布;③多吃蔬菜、水果;④必要时适当应用缓泻剂,如番泻叶、麻仁胶囊等。

(3)向家属和患者讲解本病不是器质性的,通过治疗是可以治愈的,减轻患者及家属的焦虑情绪,积极配合治疗。

(4)帮助患者充分认识自己,教会患者一些科学的适用的方法不断完善自己的性格,学会处理好人际关系。

第七节 心因性精神障碍

一、概念

心因性精神障碍是一种在严重或持久的精神创伤下引起的精神障碍。心因性精神障碍又称反应性精神病,是由急剧或持久的精神因素引起的精神异常。不包括心理生理障碍、神经症和性心理障碍。其临床特点为精神因素是引起发病的直接原因,临床主要症状与精神因素有密切联系,当致病因素解除后,疾病可以恢复。病程大多较短,其病程和预后取决于精神因素能否及时消除。护理方面主要以心理护理为主,同时配合以生活护理,对症护理,对有自杀自伤企图者应加以防范,以防意外。

二、病因及发病机制

(一)病因

强烈的精神创伤性生活事件或持久的困难处境是本病发生的直接原因。如:①自然灾害,如特大地震、洪水暴发等;②家庭或生活的变故,如亲人去世,夫妻离异或长期感情不和;③人为伤害,如突然遭遇抢劫或凶杀等。

(二)发病机制

发病机制有三个阶段。

第一阶段:茫然休克状态。表现定向力障碍、注意力分散、迟钝等。

第二阶段:情绪障碍。表现明显的混乱,情绪变化不定。

第三阶段:修复阶段。生活和心理的调整重建,以达到再度平衡。

三、临床表现

临床表现主要分为急性心因性反应、持久心因性反应、精神创伤后应激反应。

(一)急性心因性反应

1.发病及持续时间

遭遇强烈的精神刺激后数分钟或数小时内发病,持续数小时至 1 周,个别患者时间略长,不超过 1 个月。

2.特征表现

不同程度的意识障碍,多为意识朦胧或朦胧状态。

3.其他

定向力、记忆力障碍,动作怪异,自杀或伤人,片段的幻觉、妄想。

(二)精神创伤后应激反应

强烈的、灾难性的精神刺激为发病的主要原因。

1.发病及持续时间

事件发生后数周内发病,一般不超过 6 个月。

2.特征表现

特征表现为:①精神创伤的体验反复出现,在梦中也经常呈现;②抑郁心境:如对周围事物反应迟钝,情感麻木,回避与人交往,尤其是回避与创伤性事件有关的人和事物。易激动,发脾气,注意力不集中,难入睡等。

(三)持久心因性反应

1. 发病及持续时间

病程一般在 3 个月以上。

2. 特征表现

特征表现为:①敏感多疑,对周围人不信任;②易伤感、好哭泣、感到委屈;③生活习惯、行为模式、人格有明显的改变。

四、治疗和预防

1. 药物治疗

可根据患者的症状表现选择用药的种类,如以焦虑抑郁症状为主的患者,可选用地西泮、阿米替林、氟西汀、阿普唑仑等;如表现精神运动性兴奋的患者,可选用少量抗精神病药及安眠药,如氯丙嗪、氟哌啶醇、奋乃静、地西泮等。由于疾病本身有自发缓解的可能性,所以不主张大剂量使用。

2. 心理治疗

①接触患者时尊重患者,对患者的症状表现采取理解接纳的态度,能够耐心地倾听患者的叙述,接受患者的情感释放;②对患者进行认知矫正,对灾难性应激源,指导患者恰当认识灾难的性质和程度,对心理上的散失感指导患者接受现实,改善患者的"糟糕至极"的思维模式;③指导患者家属给予积极、全面的社会支持,以缓和患者的创伤性反应;④尽快离开应激环境,减少患者接受的应激刺激;⑤开展定期心理咨询,加强应付刺激和社会适应的能力,有助于预防疾病的复发。

五、心因性精神障碍的护理

(一)护理评估

1. 主观资料

(1)主诉和感觉:如主要的精神症状、病程、就诊的理由等。

(2)精神检查:①意识情况,定向力,主动接触和被动接触,记忆力,注意力,智能,合作情况,日常生活和睡眠情况等;②认知活动:幻觉、妄想、思维活动;③情感活动:情绪低落等;④意志行为活动:伤人、毁物、自杀等。

2. 客观资料

(1)病室资料。①现病史:精神刺激因素诱发急剧或持久;②个人史:发病前的个性特征,性格懦弱、胆小怕事、敏感多疑、感情用事等;③既往史:药物过敏史、躯体疾病史、既往的诊断、治疗、用药及疗效;④家族史:精神病家族史;⑤其他:年龄、受教育程度、社会文化背景等。

(2)护理检查:生命体征、营养状况等。

(3)心理、社会因素:直接引起精神障碍的心理、社会因素等。

(二)主要护理问题

(1)意外事件的发生是由严重应激反应及适应障碍引起。表现为患者自责自罪,极易发生自身伤害行为,且因自知力缺失,不安心住院,易出现外走。

（2）拒食是由于幻觉和妄想引起。以被害和关系妄想多见,由于幻觉和妄想支配,患者可出现拒食、睡眠障碍等情况。

（3）意识障碍表现为朦胧或恍惚状态,意识范围缩小,注意力不集中,定向困难,对周围事物理解困难。

（4）生活自理能力下降是由兴奋状态引起。表现为患者自理能力下降,饮食、起居均需督促,而反应性木僵患者则完全丧失了生活自理能力。

（三）护理诊断

1.有暴力行为的危险

对自己或他人有暴力行为。相关因素:①与极度焦虑、情绪抑郁、自杀行为有关;②与过度警惕、敏感多疑有关。

2.有受伤的危险

相关因素:①与感知觉迟钝、呆滞、步态不稳等行为异常有关;②与生活不能自理、营养缺乏有关。

3.生活自理缺陷

①与意识障碍有关;②与木僵状态、思维障碍、焦虑、恐惧有关。

4.急性意识障碍

①与急剧和强烈的精神刺激有关;②与大脑代偿功能减弱有关。

5.绝望

①与情绪低落有关;②与长期处于应激状态有关。

6.个人应对无效

与明确的应激源引起的应激反应有关。

（四）护理措施

1.加强生活护理

（1）个人卫生:此类患者生活懒散,应做好晨晚间护理,督促患者按时起床、洗漱。定时为患者理发、洗澡、更衣,保持清洁整齐。对反应性木僵患者,要做好各项基础护理工作,防止发生并发症。

（2）饮食护理:对患者一般采用集体进食、特殊情况如与宗教信仰有关的应区别对待,尽量满足患者的要求。对兴奋躁动、暴食,或不知饥饱;有迫害妄想的患者因怕饭中有毒常常拒食,应重点照顾诱导进食,必要时强迫进食,鼻饲或输液,以供给营养和保证生理的需要。

（3）睡眠的护理:患者的睡眠极为重要,失眠常可预示病情的恶化,护理人员必须认真观察患者的午睡、晚睡情况。护理失眠患者除服用必要的药物外,应尽量使环境安静,光线适宜,合理安排作息时间,使生活有规律,养成按时睡眠习惯。

2.对症护理

针对临床上表现出的不同精神症状可以采用不同的护理方法。对处于兴奋状态患者可配合用抗精神药物控制兴奋,护理上重点注意预防患者冲动、伤人、毁物。对焦虑不安、失眠的患者可以配合适当镇静安眠药物,如地西泮(旧称安定)类药物来延长生理睡眠时间,帮助患者改善情绪,促进大脑功能恢复。另外,此类患者常伴有疲乏无力、食欲缺乏及躯体不适,护理时要耐心听取患者主诉,关心患者给予对症护理。当患者病情有所缓解,在患者能够接受的情况下,可以鼓励患者参加适当的文娱疗活动,以分散其内心痛苦的体验,提高生活的兴趣,有利于康复。

3. 对消极抑郁、自杀、自伤患者的护理

严重应激反应及适应障碍的患者，由于受持续的精神刺激而紧张不安，消极抑郁患者时常唉声叹气。对前途感到茫然，无信心，对以往的爱好失去兴趣，疏远周围的人和事，整日双眉紧锁，沉默寡言，不愿参加正常的社交活动，社会行为退缩。长期如此，可以使患者的各种行为逐渐衰退，不能适应社会生活。护理人员必须多与患者谈心，体贴入微地关心和照顾患者的生活，鼓励和督促其参加适当的文娱活动，比如下棋、打扑克、看电视、听比较轻松愉快的音乐等。使患者感到生活的温暖和幸福，从而转移患者的病态心境和痛苦的体验，重新树立对生活的信心和兴趣。长期抑郁消极的患者很可能在自罪自责的体验中自伤或自杀，必须提高警惕，严加防范。

自伤，自杀：心因性妄想患者，有极严重的迫害妄想，认为与其被人害死，不如自己死了干净。严重抑郁消极的患者认为生不如死，活着在世上是多余的，或认为自己罪大恶极，不配活在世上等，结果导致自杀。医务人员在发现患者有自杀的可能时，除了加强进行思想工作，积极防范，严格保管危险品，定期检查床垫下和衣服内危险物品外，还应多与患者谈心，随时掌握患者的病情变化，丝毫不能放松警惕。如发现患者采取自杀行为时，应保持镇静，争分夺秒地抢救，同时，尽可能地将患者隔离，以免对其他患者造成不良影响。

4. 严防患者外走

由于大部分患者入院时自知力缺失，所以不肯住院。有消极观念的患者，因医院内防范严密，想乘机出走，寻找自杀机会。有的则因为不适应医院生活而外走。对于有出走史或发现有出走企图的患者，应加强巡视，严格交接班，使工作人员做到心中有数，有的放矢。患者集体出入病区时，应控制在工作人员的视线范围内。定期不定期地收集危险品，及时巡视病区的门窗安全，加强环境防护。工作人员还必须深入病区，了解患者的内心活动和思想动态，有针对性地进行劝解和说服，一旦发生出走，应立即组织寻找，并分析原因吸取教训。

5. 做好服药护理

此类患者在自知力恢复前因否认有病或受其他症状支配而拒绝服药，有的因为长期抑郁而存集大量药物一次吞服而达到自杀目的。必须做好服药护理工作，严防患者留药、藏药。同时，还应注意观察服药反应，及时发现服药反应，给予及时处理。

6. 院外社会关系指导

众所周知，精神刺激对反映精神病的发生和发展起着主导作用，长期的人际关系紧张或家庭成员关系不和、工作不顺心等不利于病情的好转和康复。精神药物只能控制患者的精神症状，改变不了患者精神刺激的环境和个体心理特征。在疾病恢复期，治疗和护理仅仅针对患者是不够的。家庭是心理应激和社会支持的重要策源地，我们必须将治疗和护理工作扩大到患者的家属和婆媳、父母、夫妻、朋友、同事、组织甚至更大的范围，使他们正确认识反应性精神病，尽可能地调整或改善环境，避免或消除精神刺激，在患者周围造成一个活跃、友好、安全的环境和气氛，从而激发患者的兴趣和希望，帮助患者摆脱病态消极心境，增强自己的独立意识和参与意识，尽可能地恢复往日的自尊和自信。

7. 心理护理

反应性精神患者，多数都有不同程度的个性缺陷和障碍，如胆小怕事，孤僻内向，心胸狭窄，急躁任性，好胜自卑，或情绪波动大、攻击性强等。这些性格特征容易造成人际关系紧张和情感障碍。在日常生活中,人类面临着各种各样的刺激因素,无论是长期的,还是突然的,每个人都有可能遭遇危急情况或特殊的生活事件,造成一过性的高度神经紧张或持续精神紧张状态,他们对身心健康的维持极为不利,尤其是对具有易感素质的反应性精神患者甚至可能导致复发。为了摆脱紧张的精神生活造成的痛苦,在患者出院时,针对其个性特点,我们要特别叮嘱患者及其家属,在日常工作和生活中,有意识地锻炼和加强患者的修养,使其具有心胸开阔、热情开朗、乐观向上的心理素质,运用哲学和心理学知识,掌握客观事物的发展规律,理解人际交往的社会心理活动规律,使患者逐步恢复其正常家庭生活及社会生活。

另一方面,要求患者通过调整自身的心理适应机制,从而改变对挫折的认识和情绪反应借以减少痛苦,求得内心平衡,预防反应性精神病的复发,可指导患者使用以下方法。

(1)选择性地忽视,告诉患者有意不去注意过去的挫折和精神痛苦,对伤心事不去感知,不去接触,不去回忆,不去求索。

(2)对不健康的情绪反应如愤怒、焦虑、抑郁、悔恨等主动克制。

(3)假定发生的事与自己无关,冷眼旁观,满不在乎。

(4)重视自己的优点和成就,以自己的长处比别人的短处,从而恢复自信心与自尊心。

(5)改变精神上获得满足的方式,积极参加文娱体育活动,寻找业余爱好,如下棋、跳舞、练习书法等。

(6)向亲友倾诉内心苦闷,使郁闷感情获得疏泄;或寻求心理咨询专科医生,询问心理热线电话等,获得安慰与同情。

总之,大量的过度的刺激造成精神紧张不利于疾病的康复,人又不可能完全与社会隔绝,只能根据个性特征与工作生活的需要,适当地改善自己的心理应激机制,调整自己良好的情绪,恢复健康的精神生活。

(五)健康教育

1.对患者的健康教育

(1)躲避刺激:尽量回避刺激源。

(2)选择性的忽视:教会患者刻意不去注意自己的挫折和精神痛苦,对伤心的事不感知、不接触、不回忆。

(3)转移刺激:帮助患者学会有意转移注意力的方法。如与人交谈、出去散步、旅游、听轻音乐、看电视、作画等自己感兴趣的事情。

(4)意志控制法:加强道德修养,对不健康的情绪反应主动克制,减少发怒、悔恨等。

(5)释放法:向亲朋好友诉说每日的苦闷,使郁闷的情感获得疏泄,心理咨询等。

(6)升华法:改变精神上获得满足的方式,把不良的情绪转化为科学、教育、艺术等事业而奋斗的力量。

2.对家属进行的健康教育

(1)帮助家属懂得患者出院后仍需要继续治疗,坚持服药,不要随意减量或骤然停药,观察患者用药后的反应,妥善保管好药物。

(2)定期到医院复诊。

(3)日常生活,安排合理、规律的日常生活,饮食合理,保证睡眠。

(4)重建社交能力。

第七章 老年科护理

第一节 老年甲状腺功能亢进症

甲状腺功能亢进症(简称甲亢),是由于甲状腺分泌过多的甲状腺激素,引起体内氧化过程加速、代谢率增高的一种疾病。本病女性的发病率比男性多3~4倍。临床典型表现为代谢增高综合征、甲状腺肿大和眼征。患者常表现为怕热、多汗、心悸、神经过敏、手指微抖、易激动、多食但消瘦;甲状腺呈弥散性肿大或结节性肿大,且因腺体内血管丰富,加之血流加速,因此可听到血管杂音或触到震颤;常有上眼睑肌肉收缩痉挛,患者故显突眼和眨眼减少,球后脂肪组织增生水肿及细胞浸润更加重突眼。女性患者月经量减少、闭经,男性常有阳痿。老年人群甲亢的患病率为0.4%~2.3%,占所有甲亢患者的10%~15%,在内分泌疾病中居第2位,仅次于糖尿病。

一、护理评估

(一)临床特点

1.病因特点

与青年人相比,老年人中Graves病较少,而毒性结节性甲状腺肿引起的甲亢较多。

2.缺乏典型的临床表现

老年人甲亢多起病缓慢,症状常常不典型。据统计,老年甲亢患者中40%没有甲状腺肿;50%以上没有眼征或心动过速;弥散性甲状腺肿、眼征、震颤及甲状腺杂音同时出现者只占20%。老年人之所以缺乏典型体征,可能是因为老年人在生理方面处于衰退状态,血液对甲状腺素结合力下降,组织对该激素的反应能力减弱,以及受其他衰老变化等因素影响。

3.隐蔽型甲亢和淡漠型甲亢的发生率相对较高

隐蔽型甲亢临床表现以单个器官系统为主,最常见的是心脏的症状和体征。对洋地黄治疗反应差的心力衰竭,伴有心室率慢的心房纤维性颤动,其他持续或阵发性心律失常、心室肥大及心悸均属常见。胃肠道受累时出现便秘、体质量减轻兼有厌食、肝大。精神方面表现有精神错乱、精神运动迟缓、慢性抑郁症和明显老年性痴呆,骨质钙更新加快可从血清钙升高、骨痛、骨质疏松症以及频发骨折等情况反映出来。

淡漠型的甲亢要比隐蔽型甲亢少见,主要的临床表现是淡漠和无活动力,而不是通常的运动过度。同时可有心脏或其他器官系统的症状与体征。患者的容貌非常衰老枯萎,但通过治疗皱纹迅速消失而又显得年轻起来,有人把他们描述为具有轻度慢性病的"特征性老年外貌"。但当他们患急性病或处于应激状态时,他们将"平静地陷入昏迷状态,毫无动静,绝对松弛地死去"。

(二)辅助检查

所有伴慢性症状的老年患者都应行有关甲亢的检查。但对所有的老人进行普查是不必要的,因为被检出的病例很少。

1.甲状腺功能检查

甲状腺摄^{131}I(碘)率增高,高峰前移;血清总 T_3、T_4 及游离 T_3、T_4 增高,促甲状腺素降低;甲状腺摄^{131}I不受外源性 T_3 抑制;静脉注射促甲状腺素释放激素后血清促甲状腺素不增高;甲状腺刺激性抗体多为阳性。

2.其他检查

(1)血常规:白细胞总数减少,淋巴细胞绝对值和百分比增高。

(2)血糖:空腹血糖多正常。餐后血糖峰值增高,甚至呈类糖尿病型。甲亢导致的糖代谢改变,在甲亢控制后恢复正常。如原有糖尿病者患甲亢后,可使糖尿病加重。

二、治疗原则

基本方法为抗甲状腺药物治疗、放射性^{131}I 治疗及手术治疗。老年患者服药的依从性较差,手术风险相对较大,因此一般建议首先选择放射性^{131}I 治疗。症状较轻、甲状腺肿大不明显且依从性好者,可先服用抗甲状腺药物,如甲巯咪唑(他巴唑)、丙硫氧嘧啶等。治疗期间定期检查血常规,以及时发现药物引起白细胞减少。如甲状腺肿大明显或呈结节状及怀疑有恶性肿瘤者,应考虑手术治疗。

三、护理干预

1.饮食调整

首先,甲亢患者需要补充足够热能和营养以纠正高代谢的消耗。其次,应避免吃含碘丰富的食物,如海带、紫菜等。第三,忌刺激性强的饮食,如浓茶、咖啡等以免增加心脏负担。最后,患者应多饮水,以补充出汗导致的水分丢失。

2.用药护理

(1)坚持规则服药:甲亢的药物治疗一般为 2 年左右,随意中断治疗或变更药物都会导致疾病复发。护理人员有责任鼓励并监督患者按医嘱服药并定时随访。

(2)疗效观察:体质量增加是治疗有效的指标,但真正确定药物是否显效应以甲状腺功能检查结果为准。

(3)不良反应的观察:药物的主要不良反应是在服药最初 1～2 个月可能出现白细胞减少及药疹。用药最初 2～3 个月内,应每周检查血白细胞,以后改为 2～4 周检查 1 次,白细胞计数低于 $4×10^9$/L 应加用升白细胞药物如利血生,低于 $3×10^9$/L 应停药观察。轻型药物疹可加用抗组胺药,药疹较重者,可改用其他抗甲状腺药物。

3.放射性^{131}I治疗的护理

(1)治疗前后 1 个月内避免服用含碘的药物和食物。

(2)应空腹服药,服药后 2 h 内不吃固体食物,以免因引起呕吐而造成^{131}I的丢失,嘱患者服药后 24 h 内避免咳嗽吐痰以减少^{131}I的丢失。

(3)服药后的 2～3 d,患者喝水量应达到 2 000～3 000 mL,以利排尿。

(4)治疗后第 1 周不要触摸甲状腺。避免精神刺激并注意预防感染。

(5)患者的排泄物、衣服、被褥等需单独存放,待放射作用消失后再作清洁处理,以免污染环境。在处理患者的物品及排泄物时应戴手套。

（6）密切观察病情,如有发热、心动过速、大量出汗、神经过度兴奋等,需考虑有发生甲状腺危象的可能,及时与医师联系,并做好抢救准备。

4.手术治疗的护理

（1）术前服用抗甲状腺药物至症状控制,且血 T_3、T_4 水平正常后服碘剂,一般不超过2周。

（2）术后严密监测生命体征,观察伤口出血情况,注意患者说话的声音及情绪变化等。

5.甲亢突眼症的护理

保护性措施包括:外出应戴有色眼镜遮光,局部滴氢化可的松眼液、人工泪液、抗生素制剂等;睡眠时注意抬高头部,限制水盐摄入,以减轻球后软组织水肿;为减轻球后组织炎性增生,可用氢化可的松和透明质酸酶等药物球后注射或行球后放疗。

6.健康教育

（1）向患者介绍甲亢发病的基本知识和防治要点,甲亢发生和病情加重的常见因素,消除和避免这些因素的方法。

（2）指导患者合理地安排工作和休息,避免过度紧张和劳累,保持情绪稳定,家属应与医护人员配合,与患者建立良好关系,减轻其精神压力。

（3）向服药患者介绍抗甲状腺药物的作用和用法,强调坚持按医嘱完成全疗程服药的重要性,以及药物的主要不良反应、监测和处理方法。

第二节　老年糖尿病

老年糖尿病是老年人内分泌代谢疾病中最常见的终身性疾病。其主要特点是高血糖和高尿糖,典型的临床表现为多饮、多尿、多食及疲乏消瘦等症状。糖尿病病程长,久病易引起多系统损害,导致心脏、血管、肾脏、神经、视网膜等组织的慢性进行性病变,引起器官功能障碍甚至衰竭。当病情发展到一定严重程度或有某种诱因作用时还可发生急性代谢紊乱,如酮症酸中毒和高渗性昏迷而威胁患者的生命。老年糖尿病是指在 60 岁以上的全部糖尿病患者,其中包括两部分:一是 60 岁以后发生的,二是 60 岁之前即已患病而后进入该年龄组的。

一、护理评估

（一）临床特点

1.发病类型

绝大多数属于 2 型糖尿病,即非胰岛素依赖型糖尿病。

2.起病隐匿

中青年糖尿病患者 85% 以上会有糖尿病的典型症状,即多饮、多尿、多食和体质量减轻,而老年糖尿病患者中仅有 1/4～1/3 会出现上述症状,并且往往程度比较轻微。老年人肾糖阈比中青年高,轻度的血糖升高不会出现多尿症状。

另外,老年人的口渴中枢敏感性下降,因此口渴亦不明显,因而较少出现多饮症状。据统计老年糖尿病患者中无自觉症状者占 50%～75%,不少患者是因健康体检或其他原因就诊时发现患糖尿病的。

3.并发症多

(1)急性并发症:①高渗性非酮症糖尿病昏迷;②酮症酸中毒;③乳酸性酸中毒;④低血糖;⑤感染。

(2)慢性并发症:①大血管病变;②微血管病变;③神经病;④糖尿病足。

(3)老年人特有的并发症:①认知能力下降;②恶病质;③低体温;④大疱性糖尿病皮肤病;⑤肩关节周围病;⑥恶性外耳炎;⑦肾乳头坏死。

4.血糖经常控制不满意

老年人依从性差、记忆力减退等,均可影响老年人的血糖控制。大约只有 20% 的老年糖尿病患者血糖控制达到要求。

(二)实验室检查

1.尿糖测定

尿糖阳性是诊断糖尿病的重要指标,但是该项检查的灵敏度和特异度并不高,受肾糖阈的影响较大。

2.血糖测定

血糖测定是目前诊断糖尿病的主要依据,也是判断糖尿病治疗效果的主要指标,常用葡萄糖氧化酶法,多测定静脉血浆的葡萄糖值。

3.糖耐量试验

适用于血糖高于正常而又未达到糖尿病诊断标准者,根据 WHO 推荐的方法,成人清晨口服 75 g 的葡萄糖,溶于 250～300 mL 的水,5 min 内饮用完毕,2 h 后再次测定静脉血浆葡萄糖。对于胃肠道术后或其他原因导致的吸收不良综合征患者,可进行静脉注射葡萄糖耐量试验。

4.其他

有关的实验室检查还包括糖化血红蛋白 A_1、糖化血浆清蛋白、血浆胰岛素和 C 肽测定,可用于监测病情控制情况,但一般不作为诊断依据。如果怀疑糖尿病患者合并了其他并发症,如高血压、糖尿病肾病、酮症或电解质酸碱失衡等情况时,应做相应的实验室检查。

(三)诊断要点

老年人糖尿病的诊断标准和中青年糖尿病相同。符合以下三条之一者即可诊断为糖尿病,但必须隔日重复至少 1 次才能确诊。

(1)有糖尿病症状:如多尿、烦渴、多饮,不明原因的体质量下降等,随机血糖≥11.1 mmol/L(200 mg/dL)。

(2)空腹血糖(隔夜禁食至少 8 h 以上)≥6.7 mmol/L(120 mg/dL)。

(3)餐后 2 h 血糖≥11.1 mmol/L(200 mg/dL)。

在急性代谢紊乱时或缺乏明确的高血糖依据,应根据以上标准重新检测直到确诊。

二、治疗原则

强调早期治疗、长期治疗、综合治疗、治疗措施个体化的原则,具体措施以饮食治疗和适当的体育锻炼为主,酌情进行药物治疗。据统计,老年非胰岛素依赖型糖尿病患者中,20%～

50％可用饮食治疗控制,20％～25％可口服降糖药控制,30％～35％则需要使用胰岛素治疗;而胰岛素依赖型糖尿病则必须用胰岛素治疗。

三、护理干预

(一)饮食控制

1.目标

(1)尽可能将血糖控制在正常范围。比较理想的血糖值为:餐前 4.4～6.7 mmol/L(80～120 mg/dL);餐后 5.6～10.0 mmol/L(100～180 mg/dL);入睡前为 5.6～10.0 mmol/L(100～180 mg/dL)。对于有神经病变或其他并发症的患者,上述目标血糖值可能要适当调整以防低血糖的发生。

(2)保持适当的体质量。这对许多肥胖的 2 型糖尿病患者来说尤其重要。一般应控制腰髋周径比在合适范围,男性为 1,女性为 0.9。

(3)维持胆固醇和三酰甘油在正常水平。糖尿病是心脏病的危险因素,调整糖尿病患者的饮食时需要考虑到对血胆固醇和三酰甘油的影响,可预防心血管疾病的发生。

(4)要尽量避免或减少患者产生饮食过度受限的感觉,而是要使之养成良好的饮食习惯以满足糖尿病治疗的要求。

2.制订饮食方案的基本步骤

(1)根据患者年龄、身高、体质量、职业及活动强度来计算每日所需总热量

1)确定标准体质量。

标准体质量(kg)＝身高－105(40 岁以上为身高－100)(cm)

超过标准体质量 10％为超重,超过 20％为肥胖;低于标准体质量 10％为低体质量,低于 20％为消瘦。

2)确定患者的劳动强度。

3)根据患者的体质量和劳动强度确定患者每日每千克体质量所需要的热量,并进一步计算该患者所需要的总热量。

(2)确定每日摄入营养素的量:主要指三大营养素的确定,其基本原则是高糖类、低脂肪、适量蛋白质。一般要求每日的脂肪量为:1 g/kg;蛋白质量为:0.8 g/kg;糖类量为:[总热量(kcal)－(蛋白质量×4＋脂肪量×9)]/4 g。

(3)食物的选择:有条件者可在营养师的指导下按食物成分计算出所需要的食物种类和数量。此外,还可采取比较简便食品交换法,将食物分为六大类:谷类、蔬菜类、水果类、瘦肉类、乳品类、油脂类。而每类食品中各种营养素含量是相近的,在同类食品中,不同的食品可以互换,因此只要确定食品种类即可。

(4)将所确定的食物合理地分配至三餐:病情稳定的 2 型糖尿病患者的主食一般按 1∶2∶2的比例分配至早餐、中餐和晚餐。一般主张老年人除一日三餐外,可在早饭和午饭之间、午饭和晚饭之间以及夜间临睡前适当加餐,但加餐的食物应在中饭和晚饭内扣除。

(二)适当运动

1.运动方案

(1)运动类型:一般来说,老年糖尿病患者适合于散步、太极拳、乒乓球、羽毛球、体操、下楼梯、平道骑自行车以及轻微家务劳动等低强度活动。

（2）运动时间：每周 3~5 次，每次 20~60 min。一般应将运动安排在餐后 1 小时，因空腹易发生低血糖，而餐后立即运动会影响食物消化吸收。但也可灵活掌握，可因个人习惯而异。

（3）运动强度：控制在最大氧耗量的 50%~70% 比较理想。比较简单的方法是通过计算脉率来控制运动强度。运动中脉率宜保持在每分钟 170－年龄（岁）。

2.注意事项

（1）加强监护：开始进行运动训练前应做全面检查，以排除潜在疾病，防止运动危险的发生。若在运动中发生头晕、眼花、面色苍白、出冷汗、严重呼吸困难等症状者应立即停止运动。

（2）运动前应进行 15 min 热身运动，运动结束前应进行 10 min 恢复运动。

（3）应遵循"循序渐进"的原则，逐渐增加运动量。

（4）把握好运动的时机。餐后散步 20~30 min 是老年患者改善餐后血糖过高的措施之一。糖尿病患者应避免在空腹时进行运动，以避免低血糖的发生。

（三）合理用药

无论使用何种药，都必须指导患者及时进餐。切勿提前或推后，以防发生低血糖反应。

1.老年患者口服降血糖药注意事项

（1）把握好给药时间：磺脲类药物在餐前半小时给服，双胍类药物应餐前或餐中服。

（2）老年糖尿病患者往往合并有多种慢性疾病，在服药过程中，尤应注意药物的相互作用和影响，以免影响疗效，甚至发生意外。

（3）必须尽量避免使用经肾脏排出的、半衰期长的药物。

（4）有些药物会产生少见但严重的不良反应（如双胍类致乳酸酸中毒、曲格列酮致肝功能损害等），老年患者特别是伴有肝、肾和心功能障碍及肺功能降低者使用时必须尤为谨慎。

2.老年患者使用胰岛素注意事项

（1）掌握胰岛素注射时间：普通胰岛素于饭前半小时注射，精蛋白锌胰岛素在早餐前 1 小时皮下注射。注射部位应交替进行，以免形成局部硬结，影响药物吸收及疗效。

（2）监测血糖变化：应用胰岛素的过程中，应注意监测血糖变化，以免发生低血糖。

（3）观察胰岛素的不良反应：低血糖反应有头昏、心悸、多汗、饥饿、甚至昏迷。胰岛素过敏表现为注射部位瘙痒、荨麻疹。注射部位皮下会出现脂肪萎缩或增生。

（4）对发生低血糖反应者，及时监测血糖并进食糖果、含糖饮料或静脉注射 50% 的葡萄糖 20~30 mL。

（四）严密监测血糖

老年人不宜过分控制血糖，原因在于，一方面严格控制容易发生低血糖，对老年人来说低血糖的危险性不亚于高血糖；另一方面严格控制不会明显影响老年糖尿病患者微血管病变和大血管病变的病程。因此一般认为空腹血糖在 8.9 mmol/L 左右，餐后 2 h 血糖 <12.2 mmol/L比较合适。

（五）常见并发症的预防和护理

1.糖尿病足

（1）定期检查足部皮肤，及早发现鸡眼、水疱、裂口、红肿和擦伤，发现后及时处理。

（2）无论在室内还是室外均应避免赤脚，避免异物损伤。

（3）冬天注意足部保暖。

（4）选择合适的鞋袜，如选择轻巧柔软的鞋子，袜子以弹性好、透气及散热性好的棕毛质地为佳,避免足部受压。老年患者外出不可穿拖鞋,以免跌倒受伤。

(5)促进血液循环:每日进行适度的运动,经常按摩足部,按摩方向由趾端向上。

(6)保持足部清洁,避免感染:每日用温水浸泡足部,水温与体温相近即可,脚趾缝之间要洗干净。浸泡时间不宜过长,一般为 5～10 min,洗后用清洁、柔软的毛巾轻轻擦干,注意保持趾间干燥。老年患者足部皮肤干燥,可用羊毛脂涂擦,但不可常用,以防皮肤过度浸软。勤剪趾甲,但不要太短,应与脚趾平齐。

(7)避免足部受热或化学品的伤害,如不要使用热水袋、电热饼取暖;治疗局部创口时不要使用刺激性强的消毒剂和药水。

(8)紧张性大疱在无菌操作下抽液,预防继发感染。较小水疱可自然吸收,要注意保护痂皮,使其自然脱落,切勿剥脱。

2.视网膜病变

(1)视网膜病变稳定的患者每年也应最少做 2 次眼科的全面检查。

(2)睡眠时头部稍抬高 15°～20°,以减轻眼球后血管压力。

(3)要避免剧烈运动,防止眼底出血。

(4)患者的视力出现较大的变化或出现视物有浮动感时,应立即找医生检查。

(5)激光治疗前,安慰患者消除恐惧心理,配合治疗。激光治疗后要防止眼底再出血,应保持安静;避免弯腰提重物;保持大便通畅,防止便秘;防止过多打喷嚏、咳嗽或呕吐等。

3.感染

(1)注意个人卫生和环境卫生,要勤洗澡、勤洗勤换内衣,以穿着柔软、舒适、棉质本色的内衣裤为宜。女性要注意外阴部位的清洁,养成良好的卫生习惯。

(2)皮肤的局部感染要及时处理和治疗,当发生毛囊炎及小疖肿时不要挤压。

(3)注意及时修剪手指甲、脚趾甲。

(4)对有周围神经炎感觉迟钝者要防止外伤及烫伤。

(5)尽量避免到人多拥挤的公共场所,以减少呼吸道传染病的发生机会。

(6)如发生感染应选择敏感的抗生素早期治疗,并积极控制糖尿病。

(六)健康教育

1.帮助患者正确认识和对待糖尿病

明确目前虽然尚不能根治糖尿病,但有行之有效的治疗方案,可迅速控制病情,只要坚持治疗,许多患者能像正常人一样生活,可有与正常人一样的寿命,应该坚定治疗糖尿病的信心。

2.糖尿病的基础知识

主要包括糖尿病的病因、病理、危险因素、临床表现、病程发展特点等。重点解释患者的疾病类型、目前处于哪一阶段、预后如何,使患者对自己的疾病有比较深入的了解,以减少过分担心病情导致的焦虑。

3.自我护理知识

(1)避免病情加重的诱因:任何使血糖增高、胰岛素不足的原因均会加重病情,如呕吐或伴腹泻、感冒、药量不足、情绪激动、天气寒冷、炎热以及手术、心肌梗死等应激情况均会使病情加重。如遇以上情况,应及时处理和治疗。

(2)预防低血糖:正在治疗的糖尿病患者,一旦出现突然心慌、手抖出汗、头晕乏力,要警惕低血糖。预防措施主要包括:①饮食定时定量,不可随意增减食物,改变进餐时间;②运动定时定量。不在空腹时运动,并根据运动量及时调整饮食与用药,可在运动前或运动中间适当进食,或减少运动前胰岛素或其他降糖药的剂量(如果每天有效运动超过 30 min,一般要减少10％的胰岛素或 20％的口服降糖药用量);③随身携带含糖食品,如水果、巧克力、甜饼干等,当出现低血糖征象时及时食下,以避免情况恶化。注意不要以花生、瓜子或肉类等消化吸收缓慢的食物来缓解低血糖;④外出时应随身携带糖尿病卡。卡片上应包括患者的姓名、年龄、家庭地址及电话号码,并写明疾病名称、现在使用的降糖药名称及剂量等,如果出现意外,其他人发现后可帮助处理。

(3)严格按照医嘱用药:不得随意加减药量,不可自行换药、停药。

(4)正确保存和使用胰岛素:胰岛素应放在冰箱冷藏室内保存,长短效胰岛素混合注射时要先抽短效胰岛素,后抽长效胰岛素。注射胰岛素要经常更换注射部位,可选择前臂外侧、臀部、大腿内侧、腹部等皮肤松软处,可将注射部位划分若干条线,沿线条顺序每点相隔 2 cm,轮流注射,以免同一部位短时间内重复注射,造成皮下硬结,影响药物吸收。

(5)尿糖和血糖的自测方法:家庭中测定尿糖多运用尿糖试纸法,将试纸插入新鲜尿中,取出吸干,与试纸包上的不同尿糖含量标准比色,以"－、±、＋、＋＋、＋＋＋、＋＋＋＋"表示尿糖的有无及多少。有条件者可利用指尖快速血糖仪在家中监测血糖。

(6)定期进行体格检查,尤其是眼底、肾功能和心电图,至少每年 1 次,以及时发现和治疗并发症。

第三节　老年帕金森

帕金森病(Parkinson's disease,PD)又称震颤麻痹,主要是由中脑黑质多巴胺能神经元变性死亡,纹状体多巴胺含量显著减少而致,以静止性震颤、肌强直、运动迟缓和体位不稳为主要临床特征,是老年常见的神经系统变性疾病。目前,确切病因仍不明确,可能与遗传、环境、年龄老化、氧化应激等因素有关,多见于中老年人,平均发病年龄为 60 岁左右。

一、临床表现

(一)静止性震颤

约有 70％的患者以震颤为首发症状,多始于一侧上肢远端,静止时出现或明显,随意运动时减轻或停止,精神紧张时加剧,入睡后消失。手部静止性震颤在行走时加重。典型的表现是频率为 4～6 Hz 的"搓丸样"震颤。部分患者可出现合并姿势性震颤。

(二)肌强直

患者合并有肢体震颤时,可在均匀阻力中出现断续停顿,如转动齿轮,故称"齿轮样强直",多见于原发性 PD。各方向均匀一致的强直,类似弯曲软铅管的感觉,故称为"铅管样强直",多见于继发性 PD。

(三)运动迟缓

运动迟缓是指动作变慢,始动困难,主动运动丧失,尤其是重复运动时,患者的运动幅度减少,如面部表情动作、瞬目等减少,称为面具脸。

(四)姿势步态障碍

临床常见姿势步态表现异常有三种现象,即慌张步态、姿势反射异常及冻结现象(始动困难)。

(五)非运动症状

非运动症状包括情绪低落、焦虑、睡眠障碍、认知障碍等及幻觉、欣快、错觉等精神症状。

二、护理措施

(一)一般护理

1.环境要求

居住室内地面平坦、减少障碍、采用防滑地板,夜间照明光线充足,床头灯开关设在顺手的地方,床周围安置以便于起、卧、翻身的扶手等助力设施。洗漱间的设施要防滑、防碰,有条件时安装呼叫铃。

2.休息与活动

早期采取舒适体位,晚期采取有利于呼吸的体位;活动以不感到疲劳、不加重症状为宜,鼓励患者床上锻炼。

3.饮食护理

给予易咀嚼、易消化、营养平衡饮食,食物以糖类为主,多吃含低蛋白质、低脂肪、高维生素、粗纤维素的食物,病情较重的患者可能存在吞咽困难,嘱细嚼慢咽,注意进食安全,加强进食护理,需要时帮助进食,防止噎食发生。必要时采用鼻饲,以防误吸引起肺部感染。

(二)心理护理

患者一方面由于疾病导致机体功能障碍,另一方面由于入院环境和生活习惯的改变,可产生恐惧、失落、焦虑、自卑等心理,护理人员要敏锐观察患者的心理、行为变化,建立良好的护患关系,耐心倾听患者的诉求,耐心讲解疾病的相关知识,鼓励患者积极参与适宜的娱乐活动,鼓励其树立乐观的生活态度。

(三)病情观察

密切观察患者临床症状的变化;对治疗用药如多巴胺类药物的疗效及不良反应进行观察;对呛咳与吞咽困难患者的进餐过程进行观察。上述情况发现异常及时报告医师并采取有效的护理措施。

(四)对症护理

帕金森病患者存在不同程度的运动障碍,因此要特别注意防止患者摔倒发生意外。床单位加用防护栏,行走时使用拐杖,日常用品忌用易碎物品,选用拉链、自粘胶代替有纽扣的衣物,以避免患者出现精神症状时吞咽自杀或外伤。

对于晚期运动严重障碍、卧床患者,应加强生活护理,协助洗漱、进食、沐浴、穿脱衣服、处理大小便等。

(五)用药护理

护理人员一方面要指导患者如何正确服药,另一方面要观察药物疗效及不良反应,如长期服用多巴胺类药物的"开关"现象,服多巴胺应安排在饭前 30～60 min,饮食上要注意减少脂肪含量,因高脂肪饮食会影响药物吸收。盐酸苯海索片易产生幻听、幻觉等精神症状,以及便秘、尿潴留等,应及时发现及时反馈医生。抗抑郁剂,尤其是 5-羟色胺再摄取抑制剂,由于起效作用慢,应督促患者坚持按时按量服用。

(六)健康教育

1.康复锻炼指导

护理人员为患者及家属讲解疾病知识,帮助并指导患者学会按摩面部、四肢、腹部肌肉及足底、手掌穴位,每日 4~6 次,每次 30 min。

锻炼呼吸肌,如每日练习深呼吸 4~6 次,每次 5 min;提肛法锻炼会阴部肌肉等,按摩后肌张力减低,可进行运动锻炼。

2.保健指导

护理人员告知患者出院后仍需按医生嘱咐坚持服药;患者因震颤和不自主运动,出汗多,易造成皮肤刺激和不舒适感,皮肤抵抗力降低,可导致皮肤破损和继发皮肤感染,应勤洗勤换,保持皮肤卫生;中晚期患者因运动障碍,卧床时间增多,应勤翻身勤擦洗,防止局部皮肤受压和改善全身血液循环,预防压疮;坚持适当的运动和体育锻炼,加强日常生活动作训练,卧床患者协助被动活动关节和按摩肢体,预防关节僵硬和肢体挛缩;定期门诊复查,动态了解血压和肝肾功能、血常规的变化,发现异常现象时,随时就诊。

第四节　　老年消化性溃疡

一、概述

消化性溃疡主要是指胃肠道黏膜被胃酸和胃蛋白酶消化而发生的溃疡,好发于胃和十二指肠。胃溃疡多发生在胃小弯,其典型表现为饥饿不适、饱胀嗳气、反酸或餐后定时的慢性中上腹疼痛,严重时可有黑便与呕血。

十二指肠溃疡多发于十二指肠球部,发生在十二指肠球部的溃疡,与胃溃疡合称为消化道溃疡,与胃溃疡可同时发生,也可单独发生。多发于中青年男性,十二指肠溃疡癌变率较胃溃疡低。

二、护理评估

腹部疼痛的时间、部位、性质、与进食的关系,腹部疼痛有无压痛及反跳痛;有无食欲下降、体质量减轻、便血、呕血等。

三、护理要点及措施

(一)休息

溃疡病发作时应卧床休息,保持病房安静,环境适宜。

(二)口腔护理

患者出现呕血时应加强口腔护理,及时清理口腔,保持口腔清洁,预防口腔溃疡发生。每日 2 次口腔护理,饭前、饭后漱口。

(三)饮食护理

出血量少又无呕吐者,可进食少量流质饮食。溃疡大出血时,禁食 24～48 h 后如出血停止,可给予温和流质。饮食规律,定时进食,以易消化、高营养、无刺激性食物为宜。不暴饮暴食,少吃粗糙、油炸、辛辣、过冷、过热的食物及浓茶、咖啡等。增加营养,增进机体抵抗力,纠正贫血,改善一般状况,必要时给予输血、补液。

(四)病情观察

严密观察患者生命体征变化,包括体温、脉搏、呼吸、血压,观察并记录生命体征每小时 1 次。观察患者腹痛的部位、发作时间、性质、有无节律性。观察大便的颜色、性状、量,如果大便颜色为鲜红色,应警惕发生大出血的可能。

老年人消化性溃疡中以胃溃疡多见,溃疡直径常可超过 2.5 cm,且多发生于高位胃体的后壁或小弯。常表现为无规律的中上腹痛、呕血和(或)黑便、消瘦,很少发生节律性痛、夜间痛及反酸,易并发大出血,甚至危及生命。因其疼痛隐匿,常被误诊为胃炎、胆囊炎、心绞痛、胃癌等。严密观察患者生命体征尤其是血压、心率变化,观察腹痛的性质、疼痛部位、持续时间、节律性、与饮食的关系,观察胃液及大便的颜色、性状、量。如出现剧烈腹痛、短时间内引流出大量血性液体,或引流液呈酸腐味、粪臭味,及时报告医生处理。

(五)用药护理

遵医嘱按时、全疗程使用抑酸药和保护胃黏膜药物。应用抑酸药和保护胃黏膜药物应餐前 30 min 服用,疗程 4～8 周。根除幽门螺杆菌治疗 7～14 d。胃溃疡患者在根除幽门螺杆菌治疗结束后还要继续服用 PPI 药物常规剂量,总疗程 4～6 周,或 H_2 受体拮抗药常规剂量,总疗程 6～8 周。

(六)并发症护理

1.出血

密切观察出血征象,如面色苍白、出冷汗、四肢发凉、脉搏细速、呼吸费力、昏厥、黑便或呕血。

(1)嘱患者立即卧床休息,头偏向一侧,低流量吸氧。随时清理呕吐物,给予口腔护理。

(2)严密观察病情变化,随时监测血压、脉搏、呼吸。

(3)立即抽血,查血型、交叉合血,按医嘱输液、输血。

(4)遵医嘱给予止血药。

(5)观察呕血、便血的次数、颜色、性状、量以及时间,记录出入量。

(6)治疗过程中,安慰患者,疏导家属的情绪,必要时遵医嘱使用镇静药,以减轻患者的恐惧与焦虑。

(7)出血停止、病情稳定后,可给予流质饮食。

2.穿孔

上腹突发剧痛,常开始于右上腹或中上腹,持续而较快蔓延至全腹,腹壁僵硬呈板状腹,有压痛和反跳痛,部分患者出现休克状态。

①详细记录患者的症状和体征,并及时报告医生;②急诊查血常规、血生化、备血,以备实施紧急手术。

3.幽门梗阻

典型的表现为胃潴留。其主要临床症状为恶心、呕吐出酸臭味宿食,大量呕吐后上腹胀满不适及疼痛减轻。①患者发生幽门梗阻后应禁食,留置胃管行持续胃肠减压;②遵医嘱给予输液,防止脱水和电解质紊乱;③若症状无缓解,则需手术治疗。

(七)心理护理

对患者给予同情、理解、关心、帮助,告知患者不良的心理状态会降低机体的抵抗力,紧张、焦虑的情绪会加重溃疡病的发展。对患者进行心理疏导,更好地配合治疗和护理。

四、健康教育

(1)向患者及家属讲解引起和加重溃疡病的主要因素。

(2)向患者解释必须坚持长期服药的必要性,指导患者学会观察药效及不良反应,不随便停药,以减少复发。切不可症状稍有好转,便骤然停药,也不可随意调药,服用某种药物刚过几天,见病状未改善,又换另一种药。一般来说,一个疗程要服药4～6周,疼痛缓解后还得巩固治疗1～3个月,甚至更长时间。

(3)嘱患者避免精神紧张:消化性溃疡是一种典型的心身疾病,心理因素对胃溃疡影响很大。精神紧张、情绪激动,或过分忧虑不利于食物的消化和溃疡的愈合。保持轻松愉快的心境,是治愈胃溃疡的关键。对少数伴有焦虑、紧张、失眠等症状的患者,可短期使用一些镇静药。

(4)告知患者生活规律,注意气候变化。生活起居要有规律,不可过分疲劳,劳累过度不但会影响食物的消化,还会妨碍溃疡的愈合。溃疡病发作与气候变化有一定的关系,根据节气冷暖,及时添减衣被。调整情绪、精神状态,保持乐观积极向上的心境。

(5)指导患者建立合理的饮食习惯和结构,戒除烟酒,避免摄入刺激性食物。

加强营养,应选用易消化、富含热量、蛋白质和维生素的食物,如稀饭、细面条、牛奶、软米饭、豆浆、鸡蛋、瘦肉、豆腐和豆制品;富含维生素 A、B、C 的食物,如新鲜蔬菜和水果等。限制多渣食物,避免进食油煎、油炸食物以及含粗纤维较多的芹菜、韭菜、豆芽、火腿、腊肉、鱼干及各种粗粮。这些食物不易消化,引起胃液大量分泌,加重胃的负担。胃酸多的患者应少用牛奶。避免进食刺激性大的食物,禁食刺激胃酸分泌的食物,如肉汤、生葱、生蒜、浓缩果汁、咖啡、酒、浓茶等,以及过甜、过酸、过咸、过热、生、冷、硬等食物。一日三餐定时定量,饥饱适中,细嚼慢咽。进餐过程中少说话、不看书报、不看电视,是促进溃疡愈合的良好习惯。

(6)为避免大便干燥,告知患者还需常进食琼脂、香蕉、蜂蜜等有润肠作用的食物。

(7)嘱患者避免服用对胃黏膜有损害的药物,如阿司匹林、地塞米松、泼尼松、吲哚美辛等,可加重胃溃疡的病情,如病情不允许停药,可换用对黏膜损伤小的 NSAIDs 如特异性的 COX-2 抑制药(如塞来昔布)饭后服用。

(8)嘱患者定期复诊,如上腹疼痛节律发生变化并加剧,或者出现呕血、黑便时,应立即就医。

第五节　老年溃疡性结肠炎

一、概述

溃疡性结肠炎是一种病因不明的直肠与结肠的慢性非特异性炎症性疾病,主要累及直肠、乙状结肠和降结肠,严重者可累及全结肠。根据病程可分为初发型、慢性复发型、慢性持续型以及急性暴发型。虽然此病在老年人中并不广泛,但常有很重的首次发作,而且病残率和病死率均高于较年轻患者。

二、护理评估

了解患者有无家族史、食物过敏史、工作紧张、劳累等诱发因素;患者腹泻的频次、量及性状;腹痛的部位、程度;体温变化;体质量减轻情况;有无口渴、皮肤弹性减弱、消瘦、乏力、心悸、血压下降、水电解质及酸碱平衡失调和营养障碍的表现;患者的情绪和心理状态,有无抑郁、焦虑;肛周皮肤情况。

三、护理要点及措施

(1)保持环境整洁、安静、空气流通及适宜的温度和湿度,急性期和重症患者需绝对卧床休息,轻症患者可适当从事轻体力工作。

(2)食用质软、易消化、少纤维素、富营养、足够热量的食物;避免食用生冷食物、含纤维素多的蔬菜及其他刺激性食物;忌食牛奶及乳制品;急性发作期应进食流质或半流质饮食;病情严重者应禁食并给予胃肠外营养,使肠道得以休息,减轻炎症;有贫血时,应给予口服或肌内注射铁剂及叶酸。

(3)病情观察:严密观察腹痛的性质、部位及生命体征的变化,注意有无并发症的发生;观察排便的次数、性状、量,有无腹泻、便血、黏液脓血便等;观察有无食欲缺乏、里急后重等胃肠道症状;有无发热、体质量减轻、贫血、全身倦怠等肠外表现。

(4)腹痛、腹胀明显者可给予腹部热敷,或遵医嘱给予解痉止痛药,如阿托品、东莨菪碱等。

(5)用药护理:氨基水杨酸制剂如柳氮磺吡啶,应餐后服用,其不良反应可表现为恶心、呕吐、食欲减退、头痛、皮疹、发热、粒细胞减少、再生障碍性贫血或自身免疫性溶血;糖皮质激素类药物如氢化可的松、地塞米松,适用于暴发型或重型患者,应遵医嘱准确给药,口服用药的患者不得随意增减或停药,用药过程中注意肠穿孔、出血、血钾过低与继发感染;免疫抑制药如硫唑嘌呤,适用于糖皮质激素依赖或不能耐受者,使用中注意胃肠道反应、白细胞减少及骨髓抑制等副作用;应用抗胆碱能解痉药物如阿托品,应密切注意肠鸣音及腹围变化,防止急性结肠扩张;严重贫血者按医嘱输血,低蛋白血症者可静脉注射清蛋白,观察有无输血反应和过敏反应。

(6)腹泻护理:排便后用温水清洗肛周,保持清洁干燥,涂凡士林或抗生素软膏以保护肛周皮肤;晚间在床边放置好便器,睡前给予抗腹泻药物;密切观察血压、脉搏变化,准确记录液体出入量,以防频繁腹泻引起水、电解质紊乱;血便量多时应估计出血量,及时留取标本送检,遵医嘱给予止血药物;遵医嘱补充液体和电解质,必要时给予输血,根据脱水程度、年龄大小和心功能调节输液速度。

(7)发热护理:维持室温在 20 ℃～24 ℃,相对湿度以 55%～60%为宜;监测体温的变化,每 4～6 h 测体温 1 次;摄取足够的水分防止脱水,每天至少 1 500 mL 以上,必要时遵医嘱静脉补液;高热患者给予物理降温或遵医嘱药物降温,观察患者降温后的反应,避免发生虚脱;高热患者体温下降出汗多时,应及时擦干皮肤,更换衣物,保持床单清洁干燥,做好口腔护理。

(8)灌肠指导:药物保留灌肠宜在晚睡前进行,先嘱患者排净大便,行低压保留灌肠,避免压力过高致肠穿孔,灌肠后不要立即站立,以免药液下降刺激肛门产生便意而排便,影响疗效。

(9)心理护理:多安慰与鼓励患者及其家属,使其减轻忧虑,争取患者与家属的理解与配合,对长期反复发作或持续不稳定的患者,由于病程长,大多神经过敏、抑郁或焦虑,思想顾虑较重,应加强心理疏导,帮助患者树立战胜疾病的信心。

四、健康教育

(1)向患者及家属讲解本病的诱发因素,指导患者合理休息,避免劳累,正确对待疾病,保持稳定的情绪,避免疾病的发作和加重。

(2)病情稳定时,坚持进食少刺激、易消化和营养丰富的少渣饮食。

(3)保持心情舒畅,避免精神紧张或焦虑。

(4)嘱患者坚持治疗,教育患者识别药物的不良反应,不要随意更换药物或停药,服药期间大量饮水,如用药过程中出现疲乏、头痛、发热、手脚麻木、排尿不畅等症状,要及时就诊。

(5)指导患者及家属对疾病进行自我监控,出现腹痛、腹泻、黏液脓血便,伴有腹胀、发热、体质量减轻应及时就诊。如果是重症患者,更要注意观察肠穿孔、大出血等严重并发症的出现。例如突然出现腹部剧烈疼痛,或突然大量出血,要让患者卧床、禁食,并迅速送往医院,以便及时有效地抢救。

(6)腹泻患者应保持肛门及周围皮肤清洁和干燥,手纸要柔软,擦拭动作宜轻柔,以减少机械性刺激,便后用碱性肥皂与温水冲洗肛门及周围皮肤,减少酸性排泄物、消化酶与皮肤接触,从而减少局部的刺激和不适,必要时涂抗生素软膏以保护皮肤。

第六节 老年急性胰腺炎

一、概述

急性胰腺炎是指各种原因导致胰酶在胰腺内被激活后引起胰腺组织自身消化、水肿、出血甚至坏死的炎症反应,是临床上常见的消化系统疾病。老年人胰腺分泌的消化酶被激活后对自身器官及周围组织产生自我消化作用所引起的急性炎症反应,是老年人急腹症的一个重要原因。老年急性胰腺炎发病较年轻患者少,一旦发病往往因应激功能差且并发症多,致使病情发展较快,可早期出现休克及多器官衰竭。

二、护理评估

了解患者的发病过程,腹痛的部位、性质、程度,有无放射痛及持续时间;有无恶心、呕吐、腹胀、发热;呕吐物及胃肠减压引流液的颜色、性状、量、气味;神志;有无血压下降、呼吸加快、心率增快、休克等周围循环、呼吸、肾功能不全的临床表现。

三、护理要点及措施

(一)观察病情

(1)密切观察神志、生命体征和腹部体征的变化,特别要注意有无高热不退、腹肌强直、肠麻痹等重症表现,及时发现坏死性胰腺炎的发生。

(2)观察呼吸:抽血做血气分析,及早发现呼吸衰竭,及时给予高浓度氧气吸入,必要时给予呼吸机辅助呼吸。

(3)观察尿量、尿比重,监测肾功能,及时发现肾衰竭。

(4)观察有无出血现象,监测凝血功能的变化。

(5)观察有无手足抽搐,定时测定血钙。

(6)化验值的监测:包括血电解质、酸碱平衡和肝功能。

(二)心理护理

为患者提供安静舒适的环境,多与患者沟通,解释禁食水的意义,帮助患者树立战胜疾病的信心。

(三)疼痛的护理

绝对卧床休息,以降低机体代谢率,增加脏器血流量,促进组织修复和体力恢复。遵医嘱给予抗胰酶药物、解痉药和抑制胰酶分泌的药物,明确诊断后适当应用镇痛药。协助患者弯腰、屈膝侧卧位,以减轻疼痛。

(四)防治休克,维持水、电解质平衡

密切观察患者的生命体征、神志、皮肤黏膜的颜色变化,准确记录出入量,严格控制补液的速度及量。若患者有休克表现立即通知医生,积极配合抢救。有条件可放置中心静脉导管,监测血流动力学变化。

(五)维持有效呼吸功能

观察患者呼吸形态,监测血气分析结果;若无休克,协助患者取半卧位,利于患者肺扩张和通气;给予低流量吸氧,保持呼吸道通畅,定时给患者翻身、叩背,鼓励患者深呼吸、咳嗽、咳痰;痰多不易咳出者可给予雾化吸入;若患者出现严重呼吸困难及缺氧症状,应及时配合医师行气管插管或切开,呼吸机辅助呼吸。

(六)有效营养支持治疗

早期禁食、胃肠减压。有深静脉营养导管者,按中心静脉常规护理。禁食期间有口渴时可含漱或湿润口唇,通常不能饮水。病情稳定及血、尿淀粉酶恢复正常,肠道功能恢复后,可在肠外营养的同时给予肠内营养,要注意"三度"(温度、浓度、速度)。若患者无不良反应可经口进食,逐渐增加营养素量,但应限制高脂肪饮食,可由少量低脂、低糖流食开始,逐步恢复到普食,但忌油腻食物和饮酒。

(七)控制感染

根据医嘱使用抗生素。协助患者做深呼吸、有效咳嗽及排痰;加强基础护理,预防口腔、肺部和尿路的感染。

（八）引流管的护理

患者术后放置引流管较多,包括胃肠减压管、腹腔引流管、T型管等。应分别标明导管的名称、放置部位,妥善固定导管,保持引流通畅。更换引流袋时注意无菌操作,观察引流液的色、质、量,及时准确记录。

（九）口腔护理

禁食期间,需清洁口腔。呕吐时应随时做好口腔护理,保持口腔清洁无味。

（十）皮肤护理

保持皮肤清洁、干燥,以防发生湿疹和压疮。

（十一）休克的护理

1.病情监测

(1)生命体征,有无心率增快脉搏细速、血压下降、脉压变小等,必须进行心电监护。

(2)精神和意识状态,有无表情淡漠、烦躁不安、神志模糊等。

(3)皮肤、黏膜有无湿冷。

(4)出入量,呕吐量、胃液量、尿量、输入液体总量。

(5)实验室检查,重症胰腺炎时血淀粉酶水平不能反映胰腺炎的严重程度,C-反应蛋白(CRP)、IL-6、胰蛋白酶激活肽(TAP)在重症胰腺炎发生后12 h内均升高,故是预测重症胰腺炎严重程度比较及时的指标。

2.休克的抢救配合

立即通知医生,并备好物品,积极配合抢救。

(1)体位:取平卧位并将下肢略抬高,注意保暖。

(2)补充血容量:迅速建立静脉通道,遵医嘱静脉输入右旋糖酐或平衡液等以维持有效血容量。老年患者应根据中心静脉压调整输液速度和量,输液时应避免过急、过多,防止因输液过多而引起肺水肿。

(3)用药护理:遵医嘱泵控输入生长抑素,根据病情应用解痉、止痛药物。

(4)胃管护理:持续胃肠减压,并准确记录胃液引流量、性状。

四、健康教育

(1)向患者讲解本病的主要病因及诱因,指导既往有胆管疾病、十二指肠疾病的患者积极治疗原发病。

(2)教育患者改变现有饮食习惯、禁酒。避免高脂肪饮食,平时食用低脂、无刺激性的食物。饮食要定量、定时,有一定的规律性,每日4～5餐,甚至6餐。不食或少食含糖量较高的水果,过量摄取果糖或白糖也可能导致肥胖,促使胆固醇的合成,容易并发糖尿病。应以富含维生素、矿物质及食物纤维的粮食和薯类为主要糖源。

(3)根据病因和具体情况指导患者正确用药指导,介绍药物的不良反应,如有异常或不适感,及时就诊。

(4)向患者介绍发病时的主要症状,如有腹胀、腹痛、恶心等表现,立即停止进食、水,来院就诊。

(5)指导患者注意适度锻炼,注意劳逸结合,避免受凉。

第七节　老年急性肾小球肾炎

一、护理评估

1.病史

发病前 2 周左右有无上呼吸道和皮肤感染史,起病缓急程度,就诊原因是水肿还是肉眼血尿,水肿的部位、程度,有无头昏、头痛、失眠等症状,能承受的活动量,每日尿量,既往是否经常有上呼吸道感染史。

2.身体评估

体检要确定水肿的部位(睑部、下肢或全身性水肿),血压增高程度,有无局部感染灶存在。

3.实验室及其他检查

血尿及蛋白尿的程度,肾功能检查是否正常,B 超检查结果,肾病理检查是否符合毛细血管内增生性肾炎。

二、护理要点及措施

(一)护理要点

1.注意饮食护理(低盐、限水、依肾功能调理蛋白),准确记录出入量并观察体质量;观察水肿情况;防止继发感染和压疮。

2.注意休息(急性期绝对卧床,水肿消退、肉眼血尿消失、血压恢复正常后逐步开始活动);加强生活和心理护理(良好环境、各项生活护理)。

3.给予疾病相关知识的健康教育。预防并发症,发生并发症积极治疗。

(二)护理措施

①提供良好、舒适的环境,保持病室空气新鲜。限制探视人员,防止呼吸道感染,避免受凉,注意保暖。②合理的膳食:饮食方面应根据每种疾病的情况对患者进行个体化的饮食指导,低盐饮食钠<2 g/d,适当限制蛋白质的摄入量,提供优质蛋白、清淡易消化的高热量、高蛋白的流质或半流质食物。③遵医嘱给予利尿药、抗高血压药,并观察药物的疗效及不良反应。尽量避免肌内或皮下注射,注射后按压稍长时间,防止继发感染。④下肢水肿严重时,少站立,抬高下肢,会阴部肿胀明显时,应及时用纱布垫托起,防擦伤皮肤或糜烂。水肿明显者给无盐饮食,水肿减轻后,给低盐饮食,钠不超过每日 3 g。⑤限制摄入水及液体入量,一般为前一日尿量再加 500 mL。⑥准确记录 24 h 出入量,监测体质量、血压。尿少时,限制钾的摄入,出现氮质血症少尿症状时,限制蛋白质(20~30 g/d)摄入量。给予富含维生素的低盐饮食。

三、健康教育

(1)指导患者合理用药,并告知药物的作用与不良反应,慎用一些肾毒性药物,如抗生素一些镇痛药物等。

(2)严格禁酒,酒精的中间代谢产物有比较明确的肝毒性,并且加重肾脏的负担。凡是含有酒精的饮料一律不能饮用(包括葡萄酒)。饮酒后酒在胃肠道内很快被吸收,约 90％以上的酒精成分(乙醇)在肝脏内代谢,而乙醇有直接刺激、损害肝细胞的毒性作用,可使肝细胞发生变性、坏死,加剧肾脏组织的病变。因此对乙醇性肾炎患者而言,禁酒是自我疗养的基本要求。

（3）肾病患者有消化系统的疾患，消化吸收能力比较差，一定要注意在适当加强营养的同时控制脂肪和糖的摄入，勿服霉变食物，多吃富含蛋白质与提高免疫力的食物。如鱼、肉、蛋、牛奶、豆制品、菌类和新鲜水果蔬菜。

（4）急性肾小球肾炎患者必须保证每天得到充分的休息，在力所能及的情况下，可以适当做一些活动。由于个体差异很大，具体的活动量需要自己灵活掌握，没有量的规定。一般以活动结束后没有明显的疲劳感为宜。老年患者活动项目以散步、太极拳等比较舒缓的运动为宜。需要注意的是绝对不能从事重体力劳动。每天保证7～8 h睡眠，最好能午休0.5 h。

（5）正确对待疾病，保持心情舒畅，树立战胜疾病的信心。避免忧郁、愤怒等不良情绪刺激。过度兴奋、愤怒都会加重病情，特别要防止发怒，处事待人要胸怀宽广、冷静。

（6）急性肾小球肾炎患者在患病时身体处于免疫失衡状态，如果感冒、发热会加重肝肾的损伤。另外，急性肾小球肾炎患者机体免疫力低下，易引起感冒、支气管炎、泌尿系感染等，这样会使病情复发或加重。

（7）控制糖尿病和高血压。

（8）最好每半年做一次尿液和血液肌酐和尿素氮检查。

第八章 肿瘤内科护理

第一节 恶性肿瘤患者的心理反应

近几十年来,国外学者对临终患者的心理状态进行了研究。其中颇负盛名的美国学者 Dr. Kubler Ross,对死亡和濒死的研究具有开拓性的意义,被称为这个研究领域中最有代表性的先驱者。他在《死亡和濒死》一书中,把身患癌症的患者,从获知病情到临终时的心理反应过程划分成五个阶段:否认、愤怒、协议要求、抑郁和接受死亡;而忧虑、痛苦、悲伤将贯穿于濒死的全过程。由于我国的医疗保护性制度,在否认期前,还存在回避期。甚至有些患者死亡时仍不知患的是什么病。

一、回避期

回避期是指患者已患癌症,而医护人员和家人采取保护性措施,不把实情告诉患者的阶段。家属与患者之间从不谈论病情,更不谈论死亡,即使患者自知病情严重,将不久离开人世,想找家人及医护人员谈话时,往往也被家属所阻止。有不少患者由于病情严重或反复,虽然无人向他们透露过疾病的诊断,但根据自己的体验或者阅读了有关医学书籍也大概估计到死亡将至,只是为了避免引起家人的悲伤而佯作不知,掩饰痛苦,来宽慰自己。患者与家人为了不伤害对方感情,彼此心照不宣。

二、否认期

"医生可能搞错了,不可能是我"。这是众多癌症患者得知震惊消息后的第一个心理反应,患者用否认的防卫反应来应付突然降临的噩耗,于是要求家人带他们到其他大医院重复检查,这不仅造成经济上的损失,精力上的消耗,更严重的是常贻误了病情。所以,否认在癌症患者的心理上如同一种缓冲剂,可以缓冲沉重打击的冲击力,从而减弱心理上的压力,从此方面讲否认是健康的,否则将会造成悲剧。否认期长短不一,大多为期短暂,但也有永久否认,拒绝抗癌治疗至死亡者。

三、愤怒期

当病情加重或反复或病情危重时,否定的感情无法维持下去时,患者就会出现愤怒、痛恨与嫉妒心理反应,常想"为什么我患癌症,而不是那些有罪的人,人间太不公平"。

因为强烈的求生愿望无法达到,一切美好愿望将成泡影,事业和理想都无法实现,美满幸福的家庭将毁于疾病,肉体上又忍受着痛苦,所以患者常烦恼、焦躁及愤怒,变得不通情达理,总觉得谁都对不起他,经常对家人及医护人员发怒。

四、协议要求期

患者由愤怒期转入协议要求期后不再怨天尤人,向医生要求想尽一切办法来延长其生命,并诉愿与医生积极配合治疗,或对所做过的错事表示悔恨,希望宽容,或者要求能够活到完成某些重要工作等。

五、抑郁期

随着病情的发展及病情进一步恶化,患者可以出现全身衰竭状态,语言越来越少,表情呆板,患者已充分了解到自己接近死亡,心情明显的忧郁,深沉的悲哀,内心痛苦,有时暗自流泪,有时沉默,尤其是当看到同种疾病患者死去时,更加剧了他们的思想压力,因为一个正在经受痛苦和悲伤的临近死亡的人应允许其哀伤、痛苦,让他们把这些恐惧和忧虑表达出来,减轻心理不适,以此达到精神上的解脱。同时护理人员的主动关怀对患者能产生积极作用,也是一种精神支持疗法,使患者感到安全和信赖,以达到心理上的稳定。

六、认可期

病情发展越来越重,患者深知病情危重,面临死亡,心情反而平静下来,表现为心理认可,临床表现为昏睡、疲倦、孤独、不愿与护士交谈,这时不要强与患者交谈,严密观察病情,经常陪伴患者给以精神上的安慰,为临终患者提供心理上的支持。

七、临终患者的心理护理

患者家属的言行直接影响到临终前患者的身心健康,一些临终患者深切关心其亲人利益,因自己的疾病而耽误了子女的工作、学习等感到不安。同时临终患者的家属了解患者病情后感到非常悲痛,护理人员不可忽视家人情绪对患者的影响,在做好临终患者护理的同时,做好家属的心理护理。向他们宣传人生与死的客观规律及人生临终阶段提高生存质量的重要性,特别关照家属情绪对患者病情的影响,护士应用自己的行动取得家属的信任。家属感情得到了控制,有了心理准备,稳定了患者的情绪,配合患者共度难关。

1.建立家庭化病房

为使患者感觉到家庭般的温暖,身心安怡,可建立家庭式病房,室内布置以浅绿色为主要色调,因绿色可使人感觉到生活在大自然的气息,富有生机,使人心情舒畅,有亲切感。室内摆设可放花木、盆景、壁画等,室内应整齐、简洁、安静、光线充足,室内温度适宜。

2.建立危重病房

为使濒临死亡患者安然度过最后人生,一方面可得全家人的照顾,另一方面,可给患者向家属交代后事提供方便,让烦躁不安的患者进入危重病房,可免除影响其他患者的休息。

3.认真做好基础护理与生活护理

基础护理与生活护理能增加舒适感,减少患者痛苦,是搞好心理护理的前提,基础护理中最重要的是对晚期患者的疼痛、压疮的痊愈、饮食等的改善的护理。可增强患者抗病能力,增强患者战胜疾病的信心。

4.建立良好的医患、护患关系

取得患者的信任,建立良好的医患及护患关系,是搞好心理护理的先决条件,应选派医德高尚、责任心强、技术熟练、态度和蔼、语言温柔的护士做临终病房工作,实行责任制护理。医护人员应经常深入病房,热切关怀及尊重患者,耐心倾听患者的陈述及需求,取得患者的信赖。

5.争取家属的配合

患者家属是患者的亲人,在患者的治疗全过程中,患者心理状况能否达到最佳状态,家属在其中的作用是不可忽视的。当患者一住入病房后就应向其家属介绍病房情况及性质,请家属与我们一起做好患者的工作,这样有利于患者的治疗。不免有些患者会对家属发脾气,这时应劝说家人在患者面前不要与其争执,并耐心听取患者意见加以改正,医护人员对家属应表示理解及同情,并给以安慰,请其克制自己的感情,以免影响患者的情绪。

6.建立适合临终患者的陪伴制度

临终患者最怕寂寞和无人照料,故探视时间应敞开,欢迎家属随时来院陪伴患者,以便让患者与家属倾诉衷肠,互相安慰和感到温暖。

7.鼓励与支持患者树立战胜疾病的信心

根据不同患者的心理反应采取不同的心理护理措施,如给患者讲解关于癌病的知识及其治疗进展,介绍抗癌明星俱乐部的情况,讲明(以事实)患癌不等于死亡,使其建立战胜癌症的信心。

第二节 恶性肿瘤患者的心理护理

"癌症"一词对一般人来讲,可谓谈之色变,患有绝症的人心理所承受的巨大压力,更是一般人难以想象,这种不良的心理极大地威胁着患者的身心健康,防碍着治疗效果。早在我国古代医学家就注意到精神心理因素在肿瘤和其他疾病发生、发展过程中的作用。现代医学对心身医学的研究发展更加迅速,精神、心理、行为疗法在防病治病中的作用得到广泛的重视。近年来,精神心理因素对于肿瘤患者有着更为重要的地位。癌症的发生、发展、治疗、预后与精神心理因素密切相关。由于癌症的疗法至今尚无理想的方法,所以癌症患者容易陷入一种恶劣的精神心理状态。他们被愤怒、恐惧、悲观的心理缠绕,再加之治疗难度随病程而增加,社会、家庭不能一如既往地给以鼓励、温暖,患者的心境会更加恶化,致使体质迅速下降,抗病能力低下而加快死亡。

据大量临床观察发现,凡精神乐观,战胜癌症信心强,家庭及社会给以温暖多的患者生存时间长而且生存质量高,而那些丧失求生意志的人,生存时间短并且质量差。因此帮助癌症患者建立良好的心理环境,保持乐观的状态,提高战胜疾病的信心是极其重要的,也是医护人员及全社会应尽的人道主义责任。

一、恶性肿瘤患者的心理特点分析

恶性肿瘤初期,医护人员及家属往往采取保护性措施,不把实情告诉患者,家属与患者之间也尽可能避开不谈论病情,更不谈论他人死亡。有的患者由于病情严重或反复,虽然无人向他们透露疾病的诊断,但根据自己的体检和症状或有关资料,也能大概估计疾病的严重性,只是为了避免引起亲人的悲伤而佯作不知,掩饰痛苦来宽慰自己。患者与家属之间为了不伤对方感情,彼此心照不宣。有的患者由于受习惯心理的影响,存在一定的侥幸心理,往往怀疑诊断是否正确,认为医生可能把自己的病情搞错了,希望多方会诊,希望自己的诊断不是癌症。对此类患者,对其隐瞒病情或对疾病轻描淡写,会使患者不重视自己的病情,但也不能为了说服患者而采取恫吓的态度;要客观地向患者说明确实患了恶性肿瘤,但目前对这类疾病并非束手无策。耐心地向患者作好解释和开导工作,建立良好的护患关系,取得患者的信任,尽最大努力满足患者的心理需要。但对多处转移肿瘤患者,不应将确切病情发展告诉患者,医护之间务求与患者解释内容要一致,以免引起患者疑虑。

对于性格外向、开朗,认识事物较客观,对疾病有一定认识,能积极配合治疗,厌恶医护人员及家属对自己隐瞒病情及过分地关心和安慰的患者,从心理学角度分析结果看,不能采取隐瞒的态度,不然会给患者造成严重的心理创伤。要和家属配合默契,坦诚地向患者交待病情,鼓励和支持患者树立起战胜疾病的信心,以求最大限度地调动患者的积极性来配合治疗。

对于得知自己患癌症,产生焦虑、恐怖、抑郁、空虚,甚至愤怒、怨恨、食欲丧失或减退、失眠多梦等心理反应的患者,医护人员应向患者指出,情绪的好坏直接影响到抵抗力的高低,又关系到治疗效果的好坏,因此让患者保持良好的心理状态,睡前给患者应用安眠药使睡眠正常,在白天适当应用镇静剂减轻焦虑,并帮助患者度过应激期。此外,应使患者了解有关癌症的知识,使患者懂得癌症本身其并发症所引起的痛苦,并不像自己想象的那样可怕。再者,应使患者本人及家属与医护人员建立密切的联系。向患者解释癌症的实质,癌症发生发展规律及治疗的有效措施,在可能的情况下,最好能介绍几例治疗明显好转及痊愈的病例,让患者与好转的患者接触,交流体验,以增强战胜疾病的信心。

二、取得患者信任,积极配合治疗

在肿瘤的整个治疗过程中,医护人员只有得到患者的高度信任,才能取得患者密切配合。患者入院后,医护人员应以高度的责任心,严谨的工作态度,高超的医疗手段来诊治患者,才能取得患者和家属对治疗的配合和支持,医护人员针对患者的具体情况,适当地告诉患者治疗计划,如具体采取哪种治疗方法,疗程多长,需要患者怎样配合,可能出现的反应,损害及保护措施,如药物化疗后可能出现恶心呕吐胃肠道反应等,使患者对疾病和治疗方案有充分了解,这样可增强患者对治疗的信心,会对整个治疗过程采取积极配合的态度。

三、鼓励、关心、体贴患者

在手术治疗、化学治疗及放射治疗的过程中可能产生严重的不良反应,如术后疼痛,化疗、放疗后恶心、呕吐、食欲缺乏、虚弱、失眠等一系列反应,这时患者需要得到心理和对症治疗的双重支持。医护人员要在精神上经常地给予安慰、同情、体贴和鼓励,给患者耐心的解释,以解除患者的焦虑和不安,并给予适宜的对症治疗。这种心理支持会使患者情绪稳定和乐观,有助于减轻治疗反应,使患者顺利完成治疗。同时护理人员应耐心听取患者提出的各种问题,认真解释,即使有不合理的要求,也绝不能用恶劣的态度对待患者。要千方百计地为患者服务,同情他们的不幸遭遇,积极地在医疗上和生活上帮助他们解决困难,用真诚的态度赢得患者的信任,使他们从内心接受所采取的治疗方案,为取得良好的医疗效果创造条件。

四、热情为患者服务,帮助其提高战胜疾病的信心

精神力量是战胜疾病的支柱。根据心理学的观点,任何良好的刺激都能通过神经—内分泌作为中介调节各个系统。因此,鼓励患者,增强其战胜疾病的信心,有利于患者的康复。护理人员在治疗和护理过程中,要用自己的言行表情去影响患者,帮助其建立最佳心理状态,并针对不同患者的心理和病情与家属配合默契,艺术地将心理学知识运用于实践,才能施行有效

的心理护理。如为了减轻患者精神负担,应组织一定的娱乐活动。又如,气功锻炼是一种带有中国特色的,简便易行的,且易于被人们接受的形式,它巧妙地将现代医学中的心理治疗、行为矫正等融合于气功锻炼之中。它在患者的心理康复过程中有不可忽视的作用。此外,建立新型的医患关系是提高医疗效果的重要方法。在日常医疗活动中,如打针、发药、输液、给氧、换药等工作,护士要轻、快、稳、准,严格执行"三查七对",尽量减轻患者在检查治疗中的痛苦,取得患者的信任和支持,帮助患者提高战胜疾病的信心,争取更多的治疗机会。

总之,癌症是一种复杂的疾病,与诸多因素有关。但癌症患者,如果一直处于紧张、恐惧、愤恨、失望等情绪之中,就会进一步降低自身的抗癌能力和免疫力,使病情进一步发展和恶化。

所以,癌症的治疗不仅是运用临床医学的方法,同时还应该在社会心理上给予全面的治疗与护理,把患者的积极性引导到正确轨道上来。

第三节　恶性肿瘤患者的营养支持与护理

研究证明恶性肿瘤患者较正常人能量的消耗高出 1～2 倍,能量大量消耗的原因可能与能量不能充分利用、肿瘤生长消耗及影响胃肠道消化吸收机能有关。目前治疗恶性肿瘤所采用的手术、放疗、免疫及中药治疗,均有明显提高恶性肿瘤患者生存率、提高生存质量及延长肿瘤患者寿命的作用。但是,由于疾病本身及多种治疗方法不可避免地影响机体的营养状况,使分解代谢增强,出现能量消耗及吸收障碍,形成负氮平衡,使抗病能力下降,甚至出现恶病质。所以,减轻因治疗带来的不利影响,防止营养不良,提高抑制肿瘤的生长,讲究饮食质量,提高患者食欲,改善患者营养状况,实属必要之举。

一、应鼓励患者经口进食

正常人在饥饿状态下能量的消耗也随之减少,而恶性肿瘤患者虽饮食摄入量减少,但其新陈代谢率仍居高不下甚至持续上升,使患者处于不同程度的应激状态,能量的需求可提高 100％～200％,在某种程度上与肿瘤同宿主竞争营养有关,造成肿瘤患者营养状况低下。癌症放疗、化疗又可引起明显的胃肠道反应,出现恶心、呕吐、食欲下降或厌食,肠功能障碍而吸收不良。还可引起口腔黏膜炎症、溃疡及口腔干燥等,出现胃肠黏膜炎症,甚至糜烂及溃疡或形成伪膜性肠炎等。食管及胃等癌肿手术由于迷走神经切除或损伤及解剖位置的改变,引起消化机能的改变,如腹胀、食欲下降、腹泻等。所有以上这些均不同程度影响进食或消化吸收不良,致使营养状况低下。因此,鼓励患者进食、加强营养,力争经口进食,确保三大营养物质、微量元素及多种维生素的摄入非常必要。

对对有消化道症状的人宜少食多餐,饮食宜清淡而富有营养,每餐量不宜过多,以增强患者吃完食物的信心,花样品种可多样化,以使患者有选择的余地。积极处理好导致食欲及食量下降的原因。如不在餐前做使患者症状加重的处置;对有疼痛的患者餐前适当镇痛;对恶心呕吐者给予止吐剂,如地塞米松和灭吐灵等;对口腔有炎症及溃疡的患者宜食乳类食物,可以减少对创面的刺激。胃癌及食管癌术后患者,在 3 个月内宜少食多餐,一日五餐,3 个月后逐渐过渡到一日三餐,并餐前服用山楂丸或山楂片、逍遥丸、保和丸等,这样将有助于消化及纠正贫血。结肠癌术后患者,术后半个月后宜吃些粗纤维食物,以利扩张结肠吻合口,减少胆汁酸在肠道内停留的时间。对不能很好进食的患者,可以鼻饲,以改善患者的营养状况。为了更有效地配合放疗、化疗,由牛奶、豆浆、鸡蛋、蔗糖配方的营养液每 1 000 mL(牛奶 750 mL、豆浆 250 mL、鸡蛋 200 g、蔗糖 90 g)可提供 5 880 J 热量,每天注入 2 000～3 000 mL 的营养饮食,可提供足够的营养纠正负氮平衡和维持胃肠道的正常结构和功能,防止胃肠道黏膜萎缩和维护胃肠道正常防御功能,每日可提供 10 500～12 600 J 热量。使用中要注意,以细塑料或硅胶管由鼻腔插入。初滴时速度要慢、浓度要低,慢慢增加滴入量及滴入速度。

二、胃肠道外营养的应用

自从美国 Dudrick 医师于 1968 年开创全胃肠道外营养以来,国际上得到了广泛的应用,成为外科领域中划时代的新进展。广义上讲,凡需要营养维持者,以及不能从胃肠道摄入饮食者,都是全胃肠道外营养的适应证。肿瘤患者因消耗、肠瘘或放疗、化疗造成的严重胃肠道反应,影响经口营养者,可给予全胃肠道外营养,纠正负氮平衡,提高生存质量及接受放疗、化疗的能力。

全胃肠道外营养时,由周围静脉或中心静脉给予脂肪乳、葡萄糖、复方氨基酸、安达美及水,可以补充足够的热量及各种营养物质、微量元素及多种维生素。

1. 糖

一般用 50％葡萄糖 200 mL 加 10％葡萄糖 500 mL、胰岛素 36 U、10％氯化钾 15 mL,可提供 3 360 J 热量。开始 1 天 1 剂,渐渐增加到 2～3 剂/日。液体内加入胰岛素可促进葡萄糖的作用,加用 10％氯化钾,可使 K^+ 进到细胞内纠正细胞缺钾。

2. 脂肪

使用脂肪乳剂 500～1 000 mL,可提供 2 310～4 200 J 热量,使用葡萄糖—脂肪双能源,前者供应能源的 50％～55％,后者占 45％～55％。

3. 蛋白质

用 14～21 种氨基酸可提供各种必需与非必需氨基酸。1 天使用复方氨基酸 500～1 000 mL,可供氮 25～50 g。为估计患者能否维持正常氮平衡,可测 24 h 尿素氮含量×24 h 尿量另加 3～4 g 皮肤、肺、汗、便排出氮量即可算出。一般 1 天需氮量为 0.2～0.24 g/kg,热氮之比为 630 J：1 g。

4. 其他

现市售的安达美及水系维他可以提供患者足够量的多种维生素及微量元素。如无市售安达美及水系维他时,可按钾与氮之比为 5 mmol：1 g,镁与氮之比为 1 mmol：1 g,热卡：磷＝4 200 J：(5～8) mmol 来补充。

三、可提高免疫功能的抗癌食品

各种维生素:维生素 A、B 族维生素、维生素 C、维生素 E 均有一定预防及抗癌作用。不少实验证实维生素 C 可抑制亚硝胺的形成,维生素 A 在上皮细胞分化中起主要作用,B 族维生素可调解新陈代谢关键性的酶起着合成和激活的作用。肝、花生、豆芽中含有维生素 E、维生素 C 及 B 族维生素,杏仁中含有多量维生素 E。镁可增强淋巴细胞活性,香蕉、豆类可提供镁。硒有抗氧化作用,增强吞噬细胞的能力,影响癌细胞代谢,很多肿瘤发生与硒减少有关。

动物肝脏、肾、瘦肉、海产品、虾含硒较多。大蒜的脂溶性挥发油有效成分可激活巨噬细胞功能,并含硒量也很多。芦笋含有多量的硒,并认为它含有组织蛋白,能有效抑制癌细胞生长,含有多量甘露浆糖、核酸等,对增强抵抗有一定作用。菌类:猴头菌和蘑菇也含有多量硒,并含多肽、多糖和脂肪族酰胺类物质。这些物质有良好的抗癌作用,有人用猴头菌治疗消化道癌多例,取得了良好的疗效。猕猴桃含有大量维生素 C,并且利用率达94%,有人认为它有阻断体内外亚硝基化合物的合成,防止肿瘤发生的作用。

萝卜含有多种酶,能消除亚硝胺的致细胞突变作用,萝卜含有的木质素能提高巨噬细胞活力。菱角对癌细胞变性及组织增生均有作用。海参中有多糖成分,有抑制肿瘤生长和转移的作用,也是一种良好的补品。香菇、人参、猴头菇、灵芝、冬虫夏草、茯苓、银耳、黄芪、枸杞子等多糖成分对抑制癌细胞增殖,增强人体特殊性及非特殊性免疫功能有很好的作用。葡萄含有维生素 C 及抗癌成分,既可开胃,又有抗癌作用。鹅血中含有某些抗癌因子,临床常以白鹅断颈后直接饮服其血,来获得抗癌作用。总之癌症患者的营养状况与其疾病的转归有直接关系,应多加重视。

第四节　恶性肿瘤化学治疗的护理

化学药物治疗是恶性肿瘤的主要治疗手段之一,但化学药物治疗恶性肿瘤不能选择性杀伤癌细胞而对正常组织有损伤,所以治疗期间常有不同程度的毒副反应出现,使患者的身心受到不同程度的伤害。因此,在整个治疗过程中,必须给予患者妥善护理,这不仅关系到治疗效果,也关系到患者的生命安全。

一、化疗患者的精神护理

因恶性肿瘤治疗效果不及其他疾病,一般人认为是不治之症,给患者心理造成巨大压力,所以护理应根据具体情况抓住三个主要环节:其一,消除患者"癌肿是不治之症"的恐惧心理,可向患者介绍目前癌肿治疗所处水平,如部分恶性肿瘤用化学药物治疗而愈的事实,可列举事例进行讲解,使患者消除恐惧心理,燃起希望的火花;其二,请与其疾病相似的治愈患者,现身说法,增强战胜疾病的信心,使治疗能顺利进行;其三,根据每个患者的具体病情指导其如何配合治疗。同时应向家属交待病情,取得家人的支持与配合,在患者身体条件许可的情况下参加户外或室内活动,如散步、做早操、与其他人说话等各种有益的锻炼活动。

二、使用化疗药物时的护理

化疗主要是静脉给药,有些药物对血管有强烈的刺激性而引起静脉炎或局部组织坏死,加上化疗时间长、疗程多,提供安全可靠的治疗途径非常重要。在静脉给药时需注意以下几点:熟悉原药的形态特点及稀释后的光泽区别有无变质;遵守"三查七对",按要求配好药物后,及时使用;计划使用血管,保护好每一条血管,注意药物浓度及输注速度,切忌外溢。

对刺激性较强的化学药物,如更生霉素、阿霉素、氮芥等药物,静脉用药时应注意以下几点:先滴入 5%葡萄糖液,以确保注射针头在静脉内;把药物稀释后进行滴入,并询问患者有无疼痛；药用完后，快速冲入葡萄糖液 3 min 左右；如有药物溢出应即刻停止输注，并皮下注射生理盐水 2～3 mL 或用 0.5％普鲁卡因局部封闭。如氮芥漏出可注入 10％硫代硫酸钠以稀释药液减少毒性。

亦可采用联合药物局部注射：0.25％奴夫卡因 20～100 mL、地塞米松 3～5 mg、阿托品0.5 mg组成。

在穿刺部位和肿胀范围作环形及点状封闭。外渗面积较大者，可酌情增加用量。一般用药后 8 h 至 8 d 可使肿胀消退、疼痛消失、皮肤呈青紫色者紫斑消退，皮肤颜色恢复正常。

对化疗时间长，疗程多，静脉粘连堵塞及皮肤破溃，如再行穿刺易造成药物外渗者，可采用锁骨下静脉穿刺，有人报道 32 例采用锁骨下静脉穿刺，输注 6～8 个疗程，置管最长者 131 d，最短 6 d，这样可以满足化疗的顺利进行，保证了抢救输血、补液等各种需要。无一例有异常反应，其他不良反应与常规途径一样，无一例严重感染，无败血症发生。因锁骨下静脉穿刺并发症多为感染，留置管时间过长感染机会更大，故难以使医生接受，所以不能列入常规途径给药。

三、化疗药物反应的临床护理

现临床所用抗肿瘤化疗药物，大多缺乏选择性抑制，在杀灭或抑制肿瘤细胞生长的同时，常对正常尤其是代谢旺盛的正常细胞有不同程度的损害。如果对其不良反应处理不当、护理不当也会发展成严重的并发症，甚至个别可危及患者的生命。因此护理上应重点防止并发症的发生。

1. 对胃肠道反应的护理

多数的抗癌药物对增殖旺盛的胃肠道上皮细胞有抑制作用，使用化疗药物治疗的患者常常有食欲减退、恶心、呕吐、腹痛腹泻等一般的胃肠道反应，严重时可出现肠黏膜坏死、脱落，以致肠穿孔，一般不良反应出现的早期与患者的体质有关。一般用药后 2～3 d 开始出现反应，以后逐渐加重，较重者 6～7 d 达高峰，停药后即逐渐消失。为了减轻胃肠道反应，合理安排给药时间是非常重要的，对反应严重的患者可在入睡前给药，并适当使用安定等镇静剂以使患者入睡。氮芥类药物可引起交感神经兴奋，服用颠茄酊等药物，可减少反应。

因药物引起食欲减退，进食应根据各药的特点给予巧妙安排，如氮芥类药物在给药后 8 h 内胃肠道反应严重，可鼓励患者在早 8 时前进餐，晚 8 时进晚饭，这样可以避开反应期。

白天使患者进一些营养丰富的流质、半流质食物及水果等。患者反应严重时，可以吐出胆汁、血液、大量酸性胃液，形成代谢性酸中毒，此时应纠正酸碱及电解质平衡。在化疗的过程中尤其是大剂量应用 5-FU，有时可形成伪膜性肠炎，这是最严重的肠道并发症，如处理不及时或不适当，病死率很高。中药参苓白术散大剂量口服可以减轻症状或完全止泻，如和 654-2 同时服用疗效会更好。

2. 骨髓抑制的护理

大多抗肿瘤药物有骨髓抑制，造成造血功能障碍，临床主要表现为外周血液中白细胞及血小板减少，对机体免疫功能抑制。白细胞最低时可下降至 1×10^9/L 以下，血小板至 10×10^9/L以下，此时败血症及出血是患者的主要威胁，因此预防感染，防止败血症的发生，是现阶段护理的重点。应用化疗药物不同其白细胞降低出现的时间也不同，如 5-FU 白细胞降至最低时间约在 2 周时，而顺铂则在 3 周时（第 21 天左右），临床上白细胞降至一定程度如 2×10^9/L以下时常有乏力、头晕及食欲减退等症状，在有轻微症状或用药期间应每周做 1～2

次血常规检查,当白细胞降低至 $4 \times 10^9/L$ 以下时,及时给予生白能、免疫升白剂、血生欣等升白细胞的药物,以防白细胞进一步降低引起并发症或延误治疗。若血常规过低时可以适当输注鲜血,以提高抵抗能力。另外,要保持室内清洁,定期空气消毒,冬季要通风,定期进行室内细菌培养,掌握细菌动态。还要限制家属及亲友的探视陪伴,如发现有感染患者应立即进行隔离,预防交叉感染。

血小板降低常引起出血,表现为阴道、牙龈及鼻出血等,对这些显性出血容易发现,常能得到及时处理,而对皮下及内脏出血则不易发现,故应多观察患者面色、皮肤及勤测血压等护理工作,以及时发现及时处理。

3.黏膜反应的护理

化疗药物中的抗代谢类药物常引起以口腔黏膜为主要反应的黏膜炎症,特别是在大剂量应用时其反应更加明显。除胃肠黏膜外口腔黏膜充血、水肿、溃烂,严重时可蔓延至咽部及食道;肛门、尿道口及阴道口也较常累及。因黏膜溃疡极易引起败血症,因此为了减少患者的痛苦,减少感染,防止败血症的发生,应做好口腔护理工作:①保持口腔清洁,除常规口腔清洁外,每日给予杜贝氏液漱口。②已发生溃疡者,应及时将口腔内脱落的黏膜、黏液血块及细菌等腐败物质清除干净。实践证明采用高压冲洗法进行口腔护理,效果较好。冲洗后用 1.5% 双氧水蘸洗溃疡面,再用生理盐水冲洗干净,这样可使脓液、坏死组织脱落。③用 0.03% 的丁卡因合剂,涂于溃疡表面,可起消炎止痛作用。④外敷溃疡散(珍珠粉 3 g,四环素 0.75 g,地塞米松 1.5 g),黏膜充血处可涂碘甘油。中药吴茱萸 3 g,研粉醋调外敷双足涌泉穴,每日更换 1 次。以上处理一般可在 2~5 d 使溃疡愈合。

4.肾脏毒性的护理

对肾脏有较大毒性的化疗药物为顺铂,应用剂量大时其损伤更加明显。加之多数抗癌药物由肾脏排出,用药后由于癌组织细胞迅速崩解,易产生高尿酸血症,严重时可形成尿酸结晶,堵塞肾小管,导致肾衰竭。有些药物其代谢产物可溶性差,在酸性环境中易形成黄色沉淀物,这些都可以引起酸中毒。因此保持患者化疗时水化和尿液碱性化是必要的。在应用大剂量顺铂治疗时,每日入量要保持 5 000 mL 以上,尿量保持每日 3 000 mL 以上,并给予碳酸氢钠抑制尿酸产生别嘌呤醇,尿少时给予利尿剂,减少尿毒症的发生。在化疗期间除以上常见的化疗不良反应外,还可有肝脏损害,出现肝功能异常,黄疸,腹胀及食欲缺乏等;用平阳霉素达一定量时还可引起肺纤维化,出现呼吸困难;阿霉素用至 450 mL 以上时常有心脏毒性的出现,表现为心慌、心悸、气短等。因此,在肿瘤化疗过程中应密切观察患者的病情变化,及时发现各种不良反应的产生,加强临床护理,并及时报告医生,以便及时处理,保证化疗的顺利进行。

第五节　恶性肿瘤免疫治疗的护理

自从 1985 年 Hericourt 和 Richet 将免疫疗法用于癌症的治疗以来,现今世界各地许多医疗中心均进行这方面的研究及探索,并在恶性肿瘤的治疗中越来越受到人们的重视。在治疗期间应根据患者个体的复杂心理过程及治疗方面的护理要求,加强心理与基础护理,确保免疫治疗的顺利进行,以达到本疗法的治疗目的,明显提高患者存活率及无瘤生存率,显著延迟转移病灶出现的时间,并使转移者生存时间延长。

一、免疫治疗的心理护理

1.消除肿瘤患者的绝望心理

患恶性肿瘤的患者多数有"谈癌色变"的恐惧、绝望心理。应结合患者的心理个性,通过国内外有关癌症治愈病例实例,说明心理状况的好坏与免疫抗癌的关系,使患者认识到绝望心理给疾病带来的消极情绪的危害性,采取劝导、启发、鼓励、说服及培养兴趣等方式,以消除绝望心理,增强抵抗疾病的能力及信心。

2.消除"两虚"心理

患恶性肿瘤的患者及其家属多数认为癌症的治疗是人财两空。在治疗及费用上产生内心矛盾。既想治疗延长患者的生命,又怕无济于事,给家人造成经济负担的加重。在采用免疫治疗之前应积极主动向患者介绍免疫治疗常识及其重要性,使患者在心理上建立起癌症并非绝症的思想概念,只要有足够的信心,在正确的治疗与监护下是可以战胜癌症的。并应因势利导,消除患者内心痛苦和抑郁心理。同时医护人员应同情并耐心听取患者的要求和诉说,尽可能给予解决。

3.消除患者的孤独心理

多数癌症患者都有程度不同的孤独感,在情绪、情感与个性上表现多愁善感、冷漠寡言、忧心忡忡等,应鼓励患者建立治疗信心,鼓起勇气,合理安排生活,走出自我、走向欢乐,以唤起有利于康复的精神因素。

4.消除堆积性治疗心理

这种心理状态的患者多见于公费医疗和富裕的个体户病员,他们错误地认为在治疗上求新、求贵、求多,进行堆积性治疗。医护人员应详细地给患者解释药物的作用与药物量效关系,对患者的堆积治疗心理应表示理解,解释免疫治疗肿瘤的针对性和有效性,使患者消除堆积治疗的心理。

5.树立长疗程治疗的观念

虽然恶性肿瘤手术、放疗、化疗等治疗方法有较好的疗效,但治疗后的疗效巩固亦是预防复发及转移的重要环节,若不坚持长时间而合理的综合治疗,终有可能会发生危害健康的结局,所以坚持长疗程治疗是免疫治疗的一个战略方针,通过上述心理护理,使患者有足够的信心和勇气,做好长期治疗的心理准备。

二、基础护理

1.注射红色诺卡氏菌细胞壁骨架(N-CWS)

N-CWS是一种有效的抗癌免疫制剂,对多种癌症有抑制作用,对肿瘤术后复发转移有一定的预防作用。用药方法:常规消毒后,用注射用水(或生理盐水)0.3～0.5 mL,稀释冻干N-CWS药液。于上臂外侧三角肌处多点注射。药物反应:全身反应见于部分患者,有发热,一般持续24 h左右,可自行消退。若体温达38.5 ℃以上,伴有全身不适,可服清热镇痛药消炎痛、APC等即可解除。多数患者有局部反应,随注射次数增加,逐渐出现注射局部的反应,一般在注射1周后可见局部红肿、疼痛、皮肤破溃。除调整注射部位、剂量与间隔时间外,积极予以局部处理。用药开始3 d内禁用抗生素,以防拮抗免疫治疗的药性。

2. 自体瘤苗

自体瘤苗为患者自体切除的肿瘤标本,经处理获得的肿瘤粗提抗原。因肿瘤细胞抗原的抗原性较弱,故常与 N-CWS 同用,一般手术后使用 2 次,每日 1 次。

3. 注射猪脾转移因子(TF)的护理

TF 是一种具有免疫活性的生物反应调节剂,它对细胞免疫和体液免疫都具有一定的调节作用。用于治疗白血病、恶性黑色素瘤、乳腺癌及其他肿瘤,均有一定疗效。

4. 卡介苗(BCG)

临床用于治疗恶性黑色素瘤、白血病、淋巴肉瘤有一定疗效,对肺癌、乳腺癌、肠癌、膀胱癌等亦有一定疗效。皮肤划痕法:在四肢或其他部位的 5 cm² 的皮肤上用消毒 6 号针头或三棱针,纵横划痕各 10 条,以刺破皮肤微微渗血为度。向痕迹处施加卡介苗 75～150 mg,每周 1 次或 2 次,1 个月为一疗程。瘤内注射:将卡介苗注入瘤体内,剂量为 75 mg 一支的卡介苗 0.05～0.15 mL。口服法:剂量为 75～150 mg,每周 1 次,服时将卡介苗混在一杯橘子水中一次服下。注意事项:有活动性结核的患者忌用;结核菌素反应强阳性的患者慎用;瘤体注射或皮肤划痕接种卡介苗可发生全身反应,如发热,多不需特殊处理,可自行消退。

5. 短小棒状杆菌菌苗(CP)

CP 作用为激活网状内皮系统,对细胞免疫作用为抑制 T 淋巴细胞免疫应答,增强 NK 细胞活力,激发产生大量干扰素,补体激活等作用而起抗肿瘤作用。临床上主要用于恶性黑色素瘤、恶性淋巴瘤、晚期肺癌等。用法:皮下注射 3～4 mg,每周 2 次,1 个月为一疗程。可有局部肿胀、低热等轻微反应。

6. 干扰素 γ(IFN-γ)

IFN 对肿瘤细胞的抗增殖作用;对 NK 细胞杀伤活性有增强作用;抑制癌细胞基因的表达的作用;破坏肿瘤细胞的正性自分泌机制,抑制肿瘤生长。临床用于毛细胞性白血病、慢性髓细胞性白血病、恶性淋巴瘤、肾癌、多发性骨髓瘤、恶性黑色素瘤、肝癌等有一定疗效。用法:每次 100 万单位,肌内注射,每日或隔日 1 次,10 次为一疗程,间隔 10 d 行下一疗程。

除以上药物外还有肿瘤坏死因子、白细胞介素Ⅱ等。这些药物的应用应做好以下护理工作:用药前准备:检查药物的有效期,药液有无浑浊,安瓿有无损坏,确信无误,方可使用。注射部位:选择距淋巴群较近部位,如上臂内侧或股内侧,严格消毒,皮下或肌肉注射。注射后局部可能因药液温度偏低,引起一过性酸胀,可向患者讲明原因,消除顾虑。做好心理护理,是保证患者积极主动配合治疗及长期治疗的关键,可介绍肿瘤免疫治疗新进展,帮助其消除病理心理,建立战胜疾病的信心及勇气,也使其懂得了有关肿瘤防治的知识。有计划性地注射部位选择及熟练准确的各项操作,是确保免疫治疗疗效的重要环节,护士应熟练掌握治疗所用各种操作方法,用药途径及药物性质,做到用药准确,操作熟练,以避免技术误差导致不应有的不良反应发生。

第六节 恶性肿瘤放疗的护理

放射治疗恶性肿瘤是目前治疗肿瘤三大手段之一。在恶性肿瘤综合治疗中有 70% 左右的患者需要放射治疗，由于射线对肿瘤细胞的杀灭，以及对正常组织的损伤，毒素的吸收等，患者在照射数小时或 1~2 d 后，常出现全身和局部反应，表现为虚弱、乏力、头晕、头痛、厌食、恶心、呕吐、腹胀、皮肤黏膜反应等。因此，护士应对放射治疗有全面的了解，在放射治疗期间应注意以下方面的护理。

一、放射治疗前护理

（1）向患者讲明放射治疗的重要性及有效性，整个治疗过程需要多长时间及其有关注意事项等。癌症患者常有心理异常，认为癌为不治之症，有忧郁、恐惧、悲观、绝望等心理交织在一起，个别患者甚至有轻生的念头。护理人员应理解患者的心理，以高度的责任感、同情心和人道主义精神，处处体贴和关心患者，满足患者心理和生活上的需要，解除其恐惧心理，协助患者顺利度过放射治疗。患者入院时要热情接待，语言亲切，态度和蔼，主动和患者谈心，帮助患者熟悉医院环境，讲明在放射治疗期间会出现的反应以及如何配合治疗等，鼓励其树立战胜疾病的信心。

（2）外照射前，应嘱患者去掉假牙、金耳环、金项链等，照射区皮肤勿涂红汞、碘酒等刺激性药物，也禁贴氧化锌胶布及其他各类治疗性药膏。主要是为防止重金属物产生的第二次射线，从而加重皮肤的损害。

（3）劝告患者戒烟酒，忌食辛辣刺激性食物，以减少对口腔、食管及胃肠道的刺激，对鼻咽癌戒烟尤为重要，因其与治疗效果及复发密切相关。

（4）对术后患者的伤口，在接受放射治疗前应妥善处置，尤其是接近软骨及骨组织的伤口，须在愈合以后方可实行照射。一般伤口除急需照射外，也应在伤口愈合后接受照射治疗。

（5）对鼻咽癌、口腔癌等在放射治疗之前，患者应洁齿，拔除深度龋齿及残根，伤口愈合 7~10 d 后方可放疗，因照射可破坏龋齿周围的骨组织。鼻咽腔部有如咽炎、鼻炎、副鼻窦炎或鼻咽部及口腔肿瘤感染，应先控制感染，消除炎症，这是因为感染灶可降低放射治疗的敏感性。有出血者应先止血。

（6）放射治疗之前应做肝肾功能及血常规检查，白细胞在 $4.0 \times 10^9/L$ 以上，血小板在 $100 \times 10^9/L$ 以上，肝肾功能正常方可放射治疗。慢性消耗引起的恶病质应先纠正其恶病质再行放射治疗。

二、放射野皮肤黏膜的护理

放射野皮肤区应清洁、干燥、防止感染。照射野标记清楚，治疗期间切勿擦去，如发现有褪色，要告知医生重新描涂。照射区皮肤应避免机械或物理性刺激。如不穿硬领及紧身衣服，不做冷热敷，不曝晒等，勿用肥皂水擦洗，防止创伤或强风吹拂，不能用手搔抓。

放射区皮肤损伤一般可分为 3 度。Ⅰ度反应表现为红斑，有烧灼和瘙痒感，继续照射由鲜红变为暗红，以后有脱屑。此时可用冰片、滑石粉或 0.2% 薄荷淀粉止痒，以保持局部干燥。Ⅱ度反应表现为高度充血、水肿、水泡形成，有渗出液、糜烂等，可涂 2% 龙胆紫、冰片、蛋清、蛋黄油、京万红等，更重者可涂 5% 黄连素液、鲜芦荟汁外敷，或用冰片蛋白液治疗，止痛快，又能减少渗出液,或用湿润烧伤膏外涂;也可用中药生大黄、地榆炭、血余炭、紫草等研粉,香油调匀后涂患部,有消炎止痛干燥创面的功能,还可用如意金黄散外敷患部(用香油调匀)。Ⅲ度反应一般表现为溃疡、坏死,侵犯真皮造成放射性损伤,治疗比较困难,应禁止再行放射治疗,用湿润烧伤膏、京万红、蛋黄油等治疗有一定疗效,但其愈合比一般油、水烧伤缓慢得多,可能与局部血液循环差有关。

放射治疗的黏膜反应主要在口腔、食道及胃肠道。头颈部肿瘤进行照射治疗时,可引起口腔黏膜充血、水肿、白膜形成,甚至形成溃疡,引起剧烈疼痛,影响进食。唾液腺受到不同程度的损伤可引起口干舌燥。此时应控制感染的发生,保持口腔清洁,饭后用含氟牙膏刷牙或用庆大霉素漱口,用吴茱萸研粉,每次 3 g 醋调外敷双足底涌泉穴有良好的治疗作用。口干燥舌者可用中药胖大海、麦冬、金银花等泡水代茶饮用。食道黏膜炎症反应可加重食道梗阻,重者可行胃造瘘和胃肠外营养,还应注意观察有无疾病、呛咳、穿孔或大出血的产生。食道炎症性反应可用生理盐水 500 mL,654-2 100 mg,庆大霉素 160 万单位,地塞米松 100 mg,混合后每次口服 15~20 mL,1 天 3~4 次,对消除炎症,缓解症状有较好疗效。

全腹照射患者可引起胃口不佳,恶心、呕吐及腹痛腹泻,甚至出现肠腔狭窄、黏膜溃疡、出血及坏死。护理人员应注意观察,对有腹痛、腹泻、里急后重、大便带血并有黏液者,可用米汤或山药汁 30 mL 加阿片酊 5 滴,保留灌肠,或用参苓白术散 15 g,1 天 3 次口服,也可用 654-2口服,同时可配用白头翁煎服,以保护肠黏膜。

三、放射性肺炎的护理

当肺部接受大面积高剂量放射治疗时,部分患者可引起放射性肺炎及放射性肺纤维化。临床表现为发热、咳嗽、气短、胸闷及缺氧症状。因此,为防止放射性肺炎的发生,应严格掌握照射剂量、范围和速度,对患有慢性支气管炎、肺气肿及肺结核的患者,应在放射治疗前及放射治疗中给予适当治疗,若放疗中出现放射性肺炎时应暂停放射治疗,同时给予大剂量肾上腺皮质激素、广谱抗生素治疗,缺氧明显者给予吸氧,咳嗽等可给予止咳化痰剂。消除放射性炎症及防止肺纤维化可用天门冬、麦冬、生地、金银花、丹参等药煎服,也可用复方丹参注射液静滴,连用 20 d 为 1 疗程,对肺纤维化有效。

四、放射性膀胱炎的护理

膀胱癌、前列腺癌、子宫癌、卵巢癌及子宫颈癌等进行盆腔放射治疗时,可出现膀胱炎症反应,表现为尿频、尿急、尿痛、血尿等,可嘱患者多饮水,用乌洛托品等尿路防腐剂,中药可用白茅根、生地、甘草、滑石等水煎代茶饮用,对消除症状、预防感染有良好的疗效。血尿严重者应停止放射治疗。

五、放射性脊髓炎的护理

头颈部、胸部以及其他部位的恶性肿瘤在进行放射治疗时,因脊髓接受大剂量照射,少部分患者可发生放射性脊髓炎,这是肿瘤放射治疗的严重并发症,一般在放疗后 1~5 年内发生。大多数患者的脊髓损伤与其照射的区域相吻合,临床上表现为进行性感觉迟钝,行走或持重无力,低头时有麻木、针刺样感觉或其他异常感觉,且自颈背部、腰部向臀部及下肢方向放射,动作终止时这种感觉即消失。随着病情发展,渐出现四肢运动障碍,一侧或双侧肢体无力,运动不灵活,腱反射亢进,肌肉痉挛,周身无名状难受,截瘫或四肢瘫痪。患者出现瘫痪时常有便秘、排尿困难或大小便失禁。常因长期卧床并发肺部或泌尿系感染而死亡。护理时需给予大剂量 B 族维生素、维生素 C,神经营养药物,激素及扩血管药物,中药可试用补骨生髓益肾之品。对瘫痪患者要加强护理工作,特别是要加强营养,保持尿道清洁,预防感染等,可配合针灸、按摩等治疗,但一般疗效极差。

六、放射治疗时的饮食护理

肿瘤是一种慢性消耗性疾病,一般患者体质较差。为保证放射治疗的顺利进行,护理人员应对患者做好饮食指导工作,让患者多进高蛋白、高热量、多种维生素、新鲜蔬菜及水果等易消化食物,同时限制钠入量。放射治疗时不能进食者,每日补液量不得少于 2 000 mL。放射治疗时可用葡萄、猕猴桃、乌梅、山楂等改善口味及食欲,用香菇、银耳、猴头等提高抗病能力,提高放射治疗效果。

七、放射治疗骨髓抑制的护理

恶性肿瘤患者放射治疗期间常引起骨髓抑制,临床表现为乏力、头晕、头昏、食欲下降等,白细胞数常在 $4.0 \times 10^9/L$ 以下,血小板常在 $100 \times 10^9/L$ 以下。护理人员应注意患者有无上述症状的出现,有无皮肤及黏膜出血等。患者出现白细胞下降时应注意预防感染,血小板降低时应注意出血。护理应注意室内消毒,每日定时通风,定期作空气培养,每日用 0.5% 洗消净等揩床、桌、椅等,作好地板消毒。床单、被套、衣裤每周更换 1 次,若出汗多时应随时更换。饮食进高蛋白、高热量食品,可配合用黄芪红枣汤代茶饮。

第七节 恶性肿瘤疼痛的护理

恶性肿瘤严重威胁着人类健康,目前有资料表明,世界每年因各种原因死亡的人中,约每 10 人就有 1 人死于癌症。而疼痛又是中、晚期癌症患者常有的症状之一,世界上每天有 350 万人忍受着癌症疼痛的折磨。如何帮助患者从癌症疼痛中解脱出来,使其能够耐受检查和治疗,是医疗卫生工作者义不容辞的职责和任务。

一、癌症疼痛的原因、程度的评估以及疼痛对机体的影响

要确定一种行之有效的减轻疼痛的护理方法,首先必须搞清疼痛的原因、程度以及疼痛对机体的影响。目前认为癌症疼痛的原因主要有 3 种:首先是癌症本身引起的疼痛,如癌症浸润或压迫机体组织所引起的疼痛;其次是癌症治疗所引起的疼痛,如手术、化疗药物的外渗,放射治疗所引起的溃疡等;再次是癌症的各种并发症所引起的疼痛,如压疮、口角炎、便秘等。对于疼痛的程度,国际上常用的疼痛程度评分法有 3 种:视觉模拟评分法、口述评分法和马克盖尔问答法。癌症疼痛对机体的影响主要表现有:心电图示各种类型的 T 波改变,脉速,血压呈相应的波动。疼痛如涉及胸部或腹部,患者会出现腹式或胸式呼吸,严重疼痛者可出现呼吸浅速、体温上升、恶心、呕吐,甚至神态丧失、休克。以上的各种改变,均可导致疼痛的恶性循环,除此以外,精神与心理的影响也是不容忽视的,由于疼痛,患者会出现严重的心理威胁与恐惧,

甚至可产生绝望感而萌发自杀的意图和行为,从而加重病情恶化。

二、癌症患者对疼痛的心理反应

从临床资料看,在不同患者身上,疼痛反应的强弱表现程度各不相同,这是因为痛觉的冲动发生于大脑皮质,大脑皮质对疼痛的反应除了与疼痛刺激的部位、强度、频率有关外,还受患者的复杂心理状态的影响。如忍耐力、文化修养、情绪、性格、专心和分心等心理因素都可以影响患者对疼痛的反应。一般认为,女性性格脆弱、感情细腻,对疼痛的反应较为明显;而男性性格豪放、粗矿、耐受力较强。有一定文化程度的人通常认为疼痛是疾病程度的征象,故对疼痛较敏感,精神压力增大。一般在夜间及清晨人的生理状态处于低潮,注意力较集中,对疼痛的反应较强。

三、癌症疼痛的护理

1. 药物治疗癌症疼痛的护理

目前认为,癌症疼痛用药过程中以恰到好处的间隔给患者以正确的剂量,根据药物的半衰期按时给药。给药的方式:口服法效果较好,可维持较长时间的药效,患者较少依赖他人。皮下注射仅稍优于肌肉注射,对不能进食者可行皮下或静脉滴注。

临床用药普遍按照国际卫生组织所建设的三阶梯疗法:首先应用非麻醉性止痛药(如阿司匹林、扑热息痛)及一些支持疗法(如给予镇静药);若不能止痛或病情进展,第二阶段应用非麻醉性止痛药物加上作用较弱的麻醉性止痛药;第三阶段为非麻醉性止痛药加上强效的麻醉性止痛药。在用药过程中,护理人员应注意观察病情,把握好用药的阶段,严格掌握用药的时间和剂量,同时也应对药物的不良反应有所了解,如麻醉性镇痛药具有成瘾性和耐受性,故应用于重度疼痛的患者。

对于轻度和中度的患者,以应用非麻醉性镇痛药为好,因其不具有成瘾性和耐受性,但长期应用对胃肠道有一定的不良反应。对于这类药物护士应嘱咐患者在饭后服用,如出现恶心、呕吐应给予相应的护理,严重者应更换药物。对晚期癌症疼痛患者应用由吗啡、可卡因、吩噻嗪、酒精、氯仿配制而成的合剂,止痛效果较明显。

2. 神经阻滞疗法的护理

神经阻滞疗法又称封闭疗法,是指将药物用于末梢神经经路或用物理方法将针触于神经并给予刺激,暂时或长期停止神经传导功能。如用局部麻醉药,其作用为暂时性的,如系神经破坏药时,其作用为长期性的。在做此项治疗时,护理人员应注意观察疼痛部位,以帮助医生定位,并做普鲁卡因皮试、备皮,准备好各种局麻药、肾上腺素针剂,治疗后注意观察患者有无不良反应及疗效。

3. 硬膜外腔与蛛网膜下隙注射镇痛剂疗法的护理

硬膜外腔或蛛网膜下隙注射吗啡所需的剂量远远低于口服给药法,而且不影响运动和感觉传导功能,长期使用也能保持止痛效果,现已越来越广泛用于癌症止痛。但此法有一些不良反应,如恶心、呕吐、瘙痒、尿潴留,对于接受此种治疗的患者,护理人员要注意加强护理,并观察呼吸。

4. 癌症疼痛患者的心理护理

癌症疼痛患者的心理是极其复杂的。疼痛不仅有着性别差异、民族差异,而且受文化程度的影响,更重要的是受着心理因素的影响。要做好心理护理,不仅要求护士要有护理学专业知识,而且要有心理学、教育学、语言学等方面的知识。护士需要应用有关技术和心理学知识以用技巧来帮助患者克服疼痛,如采取舒适的体位以减轻肌肉紧张,家人与朋友探望,轻松的音乐都能分散注意力并给予精神安慰,此外允许更长时间睡眠,有计划护理和改善环境,减少噪音均会降低对疼痛的敏感性,谈话中要避免一切不利的语言刺激。思想放松能促进药物止痛,有助于患者关闭疼痛冲动的"门",并增加循环内啡肽。护理中,首先要掌握患者病情及其心理改变,搞好护患关系,鼓励患者树立战胜疾病的信心,有了希望和信心,才能有生活的勇气。有人提出处理疼痛的要素就是发展我们的感知和想象力,不断把自己置身于患者的位置上理解并鼓励患者对战胜疾病充满信心。有一位科学家曾指出,希望的突然破灭有致死的作用。所以说护理人员如何使患者充满希望是极为重要的。在临床上应积极采用行为疗法,包括松弛训练、催眠术等。有研究发现,催眠和精神支持在减轻癌性疼痛程度方面较没有催眠训练时的精神支持疗法更为有效。

第八节　肿瘤患者恶心呕吐的护理

恶心呕吐是肿瘤患者常见的并发症,约有 50％的肿瘤患者出现不同程度的恶心呕吐情形,70％～80％ 接受化疗的患者会出现恶心呕吐症状。严重的恶心呕吐可导致患者脱水、电解质失衡和营养吸收障碍,对患者心理、生活质量也会造成影响。

一、化疗引起的恶心、呕吐

可分为急性恶心呕吐、延缓性恶心呕吐和预期性恶心呕吐 3 类。

二、放疗引起的恶心、呕吐

放疗引起的恶心、呕吐,其发生的原因主要与照射野的范围、照射剂量及照射的部位有直接的关系。身体接受照射剂量越多,产生恶心、呕吐的概率也较大。照射野在胸部和上腹部,极易产生恶心、呕吐。

三、恶心呕吐的诊断标准

WHO 规定的恶心呕吐的诊断标准如下。

0 级——无恶心呕吐。

Ⅰ级——只有恶心。

Ⅱ级——为一过性呕吐伴恶心。

Ⅲ级——呕吐需要治疗。

Ⅳ级——顽固性呕吐,难以控制。

评估工具:罗德恶心呕吐指标(INV)主要分为五个指数:恶心持续的时间、恶心发生的频率、恶心对患者造成的窘迫程度、呕吐发生的频率、呕吐量的多少。每一项目评估为 5 分制,分数越高则代表情况越严重。

四、恶心呕吐的防治与护理

(一)心理护理

焦虑、抑郁、情绪不良均可使血液中 5-羟色胺增高,从而加重恶心呕吐症状,护理人员应做好患者的心理护理。

对首次接受化疗的患者,护理人员应解释化疗的目的、方法以及治疗可能出现的不良反应,使患者了解有关知识;曾经化疗期间呕吐较剧烈的患者,恐惧心理较重,应做好心理疏导,指导患者利用松弛疗法减轻焦虑、抑郁和恐惧。

(二)饮食护理

治疗期间的饮食应以清淡、易消化、富于营养为主,忌进食过热、粗糙、辛辣等食物。同时限制含 5-HT$_3$ 丰富的水果、蔬菜,如香蕉、核桃、茄子等。

对已有呕吐的患者应在呕吐间隙期进食,且应少食多餐。如不能经口进食者,可酌情给予肠内或肠外营养支持,对于重度呕吐的患者,严格记录出入液量,以评估脱水的情况,必要时给予补液。

(三)创造良好环境

保持病室整洁、安静、舒适、轻松,可在化疗时播放一些音乐。据研究,音乐可以使自主神经兴奋性下降,影响患者的生理、心理及情感反应,帮助分散注意力,从而减轻化疗中的恶心、呕吐。

(四)呕吐时的护理

采取舒服的卧姿,恶心、呕吐时鼓励病患做深呼吸,若发生呕吐时,头侧向一边,防止呕吐物误入气管,保持呼吸道通畅。呕吐后用温水漱口,及时清理呕吐物。严重呕吐不能进食者及晚期肿瘤肠梗阻的患者要严格记录出入液量,定期检查血中各电解质的浓度是否在正常范围内,随时调整补液计划。认真观察呕吐物的色、质、量,做好胃肠减压患者的护理,发现血性排泄物及时报告医生。

(五)掌握用药时间

化疗时辰用药是根据机体自身生物节律,选择合适的用药时机,以期达到最大疗效、最小毒性,提高疗效。

在睡眠中给药可预防化疗所导致的呕吐,因为胃酸分泌受迷走神经控制而周期性变化,睡眠时胃肠蠕动慢,吞咽活动弱,唾液分泌近乎停止,睡眠中呕吐反射会减弱,因此对呕吐频繁者可采取午睡时给药。静脉化疗在餐后 3～4 h 用药较适宜,有报道胃低充盈状态时,胃内压力小,胃酸分泌少,食物反流的概率降低,此时给药能减轻恶心呕吐。

(六)止吐药物的应用

临床上常在化疗前 15 min 静脉推入恩丹西酮 8 mg＋生理盐水 20 mL,呕吐严重者分别在化疗后 4 h、8 h 再次给药,还可联合止吐用药,如甲氧氯普安与维生素 B$_6$ 双侧足三里穴位注射用于止吐。

也可以利用针灸、指压来减轻症状(常用的部位有内关、足三里、天枢穴等)。

(七)观察药物不良反应

化疗药物引起恶心呕吐时常伴有唾液分泌增加、心跳过速、出冷汗、头晕眼花等症状,剧烈呕吐可导致嘴唇干燥、唾液黏稠、尿色暗黄、极度口渴等脱水症状。同时止吐药也会产生头痛、嗜睡、肌肉强直等不良反应。因此用药期间护理人员应严密观察上述症状,做好详细记录,症状严重者给予对症治疗。

第九节 肿瘤患者便秘、腹泻的护理

一、便秘

便秘是指正常的排便形态改变,排便次数减少,每 $2\sim3$ d 或更长时间排便 1 次,无规律性,排出过干过硬的粪便,且排便不畅、困难。在临床中,近一半的肿瘤患者均会发生便秘。

(一)原因

(1)某些器质性病变及代谢紊乱,如低血钾、高血钙、甲状腺功能减退、尿毒症等。

(2)排便习惯不良,排便时间或活动受限制。

(3)饮食习惯不良,食量太少、低纤维素饮食、饮水量不足等。

(4)中枢神经系统功能障碍。

(5)某些药物的使用:肿瘤患者治疗药物中能引起便秘的药物是长春碱类,如长春新碱、长春碱和长春地辛。另外,抗呕吐药物,尤其是 $5-HT_3$ 受体拮抗剂、雷莫司琼等,便秘发生率为 $3\%\sim5\%$,大剂量甲氧氯普胺有时也可引起一定程度的便秘。抗乙酰胆碱类药物、如吗啡,可待因也可导致便秘。经常服用泻药或灌肠可使直肠的黏膜反应性降低,甚至造成对药物或灌肠的依赖,导致便秘或使便秘加重。

(6)其他:如麻醉药、抗惊厥药、抗抑郁药、镇静药、肌肉松弛剂等,可减弱胃肠道蠕动而引起便秘。

(7)代谢性疾病:如糖尿病。

(8)肿瘤压迫肠周围的脊髓神经根;$T_8\sim L_3$ 的脊髓神经节受压。

(9)强烈的情绪反应,如焦虑、恐惧。

(二)便秘对机体的影响

①腹痛、腹胀;②食欲缺乏,恶心或呕吐;③肛门裂伤或撕裂;④痔疮加重或发生炎症;⑤导致生活质量降低;⑥患有冠心病的便秘者用力排便可造成心肌严重缺血,轻者心悸气短,重者可以导致猝死。

(三)评估

(1)评估排便次数、间隔时间、性状、排便容易度、腹部饱胀感、残便感、有无肛裂、出血等。

(2)了解便秘发生的原因,直肠或肛门有无阻塞性病变、是否有腹部手术史,大肠、直肠的运动有无异常,有无长期用药史,有无内分泌性疾病及其他慢性疾病。

(3)评估年龄、性别、情绪、压力、运动量、生活习惯及方式、其他环境因素等。

(4)了解是否有使用灌肠剂和缓泻剂情况,及使用后效果如何。

(5)评估是否因机体摄入量过少,食物中缺少纤维或摄入水分不足导致粪便变硬发生便秘。

(6)评估是否因患者长期卧床、缺乏活动、肌肉张力减退而导致的排便困难。

(四)护理措施

1.健康教育

向患者和家属解释便秘对人体的危害、预防便秘的重要性和方法,帮助患者及其家属正确认识维持正常排便习惯的意义和获得有关排便的知识;告知患者及家属长期应用泻药,会造成对泻药的依赖性,导致肠蠕动反应降低,自主排便反射减弱。

2.帮助患者重建正常的排便习惯

每天固定在此时间排便,不随意使用缓泻剂及灌肠等方法。

3.合理安排膳食

多食用蔬菜、水果及含高纤维食物;多饮水,病情许可时每日液体摄入量不少于 2 000 mL。

4.便器使用训练

卧床患者、手术患者,应训练其在床上使用便器。鼓励患者适当运动,如散步、打太极拳等。指导患者进行增强腹肌和盆底部肌肉的运动,以增加肠蠕动和肌张力,促进排便。

5.腹部按摩

用手沿结肠解剖位置自右向左环形按摩腹部,可促使降结肠的内容物向下移动,并可增加腹内压,促进排便。指端轻压肛门后端也可促进排便。

6.穴位按压

如取足三里做按压 30～50 次(2～3 min),可改善症状。

二、腹泻

正常排便形态发生改变,大便成水样(每日大便多于 300 mL)及大便次数增多,轻者每日排便 2～4 次,重者每日可达 10 次以上,大多伴有里急后重。对肿瘤患者来说放疗、化疗都可以导致腹泻。与肿瘤或肿瘤治疗有关的腹泻发生率大约是全部住院患者的 6%,在晚期肿瘤患者中腹泻发病率为 10%,而在接受腹盆腔放疗的患者中有 20%～49% 的患者发生腹泻,接受氟尿嘧啶和拓扑异构酶治疗的患者腹泻发生率为 50%～87%,骨髓移植的患者 43% 会发生腹泻。另外,腹泻还会发生于接受鼻饲营养和长期接受抗生素治疗的患者中。

(一)评估

1.了解患者排便状况

排便的次数,间隔的时间,大便的气味、颜色、形状、量,是否有里急后重;是否伴有腹痛等。

2.生理因素

因环境的改变可能导致排便异常;老年人肛门括约肌松弛,肠道控制力下降出现腹泻。

3.身体评估

生命体征、体质量、神志、营养状况、皮肤弹性、腹部有无压痛、肠鸣音是否亢进、肛门周围皮肤情况、肛门指检情况等。

4.与疾病有关的因素

(1)肠道本身的疾病或身体其他系统的病变均可导致排便次数增加。

(2)药物的使用,如长时间地服用抗生素,可抑制肠道正常菌群的生长,从而导致腹泻。

5.心理因素

情绪紧张焦虑可导致迷走神经兴奋,肠蠕动增加引起腹泻。

6.饮食结构

喜食油腻、辛辣、高纤维的食物,导致肠蠕动加快。

(二)护理措施

短时的腹泻可以帮助机体排出刺激性物质和有害物质,是一种保护性反应,但是,持续严重的腹泻,可使机体内的大量水分和胃肠液丧失,导致水、电解质和酸碱平衡紊乱;长期腹泻者还会因机体无法吸收营养物质而导致营养不良。因此,注重肿瘤腹泻患者的护理,对后续治疗和减轻患者不舒适、提高生活质量有积极意义。

1.心理护理

对精神紧张、烦躁的患者,应耐心讲解与疾病有关的知识,以减轻患者的心理负担。

2.环境

营造舒适、安静、整洁的环境,病房保持空气流通,温度、湿度应适宜。

3.保持皮肤完整性

保持皮肤清洁干燥,每次便后用清水擦洗。

4.病情观察

记录大便的量和次数,严密观察生命体征的变化,注意排便情况,如大便的次数、间隔的时间、性状等,及时遵医嘱采集标本做化验。

5.观察患者的进食情况,定期测量体质量

频繁腹泻应卧床休息,腹泻伴进食困难时可给予胃肠外营养支持。

6.饮食指导

食用质软、易消化、高热量、少纤维素的流质和半流质饮食,避免能刺激肠黏膜的食物,如冷饮、水果、多纤维素的蔬菜及其他刺激性的食物,忌食牛乳和乳制品。应少量多餐进食,病情许可时可增加液体摄入,约为 3 000 mL/d。

第十节　肿瘤患者口腔并发症的护理

口腔黏膜炎是肿瘤及血液病患者在放、化疗过程中的一个常见并发症。据估计,接受标准化疗的患者中口腔黏膜炎的发生率占 40%,接受骨髓移植患者中口腔炎发生概率为 76%,而在接受头颈部肿瘤放疗的患者中,几乎所有的患者均可出现不同程度的口腔黏膜炎。严重的口腔黏膜炎可引起溃疡、感染、出血、疼痛,使患者的舒适感发生改变;更严重者会影响进食,降低了患者的生活质量,继发感染时可使治疗中断,甚至导致死亡。

一、原因及影响因素

(一)与化疗药物使用有关

化疗药物引起的口腔黏膜炎的严重程度与药物种类、给药途径、药物剂量有关。化疗和放疗同步进行可促发或加重口腔黏膜溃疡的发生和发展,原先多次接受化疗的患者更易发生口腔黏膜炎。

(二)与放疗有关

放疗引起口腔炎和口干的程度与照射剂量、累计照射剂量、放疗的深度、照射频率以及受照射的面积有关。

(三)某些药物

大量抗生素及肾上腺皮质激素的应用,破坏口腔正常菌群,某些致病菌异常繁殖,引起口腔黏膜炎症、溃疡、感染。

(四)肿瘤本身

血液系统恶性肿瘤(如白血病)的中性粒细胞减少,趋化、吞噬功能异常,增加感染的危险性。

(五)其他不良反应的影响

如恶心、厌食使患者饮水、进食减少,口腔自洁作用减弱,口腔内环境破坏,导致口腔黏膜受损而形成溃疡;口腔卫生不良、龋齿、齿龈疾病、不合适的义齿、脱水、营养状况差,尤其是蛋白质摄取不足,都会增加口腔黏膜炎的机会。

二、护理措施

(一)密切观察

观察口腔黏膜的颜色、性质,有无新的溃疡,溃疡的大小、颜色;检查患者口腔卫生情况、饮水能力、机体状况。发现潜在引起口腔黏膜炎的问题,如牙周疾病、龋齿等其他的潜在感染,应及时治疗。

(二)加强口腔卫生

保持良好的口腔卫生习惯,经常用清水漱口,保持口腔黏膜湿润,早晚及饭后用软毛牙刷刷牙;指导患者经常张口做示齿运动,使口腔黏膜皱襞处充分进行气体交换,破坏厌氧菌的生长环境,防止口腔感染发生。

(三)指导患者正确的局部用药方法

为了让药物能与口腔黏膜更好地接触,充分发挥药物的治疗作用,应先用生理盐水或清水漱口,充分清洁口腔后再用药,用药后 30 min 以内禁止进食和饮水。漱口液在口腔内需保留5 min 以上,片剂需在口腔内含服直至溶化。

(四)口腔黏膜反应的处理

每日用复方硼砂液、氯己定(洗必泰)液含漱,以保持口腔清洁;严重口腔炎可用庆大霉素、地塞米松、维生素 B_{12} 雾化吸入;疼痛剧烈可用 2% 利多卡因喷雾。如出现真菌感染改用 3% 苏打水和制霉菌素含漱;口干患者可用麦冬或金银花泡茶饮。

(五)心理护理

口腔溃疡、疼痛发生时,会使患者的舒适度降低,营养摄取不足,睡眠障碍,使患者产生焦虑情绪,导致生活质量及治疗效果的下降。

因此,护理人员应向患者讲述口腔溃疡发生的原因、观察及预防方法,以及营养支持对加速口腔溃疡愈合的重要性。

（六）饮食护理

鼓励患者进食营养丰富的食物，避免食用过热、过冷、辛辣、酸性或硬而粗糙等刺激性食物，宜少食多餐，禁忌烟酒。

第十一节　肿瘤患者疲劳的护理

疲乏又可称为疲劳，是一种倦怠、无力、耗尽和疲惫的感觉，是一种主观的不愉快体验。一般认为疲劳具有两层含义：一是因体力或脑力消耗过多而需要休息；二是因刺激过强或运动过度，细胞、组织或器官的功能或反应能力减弱。

由于癌症本身或其治疗所导致的疲乏，是一种顽固性疲乏，称为癌疲乏（CRF）。美国国家癌症综合网络（National Comprehensive Cancer Network，NCCN）把癌因性疲乏定义为：与癌症和癌症治疗有关的持续性、主观性疲倦劳累体验，它严重影响患者的日常生活，是一种扰乱机体正常功能的非同寻常的、持久的、主观的劳累感。

一、原因及影响因素

（一）心理因素

由于癌症所致的心理反应，如焦虑、忧伤抑郁、烦躁、情绪不稳、失眠、失落感等都会导致患者消耗精力并高度疲乏。

（二）社会支持和环境因素

缺乏社会支持、对生活的意义和目的失去信心的患者易出现疲乏。

（三）其他

患者的性别、教育水平、职业、家居与疲乏的程度存在一定的关系。

（四）疾病本身

恶性肿瘤本身代谢产物的蓄积；癌症引起的疼痛；肿瘤与机体竞争营养物质或机体处于高代谢状态使机体对能量的需求增加，同时缺乏食欲、恶心、呕吐、腹泻等症状使机体对能量的摄入减少导致机体营养缺乏；瘤体迅速生长或感染、发热以及贫血、气短引起的有氧能量代谢障碍都可产生疲乏；伴随手术、放疗、化疗、生物治疗而发生。

二、护理措施

（一）健康宣教

患者对癌因性疲乏的理解往往基于他们过去的经历，护士应提供有关癌因性疲乏的有关信息，例如癌因性疲乏的生理感受（疲乏的感觉与疼痛、恶心、呕吐等其他生理症状的关系）、时间规律（疲乏何时开始、持续多久、何时最严重等）、环境特征（活动、休息和睡眠、饮食和集中注意力的方法等）、疲乏产生的原因（如过多的活动或过多的休息），帮助患者建立对癌因性疲乏的正确理解，要让患者知道癌因性疲乏不同于他们以往所经历的疲乏，不同于由于运动、缺少睡眠或者因为流感而导致的疲乏，加强患者对健康照护的调节能力，保持应对信心，解除患者恐惧心理。

(二)良好生物节律的建立

生物节律在维持生理功能、社会功能和生活质量方面有重要作用。生物节律紊乱则导致患者疲乏、缺乏食欲、情绪低落。故在治疗康复期间,必须养成良好的作息习惯,每天保证充足的睡眠。

对于睡眠障碍的患者,要消除精神因素对睡眠的影响,尽量为患者提供一个良好的睡眠环境,临睡前用热水泡脚、喝热牛奶,或指导患者作自我催眠法、放松疗法,有利于促进睡眠,提高睡眠质量。

(三)鼓励适当的有氧运动

有氧运动时机体神经系统产生微电刺激,这种刺激能提高中枢神经系统的反应能力,能提高机体对强刺激的耐受力,缓解肌肉紧张和精神抑郁,使大脑皮质放松,减轻心理紧张。因此可提高患者自控、自立的能力,增强他们的自信心,使他们具备更好的社会活动能力,减少焦虑及恐惧。

(四)饮食指导

癌症患者由于疾病本身及其治疗,营养摄入常较缺乏,应指导患者摄取营养价值高、易咀嚼和吞咽、易消化、高维生素、高热量的食物。蛋白质能够构建和修补人体组织,所以富含蛋白质的食物,对于维持体力、缓解疲乏有重要作用;含铁质丰富的食物,有助于改善贫血;维生素C能够促进铁质的吸收,所以应多食富含维生素C的瓜果。必要时采取完全胃肠外营养以维持最佳营养状态。

(五)提供心理社会支持

护理人员要了解患者心理状态和个性心理特征,为患者提供更多的情感和精神支持。对于有较重抑郁、焦虑的患者可采用冥想、放松疗法等心理行为干预,帮助患者调整心态,改善疲乏症状。

第十二节　肿瘤患者发热的护理

发热是肿瘤患者的常见症状之一。据调查,约有30%的恶性肿瘤心者病程中会出现发热。肿瘤引起的发热常称之为"肿瘤热"或"癌症发热"。一般因肿瘤坏死引起,而多数系肿瘤诊治过程中引起的继发性感染所致,抗生素药物治疗疗效不佳。

一、原因及影响因素

(一)感染发热

1.肿瘤患者免疫机能受抑制

肿瘤发展过程中由于肿瘤细胞本身所产生的免疫抑制作用常使患者出现免疫抑制;抗肿瘤药物大都具有不同程度的抑制机体免疫功能的作用;长期使用肾上腺皮质激素治疗时,对免疫功能会产生抑制;放射治疗引起骨髓功能抑制。

2.中性粒细胞减少

肿瘤患者中性粒细胞减少的程度和持续时间是发生严重细菌和真菌感染的最明确的原因。肿瘤患者接受化疗也能造成中性粒细胞功能缺陷。

3.营养不良

恶性肿瘤系消耗性疾病,尤其在晚期肿瘤患者中营养不良更为严重。肿瘤患者常因出血、胸腔积液、腹腔积液,抗肿瘤治疗中因药物反应导致黏膜溃烂、恶心、呕吐等,均可使血清蛋白低下而加重感染的严重性。

4.神经心理因素

癌症的诊断是一种恶性刺激,一旦诊断明确,会产生强烈的负性情绪,表现出恐惧、否认、悲观的心理过程。恶劣、消极的情绪可使交感神经抑制,内分泌功能紊乱,免疫功能下降,此时极易发生感染。

5.其他因素

①占位性病变引起机体管道系统梗阻会增加感染机会,如肠、胆道梗阻;②放射治疗引起的溃疡、皮炎等,易被细菌或病毒感染;③长期使用广谱抗生素,易发生耐药菌、真菌或病毒感染;④肿瘤坏死组织引起的脏器穿孔可致严重感染,如胃、肠穿孔引起腹膜炎,食管穿孔引起食管气管炎、脓胸等。

(二)非感染性发热

1.血液和造血系统恶性肿瘤

如急、慢性白血病,恶性淋巴瘤,恶性组织细胞病等,这些疾病引起发热的机制是肿瘤细胞增生和破坏非常旺盛,在细胞分裂和溶解的过程中有大量异常核蛋白进入血液,刺激体温调节中枢引起发热。发热很少超过 39 ℃,多为持续性发热。

2.骨转移

某些实体肿瘤及某些肿瘤的骨转移均可使体温升高。

3.药源性发热

应用生物制剂免疫治疗时,如白细胞介素、干扰素、细胞因子等使用后常出现发热。

二、护理措施

(一)严密观察病情的变化

①严密观察体温、脉搏、呼吸、血压、神志的变化。高热者每 4 h 测体温、脉搏 1 次。必要时可重复监测,并做好记录。②应注意观察患者的面色、呼吸、血压、食欲、出汗等,询问是否伴随寒战、皮疹,有无眩晕、疼痛加剧;观察患者的饮水量、饮食的摄入量、尿量及体质量的变化,皮肤的弹性如何,并认真做好详细记录。③老年人在使用解热镇痛剂后,应密切观察有无虚脱、休克现象,发现异常应及时报告医生,及时处理。④定期监测患者的血常规,必要时可做尿、便常规、血培养、痰培养等检查。

(二)降温的护理

1.物理降温

临床上常用局部冷敷和全身疗法。

局部冷敷:如将冰袋置于前额、腋下及腹股沟等处,通过冷传导的方式起到散热的作用;或用冷湿毛巾敷于额部,同时用温水湿毛巾(或酒精加一半水)擦拭颈部、四肢及腋窝、腹股沟处。

适用于体温 38.5 ℃以上的患者。

全身疗法:可用乙醇擦浴、温水擦浴、冰水灌肠。乙醇擦浴一般选用 25%～35%的乙醇。擦患者腋窝、腹股沟等血管丰富处,禁擦胸前区、腹部、后颈、足底,以免引起不良反应。温水擦浴:采用 32 ℃～34 ℃的温水进行全身擦浴,促进散热。适用于体温在 39 ℃以上者。

2.药物降温

应用退热药物后应注意观察不良反应,对年老体弱及小儿更要加强监护,警惕因大量出汗、大量丢失液体而出现虚脱或休克现象。对原因不明的发热不要轻易使用。

(三)基础护理

目的是提高患者的舒适度,预防并发症的发生。

1.休息

休息可减少能量消耗,有效防止病情恶化。

2.口腔护理

高热患者唾液分泌减少,口腔黏膜容易干燥,容易发生口唇干裂、口干等现象。应保持口腔清洁,协助患者漱口,以减轻口唇干裂现象,防止口腔感染。

3.饮食

给予清淡、易消化、高热量、高维生素、高蛋白质的流质或半流质饮食。高热时鼓励患者多饮水,不能进食者给予静脉输液或鼻饲,以补充水电解质和营养物质。

4.皮肤护理

高热患者在退热过程中大量出汗,应及时擦干汗液,更换衣服及床单,注意保暖,保持皮肤的清洁、干燥。对长期持续高热者,协助其改变体位,防止压疮、肺炎等并发症。

5.高热伴呼吸困难

高热伴呼吸困难者给予氧气吸入,随时监测动脉血气的变化,以观察疗效。

6.环境

保持病室安静及空气清新,室温适宜。

(四)健康教育

①演示并解释正确测量体温的方法;②指导患者及家属识别并及时报告体温异常的早期表现和体征,包括皮肤颜色、出现湿冷、头痛、疲劳、食欲下降等;③患者因持续高热引起不适,往往会出现不安、烦躁、焦虑等情绪,护理人员应给予患者精神安慰,向患者解释其发热的过程,使其了解疾病进展,树立康复的信心。

第十三节 肿瘤患者凝血功能障碍的护理

凝血功能障碍导致出血是恶性肿瘤常见并发症,也是导致肿瘤患者常见死亡原因之一。约有 50%的患者在其患病的过程中产生凝血功能异常,包括弥散性血管内凝血、血栓、出血的问题。

一、原因及影响因素

肿瘤患者因疾病本身或放、化疗导致骨髓抑制,营养不良或肝脏病变造成凝血因子产生减少,药物引起纤维蛋白分解、高凝状态或合并感染等因素,致使其血液系统的稳定遭受破坏,凝血功能发生异常,极易导致出血倾向。

(一)血小板数量异常

1. 血小板减少症(thrombocytopenia)

血小板减少症表现为血小板生成减少和血小板破坏增加两种形式。血小板是由骨髓内的多核巨细胞分裂而来,肿瘤患者因疾病本身致使骨髓造血系统受侵,如血液系统恶性肿瘤乳腺癌、前列腺癌的骨髓转移等,或在接受放化疗时,因射线及化疗药物的作用,导致急慢性的骨髓抑制,使骨髓内的多核巨细胞缺乏,引起血小板减少。另外,某些合并脾大的原发肿瘤患者、肿瘤合并弥散性血管内凝血(DIC)患者,其血小板的破坏增加,导致血小板数量减少。当血小板减少或血小板破坏增加,致使血小板含量不足 $50 \times 10^9/L$,则可出现凝血障碍。

2. 血小板增多症(thrombocytosis)

肿瘤患者中有 $30\% \sim 40\%$ 的患者可出现继发性血小板增多症,致使血液呈高凝状态,易发生血栓,严重者可发生弥散性血管内凝血而危及生命。此外,造血干细胞功能异常时可发生原发性血小板增多症。

(二)血小板功能异常

部分肿瘤患者的血小板计数虽然正常,但其功能不正常,常表现在促凝血活性下降,凝聚能力下降,或胶原反应的血清素释放下降,从而影响凝血机制的正常运行。如白血病等血液系统疾病会抑制血小板的凝血功能。

(三)凝血功能异常

肝癌等恶性肿瘤可使凝血因子缺乏及凝血因子消耗增多而导致出血。此外,患者血液的高凝状态,各种淀粉样变性患者合并的获得性因子 X 缺乏症、循环中的肝素样抗凝集素纤维蛋白溶解作用和骨髓瘤蛋白对纤维蛋白聚合作用的抑制,以及对其他凝聚蛋白质功能的抑制作用等因素也是导致出血的原因。

二、护理措施

1. 预防出血

病室环境安全、湿度适宜,一般湿度为 $50\% \sim 60\%$,防止空气干燥引起鼻黏膜出血,有防止磕碰或摔倒的安全措施,如地板应防滑、病床设护栏、夜间保持室内照明等。

指导患者预防压迫、摩擦、扭伤、打架及外伤;保持口腔和鼻腔的清洁、湿润,不要用手挖鼻痂或用牙签剔牙,防止黏膜损伤,刷牙时用软毛刷刷牙。

尽量避免能引起出血的侵入性操作:如血管穿刺、灌肠、导尿、肛塞栓剂及肌内注射等。若必须用时应先检查血小板及凝血时间,若有血小板缺乏或凝血时间延长,则应先补充血小板及改善凝血时间。若不可避免行各种穿刺后,应在穿刺后增加按压时间,并密切观察伤口出血情况。留置各种导管时,应充分润滑导管,宜选择小号导管,每次更换敷料后至少按压5～10 min以减少渗血,观察其受压处皮肤及黏膜情况;注射时选用小针头,避免使用止血带。

避免使用非甾体类抗炎药(如阿司匹林、布洛芬等)。

早期发现 DIC 的症状和体征,如发热、寒战、肌肉触痛、皮肤淤点淤斑等。

2.控制出血

绝对卧床休息,保持镇静,必要时遵医嘱给予镇静剂,适时给予心理安慰。大量出血时,应立即建立静脉通道,遵医嘱输血、输液,同时给予较高浓度的氧气吸入,详细记录出入量。协助患者采取舒适体位,大咯血的患者应患侧卧位,呕血的患者应注意头偏向一侧以免误吸。采用有效的止血技术,表浅部位出血时,应采取加压止血,并抬高患肢;鼻腔出血时,可用明胶海绵填塞鼻腔,局部冷敷;如为鼻咽腔出血,可行鼻咽腔填塞压迫止血,必要时可局部使用肾上腺素止血。

3.密切观察

密切观察生命体征变化,保持呼吸道通畅,防止窒息、失血性休克及心包填塞等并发症发生。

4.给氧

给予较高浓度的湿化氧气,以保证重要脏器的氧供,减轻组织缺氧。

5.加强基础护理

保持床铺整洁,做好口腔护理、皮肤护理,防止压疮和感染的发生。

6.抢救准备

准备好各种抢救物品及药品,出现严重并发症,应配合医生立即抢救。

7.心理护理

出血时易引起患者情绪不安、紧张,应安慰患者,向患者及家属讲解出血原因及预防方法,指导患者及家属养成良好的自我保护习惯,剪短指甲,使用电动剃须刀,远离锐器,保持情绪稳定,不做剧烈运动,不用力擤鼻或挖鼻。

8.饮食指导

嘱患者进食流食或软食,避免刺激性粗糙食物。

9.排便习惯

保持大便通畅,防止因用力排便导致颅内出血。

第十四节　肿瘤患者恶性积液的护理

恶性体腔积液为恶性肿瘤或转移瘤所引起的并发症,进展迅速,对生活质量影响很大,可导致病情恶化及死亡,主要包括胸腔积液、腹腔积液或心包腔积液。恶性心包积液是肺癌晚期的表现。由于积液影响到血流动力学,以及其他脏器的转移,患者出现胸痛、气急、咳嗽、肺充血,甚至多器官功能衰竭,往往危及生命。

一、恶性胸腔积液

(一)病因

恶性胸腔积液大多由于肺内肿瘤直接侵犯胸膜、肺外肿瘤经淋巴或血行转移至胸膜所致。

一旦出现积液,即提示病变有局部转移或广泛播散。支气管肺癌是恶性胸腔积液的最常见病因,大约占 45%,其次是乳腺癌,占 2.5%,主要是淋巴转移所致。恶性淋巴瘤和卵巢癌分别占 10% 和 6%,而血液肿瘤只占 4%。

(二)护理措施

(1)操作前应向患者说明穿刺目的、注意事项,消除顾虑,使患者配合治疗。

(2)心理护理:因对侵入性操作缺乏了解,加之胸闷、呼吸困难,使患者出现恐惧、紧张、多虑等心理问题。因此,要向患者及家属讲明穿刺的必要性、目的和方法,给予心理安抚,鼓励患者树立战胜疾病的信心,积极配合治疗。

(3)病情观察:严密观察体温、脉搏、血压、胸痛的反应。观察呼吸有无呼吸急促、咯血、气胸、皮下气肿、呼吸困难等;并观察引流液的量、颜色及性质,做好详细记录。

(4)胸内用药治疗时,嘱患者术后更换体位,使药物在胸腔内分布均匀,用药后观察用药反应。

(5)术后卧床 2~3 h。

(6)饮食护理:鼓励患者多食蔬菜水果,给予高蛋白、高热量、高维生素饮食。恶心、呕吐严重者给予止吐药。

(7)穿刺部位的护理:注意观察穿刺部位有无出血、皮下淤血或积液外渗。积液外渗者应及时更换敷料,同时变换体位及局部加压包扎。

(8)预防感染:全身或局部化疗的患者易出现血常规下降,机体免疫力降低,应指导患者注意保暖,预防感冒,避免去公共场所,防止交叉感染。

(9)室内空气清新、湿润,有利于患者休息,有助于咳嗽及排痰。因此,应为患者提供安静、舒适的休养环境。

二、恶性腹腔积液

(一)病因

恶性腹腔积液也称恶性腹水。腹腔内多种原发或转移性肿瘤均可能引起不同程度的腹腔积液,常见于肝癌、肝转移癌、胰腺癌、大肠癌、胃癌,女性以卵巢癌发病率占首位。

(二)护理措施

1. 心理护理

恶性腹腔积液患者活动受限、呼吸困难、腹痛,而且对侵入性操作缺乏了解,会出现恐惧、紧张、多虑,甚至对治疗失去信心。因此,要向患者及家属讲明穿刺的必要性、目的和方法,解除患者心理压力,鼓励其树立信心,积极配合治疗。

2. 病情观察

密切观察患者的呼吸、脉搏、血压、体温及面色的变化,如有异常及时报告医生,给予对应处理,并做好记录。

3. 休息

嘱患者注意休息,减少活动,维持舒适的体位,以减轻呼吸困难。指导患者勤更换卧位,保持床单清洁、干燥、无渣屑,防止压疮发生。

4. 穿刺部位的护理

注意观察穿刺部位有无出血、皮下淤血或积液外渗。外渗量大时应及时更换敷料,同时变换体位及局部加压包扎。

5.饮食护理

给予清淡易消化,足够蛋白质、维生素,适量的高糖与脂肪的食物。根据腹腔积液量适当限制钠盐及水分的摄入。

6.记录

定期测量体质量及腹围并做好记录,记录每日出入液量。使用利尿剂时,应注意监测电解质变化,以免发生电解质紊乱。腹腔引流结束后正确记录量、颜色和性质,观察有无不良反应。

第十五节 肿瘤患者上腔静脉症候群的护理

上腔静脉综合征是上腔静脉或其周围的病变引起,上腔静脉完全或不完全阻塞,导致经上腔静脉回流到右心房的血液部分或完全受阻,导致上肢、颈和颜面部淤血、水肿以及上半身浅表静脉曲张的一组临床综合征。

一、病因

上腔静脉阻塞的原因有血栓形成、外来压迫、肿瘤侵犯等,而肿瘤或增大的淋巴结压迫血管是上腔静脉受阻最常见的原因,其中恶性肿瘤如支气管肺癌(尤其是小细胞未分化癌)所致者占97%。

二、护理措施

(一)心理护理

患者因病情发展迅速,临床症状明显,常因颜面水肿、胸闷、呼吸困难,不能平卧而产生焦虑、烦躁、恐惧、情绪低落、抑郁等,影响患者对治疗和护理的配合及疾病的预后。应关心患者,给予心理支持与疏导。必要时可给予止痛剂或镇静剂以减轻疼痛和焦虑。

(二)病情观察

严密观察病情变化,定期监测生命体征、观察颜面、颈部及上肢水肿情况,并做好出入量记录。注意体温、脉搏、呼吸、血压、意识变化及有无缺氧症状,并做好记录。如果呼吸和神志发生了改变可能是脑部静脉血栓形成扩大的信号。

(三)保持呼吸道通畅,防止窒息

观察有无缺氧症状,缺氧明显时同时给予持续低流量的吸氧。取半卧位或坐位,当病情允许时,抬高床头30°~45°,以促进上身的重力引流,减轻对心肺的压迫,缓解呼吸困难,协助患者翻身、叩背,勤更换体位。指导患者进行有效咳嗽及排痰,必要时雾化吸入。避免过度活动。

(四)静脉穿刺部位选择

避免使用上肢静脉、颈外静脉及锁骨下静脉,应选择下肢静脉建立输液通道,以免加重上肢水肿。如需静脉输注化疗药物时,特别是发泡剂和刺激性较强的药物,推荐选择中心静脉导管进行股静脉置管术给药,尽量避免在指趾端进行侵入性和压迫性的操作。同时要严格限制液体输入量,控制输液速度。

(五)皮肤护理

由于患者上半身水肿,血液循环障碍,皮肤弹性降低,容易引起皮肤感染,要按时检查皮肤完好情况,观察皮肤的颜色、温度、末梢血液循环,观察有无静脉淤血、静脉炎、血栓及出血的危险。同时保持床铺平整清洁,减轻局部皮肤压迫,防止压疮发生。

(六)放化疗时的护理

(1)大剂量化疗可使骨髓抑制,白细胞减少,患者免疫力降低,应遵医嘱给予升白细胞治疗的同时,做好保护性消毒隔离工作,并指导患者注意保暖,避免受凉。尽量少去或不去公共场所,以免交叉感染。

(2)化疗患者易出现恶心、呕吐、全身乏力等症状。除常规应用止吐药治疗外,呕吐时应将头偏向一侧,以防误吸引起呛咳和窒息。协助患者漱口,做好口腔护理。

(3)做好放射野皮肤的护理,指导患者不要用手抓挠,不要用刺激性皂液清洗,避免阳光直射,如出现干性脱皮,不用手抓,可涂皮肤防护液,如出现水疱、渗出等皮肤湿性反应时,暂停放疗,暴露皮肤并保持清洁干燥,预防感染。保持放射野标记清晰,穿宽松棉质内衣,观察照射部位皮肤有无红斑、疼痛。

(七)做好饮食护理及营养指导

给予高蛋白、高维生素、高碳水化合物、易消化的低脂低盐饮食。食物以清淡为主,宜少量多餐,并多食新鲜水果蔬菜。

(八)提供安静舒适的环境

保持室内空气湿润、新鲜,有利于患者的休息。

第十六节　肿瘤患者的静脉保护

恶性肿瘤是我国常见疾病之一,化学药物治疗是目前治疗恶性肿瘤的三大手段之一。目前所用化学药物不但对消化道、骨髓等有不同程度的毒性,而且对血管内膜刺激性较大。静脉注射时,常可引起静脉内膜炎,以致沿静脉走向产生疼痛,管壁变硬呈条索状,血流不畅。若渗漏于皮下可引起皮下组织局部发炎、红肿、疼痛,甚至局部继发坏死,经久不愈或形成一棕色硬结,影响继续治疗。一般癌症患者大多为中老年,本身可由于血管硬化,弹性差等使治疗增加难度,所以对恶性肿瘤患者的静脉血管保护实属必要。

一、恶性肿瘤患者静脉保护的原则

(1)输注化疗药物采用血管应先从远端后近端,先浅后深,先细后粗,先手后足,先难后易的原则进行。尽量从末梢静脉开始有计划地交替使用,并应注意化疗药物的局部渗漏,以延长血管使用寿命,并使每支血管均能发挥最大效应。

(2)尽可能不使用与神经、动脉并行的静脉,以避免不慎引起的化疗药物静脉外渗漏引起局部炎症、坏死等,从而损伤局部神经及动脉血管。皮静脉有较多的交通支与深部静脉相通,表浅静脉也有较多的网状交通支相互交通,故不别担心有循环障碍局部滞留问题。

(3)在易于固定的部位选用静脉,这样易于固定,较少发生由于固定不良而产生的渗漏现象。一般关节处的静脉输注不易固定,易外漏和不便调节输液速度,使用时必须十分注意固定好,以免发生意外。

(4)在有出血的情况下,禁用相当于出血部位的末梢静脉输注,这样可以加重出血或使化疗药物外渗或漏。

(5)肿瘤危重患者及小儿需长期连续输液治疗,有条件的可采用静脉留置针,有计划地使用和保护血管。亦减少频繁穿刺及痛苦,若需反复注射药物者可采用三通活栓连接,从侧方注入时间性药物。

二、临床上经常选用的静脉

选用粗直、浅而不易滑动的浅静脉,贵要静脉,头静脉,上肢内侧皮静脉,腕及手足背浅静脉,指间静脉。头皮静脉丰富,易于固定,常用于小儿。常用的有前额静脉、颞浅静脉、耳后静脉、桡静脉等。

从临床研究及报道资料看,下肢静脉穿刺时并发症发生率较高,并常有静脉血栓形成,故肿瘤患者化疗时应尽量避免使用下肢静脉输注化疗药物,若需要应用时可从上肢静脉输注化疗药物,下肢静脉用免疫制剂及补给营养之用,以减少并发症的发生。

三、使用静脉输注化疗药物的注意事项

(1)选择有利于进针部位,严格无菌操作,以防医源性感染。

(2)从临床实践看,先消毒后扎止血带比先扎止血带后消毒者要优越。因穿刺熟练程度不一,血管选择难易不一,皮肤消毒后又需自然干燥,扎之时间过长往往使患者肢端疼痛、麻木甚或发生青紫,增加患者的痛苦。先扎止血带往往大多消毒液未干及行穿刺,未达消毒目的,而且消毒液会随穿刺针孔渗入而产生不良效果及疼痛。在先消毒后扎止血带时应注意从肢体两侧进行操作,以免跨越消毒部位。一般止血带所扎部位在穿刺部位上方 6 cm 左右,不可太紧,以免压迫动脉,在患者无休克及脱水时扎止血带过紧易压迫动脉而使静脉充盈不良,扎带应以能触到末梢动脉搏动为宜,并嘱患者握拳,促进静脉充盈。

四、穿刺方法

应待消毒液干后再进行穿刺,穿刺时以拇、示指分别向外向下绷紧皮肤固定静脉,避免其滑动,看清静脉之走向,从静脉上方或侧方刺入,要点是轻、稳、准,切勿来回乱刺,以免形成血肿,影响以后穿刺,若发生血肿,应即刻拔针并压迫局部片刻,再行穿刺,否则会造成皮下出血或血肿致使下次穿刺困难,也会给患者造成痛苦。穿刺完成后应注意稳妥固定,以避免输注时外渗或漏。

五、对各种不同患者穿刺时应注意的事项

1.空虚静脉的穿刺

在患者重度脱水、低血压及休克时,由于静脉压力低,血液浓缩或血流缓慢等,以及血管腔瘦瘪内经变小,可行扎带后推压或局部拍打、热敷等使静脉显露扩张后再行穿刺,或采用挑起进针法,小心地将针刺入血管肌层,将针放平后使针头稍挑起,把血管前后壁或上下壁分离,使

针尖的斜面滑入血管腔内,进入血管腔时有失阻感,以免刺穿血管下壁。当刺入静脉血管腔时,有时亦可不见回血,当挤压近心端血管时会有少量回血,或抽吸仍未见回血而细心体会以确感进入血管时,可缓慢注入生理盐水以观察局部有无肿胀及疼痛等,以确保穿刺成功。

2.脆弱静脉血管的穿刺

恶性肿瘤晚期患者常见血管脆弱,选用穿刺针时应注意用斜面小的针头,从血管侧壁进针,刺入血管腔内时针头方向应与血管走行方向平行,进针不可过猛,这样易滑动及刺穿,原则上是宁慢勿快、拔针要稳。

3.硬化静脉的穿刺

恶性肿瘤患者一般年龄较大,大多数患者血管有不同程度的硬化,穿刺比较困难,加之反复化疗对血管的损伤,穿刺更加困难。一般外观血管很清楚、触之很硬,多因局部静脉穿刺多或药液刺激使血管壁增厚变硬、管腔狭窄则难以刺入,应避免使用。应选择较固定部分穿刺,穿刺时应在静脉上方向下压迫直接刺入,不要侧面进针,否则静脉易随针尖来回摆动而移动,不易一次穿刺成功。若发现有沿静脉走向红线或紫色红肿热痛等,为静脉炎,该部位不能注射,并应抬高患肢改善血流,用如意金黄散外敷,也可用金银花、蒲公英、紫花地丁等中草药鲜草打烂外敷,或用干品研粉外敷使炎症尽快消散。

4.活动度大的静脉穿刺

对恶性肿瘤晚期,消瘦或恶病质患者,皮下脂肪少,皮肤松弛,其血管容易滑动。此时穿刺不应采取先刺入皮下再刺入血管的方法,而应固定血管上、下端,在血管上方以三十度角进针直接刺入皮下及血管见回血后,针头稍挑起顺血管进入少许即可。

5.水肿患者的静脉穿刺

恶性肿瘤晚期,营养不良或局部血液循环障碍均会引起水肿,此时其静脉显露不良,可采用温水浸泡肢端使血管充盈,并按静脉走向的解剖部位用手指压迫局部,以暂时驱散皮下水分,显露穿刺静脉后再行穿刺,可不扎止血带,或在扎止血带片刻后松解呈现环形凹陷处找血管消毒快速穿刺。

6.表浅细小静脉的穿刺

一些女性或小儿患者静脉细小,穿刺较为困难,可选用斜面较小的针头,穿刺前可以用热敷法。化疗药物一般对血管的刺激较大,尤其是在用细胞周期非特异性药物做滴管内冲入时,其对血管的刺激更大。这时应缓缓匀速冲入,不可一次性将药注入滴管内让其以几乎呈纯药液性滴入。在应用其他药时,应分瓶加药,合理配伍,最好不超过 3 种以上,而且一瓶内量不宜过多,否则既因刺激大患者受痛苦,又致药物迅速随尿排出达不到应有治疗作用。局部刺激可使静脉痉挛,滴入不畅,此时不得挤压以免加重痉挛或造成药液外渗致使组织坏死,故应在稀释浓度及调节滴速上加以控制。

六、输液完毕拔针时注意事项

拔针时按压部位要正确,用干棉球于进针处稍上方按久些;尤其是有出血倾向、老年人、恶病质者,以防针刺内口渗出造成紫斑及血肿,影响静脉的使用,给患者带来精神及肉体上的痛苦。应用化疗药物输注对血管的刺激较大,在拔针前应常规应用生理盐水冲洗,或血液回流少许后迅速拔针,按压局部防止药液外渗漏皮下;有出血倾向者拔针后可作局部冷敷,使血管收缩起止血作用。

七、小儿头皮静脉穿刺

(1)患儿需静脉输注化疗药物时,应采取正确姿势,并有得力助手帮助固定,剃发面积应大些,充分暴露穿刺部位。

(2)在作静脉穿刺前要区分头皮动静脉,动脉外观呈红色有搏动,静脉呈蓝色无搏动。若穿刺误入头皮动脉,常因压力高,推药阻力较大,且局部迅速呈树枝分布状苍白,有反应的患儿可呈痛苦貌并可尖叫哭喊。

(3)应熟识头皮静脉分布,选择较直、分叉少、显露而表浅的静脉,穿刺部位的静脉应长于穿刺针头长度的直行部位,在距静脉穿刺点约 1 mm 处细致轻柔进针,同时用左手固定静脉上下端,针斜面向上几乎与皮肤呈平行,沿向心方向刺入皮下,防止针头摆动滑脱。进针后轻轻挑起皮肤再缓慢移向静脉之上,使针头和血管形成十度以内的角度,用均匀力量推进,当针进入 1 cm 左右,仍无回血时可将针稍向下压向前推进 0.5~1 cm 后固定。其操作原则是宁浅勿深,宁慢勿快,固定稳妥。

八、静脉切开的护理

对静脉切开保留进行化疗的患者,应注意保持切口敷料干燥,消毒及无菌操作,每日更换敷料 1 次,如有浸湿即随时更换。留置塑料胶管不得超过 3~5 d,静脉切开针头不得超过 3 d,硅胶管可留至 10 d 左右,否则易发生静脉炎、血栓形成等。对发生静脉炎者应立即抬高患肢,热敷及给以足量抗生素治疗。

九、静脉炎的防治

对化疗引起的局部静脉血管硬化,呈条索状疼痛的患者,可用中药红花、川芎、土元、水蛭等研粉,用醋适量调敷局部,促进局部血液循环,加速肿块的消散吸收。若局部化疗药物外渗或外漏可引起局部炎症或组织坏死,首先应冷敷患处,并用地塞米松作局部及其周围封闭注射,减轻损伤程度,亦可用如意金黄散以凡士林调敷局部。

第十七节　多发性骨髓瘤的护理

多发性骨髓瘤(multiple myeloma,MM)是骨髓内浆细胞克隆性增生的恶性肿瘤。近年来发病率有逐渐增高趋势,常见于中老年人,发病年龄以 40~70 岁为主,发病率随年龄增长而增高。MM 约占全部恶性肿瘤的 1%,约占造血系统恶性肿瘤的 10%。

一、护理评估

1.病因

可能与遗传因素、化学因素、电离辐射、某些病毒、慢性抗原刺激、免疫功能较差有关。

2.临床表现

骨骼症状、免疫力下降、贫血、高钙血症、肾功能损害、高黏滞综合征、淀粉样变性。

二、护理要点及措施

(一)预见性护理

1. 评估病史资料

①病因:评估是否有遗传倾向、病毒感染、炎症和慢性抗原的刺激等;②临床表现:有无骨痛、病理性骨折、感染、出血倾向等,有无肝大、脾大、淋巴结肿大等;③评估全身情况和精神情感认知状况。

2. 判断危险因素

①有骨折的危险;②有感染的危险;③有意外事件发生的危险。

3. 提出预见性护理措施

①对有潜在性骨折者加强健康知识教育,避免诱因:嘱患者卧床休息,限制活动,睡硬板床,忌用弹性床。②严密观察生命体征、病情,预防出血、感染等并发症。化疗过程中注意观察呕吐物的颜色及量。③加强心理护理:体贴关心患者,使患者配合治疗,对抑郁患者严防意外事件发生。

(二)专科护理

1. 围化疗期护理

化疗前护理:用药前向患者说明所用药物的不良反应,使其对化疗不良反应有一定的思想准备。

化疗中护理:①用药过程中密切观察有无恶心、呕吐、食欲减退等胃肠道反应,并积极采取措施,力争减轻或消除症状。可遵医嘱给予镇吐药,提供清淡、易消化饮食,避免过甜、油腻及刺激性食物。指导患者细嚼慢咽、少食多餐,治疗前后 2 h 内避免进餐,进餐前指导患者做深呼吸及吞咽动作,进食后取坐位或平卧位。②静脉滴注多柔比星等药物时,注意心率、心律,患者主诉胸闷、心悸时,应做心电图并及时通知医生。静脉滴注 CTX 时,注意观察尿色、尿量,此药易引起出血性膀胱炎,应口服碳酸氢钠或按时滴入美司钠注射液,如发现尿量少、尿色较重时,应及时通知医生。③化疗期间应鼓励患者多饮水,保证每日尿量 1 500 mL 以上,并服碳酸氢钠碱化尿液,加快尿酸排泄。④保护静脉,有计划地由四肢远端向近端依次选择合适的小静脉进行穿刺,左右手交替使用,防止药液外渗;静脉穿刺后先注射生理盐水,确定针头在血管内后再给予化疗药物,根据药物输注要求调整静脉滴注速度,以减轻对血管壁的刺激。化疗药静脉滴注完毕再用生理盐水或葡萄糖注射液冲洗,然后再拔针,并压迫针眼数分钟,以避免药物外渗损伤皮下组织。一旦发生药物外渗,立即回抽血液或药液,然后拔针更换穿刺部位,外渗局部用 0.5% 普鲁卡因 2 mL 和透明质酸酶 3 000 U 封闭或立即冷敷,并用如意金黄散加茶水或香油调匀外敷。

化疗后护理:①严密观察血常规变化,监测有无骨髓抑制发生,及时与医生联系协助处理;②消除患者对脱发反应的顾虑,告知患者脱发是由化疗药物引起,停药后头发可再生,在脱发期间佩戴假发、头巾或修饰帽,以保持自身形象完整。

2. 骨折急救护理

MM 的 X 线检查典型的表现为弥散性骨质疏松,骨质破坏部位可发生病理性骨折。突发的剧烈疼痛常提示有病理性骨折,多见下胸椎及上腰椎压缩性骨折或肋骨的自发性骨折,按骨折的一般原则处理。①以石膏行外固定的患者,应密切观察其伤肢的血液循环情况,如肢端皮肤发青发紫,局部发冷、肿胀、麻木或疼痛,表明血循环障碍,应及时就医做必要的处理;经石膏固定后的肢体宜抬高,下肢可用枕头、被子等垫起,上肢用三角巾悬吊,可促进血液回流,减轻肿胀;避免石膏被水、尿液污染而软化。②行小夹板固定者,注意不可自行随意移动小夹板位置,上肢可用三角巾托起,悬吊于胸前;下肢在搬运时应充分支托,保护局部固定不动。骨折后肢体肿胀3~7 d达高峰,此后渐消,宜将伤肢适当垫高,最好高于心脏水平,以利于血液回流。因夹板捆扎,肿胀可加重,应密切观察伤肢血循环状况,如患肢手指或足趾出现皮肤青紫、温度变低、感觉异常时应立即解开带子,放松夹板并速到医院就诊,在医生指导下调整布带的松紧度。③尽早开始功能锻炼,防止肢体肌肉萎缩、关节强直、粘连、骨质疏松等。锻炼时动作宜慢,活动范围由小到大,不可急于求成。进行功能锻炼的方法和步骤应在康复科医生指导下进行。患者进行功能锻炼时常因疼痛而不配合,应鼓励患者克服恐惧心理,坚持锻炼,方能早日恢复。④预防并发症:下肢骨折患者常需长期卧床易引起各种并发症,应经常协助其坐起、叩背、以防坠积性肺炎;鼓励患者多饮水以预防泌尿系感染;温水擦背、加强皮肤护理,以防压疮发生。

3.放疗护理

在放疗中,放射线对人体正常组织也产生一定影响,造成局部或全身的放射反应与损伤。放疗期间和放疗后应给患者流食、半流食,饮食中宜增加一些滋阴生津的甘凉之品,如藕汁、梨汁、甘蔗汁、荸荠、枇杷、猕猴桃等。对于身体状况较差的患者给予静脉高营养,以补充体内消耗。另注意观察照射后皮肤情况。

三、健康教育

(1)向患者及家属讲解疾病的基本知识、预后与 M 蛋白总量、临床分期、免疫分型、溶骨程度、贫血水平及肾功能损害程度有关。鼓励患者正视疾病,坚持治疗。

(2)告知缓解期应保持心情舒畅,适当活动,避免外伤。

(3)嘱其睡硬板床,避免长时间站立、久坐或固定一个姿势,防止负重、发生变形。

(4)告知饮食注意事项,进食高热量、高营养、高蛋白质、易消化食物,多饮水。

(5)强调定期复诊、按时服药。若出现发热、骨痛等症状,及时就诊。

(6)指导患者采用精神放松法、疼痛转移法、局部热敷等方法,以缓解疼痛及精神紧张,增加舒适感。

(7)保持良好的个人卫生习惯,制订合理的活动计划。

第九章　ICU 护理

第一节　ICU 患者入、出院护理常规

一、ICU 接收患者护理常规

1. 在患者入院之前准备

(1)床位准备:铺好麻醉床,备好床头卡,必要时用紫外线消毒半小时。

(2)仪器准备:①呼吸机:连接好管道,根据患者的具体情况调试好各参数,并确认无误;②监护仪:根据监护项目准备好插件,正确连接导线,经过调试证明功能良好,设置报警范围;③除颤仪:检查性能良好,充好电;④其他仪器、设备:如微量输液泵、负压吸引器、中心供氧、吸氧面罩、简易呼吸器、温毯机等,保持性能良好、备用。

(3)器械准备:抢救车、气管插管车、气管切开包、深静脉置管包等。

(4)物品准备:①无菌物品:鼻胃管、胃肠减压器、导尿包、尿管、输液三通管、微量输液泵延长管、呼吸机延长管、吸痰管及吸痰稀释液和消毒液、手套、注射器、输血器、输液器等;②一般用品:约束带、胶布、量杯、比重计、电极片、手电筒、特护记录单、整体护理评估单、体温计等。

(5)液体和药品准备:根据需要配备药品,常规配好 50 U/mL 的稀释肝素液一袋。

2. 患者进入监护室后,护士要配合医生给予患者做好以下工作

(1)接呼吸机:听诊双肺呼吸音。观察胸廓运动,固定气管插管,并记下气管插管插入深度距门齿的刻度,同时观察患者面色及监测 SpO_2。

(2)连接监护仪:显示 ECC、HR、NIBP、RR 等。

(3)更换并连接输液通路(必要时测量 CVP)。

(4)接诊术后患者应认真检查手术切口的位置、切口敷料的渗出情况,标识清楚各引流管的名称,正确连接、妥善固定、合理放置。向手术医生了解有无特殊注意事项(包括引流袋放置高度、体位的要求等)。观察各引流管是否通畅,有无护理上的特殊要求。严格按照各引流管护理要点进行护理,有异常情况及时通知医生。

(5)检查患者瞳孔大小及对光反射情况,并根据 RLS 或 GCS 的评分标准给患者进行意识评分。

(6)检查患者的全身皮肤情况,如有无压疮的各期表现,有无外伤后的皮肤擦伤,有无皮肤病等。有皮肤异常应第一时间报告护理部并填写压疮报告单,请家属在入院评估单、护理记录单上签字,24 h 内将报告单上呈护理部,并请值班医生将患者异常的皮肤情况记录于病程记录单上。

(7)测量患者的体温,针对异常体温在汇报医生的同时可给予物理降温。

(8)根据患者当时烦躁情况暂时适当约束四肢,在患者病情许可下尽早遵医嘱给予患者镇静、镇痛。

(9)与手术、麻醉人员及其他科室或部门医护人员详细交接患者麻醉方式、手术名称、神志、用药、用血等情况。

(10)若患者由其他科室或部门转入,在保证患者生命体征平稳的情况下,必须给予更换全部床单元用物,包括输液器、注射器、尿袋及床上用物等,更换完毕后将患者调整至舒适体位。

(11)告知家属探访制度,并准备患者住院所需的生活用品(如纸杯、吸管、手纸、湿纸巾、护理垫等)。

(12)完成整体护理评估,根据患者的需要制订护理计划。

(13)填写患者手腕带、床头信息卡,交班本上注明观察及执行的工作(如 PPD 的皮试结果等)。

(14)将患者信息填写于出入院登记本上,在电脑三测单 40 ℃～42 ℃之间竖写患者入院时间(如:转 ICU——10:30)及手术,填写住院卡放于患者一览表上。

二、ICU 患者出院护理常规

(1)接到患者出院医嘱后,由科室主班护士负责结算,并及时处理医嘱系统内患者的药单,在无挂单后,提交出院信息至医院财务科。

(2)患者出院前,由责任护士及主管医生告之出院后注意事项,包括目前的病情,药物的剂量、作用,饮食,功能锻炼,复诊时间等。

(3)对于自动出院的患者,原则上不能带任何导管出院(如胃管、尿管、动静脉导管等),若有中心静脉应拔除后改外周静脉。如果家属强烈要求、医生同意的情况下,责任护士应在特护记录单上详细记录,记录内容为:患者出院时留置导管的名称,放置的位置,导管是否通畅,引流液的颜色、性状等,并请家属签名。

(4)责任护士完成整体护理计划。

(5)结账护士告之家属办理出院手续的方法。

(6)护士长主动征求患者及家属对医疗、护理等方面的意见和建议。

(7)责任护士清点患者物品,私人物品归还家属。

(8)责任护士将患者的出院时间填写于出入院登记本上,在电脑三测单 40 ℃～42 ℃之间竖写患者出院时间(如:出院——10:30),并取出患者一览表内的住院卡。

(9)责任护士将患者的护理记录单及医疗病历全部整理后归档。

(10)患者出院后,责任护士对床单元及监护仪器进行终末消毒。

第二节　ICU 危重患者的一般护理常规

(1)根据病情,准备好所需物品和药品,明确每个患者的责任护士。

(2)取舒适安全体位。

(3)持续心电监测,严密观察记录神志、瞳孔、面色、心律及生命体征。

(4)及时清除呼吸道分泌物,保持气道通畅。

（5）留置导尿管并记录每小时尿量，维持各引流管通畅。准确记录 24 h 出入量，维持出入量平衡。

（6）酌情确定饮食种类、方式。

（7）做好基础护理、生活护理及心理护理。

（8）确保静脉输液通畅，备齐急救物品、药品。

（9）留置动、静脉导管，加强穿刺置管局部护理和观察，及时给予 2.5 U/mL 肝素溶液冲管。

（10）按要求采集各种标本，并及时送检。

（11）加强病情观察，认真做好记录。病情如有变化，立即报告医师，及时处理。

（12）对使用呼吸机患者，严密观察、记录各种参数，发现报警，及时处理。

第三节　ICU 基础护理常规

一、患者的六洁

（1）患者进入 ICU 后尽量剃发或剪发，每周床上洗头两次。

（2）入院后常规给予剪指甲，以后每周修剪 1 次，男患者每天剃胡须。

（3）每日行 2 次床上擦浴，保持皮肤的清洁。

（4）每日行会阴冲洗 2 次，解大便后给予及时冲洗。

（5）保持床单元及病号服的整洁干燥，每日常规更换 1 次，潮湿或污染应及时更换。

（6）保持口腔清洁。

二、口腔护理规范

（1）每日行 3 次口腔护理。

（2）正确、常规使用 pH 试纸，认真观察患者口腔情况，做好口腔护理评估，根据分泌物培养结果选择合适的口腔护理液。常规使用复方氯己定漱口液，如真菌感染可选用 1‰～4‰碳酸氢钠溶液。

（3）对昏迷、不合作、牙关紧闭的患者，正确使用开口器、压舌板、舌钳及吸痰装置，以确保口腔护理效果。

（4）对于大面积口腔溃疡的患者，可给予 0.9%氯化钠 250 mL＋2%利多卡因 5 mL＋维生素 B_6 含漱后喷擦重组牛碱性成纤维细胞生长因子（贝复济）。

三、双眼护理规范

（1）保持双眼清洁，床上擦浴时，注意清洁双眼，及时清除眼角分泌物。如果眼内分泌物较多，可用生理盐水冲洗。

（2）观察双眼有无发红、发黄、球结膜水肿等异常情况，并及时通知医生。

（3）眼睑不能完全闭合者，角膜可因长时间暴露于空气中引起干燥、溃疡，甚至坏死，应注意保护。可涂红霉素眼膏,使角膜与空气隔绝,并用油纱布遮盖。

(4)避免强光刺激,可戴眼罩或调节适宜的室内光线。

四、会阴护理规范

(1)每日行晨、晚间护理,患者每次大便后行温水冲洗。

(2)留置导尿管患者每日行 2 次尿道口护理。

(3)患者大便后,用湿纸巾擦拭肛周皮肤。

(4)保持会阴区皮肤的清洁、干燥。出汗较多的患者,腹股沟区给予棉布衬垫,潮湿后立即更换,预防湿疹的发生。

五、卧位更换及肢体功能位的摆放

(1)协助患者更换卧位 1 次,每 2 h 1 次。

(2)病情允许、血流动力学平稳者及鼻饲患者应常规抬高床头 $30°\sim45°$。

(3)侧卧时应将患者对侧受压肩关节轻轻向外牵拉(防止臂丛神经受损)。

(4)保持上下肢各关节处于功能位:①膝关节下垫两个软枕以保持膝关节屈曲位,同时防膝关节悬空;②下肢垫两个软枕,使足跟尽量悬空,避免受压;③足底垫枕,保持足背上翘,防止下垂,维持足背功能位。

(5)瘫痪患者,为避免肢体的痉挛模式,不易长时间地仰卧,而应健侧与患侧卧位交替,置肢体于抗痉挛体位。①仰卧位抗痉挛:上肢应肩上抬前挺,上臂外旋稍外展,肘与腕均伸直,掌心向上,手指伸直并分开,整个上肢可放在枕头上。下肢采取骨盆和髋前挺、大腿稍向内夹紧并稍内旋,患腿下放置枕头或沙袋,其长度要足以支撑整个大腿外侧以防下肢外旋。为避免伸肌痉挛,膝关节稍垫起使其微屈并向内,踝呈 $90°$,足尖向上。②健侧抗痉挛卧位:在患者胸前放一枕头,使患肩前伸,肘伸直,腕、指关节伸展放于枕头上,不能垂腕,大拇指与其余四指用布卷或纸卷隔开;患腿屈曲向内放在身前另一支架枕上,髋、膝自然屈曲,下肢不能外旋。踝关节尽量保持 $90°$,健腿自然放置。③患侧抗痉挛卧位:患肩前伸,肘伸直,前臂旋后,将患肩拉出,避免受压或后缩,手指张开,掌面朝上。健腿屈曲,向前置于体前支撑枕上。患腿在后,膝微屈,踝尽量保持 $90°$。

六、皮肤护理规范

(1)每天进行床上擦浴 2 次。

(2)坚持做好患者皮肤的评估,及时采取有效措施。发现问题及时上报,客观记录,班班交接。

(3)各班护士应掌握并正确使用各种压疮用品,有效预防和治疗压疮。

(4)对于身体状况差,低蛋白血症、压疮高危患者,可适当降低床头,呈 $20°$ 左右,以减轻摩擦力及剪切力,减少压疮的发生。

(5)对于尿失禁及大便失禁的患者,应及时采取有效的措施:①切断损伤源:及时留置尿管及肛管,对于不能留置者及时处理,尽量保持局部清洁干燥;②及时进行局部皮肤的保护,使用温水进行皮肤清洁;③对于有严重腹泻倾向的患者应在肛周皮肤破溃前及早使用造口袋。

(6)对出现的皮肤问题及时报告护士长,积极采取各种治疗措施。

七、压疮护理

(一)压疮的预防

利用压疮危险因素评估表对患者的状况进行客观评估是压疮预防的关键。

1.定时翻身

(1)翻身间隔时间:一般的患者翻身时间为间隔 2 h 变换 1 次体位,但长期卧床患者可通过评估其皮肤及全身情况来调整翻身时间:2 h 翻身时如皮肤出现可见性充血反应在 15 min 内能消退则皮肤可以承受 2 h 的压力,如 15 min 内皮肤发红未消退,翻身时间应缩短至 1 h。

(2)体位:侧卧位 30°,有利于压力分散和血液的流动,用软枕垫高可减少剪切力。注意避免患者长时间地抬高床头 30°,以减少尾骶部的剪切力。如患者因病情需要取半坐卧位,要在患者的臀下给予支撑,避免患者向下滑行产生剪切力。

(3)正确的搬动和翻动患者。

2.使用减压装置

根据作用部位分为两种,局部减压装置和全身减压装置。

(1)局部减压装置:有泡沫、海绵减压垫、啫喱垫、气垫和临床自制的减压垫等。

(2)全身减压装置:有气垫床、波浪气垫床和水床等。

3.皮肤护理

每天定时检查全身皮肤情况,尤其是骨隆突部位皮肤。

(1)皮肤干燥患者,可使用不含香精的温和皮肤润肤霜,还可使用皮肤保护膜保护。

(2)避免使用爽身粉,因爽身粉聚集在皮肤皱襞,汗液和粉混合后刺激皮肤,使皮肤破溃。

(3)及时更换潮湿的衣物和床单、清洁皮肤、保护患者皮肤的清洁干爽。当患者发生大小便失禁时,注意保护局部皮肤避免粪水的刺激。

(4)避免按摩,软组织受压发红是正常保护反应,无须按摩。但如果皮肤发红持续 30 min 以上不消退,则表示软组织受损,此时按摩会加重局部软组织损伤。

4.其他

(1)增进患者营养。

(2)提高患者的可动性和活动性,在整个治疗过程中建立康复治疗的内容,对大多数患者要保持他们现有的活动水平。

(二)压疮不同分期的处理

1.Ⅰ期

局部可不用任何敷料,避免再受压,减小局部摩擦力,局部皮肤可给予透明薄膜、薄的水胶体敷料或液体敷料,观察局部皮肤的颜色变化。

2.Ⅱ期

(1)水疱:直径小于 2 cm 的小水疱,可让其自行吸收。直径大于 2 cm 的水疱,局部消毒后,在水疱最下端用 5 mL 注射器抽出液体,水胶体覆盖表面,观察渗液情况,如水疱内出现较多渗液,可在薄膜外消毒后直接穿刺抽液并在穿刺口覆盖透明薄膜,水胶体敷料 3～7 d 更换 1 次。如水疱破溃,暴露红色创面,按浅层溃疡原则处理。

(2)浅层溃疡:Ⅱ期压疮创面通常是无腐肉、红色或粉红色基底开放性浅层溃疡,可根据渗液情况使用敷料。渗液少,可用薄的水胶体敷料,2～3 d 更换 1 次;渗液中等或较多,可用厚的水胶体和泡沫敷料,3～5 d更换1次。

3.Ⅲ～Ⅳ期

(1)清除坏死组织:Ⅲ～Ⅳ期通常覆盖较多坏死组织,首先应进行清创处理:①创面坏死组织较松软时,可采用外科清创;②创面坏死组织致密,且与正常组织混合时,先用自溶性清创,待坏死组织松软后再配合外科清创;③黑色焦痂覆盖创面,可在焦痂外做一小切口,再使用自溶性清创;④创面内有加深潜行或窦道时,可用注射器连接吸痰管或尼龙针头(去除钢针部分)抽取盐水冲洗清除部分坏死组织。

(2)控制感染:先进行创面分泌物或组织的细菌培养和药敏试验,根据培养结果和药敏试验结果,选择合适的抗生素治疗,感染性创面选择合适的消毒剂清洗创面,再用生理盐水清洁,并使用银离子抗菌敷料。

(3)创面渗液处理:①黑色焦痂覆盖,创面渗液少或没有时,给予水凝胶或交互式敷料;②创面有较多黄色坏死组织覆盖,渗液由少到多时,选用水胶体、藻酸盐、镁盐等敷料;③创面较多红色肉芽组织生长,渗液较多时,选用吸收性强的藻酸类敷料、水性纤维敷料、泡沫敷料等;④创面肉芽组织填满创面、部分上皮生长,渗液减少时,选用溃疡糊、水胶体敷料或薄的泡沫敷料促进创面愈合。

(4)创面潜行和窦道的处理:要仔细评估潜行范围和窦道深度,根据深度和渗出情况选择合适敷料填充和引流,填充是要接触到潜行和窦道的基底部,但不要太紧而造成创面压力,可用于引流和填充的敷料有水胶体优拓敷料、藻酸盐敷料等。

(5)关节处创面:保护好关节面是护理关节创面的关键,进行局部的减压和保持湿润环境,避免关节面破坏后直接的暴露。骨关节暴露创面不可直接使用银离子敷料覆盖,应先使用水凝胶进行保护。

4.怀疑深层损伤期

①解除局部压力;②局部皮肤完整时可给予赛肤润外涂,避免大力按摩。如出现水疱,按Ⅱ期压疮处理;如局部出现焦痂,按焦痂创面处理;如发生坏死,按Ⅲ～Ⅳ期压疮处理。

5.无法界定分期

当创面无法界定分期时,应记录为无法界定,不要猜测属于几期。当创面覆盖焦痂和坏死组织时,应先清除创面焦痂和坏死组织,再确定分期。创面处理按Ⅰ～Ⅳ期压疮处理。

(三)压疮护理的五大误区

误区一:消毒液消毒创面。

误区二:按摩受压皮肤。

误区三:保持创面干燥。

误区四:使用气垫圈。

误区五:使用烤灯。

八、疼痛护理

(1)注意倾听患者主诉,准确评估疼痛程度和性质。

(2)避免激发或加剧疼痛的因素,解除疼痛刺激源,如外伤引起的疼痛,应根据情况采取止血、包扎、固定等措施;胸腹部手术后因为咳嗽、深呼吸引起创面疼痛,应协助患者按压创面后,再鼓励咳痰和深呼吸。避免各项操作增加患者疼痛程度。

（3）遵医嘱合理给予止痛药物,及时评估止痛效果,观察药物的不良反应,及时处理镇痛治疗的并发症。

（4）做好心理护理:①尊重并接受患者对疼痛的反应,建立良好的护患关系。护士不能以自己的体验来评判患者的感受;②解释疼痛的原因、机理,介绍减轻疼痛的措施,有助于减轻患者焦虑、恐惧等负性情绪,从而缓解疼痛压力;③通过让患者听音乐、与家人交谈、深呼吸、放松按摩等方法分散患者对疼痛的注意力,以减轻疼痛;④尽可能地满足患者对舒适的需要,如帮助变换体位,减少压迫;做好各项清洁卫生护理;保持室内环境舒适等;⑤做好家属的工作,争取家属的支持和配合。

（5）中医疗法:如通过针灸、按摩等方法活血化瘀,疏通经络,有较好的止痛效果。

（6）物理止痛,应用冷、热疗法可以减轻局部疼痛,如采用热水袋、热水浴、局部冷敷等方法。

九、ICU 的备物要求,保持足够的 ICU 备物以满足临床需要

（1）消毒好每个备用床单元,备气垫床、输液泵、微量输液泵、监护仪、呼吸机及连接好的吸氧、吸痰装置各一台,以确保新入院患者收治的流程畅通,减少护士在接诊患者的过程中利用宝贵的时间慌乱地去寻找物品。

（2）每日准备好 ICU 的各种物品,包括床单、枕头、病号服、护理垫、垫脚的泡沫,检查每个患者床头手电筒、听诊器、简易呼吸气囊、洗手液及床头柜内一次性耗材等。

（3）及时检测维修配备好的监护仪、呼吸机,以确保处于备用状态。

（4）正确用好急救车,各班遇到抢救时应积极使用急救车内药品和物品,抢救完毕后及时通知医生补录医嘱,主班领药后及时补充完备,保证急救车随时处于应急状态。

（5）定期检测、维修吸氧及吸痰装置,使之处于备用状态。

十、输液泵、微量输液泵、营养泵、监护仪、吸痰、吸氧等管道的妥善摆放及固定

（1）每床配备一台输液架,各种泵尽量固定在输液架上,各种输液管道应尽量往一个方向,必要时先用胶布固定,捆绑前段,后段再分开,总之应努力使各种管道看起来固定妥当且不零乱。

（2）营养泵管应每 4～6 h 冲管 1 次,用 20 mL 温开水行脉冲式冲管,以保持管道通畅,减少报警次数,减少重复处理一个问题的工作量。

（3）吸氧管应在患者面部妥善固定,防止因患者体位改变而滑脱,影响效果。

（4）吸痰装置应保持清洁,妥善放置玻璃接头。

（5）监护仪置于床头,和输液架并排。监护仪前不要放置任何物品,以免影响监护数据的观察。

（6）各种治疗泵及监护仪应每班清洁 1 次。

第十章　急诊外科护理

第一节　多发伤

一、定义

多发伤是指同一致伤因子引起的两处或两处以上的解剖部位或脏器的损伤、且至少有一处损伤是危及生命的。

二、临床表现

(1)伤情复杂多变。多发伤伤情严重、变化快,其严重度不只是各专科损伤的简单相加。各部位创伤各有特点,且可相互掩盖,致某一部位的伤情表现不明显。

(2)休克发生率高。由于多发伤损伤范围广、创面大、失血多及隔离于第三间隙的液体量大,易发生低血容量性休克和创伤性休克,有时可与心源性休克(由于胸部外伤、心脏填塞、心肌挫伤、创伤性心肌梗死所致)同时存在。

(3)严重缺氧。多发伤早期低氧血症发生率高,尤其是颅脑伤、胸部伤伴有休克或昏迷者。

(4)感染发生率高。创伤后机体的免疫功能受抑制,伤口污染严重,缺血后肠道黏膜屏障功能减退导致肠道细菌移位,以及侵入性导管的使用,患者感染发生率很高,且感染多为混合感染,菌群包括革兰阳性菌、革兰阴性菌及厌氧菌。

三、评估要点

(1)受伤原因、致伤物种类、受伤部位等;损伤程度及性质。

(2)生命体征,皮肤颜色、温度等末梢循环情况。

(3)气道是否通畅、呼吸情况。

(4)意识状态。

(5)四肢有无活动性出血,胸腹部是否存在伤口、有无闭合性内脏器官损伤。

(6)有无致命性损伤:张力性气胸、脑疝、上呼吸道梗阻、大出血等。

(7)各种实验室检查结果:血、尿检查,影像学检查,胸、腹穿刺检查等。

(8)心理及社会支持状况。

四、护理诊断

(1)体液不足:与创伤或失血过多有关。

(2)疼痛:与损伤致局部炎症反应或伤口感染有关。

(3)潜在并发症:感染、伤口出血。

(4)躯体移动障碍:与躯体或肢体受伤、组织结构破坏有关。

(5)皮肤完整性受损:与致损伤因子致皮肤组织结构破坏有关。

五、护理措施

(1)执行危重症疾病一般护理常规。

(2)立即给予持续心电监护、血压、血氧饱和度监测,密切观察并记录病情及生命体征的变化。留置导尿以观察并记录尿量、尿色等。备齐抢救仪器设备及药品,积极配合医生进行抢救。

(3)及时清理呼吸道异物或分泌物,保持通畅。给予氧气吸入,必要时建立人工气道,呼吸机辅助呼吸。

(4)迅速建立两条有效的外周静脉通路或中心静脉通路,监测中心静脉压,合理补充血容量,必要时给予输血,尽快恢复有效循环血量。

(5)查找失血原因,控制活动性出血,应在抗休克的同时做好术前准备。如怀疑是内出血引起的休克,应在抗休克的同时紧急手术。

(6)保持各引流管通畅,注意引流液的颜色、性质及量,准确记录出入量。

(7)遵医嘱应用止痛剂,缓解患者疼痛。观察用药效果。

(8)清醒患者及时给予沟通交流,合理解释病情,取得患者及家属的信任。

(9)各器官损伤的急救护理:①颅脑损伤:应注意观察意识瞳孔、生命体征的变化,遵医嘱静脉快速输入 20％甘露醇、地塞米松。颅内血肿要迅速做好术前准备。②血气胸应尽快配合医师放置胸腔闭式引流;张力性气胸应迅速在锁骨中线第二肋间行粗针头穿刺减压;开放性气胸应立即用无菌敷料闭合胸壁创面,对有反常呼吸的患者,用棉垫加压固定胸壁。③腹部损伤:配合医师行腹腔穿刺、床边 B 超、腹部 CT;准备行剖腹探查术的患者积极做好术前准备;腹部有开放性伤口,局部做清创处理,以无菌敷料覆盖,严禁脱出的内脏还纳腹腔,可用大块无菌敷料覆盖;留置尿管,观察有无泌尿系统损伤、观察循环灌注情况等。④骨与关节损伤:妥善包扎固定,做好术前准备。

六、健康教育

(1)执行危重症疾病一般健康教育。

(2)对颅底骨折患者出现脑脊液耳漏、鼻漏,不能用棉球堵塞。处置时严格无菌操作。

(3)指导有胸腔闭式引流的患者进行有效的腹式呼吸或深呼吸。

(4)对腹部损伤的患者告知插胃管、尿管的意义,加强与患者的沟通交流,解除恐惧心理。

(5)向肢体骨折的患者,解释肢体固定的必要性,安慰患者,鼓励其配合治疗。

第二节　肌腱损伤

一、定义

肌腱损伤多为开放性,以切割伤较多,常合并神经血管伤或骨关节损伤,也可发生闭合性撕裂伤,肌腱断裂后,相应的关节失去活动功能,是常见的运动系统损伤。直接暴力造成的肌肉或肌腹移行部完全断裂或部分断裂,称为肌肉断裂。外力引起的肌肉突然猛力地收缩,可造成肌腱起止点的完全或部分撕裂,称为肌腱断裂。若肌腱长期反复经受轻微外伤,或肌腱本身有慢性磨损,导致腱纤维变性、变细、日后轻微扭伤即可造成肌腱断裂,称为肌腱自发性断裂。肌肉过度疲劳、肌肉急性扭伤治疗不当或不良姿态和畸形所致的肌肉平衡失调,称为慢性肌劳损。

二、护理评估

(一)术前评估

(1)神志、生命体征、疼痛。

(2)生活方式:吸烟、饮酒史。

(3)心理、社会、精神状况。

(4)家庭支持情况。

(5)体质量、营养状况,有无贫血、低蛋白血症及患者的进食情况。

(6)过去史、近期手术史、目前用药情况(高血压、冠心病、糖尿病、呼吸系统疾病等)。

(7)活动能力。

(8)症状:疼痛,肿胀,活动受限。患肢肢端的血供活动感觉情况。

(9)患者对疾病的认知程度,有无焦虑、恐惧。

(10)病情及主要症状:①疼痛情况:部位、程度、伴随症状,疼痛的诱发因素,疼痛的进展情况等;②皮肤组织损伤情况:观察皮肤组织有无开放性伤口;③患肢肿胀情况:观察有无红肿热痛,肿胀的程度;④感觉情况:有无麻木异样感;⑤血供情况:肢端动脉搏动情况、肢端皮温、颜色、毛细血管充盈情况;⑥活动情况:观察活动情况。

(11)实验室检查:术前常规。

(12)放射检查结果。

(13)用药情况,药物的作用及不良反应。

(二)术后评估

(1)手术情况:手术方式、术中出血、麻醉等。

(2)神志、生命体征、疼痛、血氧饱和度、血糖值、患肢肢端的血供、活动感觉情况。

(3)营养状况:患者的进食情况及有无贫血、低蛋白血症。

(4)患者心理状态:有无焦虑、失眠。

(5)患者的活动能力。

(6)两肺呼吸音、咳嗽咳痰及痰的性质。

(7)患肢弹力绷带包扎情况。

(8)患处冰敷情况。

(9)留置导尿,尿液的量、色、性状。

(10)观察皮肤情况。

(11)放射和实验室检查的结果。

(12)用药情况,药物的作用及不良反应。

三、护理问题/关键点

①疼痛;②出血;③肿胀;④活动受限;⑤肌肉萎缩;⑥关节僵硬;⑦教育需求。

四、护理措施

(一)一般护理措施

1.体位与活动

急性期,患肢抬高位并制动。

2.饮食

以高蛋白、高维生素、高热量饮食为主,多吃新鲜蔬菜和水果。糖尿病患者控制饮食及水果。

3.心理支持

使患者保持良好的心态,正确对待疾病。

4.疼痛护理

(1)宣教疼痛的评分方法、疼痛引起的原因及减轻疼痛的方法,如放松疗法、转移注意力、药物控制,提高患者疼痛阈值,减轻心理负担。

(2)急性损伤 48 h 内,可用冰袋冰敷,冰袋要外套冰袋套,不可直接敷于皮肤。

(3)疼痛>5 分,针对疼痛引起的原因,给予相应的处理,如调整体位、解除局部皮肤卡压、脱水消肿治疗。

(4)疼痛原因明确按医嘱尽早给予止痛药,30 min 后观察止痛效果。

5.做好术前准备和术前指导

做好术前常规检查。

(二)术后护理措施

1.体位与活动

患肢 10°~30°放置,制动。

2.饮食

术后 6 h 可进普食,多饮水、多吃水果、蔬菜;进食高蛋白饮食,保持大便通畅。

3.心理支持

保持良好的心态,正确对待疾病。

4.呼吸道管理

鼓励有效咳嗽、咳痰,深呼吸。

5.切口护理

(1)观察有无渗血,患者有无感觉绑扎不适。

(2)观察患处有无红肿热痛。

6.疼痛护理

(1)有效控制疼痛,保证足够的睡眠。

(2)宣教疼痛的评分方法、切口疼痛引起的原因及减轻疼痛的方法,如放松疗法、转移注意力、药物控制,提高患者疼痛阈值,减轻心理负担。

7.导尿管的护理

(1)观察尿液的量、色、性状。

(2)间歇夹尿管,训练膀胱功能,尽早拔尿管。

(3)留置者一天两次会阴护理。

8.并发症的预防、观察与处理

压疮、坠积性肺炎、泌尿系感染、下肢静脉血栓形成、肌肉萎缩、关节僵硬等。

五、护理评价

(1)患者疼痛是否减轻。

(2)切口有无渗出。

(3)导尿管是否通畅。

(4)有无并发症发生。

(5)睡眠情况是否良好。

六、健康教育

(一)体位与活动

抬高患肢,按医嘱进行功能锻炼。

(二)饮食

鼓励进高热量、高蛋白、富含维生素、易消化的饮食。

(三)心理支持

鼓励患者保持良好精神状态。

(四)药物介绍

介绍药物的名称、剂量、用法、作用和不良反应。

(五)定期复查

指导患者定时门诊复查,并说明复查的重要性。若出现异常,及时来医院就诊。

第三节　急性动脉栓塞

一、定义

急性动脉栓塞是指血栓或动脉硬化斑块形成的栓子自心脏或近侧动脉壁脱落,或自外界进入动脉的栓子,被血流冲向远侧,停顿在口径相当的动脉内,骤然造成血流障碍,而导致肢体或内脏器官缺血以致坏死的一种病理过程。

二、护理评估

(一)术前评估

(1)基础生命体征和疼痛。

(2)患者有无心脏病及动脉手术史。

(3)心理、社会、精神状况。

(4)家庭支持情况。

(5)体质量、营养状况。

(6)患肢有无急性肢体缺血的征象。

(7)进食及大便情况。

(8)患者情绪反应,如因疼痛及病变加重而产生悲观、忧虑及对治疗缺乏信心、对生活丧失信心等。

(9)专科疾病症状、体征。①疼痛:大多为急性锐痛;②苍白:皮肤呈腊样苍白或散在小岛状紫斑;③动脉搏动减弱或消失;④感觉异常和麻痹。

(10)辅助检查:多普勒超声血管测定、动脉造影(为诊断肢体缺血的黄金标准。动脉造影可以显示栓塞部位,是否有多发性栓塞,以及侧支代偿情况)。

(11)用药情况,药物的作用及不良反应。

(二)术后评估

(1)了解手术情况:手术方式、术中出血、输血、麻醉等。

(2)基础生命体征、血氧饱和度和疼痛。

(3)营养状况:患者的进食情况及有无贫血、低蛋白血症。

(4)患者的活动能力。

(5)两肺呼吸音、咳嗽咳痰及痰的性质、颜色和量。

(6)切口敷料渗血渗液情况,防止切口感染。

(7)在取栓术后,需观察患肢远端的皮肤温度、色泽、感觉和脉搏强度来判断血管通畅性。

(8)下肢缺血再灌注损伤的评估。

三、护理问题/关键点

(1)疼痛。

(2)焦虑与恐惧。

(3)潜在的周围组织灌注异常。

(4)潜在并发症:出血或血肿、血管损伤。

四、护理措施

(一)术前护理措施

(1)卧床休息:绝对卧床减少活动,患肢体位应低于心脏水平。

(2)密切观察生命体征的变化,积极做术前准备,栓塞后 8～12 h 是手术的最佳时机。

(3)患肢保温,禁用热水袋直接加温。

(4)抗凝治疗:抗凝药物的应用可有效防止血栓延伸。

(5)溶栓治疗:急性栓塞 3 d 内,遵医嘱应用溶栓药物;此时要注意观察出凝血机制、肾功能和尿量的变化。

(6)合理应用血管扩张剂,解除血管痉挛。

(7)注意观察患肢的动脉搏动、皮肤的颜色、温度等。

(二)术后护理措施

1. 体位

卧位时应用支架以避免肢体受压,注意保暖,病情允许的情况下定时协助患者做床上被动、主动活动,每日 1～2 次,每次不少于 15 min。

2.病情观察

严密监测生命体征、尿量、神志的变化,观察患者血运恢复情况。

3.疼痛护理

做好评估,必要时遵医嘱应用镇痛药物。

4.定期监测凝血功能

抗凝、溶栓治疗期间定期监测凝血功能,预防出血或血栓的形成。

5.饮食护理

低脂、低胆固醇、清淡饮食。

6.并发症的观察和护理

(1)术后出血的监护:①切口局部有无肿胀、敷料渗血;②术后伤口加压包扎,沙袋压迫6~8 h,注意观察患肢远端的动脉搏动。

(2)动脉缺血性再灌注综合征的护理:患者肢体缺血时间超过6~8 h,表现为肌肉和肌间组织水肿,压迫血管和神经,动脉再通后数小时已减轻或消失的疼痛再次出现、甚至较术前更为剧烈,常见于小腿。可应用20%甘露醇静脉滴注给予预防。

(3)肌病肾病代谢综合征的护理:由于取栓后的再灌注损伤,临床常出现重度酸中毒、高钾血症、低血压休克及肾衰竭,常发生于肢体缺血超过24 h的患者,应密切注意观察患者的相应症状。

(4)术后再栓塞的监护:动脉取栓后由于动脉痉挛,动脉搏动往往较弱,1~2 d后才能恢复正常。但如果肢体皮色苍白、温度不恢复、肢体肿胀、末梢动脉搏动触不清,患者仍感到肢体剧痛,则提示有继发血栓形成或心脏栓子再脱落造成肢体动脉再栓塞,应及时报告医生,配合诊治。

(5)骨筋膜室综合征的护理:由于肢体缺血,引起筋膜间隔区内压力升高,使肢体血流受阻或血栓形成引起肢体肌肉水肿、变性、坏死,表现为小腿前方骤然剧痛、局部水肿、皮肤呈紫红色、局部压痛、出现胫前神经麻痹、第一趾间感觉障碍,尽早进行深筋膜切开减压术,以避免截肢。

五、护理评价

(1)患者生命体征是否稳定。

(2)疼痛是否减轻。

(3)有无并发症发生。

(4)切口情况是否良好。

六、健康教育

(1)嘱患者绝对戒烟,有条件者避免长期在潮湿、阴冷的环境中生活,保持患肢皮肤清洁干燥。

(2)指导给予低脂、低胆固醇、清淡饮食。

(3)保护患肢,注意适当保暖,尽量避免外伤。

(4)做好使用抗凝药物的出院宣教,定期随访复查。

第四节 急性乳腺炎

一、定义

急性乳腺炎是由于细菌感染所致的急性乳房炎症,常在短期内形成脓肿,多由金黄色葡萄球菌或链球菌沿淋巴管入侵所致,多见于产后2周哺乳的妇女,尤其是初产妇。病菌一般从乳头破口或皲裂处侵入,也可直接侵入引起感染。本病固然有特效治疗,但发病后痛苦,乳腺组织破坏引起乳房变形,影响哺乳。因此,对本病的预防重于治疗。

二、护理评估

(1)基础的生命体征、疼痛评分。

(2)用药情况过敏史:青霉素、头孢类、碘剂、食物等。

(3)生活方式,吸烟饮酒史。

(4)婚育史:初潮、绝经、生育年龄、哺乳情况。

(5)家庭支持情况。

(6)查体:乳房外形,肿块大小,位置,质地,活动度,有无乳头溢液、有无破溃,淋巴结情况等。

(7)心理状况:对疾病的认知程度,有无焦虑、恐惧、睡眠情况。

(8)营养状况,有无贫血、低蛋白血症及患者的进食情况。

(9)病情及主要症状。

(10)实验室检查:血常规(CBC)、血型(BG)、肝肾功能、电解质、免疫、小便、PT、APTT。

(11)辅助检查:双乳B超、钼靶、肺功能、心脏B超、EKG。

三、护理问题/关键点

(1)疼痛。

(2)感染。

(3)发热。

(4)教育需求。

四、护理措施

(1)患侧暂停哺乳,用吸乳器及时吸出乳汁,排空淤乳。局部红、肿、热、痛严重者,用炒麦芽、生山楂各60g煎水代茶频饮以助回乳。

(2)局部处理

1)按摩乳房:按摩前先以热毛巾湿敷并在患侧乳房涂上少许润滑油,然后用手指由乳房四周向乳头方向施以正压,将淤滞乳汁逐步推出。

2)早期可用仙人掌,去刺剥开后外敷或冷敷以减少乳汁分泌。肿块明显且皮色未变者给予热敷,每次20~30 min,每日3~4次,或选新鲜的紫花地丁、蒲公英捣烂后外敷患处,敷药的范围应超过红肿外周1~2 cm。

3)化脓时需切开排脓,创口用油膏纱布条引流。排脓后要观察创口敷料情况及引流液的色、质、量。采取半卧位或患侧卧位并保持引流通畅。

(3)发热护理

1)按常规测量体温变化并记录。体温超过 39 ℃时可遵医嘱针刺合谷、曲池等穴,留针 20 min,或用温水、50％乙醇擦浴等。

2)宜食清淡、易消化、高维生素的流质或半流质饮食,忌食发物,如牛肉、羊肉、墨鱼等。

3)鼓励患者多饮水,每日液体摄入量达 2 000 mL 以上。

五、护理评价

(1)患者疼痛是否减轻。

(2)患者有无感染。

(3)创口引流情况是否良好。

六、健康教育

(1)向患者解释哺乳期卫生的重要性,使其了解本病发生的原因。

(2)指导正确的哺乳方法。授乳前用清洁温水毛巾轻拭乳头,授乳后对乳房内未排空乳汁用吸乳器充分吸出或自行挤出。

(3)内衣要保持清洁柔软。脓肿破溃后排脓期患者多为气血两亏,饮食宜调补气血、健脾和胃。可给予营养丰富、易消化、高维生素、高蛋白食物,如红枣粳米粥、山药老母鸡汤等。忌辛辣、炙烤、肥甘厚腻、鱼腥发物。

第五节　腹股沟疝

一、定义

发生在腹股沟区的腹外疝,统称为腹股沟疝。常见的腹股沟疝包括腹股沟斜疝和腹股沟直疝,其中以斜疝最多见,占全部腹外疝的 90％左右。

疝囊经过腹壁下动脉外侧的腹股沟管(内环)突出,向内、向下、向前斜行经过腹股沟管,穿出腹股沟管(外环、皮下环)后,可进入阴囊,称为腹股沟斜疝。男性多见,男女发病率之比为 15∶1,以婴幼儿及老年人发病率高。腹股沟直疝是指腹内器官经直疝三角突出而形成的疝,以老年男性多见。

二、护理评估

(一)术前评估

(1)基础生命体征、血糖、疼痛评分。

(2)有无过敏史:青霉素、头孢类、碘剂、食物等。

(3)个人史:有无吸烟、饮酒。

(4)心理、社会、精神资料收集。

(5)排泄系统:大小便是否正常。

(6)体质量、营养状况、进食情况。

(7)消化系统基础疾病史及过去史:有无高血压、冠心病、糖尿病。

(8)早期症状:腹股沟区是否出现一肿块,平卧后是否能回纳;有无明显腹痛。

(9)营养状况:有无贫血、低蛋白血症及患者的进食情况。

(10)患者对疾病的认知程度,有无焦虑。

(11)病情及主要症状

1)评估腹股沟区肿块,局部有无坠胀感。

2)有无明显腹痛,疝块有无突然增大、紧张发硬且触痛明显,不能回纳腹腔等嵌顿疝和绞窄性疝的发生。

(12)大便通畅情况及有无咳嗽、喷嚏等感冒症状。

(13)实验室检查:血常规、尿常规、大便常规、肝肾功能、凝血三项。

(14)辅助检查:肺功能、胸片、心电图、B超等。

(15)用药情况,药物的作用及不良反应。

(二)术后评估

(1)手术情况:手术方式、术中输液、麻醉等。

(2)生命体征和血氧饱和度、疼痛。

(3)营养状况:患者的进食情况及有无贫血、低蛋白血症。

(4)患者心理状态有无焦虑、失眠。

(5)腹股沟切口敷料及切口愈合情况。

(6)留置导尿管量、色、性质。

(7)大便通畅情况及有无咳嗽、喷嚏等感冒症状。

(8)足背动脉搏动情况。

(9)并发症:有无出血、感染、阴囊水肿等并发症发生。

(10)用药情况,药物的作用及不良反应。

三、护理问题/关键点

(1)疼痛。

(2)体液不足。

(3)术后阴囊水肿。

(4)切口感染。

(5)留置导尿护理。

(6)预防腹内压增高。

(7)教育需求。

四、护理措施

(一)一般护理措施

(1)告知巨大疝患者减少活动,卧床休息,离床活动时使用疝带压住疝环口,防止腹腔内容物脱出而造成疝嵌顿。

(2)嵌顿性及绞窄性疝患者应禁食,行胃肠减压、输液、备血、抗感染等术前准备。

(3)心理支持:以同情理解的态度对待患者,讲解疾病相关知识,解释护理操作。

(4)告知患者要治疗腹内压增高的原因,如慢性咳嗽,便秘,前列腺增生等。

(5)告知患者若出现明显腹痛,伴疝块突然增大、紧张、发硬且触痛明显,不能回纳应考虑可能发生疝嵌顿,需立即报告医生并接受治疗。

(二)术后护理措施

1.体位与活动

(1)一般为硬膜外麻醉,术后去枕平卧 6 h 左右,腹股沟切口沙袋压迫 6~8 h,以软枕垫高膝部,使髋关节微屈,以松弛腹股沟切口的张力和减少腹腔内压力,利于切口愈合和减轻切口疼痛。

(2)有张力性疝修补术后应避免腹内压增高。

(3)无张力修补术后 1 d 即可考虑活动。

(4)年老体弱、复发性疝、巨大疝者需延迟离床活动。

2.饮食和输液

(1)根据麻醉和手术情况给予饮食,一般术后 6~12 h 进流食,次日可进软食或普食。

(2)按医嘱输液。

3.切口和疼痛护理

(1)密切观察有无切口出血、感染,保持切口敷料干燥清洁,避免大小便污染。

(2)疼痛护理:对患者进行正确疼痛评估,疼痛>5 分给予止痛药物,30 min 后观察镇痛效果。

4.留置导尿的护理

一般术后 1 d 拔除,做好会阴护理,每日 2 次。

5.防止水肿护理

术后可用阴囊托将阴囊托起,并密切观察阴囊肿胀情况,防止阴囊水肿。

6.积极预防和治疗腹内压增高的病因

术后需注意保暖,防止受凉而引起咳嗽,指导患者在咳嗽时用手按住,保护切口,以免缝线撕脱造成手术失败。多吃蔬菜、水果,保持大便通畅,便秘者给予通便药,嘱患者避免用力,预防疝复发。

五、护理评价

(1)患者生命体征是否稳定。

(2)足背动脉搏动情况是否良好。

(3)引流管是否通畅。

(4)有无并发症发生。

六、健康教育

(1)注意避免腹内压升高的因素,如剧烈咳嗽、用力排便等,防止疝复发。

(2)鼓励患者多进食富含粗纤维的饮食。

(3)鼓励患者保持良好精神状态。

（4）指导有效咳嗽咳痰,深呼吸。

（5）患者出院后逐渐增加活动量,鼓励适当锻炼,3个月内应避免重体力劳动或提举重物。

第六节　头皮撕脱伤

一、定义

头皮大片自帽状腱膜下撕脱称为头皮撕脱伤,多因头发被机器卷入所致,高速运转的钝物切线打击亦可造成。患者有大量出血,常伴有休克,撕脱处常在帽状腱膜与颅骨骨膜之间,有时整个头皮甚至连额肌、颞肌或骨膜一起撕脱。此类损伤特点是失血多、易感染。治疗不及时可危及生命或致颅骨感染坏死。

二、护理评估

（1）评估出血量、意识及生命体征是否正常,以判断有无休克发生及休克的类型。

（2）评估疼痛的部位、范围及性质。

（3）评估受伤时间、头皮创面情况以及有无颅骨暴露。

三、护理问题/关键点

（1）疼痛。

（2）潜在并发症:感染、出血性休克。

（3）自我形象紊乱。

四、护理措施

（一）创面的护理

（1）在无菌、无水和低温密封环境下保存撕脱的头皮。

（2）伤后应立即用大块无菌棉垫、纱布压迫创面,加压包扎,防止失血性休克。

（3）协助医生迅速处理创面,将被撕脱头皮的毛发剃尽,争取手术时间,尽快完善术前准备,行头皮再植术。

（4）常规注射破伤风抗毒素,遵医嘱合理使用抗菌药物。

（二）心理护理

患者多为女性,伤后对容貌影响较大,直接影响患者的家庭生活和社交活动,造成患者的心理创伤,多表现为焦虑、抑郁、悲观或情绪多变。

（1）认真倾听患者主诉,耐心解释所提出的问题。

（2）加强沟通,指导并帮助患者进行装饰自己,保持较好的自我形象。

（3）主动把可能给患者带来的痛苦和威胁作适当说明,并给予安全暗示和保证。

五、护理评价

（1）患者生命体征是否正常。

(2)有无休克发生。

(3)患者有无发生并发症。

(4)患者心理状况。

六、健康教育

(1)头皮撕脱伤多因工厂女工头发被机器卷入所致,为了预防头皮撕脱伤,工厂工人避免留长发,尤其不能留辫子,工作时要将头发卷起夹好,戴帽子,头发不外露。若不小心,头发被机器卷入,应立即关掉运转的机器,剪去头发,取出已撕脱的头皮,用无菌敷料包扎伤口,压迫止血,连同撕脱的头皮急送附近医院处理。

(2)凡行皮瓣转移或撕脱头皮再植手术后,敷料要固定牢实,防止滑脱,否则皮片移动,影响愈合,并加强抗感染治疗,细心护理、观察,以防皮片坏死。

(3)由于头颈部扭动较大,应注意观察是否合并颈椎骨折。

第七节　穿透性心脏外伤

一、定义

穿透性心脏外伤是由一类强力、高速、锐利的异物穿透胸壁或他处进入心脏所致,少数因胸骨或肋骨骨折后断端猛烈移位穿刺心脏引起。心脏穿透伤均有心包破损,有时心脏伤口有多处,这在刺入伤和枪弹伤中尤为多见。

二、护理评估

(一)术前评估

(1)基础生命体征、血氧饱和度、疼痛。

(2)营养状况、皮肤黏膜情况、大小便情况。

(3)过敏史、既往用药情况。

(4)生活方式、吸烟史、饮酒史。

(5)心理、社会、精神、睡眠状况。

(6)坠床、跌倒风险评分、压疮风险评分。

(7)专科疾病症状和体征。

1)心脏压塞:血压下降、颈静脉怒张、呼吸困难、皮肤发绀及湿冷、脉搏细速、奇脉等。

2)失血性休克:伤后早期出现全身皮肤湿冷、脉搏细弱、血压下降、烦躁不安等,常致患者迅速死亡。

3)胸内大血管损伤:穿透性者可见明显的伤口,前胸和后背疼痛,以及出血性休克的表现。

(8)实验室检查:出凝血时间、生化全项。

(9)辅助检查:心电图、X线、心脏彩超、血管造影、磁共振等。

(10)用药情况:药物的作用及不良反应。

（11）患者对疾病的认知程度,有无焦虑、恐惧。

（12）病情及主要症状:①疼痛:疼痛部位、性质、程度;②缺氧症状。

（二)术后评估

（1）手术及麻醉恢复室情况:麻醉、手术方式、术中出血、输血、体外循环、生命体征、呼吸机辅助通气情况、麻醉恢复室中情况。

（2）术后回监护室情况:意识状态、肌力恢复。

（3）两肺呼吸音、咳嗽咳痰及痰的性状。

（4）生命体征、血氧饱和度、疼痛。

（5）中心静脉置管及桡动脉置管情况。

（6）营养状况:患者的进食情况及有无贫血等。

（7）患者的活动能力。

（8）患者心理状态:有无焦虑、失眠、恐惧。

（9）胸部切口及管周敷料与愈合情况。

（10）心包和纵隔或胸腔引流管置管深度,引流液量、色及性状。

（11）皮温、色泽与尿量。

（12）放射和实验室检查的结果:胸片、血常规、生化全项等。

（13）用药情况:药物的作用及不良反应。

三、护理问题/关键点

（1）疼痛。

（2）出血

（3）恐惧。

（4）心律失常。

（5）心力衰竭。

（6）心脏压塞。

（7）心包、纵隔、胸腔引流。

（8）教育需求。

四、护理措施

（一)环境

（1）安置患者在安静、清洁、舒适、温湿度适宜、通风良好的病房。

（2）减少探视,防止交叉感染。

（二)体位与活动

（1）血流动力学稳定者取半卧位。

（2）鼓励早期活动,逐渐增加活动量。

（三)输液与饮食

（1）控制输液速度,保持出入量平衡。

（2）进流质饮食,逐渐过渡到普食,多吃高维生素、高蛋白饮食及新鲜的水果,保持大便通畅,少量多餐。

（四）心理支持

给予心理安慰,消除紧张、恐惧心理。

（五）呼吸道护理

(1)氧气吸入,根据病情选择吸氧方式及吸氧流量。

(2)呼吸功能锻炼,鼓励有效咳嗽咳痰。

（六）切口、疼痛管理

(1)观察切口情况,遵医嘱用胸带固定,防止胸骨裂开。

(2)疼痛＞5 分,联系医生给予止痛药,30 min 后观察镇痛效果,保证患者足够的睡眠和休息。

（七）心包、纵隔、胸腔引流管护理

(1)准确记录引流液的颜色、性质及量,若引流量多、＞200 mL/h,无减少趋势,及时通知医生处理。

(2)妥善固定引流管,测量引流管皮外长度,防止扭曲、折叠、脱出。

(3)及时挤压引流管防止堵塞。

（八）并发症的观察

(1)观察出血、心律失常、电解质紊乱、肺部感染等并发症的发生。

(2)观察心率、心律、血氧饱和度等的变化。

五、护理评价

(1)患者生命体征是否平稳。

(2)患者有无失血性休克症状。

(3)有无并发症发生。

(4)引流管是否通畅。

六、健康教育

(1)戒烟,注意口腔卫生。

(2)进食高蛋白、富含维生素、易消化的食物,多吃水果、蔬菜,加强营养,保持大便通畅。

(3)有效咳嗽、咳痰,注意气候变化,尽量避免到公共场所,避免呼吸道感染。

(4)出院后嘱患者适当活动,以不感到劳累为宜,一般术后 1 个月逐渐增加活动量。

(5)定期复查,告知患者及家属若有不适,及时来医院就诊。

第八节　肠梗阻

一、定义

肠梗阻是指肠内容物由于各种原因而不能正常运行、顺利通过肠道,是常见的外科急腹

症之一。

二、护理评估

(一)术前评估

(1)基础生命体征、疼痛。

(2)生活方式,吸烟、饮酒史。

(3)心理、社会、精神状况。

(4)家庭支持情况。

(5)体质量、营养状况。

(6)了解患者重要脏器功能及有无过敏史。

(7)患者过去的外科疾病及手术史,尤其是腹部手术史。

(8)患者腹痛、呕吐、腹胀、停止排便排气症状和腹部体征。

(9)患者的精神面貌及神志改变情况。

(10)患者及其家属对疾病的认识,对手术有无思想顾虑,经济承受能力,希望了解的问题。

(11)专科疾病症状、体征

1)腹痛、呕吐、腹胀、停止排便排气症状和腹部体征及其动态改变。

2)有无水及电解质、酸碱失衡的症状与体征。

3)神志和生命体征及其动态变化。

4)周围微循环状况及其改变。

5)排泄物(呕吐物、胃肠减压抽出液、肛门排泄物)的颜色、性状及量。

(12)各种检查结果及其变化:血常规、生化全项,血气分析等。

(13)辅助检查:腹部 X 线、超声、腹部 CT 等。

(14)用药情况:药物的作用及不良反应。

(二)术后评估

(1)了解手术情况:手术方式、术中出血、输血、麻醉等。

(2)基础生命体征和疼痛。

(3)营养:患者的进食情况及有无贫血、低蛋白血症。

(4)患者活动能力。

(5)两肺呼吸音、咳嗽、咳痰及其痰液的性质、颜色、量。

(6)各引流管是否妥善固定、引流通畅,密切观察引流液的量、性质、颜色。

(7)切口敷料及切口愈合情况。

(8)特殊治疗和药物。

(9)实验室/辅助检查。

三、护理问题

(1)疼痛。

(2)水、电解质紊乱。

(3)休克。

(4)绞窄性肠梗阻。

(5)胃肠减压护理。

(6)教育需求。

四、护理措施

(1)体位/活动:无休克者取半卧位。鼓励并协助患者早期下床活动,防止肠粘连。

(2)饮食:肠梗阻患者应禁食。如梗阻解除,患者排气、排便,腹痛、腹胀消失,一般 12 h后,可进流质饮食,忌服易产气的甜食和牛奶等。无不适,24 h 后进半流质饮食;3 d 后进软食;具体进食时间、饮食方式遵医嘱。

(3)患者和家属是否了解有关肠梗阻疾病的相关知识。

(4)特殊治疗和药物:纠正水、电解质、酸碱失衡,脱水严重者按医嘱记录 24 h 出入量。

(5)胃肠减压的护理

1)观察并记录胃管内引流液的颜色、性状、量。

2)保持负压状态,引流通畅,妥善固定胃管,防止滑脱。

3)观察并记录胃管在胃内的深度并交班。

4)口腔护理每日 2 次。

5)注意观察患者水、电解质及观察胃肠道功能恢复情况。

6)做好胃管鼻贴固定,防止鼻翼压疮。

(6)密切观察患者病情变化,经保守治疗无效,如腹痛为持续性剧痛、腹肌紧张、腹部压痛并可及肿块,呕吐剧烈,面色苍白,烦躁不安等应及时报告医生,做好术前准备。

(7)保持水、电解质、酸碱平衡,按医嘱正确记录 24 h 出入量。

(8)心理支持:保持良好的心态,正确对待疾病。

(9)呼吸道的管理:观察患者是否有效深呼吸、咳嗽。

(10)切口与疼痛

1)观察切口敷料情况及切口愈合情况。

2)切口感染者,协助做好分泌物培养,加强换药。

3)有效控制疼痛,保证足够的睡眠。

4)疼痛>5 分,联系医生给予止痛药,30 min 后观察镇痛效

(11)做好胃管、腹腔引流管护理。

(12)并发症观察

1)肠梗阻:手术后胃肠道暂时处于麻痹状态,加上腹腔炎症,手术可引起粘连性肠梗阻,应注意观察。一旦出现腹部阵发性疼痛、腹胀、呕吐等,应积极采取非手术疗法,一般多可缓解。

2)腹腔内感染:观察生命体征、腹部体征及实验室检查等。

3)肠瘘:常发生在术后一周,患者感腹部胀痛,持续发热,血白细胞计数增高,腹壁切口处出现红肿,以后流出较多液体有粪臭味,应积极处理。

五、护理评价

(1)患者疼痛有无减轻。

(2)有无水、电解质紊乱。

(3)患者有无并发症发生。

(4)患者有无感染。

六、健康教育

（1）告知患者及家属胃肠减压的重要性，以取得配合。

（2）做好术后活动指导，避免饭后剧烈运动。

（3）出院后应注意饮食卫生，多吃易消化的食物，不宜暴饮暴食。

（4）预防便秘，保持大便通畅。

（5）有腹痛、腹胀等不适及时就诊。

第九节　破伤风

一、定义

破伤风是由破伤风杆菌侵入人体伤口并生长繁殖、产生毒素所引起的一种急性特异性感染。常继发于各种创伤后，亦可发生于不洁条件下分娩的产妇及新生儿。

二、护理评估

（1）基础生命体征及全身情况，患者的肌痉挛和呼吸状况。注意有无呼吸困难、窒息或肺部感染等并发症。

（2）评估患者身体各部位有无损伤、刺伤、扎伤或骨折等，损伤的部位、范围、深度和有无红肿、污染等。若为新生儿，注意其脐带残端有无红肿等感染迹象。

（3）受伤史和相关因素：了解有无开放性损伤病史，如火器伤、烧伤、开放性骨折、木刺或锈钉刺伤等，注意了解伤口的污染程度、深度、开口大小、是否及时进行彻底清创及引流是否通畅等信息；有无产后感染或新生儿脐带消毒不严等。

（4）了解发病情况，评估患者的前驱症状、肌肉收缩和痉挛发作的持续时间、间隔时间、严重程度等。

（5）了解破伤风预防接种史等。

（6）心理和家庭社会支持。

（7）饮食及大小便情况。

（8）观察抽搐是局部还是全身性，是持续状态还是阵发性，抽搐发作时间、持续时间、间歇时间、发作频率。

（9）神志和生命体征及其呼吸动态变化。

（10）胃肠道功能：了解患者是否腹胀、排便排气症状和腹部体征及其动态改变。

（11）有无水、电解质、酸碱失衡的症状与体征及其改变，周围微循环状况及其改变。

（12）有无并发症状：高热、皮肤受损等。

（13）有无舌咬伤及其他意外损伤。

（14）家属对疾病的认知程度及支持系统：家属对患者的关心程度、经济情况。

（15）观察药物疗效及不良反应，注意冬眠药物及营养支持易引起静脉炎。

(16)气管切开护理,痰液的观察。

(17)呼吸机的应用。

(18)辅助检查:血常规、生化全项,血气分析等。

三、护理问题

(1)窒息的危险。

(2)受伤的危险。

(3)冬眠药物不良反应。

(4)潜在并发症:压疮、水及电解质酸碱平衡失调、感染。

(5)高热。

(6)教育需求。

四、护理措施

(一)保持呼吸道通畅

1.急救准备

床旁常规备好气管切开包及氧气吸入装置,急救药品和物品准备齐全,保证急救需要。

2.有效排出呼吸道分泌物

对频繁抽搐、无法咳嗽的患者,必要时采用吸引器吸出呼吸道的分泌物。对频繁抽搐不易控制者,应及早行气管切开并供氧,及时清除呼吸道分泌物,必要时行人工辅助呼吸。痉挛发作控制后,应协助患者翻身,叩背,以利排痰,必要时行雾化吸入。

3.饮食

频繁抽搐者,禁止经口进食,以防误吸。

4.加强观察

详细记录抽搐发作的症状、持续时间和间隔时间等。注意痉挛发作前的征兆,以便及时调整药量,控制痉挛发作。

(二)维持体液平衡

1.按医嘱补液

纠正水、电解质紊乱,保持体液通畅,在每次抽搐发作后应检查静脉管道,防止因抽搐引起的输液管堵塞或脱落而影响治疗。

2.加强观察

设专人护理,密切观察患者的生命体征、意识、尿量等变化,加强心肺功能的监护,警惕有无并发心力衰竭。

(三)保护患者,防止意外损伤

(1)患者发生抽搐时,应用合适的牙垫防止舌咬伤。

(2)使用带护栏的病床,必要时加用约束带固定患者,防止痉挛发作时坠床或自我伤害。

(3)关节部位放置软垫保护,防止肌腱断裂或骨折。

(四)排尿和导尿管的护理

对有尿潴留的患者,及时导尿并留置导尿管,保持尿液引流通畅;同时做好尿道口和会阴部的护理,防止感染。

（五）保证营养素的摄入

对因病情严重不能经口进食者,予以鼻饲或静脉输液,必要时给以 TPN 治疗;对能经口进食者,给予高蛋白、高热量和高维生素的流质或半流质饮食,进食应少量多餐,避免呛咳或误吸。

（六）其他

1.创造良好的休养环境

将患者置于单人隔离病房。保持安静、室内遮光;避免各种干扰,减少探视;医护人员说话,走路要低声、轻巧;使用器具时避免发生噪音;合理、集中安排各项治疗和护理操作,尽量在使用镇静剂后 30 min 内完成,避免刺激患者引起抽搐。

2.用药护理

按医嘱准确及时使用破伤风抗毒素(TAT)、破伤风免疫球蛋白、镇静解痉药、肌松剂、抗生素、降温药等。观察并记录用药后的效果。

3.严格消毒隔离

破伤风杆菌具有传染性,应严格执行接触隔离措施、防止播散,护理人员接触患者时应穿隔离衣、戴帽子、手套和口罩等,身体有伤口者不能参与护理,所有器械及敷料均需专用,使用后应灭菌处理,用后的敷料需焚烧。患者的用品和排泄物均应严格消毒,防止交叉感染。严格执行无菌技术,预防继发感染。

五、护理评价

（1）患者有无窒息。

（2）患者有无并发症发生。

（3）胃肠道功能情况。

（4）患者有无感染。

六、健康教育

（1）宣传破伤风的发病原因和预防措施,指导公众加强自我保护意识,避免创伤;普及科学接生;按期接受破伤风主动免疫的预防注射等。

（2）伤后应及时、正确地处理伤口、及时就诊。

第十节　消化道穿孔

一、定义

消化道由于不同诱因导致内容物外溢至腹膜腔而引起化学性腹膜炎者称为消化道穿孔。是消化道溃疡的严重并发症,起病急,变化快,病情危重,如不及时处理,可危及生命。

二、护理评估

（1）基础生命体征。

(2)精神状况。

(3)呕吐情况,有无脱水症状。

(4)体质量、营养状况。

(5)腹痛性质、部位、持续时间。

(6)有无恶心、呕吐等不适。

(7)有无寒战、高热、黄疸等表现。

(8)腹部体征,有无压痛、肌紧张、反跳痛等腹膜刺激征。

(9)神志和生命体征变化,有无周围循环衰竭、感染中毒、休克等表现。

(10)有无血便。

(11)辅助检查。

(12)用药情况,药物的作用及不良反应。

三、护理问题/关键点

(1)体温升高。

(2)舒适的改变。

(3)体液不足。

(4)营养不足。

(5)有感染的危险。

(6)潜在并发症:切口裂开。

四、护理措施

(一)饮食

应严格禁饮食。

(二)心理支持

做好患者及家属的解释工作,解除其顾虑,使其配合治疗。

(三)特殊治疗和药物

禁食、补液、抗感染。

(四)相关检查

注意血白细胞分类、计数报告。

(五)并发症

(1)观察体温、脉搏、呼吸变化。

(2)观察肠功能恢复情况。

(六)术后评估

(1)手术情况:手术方式、术中出血、输血、麻醉等。

(2)生命体征和血氧饱和度、疼痛。

(3)营养状况:进食情况及有无贫血、低蛋白血症。

(4)切口敷料及切口愈合情况。

(5)各引流管是否妥善固定、引流通畅,密切观察引流液的量、性质、颜色。

(6)实验室检查结果:如钠、钾等电解质。

(7)用药情况,药物的作用及不良反应。

(七)术后干预措施

(1)术后促进肠蠕动恢复,减少肠粘连。活动中注意保护引流管。

(2)饮食/输液

1)手术后肠功能未恢复前绝对禁饮食。

2)按医嘱补液、抗感染治疗。

(3)心理支持:保持良好的心态,正确对待疾病。

(4)呼吸道的管理:观察患者是否有效深呼吸、咳嗽。

(5)切口与疼痛

1)观察切口敷料情况及切口愈合情况。

2)切口感染者,协助做好分泌物培养,加强换药。

(6)如放置引流管,做好引流管护理。

(7)并发症的观察与处理

1)出血:表现为腹痛、腹胀和失血性休克等症状。一旦发生出血表现,应立即输血补液,紧急再次手术止血。

2)感染:临床表现为术后 2~3 d 体温升高,切口胀痛或反跳痛,局部红肿,压痛等。处理原则:可先行试穿抽出脓汁,或波动处拆除缝线,排出脓液,放置引流,定期换药。短期可治愈。

3)粘连性肠梗阻:与局部炎症重,手术损伤,术后卧床等多种原因有关。早期手术,早期离床活动可适当预防此并发症。病情重者须手术治疗。

五、护理评价

(1)患者疼痛症状缓解至消失。

(2)患者体液基本保持平衡,营养状况得到改善。

(3)患者的焦虑和恐惧程度减轻,情绪基本稳定。

(4)潜在并发症未发生或发生后得到及时控制。

(5)患者呼吸症状改善,痰液减少能咳出。

六、健康教育

(1)告知患者及家属有关消化道溃疡和穿孔的知识,使之能更好配合术后和自我护理。

(2)做好消化道疾病的预防。

(3)定期检查,遇有症状明显变化,应及时就诊检查。

第十一节　胆石症

一、定义

胆石症(cholelithiasis)是世界范围的常见病,我国也不例外,其发病率随年龄增长而增高。近 20 年来,随着影像学(B 超、CT 及 MRI 等)检查的普及,在自然人群中,胆石症的发病率达 10% 左右,国内尸检结果报告,胆石症的发生率为 7%。随着国人的生活条件及营养状况的改善,胆石症的发生率有逐年增高的趋势,尤其是胆囊结石的发生率显著增高。胆石症又称胆结石病,是胆囊结石、胆管结石(又分肝内、肝外)的总称。胆结石应以预防为主,发病后应即时治疗,一般有非手术及手术治疗两类治疗手段。

二、护理评估

(一)术前评估

(1)基础的生命体征、疼痛。

(2)心理、社会、精神状况、家庭支持情况。

(3)体质量、营养状况、生活方式、饮食习惯。

(4)既往史:有无反酸、嗳气、饭后饱胀、厌油腻食物或因此而引起腹痛发作史;有无遗传因素;高血压、冠心病、糖尿病史。有无既往胆石症发作史或手术史。

(5)早期症状:腹痛(部位、性质、程度、有无放射痛)、恶心、呕吐、皮肤黏膜情况(有无黄染)、寒战、发热、腹部体征。

(6)患者对疾病的认知程度,对疾病治疗有无恐惧、担心。

(7)病情及主要症状体征,有无剑突下/右上腹部疼痛的诱因、部位、性质、程度及有无放射痛;局部有无腹膜刺激征等、有无神志淡漠、烦躁、昏迷等意识障碍,有无食欲减退、恶心呕吐、黄疸、发热、寒战等症状,继发感染时,肝外胆管结石出现典型的(Charcot)夏柯三联征,即腹痛、寒战高热和黄疸。胆管严重的急性梗阻性化脓性感染称急性重症胆管炎,除了有三联征外,还伴有休克及精神异常症状(Reynolds(雷诺)五联征)。

(8)各引流管的引流量、色、性质,以及固定是否妥当。

(9)实验室检查:血生化、出凝血机制。

(10)特殊检查结果:MRCP、上腹部增强 CT。

(11)用药情况,药物的作用及不良反应。

(二)术后评估

(1)术后回病房立即评估:手术方式、术中出血、输血、麻醉、止痛药物使用情况、生命体征、血氧饱和度、疼痛、切口敷料、引流情况等。

(2)营养状况:患者的进食情况及有无贫血、低蛋白血症。

(3)患者心理状态:有无焦虑、失眠。

(4)两肺呼吸音、咳嗽咳痰及痰的性质、量,呼吸功能锻炼情况。

(5)患者的活动能力,是否配合术后功能锻炼。

(6)肛门排气、排便情况和黄疸消退情况。

(7)腹腔引流管固定情况,引流液的量、色、性质及管周敷料是否干燥。

(8)T 型管固定情况,引流胆汁的量、色、性质及管周敷料。

(9)用药情况:药物的作用及不良反应。

三、护理问题/关键点

(1)疼痛。

（2）黄疸。

（3）感染。

（4）T 型管引流。

（5）腹腔引流管的护理。

（6）鼻胆管的护理。

（7）胆漏。

（8）内镜下诊治（ERCP）。

（9）教育需求。

四、护理措施

（一）一般护理措施

1. 体位与活动

急性发作期卧床休息，急性期后根据体质循序渐进增加活动量。

2. 营养与饮食

能进食者，常规给予低脂、高热量、高维生素、易消化食物，急性发作期根据医嘱给予暂禁饮食，必要时给予静脉营养。

3. 心理护理

给予适当的心理支持，使患者保持良好的心态，做好相关术前宣教，减少患者及家属的担心。

4. 疼痛的护理

卧床休息，取平卧位，有腹膜炎者宜取半卧位，按医嘱给予山莨菪碱、哌替啶等；禁用吗啡，因吗啡可引起 Oddi 括约肌收缩，增加胆道内压力。使用镇静剂后半小时观察用药效果并记录。

5. 病情观察

注意观察患者腹部和全身的症状和体征，严防急性重症胆管炎的发生。若出现生命体征改变，如体温明显增高、呼吸急促、脉搏增快、血压下降、意识障碍等，应警惕急性重症胆管炎、感染性休克的发生。

若腹痛加重，伴腹膜刺激征，出现黄疸或黄疸加深，提示感染严重。动态监测血常规及有关生化指标，也有助于病情判断。

6. 药物治疗

按医嘱给予抗感染、护肝、解痉、止血、补液支持等药物治疗，注意观察用药后的效果和有无药物不良反应。

7. 术前宣教与准备

疑有胆管结石或梗阻性黄疸且原因不明等情况需要进行 ERCP 治疗时，做好相关的治疗前教育和护理。

（二）术后护理措施

1. 体位与活动

术后回病房卧床休息，以半卧位为宜，根据患者的体质和术后恢复情况鼓励早期下床活动。

2.饮食和输液

单纯腹腔镜切除胆囊手术后,一般术后 6～8 h 即可进食低脂流质或半流质饮食。开腹手术后一般肛门排气后开始进食低脂流质或半流质饮食。

指导患者少量多餐,饮食要营养丰富,低脂、高热量、富含维生素和容易消化。适量进食富含优质蛋白质的饮食。

3.心理护理

给予心理支持,使患者保持良好的心态,积极应对疾病。

4.呼吸道管理

指导患者术后进行深呼吸和有效咳嗽锻炼。痰液黏稠者给予雾化吸入,根据医嘱应用抗生素。协助和指导患者做好翻身和叩背治疗,促进痰液的排出。

5.疼痛护理

评估疼痛的部位、性质、程度,疼痛＞5 分或难以忍受,联系医生给予镇痛解痉药物,30 min后观察止痛效果并记录。

6.切口护理

观察切口敷料情况及切口愈合情况。

7.T 型管护理

妥善固定,勿将引流管扭曲、受压,防止滑脱,保持引流管通畅,观察记录胆汁引流液的颜色、性质、量、有无鲜血或碎石等沉淀物,注意观察体温及腹痛情况、大小便颜色及黄疸消退情况。一般术后 24 h 内引流胆汁量为 300～500 mL,呈黄色或黄绿色、清亮,随着病情恢复胆汁量逐渐减少。T 型管放置时间一般为 4～8 周。拔管指征为黄疸消退、无腹痛、无发热、大小便正常、胆汁引流量逐渐减少、颜色呈透明黄色或黄绿色、无脓液、结石、无沉渣及絮状物,可考虑拔管。拔管前在 X 线下经 T 型管行胆道造影,了解胆道下端是否通畅,若胆道通畅,可拔除 T 型管。拔管后 1 周内,应警惕胆汁外漏,甚至发生腹膜炎。

8.腹腔引流管的护理

妥善固定,保持通畅,勿将引流管扭曲、受压,观察引流液的量、色、性状,做好生命体征监测。若术后腹腔引流管引流出胆汁样液体,则应怀疑胆漏。应注意观察患者腹部症状和体征,腹腔引流管拔除后注意置管处敷料的观察,若有渗液,及时更换,必要时引流管口使用造口袋保护。

9.导尿管的护理

术后带导尿管者,注意做好每天 2 次的会阴护理,术日起常规做好导尿管的夹管锻炼,以了解患者膀胱感觉的恢复情况。一般术后次日可以选择拔除导尿管,根据患者的体质和膀胱功能恢复情况适当延后拔管时间。

五、护理评价

(1)患者有无感染。

(2)引流管是否通畅。

(3)有无并发症发生。

(4)患者有无黄疸。

六、健康教育

(1)鼓励患者多下床活动,宣教早期活动的意义,工作较轻松者,一周后即可回去上班。

(2)禁食期间宣教禁食的重要性并注意口腔清洁,可以进食期间宣教进食低脂、高热量、高蛋白、富含维生素、易消化的饮食,少量多餐。并发糖尿病患者宣教糖尿病饮食和相关注意事项。

(3)鼓励患者保持良好精神状态,积极应对疾病。

(4)指导疼痛评估法,放松疗法及正确对待止痛药物使用。

(5)宣教各引流管放置的目的、注意事项及 T 型管的拔管指征。

(6)宣教药物的名称、剂量、作用、用法和不良反应。

(7)对于肺部感染患者,指导有效咳嗽、咳痰、多做深呼吸和呼吸功能锻炼。

(8)出院后若有持续性腹痛、高热、切口红肿有渗液、黄疸等及时回院检查。

第十二节　急性阑尾炎

一、定义

急性阑尾炎(acute appendicitis)是最常见的外科急腹症之一,可在各个年龄层发病,多发生于 20~30 岁的青年人,男性发病率高于女性。

二、护理评估

(一)术前评估

1.健康史

(1)一般情况:了解患者年龄、性别,女性患者月经史、生育史;评估饮食习惯,如有无不洁饮食史、有无经常进食高脂肪、高糖、少纤维食物等。

(2)现病史:有无腹痛,及其伴随症状。评估腹痛的特点、部位、程度、性质、疼痛持续的时间以及腹痛的诱因、有无缓解和加重的因素等。

(3)既往史:有无急性阑尾炎发作、胃十二指肠溃疡穿孔、右肾与右输尿管结石、急性胆囊炎或妇科疾病史,有无手术治疗史。对老年人还需了解是否有心血管、肺部等方面的疾病及有无糖尿病、肾功能不全的病史等。

2.身体状况

(1)局部:评估腹部压痛的部位,麦氏点有无固定压痛,有无腹膜刺激征;腰大肌试验、结肠充气试验、闭孔内肌试验的结果;直肠指诊有无直肠前壁触痛或触及肿块等。

(2)全身:有无乏力、发热、恶心、呕吐等症状;有无腹泻、里急后重等。新生儿及小儿需评估有无缺水和(或)呼吸困难的表现;妊娠中后期急性阑尾炎患者可出现流产或早产征兆,注意观察其腹痛的性质有无改变,有无阴道流血。

(3)辅助检查:评估血白细胞计数和中性粒细胞比例;了解腹部立位 X 线检查是否提示盲

肠扩张及 CT 或 B 超有无提示阑尾肿大或脓肿形成等。

3. 心理、社会状况

了解患者及家属对急性腹痛及阑尾炎的认知、对手术的认知程度及心理承受能力；妊娠期患者及其家属对胎儿风险的认知、心理承受能力及其应对方式。

（二）术后评估

评估患者麻醉和手术方式、术中情况、原发病变。若有留置引流管的患者，了解引流管放置的位置、是否通畅及其作用，评估引流液的色、量、性状等。评估术后切口愈合情况，是否发生并发症等。

三、常见护理诊断/问题

1. 急性疼痛

急性疼痛与阑尾炎症刺激壁腹膜或手术创伤有关。

2. 潜在并发症

腹腔脓肿、门静脉炎、出血、切口感染、阑尾残株炎及粘连性肠梗阻等。

四、护理目标

（1）患者疼痛减轻或缓解。

（2）患者未发生并发症或并发症被及时发现并有效处理。

五、护理措施

（一）术前护理

1. 病情观察

定时测量体温、脉搏、血压和呼吸；加强巡视，观察患者的腹部症状和体征，尤其注意腹痛的变化；在非手术治疗期间，出现右下腹痛加剧、发热；血白细胞计数和中性粒细胞比例上升，应做好急诊手术的准备。

2. 体位

协助患者安置舒适的体位，如半卧位，可放松腹肌，减轻腹部张力，缓解腹痛。

3. 避免肠内压力增高

非手术治疗期间，予以禁食，甚至胃肠减压，同时给予肠外营养；禁服泻药及灌肠，以免肠蠕动加快，增高肠内压力，导致阑尾穿孔或炎症扩散。

4. 控制感染

遵医嘱及时应用有效的抗生素；脓肿形成者可配合医师行脓肿穿刺抽液，根据脓液的药敏结果选用有效的抗生素。

5. 镇痛

已明确诊断或已决定手术的患者疼痛剧烈时可遵医嘱给予解痉或止痛药，以缓解疼痛。

6. 并发症的观察和护理

（1）腹腔脓肿：是阑尾炎未经有效治疗的结果。以阑尾周围脓肿最常见，也可在盆腔、膈下或肠间隙等处形成脓肿。临床表现有压痛性肿块，麻痹性肠梗阻所致的腹胀，亦可出现直肠、膀胱刺激症状及全身中毒症状等。B 超和 CT 检查可协助定位。可采用 B 超引导下穿刺抽脓、冲洗或置管引流。必要时做好急诊手术的准备。

（2）门静脉炎(pylephlebitis)：少见。急性阑尾炎时细菌栓子脱落进入阑尾静脉中，可沿肠系膜上静脉至门静脉，导致门静脉炎。表现为寒战、高热、轻度黄疸、肝大、剑突下压痛等。若进一步加重可致全身性感染，亦可发展为细菌性肝脓肿。一旦发现，除应用大剂量抗生素治疗外，做好急诊手术的准备。

7.急诊手术前准备

拟急诊手术者应紧急作好备皮、配血、输液等术前准备。

（二）术后护理

1.密切监测病情变化

定时监测生命体征并准确记录；加强巡视，注意倾听患者的主诉，观察患者腹部体征的变化，发现异常及时通知医师。

2.体位

全麻术后清醒或硬膜外麻醉平卧 6 h 后，血压、脉搏平稳者，改为半卧位，以降低腹壁张力，减轻切口疼痛，有利于呼吸和引流，并可预防膈下脓肿形成。

3.腹腔引流管的护理

阑尾切除术后较少留置引流管，只有在局部有脓肿、或阑尾残端包埋不满意及处理困难时采用，目的在于引流脓液，或若有肠瘘形成，肠内容物可从引流管流出。一般在 1 周左右拔除。妥善固定引流管，防止扭曲、受压，保持通畅；经常从近端至远端挤压引流管，防止因血块或脓液而堵塞；观察并记录引流液的颜色、性状及量。

4.饮食

肠蠕动恢复前暂禁食，在此期间可予静脉补液。肛门排气后，逐步恢复经口进食。

5.抗生素的应用

术后应用有效抗生素，控制感染，防止并发症发生。

6.活动

鼓励患者术后早期在床上翻身、活动肢体，待麻醉反应消失后即下床活动，以促进肠蠕动恢复，减少肠粘连的发生。

7.并发症的观察和护理

（1）出血：多因阑尾系膜的结扎线松脱而引起系膜血管出血。表现为腹痛、腹胀和失血性休克等。一旦发生出血，应立即输血、补液，紧急手术止血。

（2）切口感染：阑尾切除术后最常见的并发症，多见于化脓性或穿孔性阑尾炎。表现为术后 3 d 左右体温升高，切口局部胀痛或跳痛、红肿、压痛，甚至出现波动等。感染伤口先行试穿抽出脓液，或在波动处拆除缝线敞开引流，排出脓液，定期换药。

（3）粘连性肠梗阻：与局部炎性渗出、手术损伤和术后长期卧床等因素有关，不完全梗阻者行胃肠减压，完全性肠梗阻者则应手术治疗。

（4）阑尾残株炎：阑尾切除时若残端保留过长超过 1 cm，术后残株易复发炎症，表现为阑尾炎的症状，X 线钡剂检查可明确诊断。症状较重者，应手术切除阑尾残株。

（5）粪瘘：少见，发生的原因有残端结扎线脱落、盲肠原有结核或癌肿等病变、手术时因盲肠组织水肿脆弱而损伤等。

可于术后数日内见切口处排出粪臭分泌物，其余表现类似阑尾周围脓肿。经换药等非手术治疗后，粪瘘多可自行闭合，少数需手术治疗。

（三）健康教育

1. 社区预防指导

指导健康人群改变不良的生活习惯,如改变高脂肪、高糖、低膳食纤维的饮食习惯,注意饮食卫生。积极治疗或控制消化性溃疡、慢性结肠炎等。

2. 疾病知识指导

向患者提供阑尾炎护理、治疗知识。告知手术准备及术后康复方面的相关知识及配合要点。

3. 出院后自我监测

告诉患者出院后,若出现腹痛、腹胀等不适,应及时就诊。阑尾周围脓肿未切除阑尾者,出院时告知患者 3 个月后再行阑尾切除术。

六、护理评价

通过治疗与护理,患者是否:①疼痛减轻或缓解;②未发生并发症,或并发症得到及时发现和处理。

第十三节　尿道断裂

一、定义

尿道断裂多见于男性。常因外来暴力所致,多为挫伤或撕裂伤,前尿道损伤多发生在球部,而后尿道损伤多在膜部,早期处理不当,常产生尿道狭窄、尿瘘等并发症,应立即行尿道修补或尿道会师术。

二、护理评估

（一）术前评估

(1) 生命体征,有无骨折、休克的临床表现。

(2) 尿道滴血、血尿情况。

(3) 受伤处肿胀淤血、淤斑以及范围;局部有无肿胀及尿液渗漏;有无继发出血、感染。

(4) 评估患者对尿道损伤认知程度及心理承受能力。

(5) 评估家庭支持力度。

（二）术后评估

(1) 生命体征,手术情况。

(2) 疼痛。

(3) 活动能力。

(4) 尿道牵引。

三、护理问题

(1) 疼痛。

（2）排尿模式改变。

（3）有尿道出血的可能。

（4）有感染的危险。

（5）组织灌流量改变。

（6）焦虑。

四、护理措施

（一）密切观察患者生命体征

防治休克，鼓励多饮水，进食高热量、高蛋白饮食，多饮水以稀释尿液，防止因尿液浓缩、尿沉渣而形成的结石。

增加植物纤维的摄入量，保持大便通畅。骨盆骨折患者，应睡硬板床，勿搬动，卧床期间防止压疮发生。

（二）预防感染

（1）观察体温及血白细胞变化，及时发现感染。

（2）留置尿管者，每日清洁消毒尿道外口2次。

（3）尿外渗多处切开引流者，注意观察引流物的量、色、性状、气味。

（4）保持手术切口清洁干燥。

（5）保证抗生素的准确及时输入。

（三）引流管的护理

（1）导尿管多为手术留置，置管需3～6周，应妥善固定导尿管、膀胱造瘘管、耻骨后引流管。

（2）膀胱造瘘管于术后2周内严防脱落，避免尿液外渗到周围组织间隙而引起感染。

（3）观察引流物的量、颜色、性状和气味。

（4）保持引流通畅，引流管长度适中，勿使导管扭曲、受压或阻塞。若引流不畅，先用手指挤压引流管，必要时用生理盐水冲洗。

（5）防止逆行感染：鼓励患者多饮水，每日2 000～3 000 mL，以保证足够尿量，增加内冲洗作用，引流袋低于耻骨联合。

（四）尿道牵引的护理

严格掌握牵引角度和力度。牵引方向应使尿管与躯体呈135°角，使前尿道呈伸直状态，牵引重量为0.45 kg，持续1～2周。

（五）疼痛

疼痛评分＞5分，遵医嘱用止痛药，并观察用药反应。

（六）功能锻炼

合并骨盆骨折患者，早期指导患者床上做上肢伸展运动、股四头肌、小腿肌的等长练习及踝、膝、髋关节中幅度伸屈活动。3周后骨痂形成，床上进行动作幅度较小的伸拉及负重运动，6～8周扶拐行走，12周弃拐步行。

五、护理评价

（1）患者有无感染。

(2)有无并发症发生。

(3)引流管是否通畅。

(4)患者疼痛是否减轻。

六、健康教育

(1)尿道会师术拔除尿管后定期行尿道扩张,注意观察排尿情况,发现尿线变细或排尿困难及时到医院就诊,以防尿道狭窄。

(2)尿道扩张术后常见尿道口少量滴血,数小时后停止,尿扩前向患者反复交代,免除患者紧张心理。

(3)反复嘱托患者遵循医嘱,定期行尿道扩张,避免再次手术。

第十四节　深静脉血栓形成

一、定义

深静脉血栓形成是指血液在深静脉管内不正常地凝结,阻塞管腔,导致静脉回流障碍。

二、护理评估

(1)基础的生命体征和疼痛。

(2)生活方式,吸烟、饮酒史。

(3)家庭支持情况。

(4)体质量、营养状况:有无贫血、低蛋白血症及患者的进食情况。

(5)患者有无出血性疾病史及肝肾功能情况。

(6)患者有无外伤史、手术及感染史,有无静脉注射刺激性药物史。

(7)询问患者有无肢体突然剧烈胀痛伴有发热史。

(8)患者肢体检查,特别是小腿及大腿、股部、下腹壁有无静脉曲张、有无皮肤色泽改变及发亮,足背胫后动脉搏动情况等。

(9)患者的情绪状态,有无因疾病产生紧张、焦虑不安等情绪。

(10)专科疾病症状/体征:双侧肢体的温度、颜色,是否有肿胀、发绀,足背动脉搏动。

(11)实验室检查:了解患者肝肾功能和 D_2 聚体、凝血功能。

(12)辅助检查:多普勒超声检查:判断患肢有无静脉血栓形成。

(13)用药情况,药物的作用及不良反应。

三、护理问题

(1)疼痛。

(2)潜在并发症:肺动脉栓塞、出血、血栓再形成。

四、护理措施

（一）体位/活动

（1）急性期卧床休息 7～10 d，抬高患肢（下肢抬高于心脏 15～20 cm），膝关节略弯曲。

（2）卧床时可进行足的背屈锻炼；症状缓解可进行轻便活动，活动时穿弹力袜或用弹力绷带；不可按摩。

（二）饮食

指导患者进低脂、高纤维、易消化的食物，多饮水，保持大便通畅，避免因腹压增高而影响下肢静脉回流。

（三）心理支持

保持良好的心态，正确对待疾病。

（四）特殊治疗和药物

（1）溶栓治疗的护理：用药后要观察患肢皮肤色泽、温度、感觉和脉搏强度，观察出血情况。

（2）华法林的药物宣教：严格按照医嘱服药，如果遗漏一次剂量立即补服，不要次日双倍服药；告诉医生遗漏服药的次数；注意避免大量食用含维生素 K 的食物，如猪肉、牛奶、包心菜、莴笋、芦笋、西兰花、菜花、奶酪、芥菜、菠菜、白萝卜、酸奶、豆制品、豆芽，因为维生素 K 是华法林的拮抗剂，经常服用这些食物可能造成 PT 水平不稳定；告诫患者避免肌内注射及做可能会引起受伤的活动；使用软毛牙刷刷牙，不用牙线，预防牙龈出血；不用电剃刀；告诉患者静脉、肌内注射后按压穿刺部位时间需延长，以预防出血和血肿的形成；告诉患者若有不正常的出血征象或淤青要及时告诉医生；告诉患者不要饮酒，不要自行服用药店里买的药，尤其是阿司匹林和布洛芬等药物。

（3）强调实验室检查监测抗凝效果的重要性。

（4）出现意识或语言、肢体活动障碍，任何部位出血，发热，疼痛，肿胀，怀孕或计划怀孕，及时向医生咨询。

（五）预防肺动脉栓塞的护理

注意观察患者有无咳嗽、咳血痰、胸痛、呼吸困难等症状，如有以上症状应警惕肺栓塞的发生。如发生肺栓塞应立即将患者平卧、避免做深呼吸、咳嗽、剧烈翻动，同时给予高浓度氧气吸入，并报告医生，积极配合做好抢救工作。

术后评估如下。

（1）了解手术情况：手术方式、术中出血、输血、麻醉等。

（2）生命体征、血氧饱和度和疼痛。

（3）营养：患者进食情况。

（4）患者活动能力。

（5）两肺呼吸音、咳嗽、咳痰及其痰的性质、颜色、量。

（6）各引流管是否妥善固定、引流通畅，密切观察引流液的量、性质、颜色。

（7）切口敷料渗血、渗液情况。

（8）肢体的肿胀程度、肤色、温度和动脉搏动情况。

（9）实验室/辅助检查：关注 PT、APTT 结果，密切观察全身有无出血倾向。

五、术后护理

（一）体位

抬高患肢 30°。

（二）活动

指导患者尽早做主动或被动运动,鼓励患者恢复期逐渐增加活动量,如增加行走距离和锻炼下肢肌肉的活动量,以促进下肢深静脉再通和促进侧支循环。

（三）心理护理

了解患者术后心理反应及认知状况,给予心理支持。

（四）血管通畅度的观察

需观察患肢远端的皮肤温度、色泽、感觉和动脉搏动强度。

（五）并发症观察

1. 出血

应用抗凝药物期间定时监测凝血时间及凝血酶原时间外,应密切观察切口、穿刺点、牙龈部有无异常出血及有无血尿、黑便等。

2. 深静脉血栓形成

单侧小腿水肿,与对侧小腿相比周径不对称,小腿皮肤出现红斑,局部皮温升高,伴或不伴有下肢不适和模糊的疼痛感,腓肠肌和大腿肌肉出现压痛,全身反应主要为低热或不规则热,脉搏增快。

六、护理评价

（1）患者服药的依从性。

（2）患者有无感染。

（3）有无并发症发生。

七、健康教育

（1）告诫患者绝对禁烟。定期门诊复查,如有不适随时复诊。

（2）进低脂、多纤维素的饮食,保持大便通畅,避免因大便困难造成腹内压增高,影响下肢静脉血液回流。

（3）鼓励患者加强日常锻炼,适当运动,预防静脉血栓形成。

（4）防血栓弹力袜的使用。

第十五节　主动脉夹层

一、定义

主动脉夹层指由各种原因造成的主动脉壁内膜破裂,血流进入主动脉壁内,导致血管壁分层,剥离的内膜分隔形成"双腔主动脉"。视病变部位而不同,主要表现疼痛、高血压、心血管症状、神经症状和压迫症状,基本病变为囊性中层坏死,一旦疑为或诊为本病,即应住院监护治疗。

二、护理评估

(1)基础的生命体征。

(2)生活方式,吸烟、饮酒史。

(3)心理、社会、精神状况。

(4)家庭支持情况。

(5)体质量、营养状况。

(6)呼吸系统基础疾病史及过去史:高血压、冠心病、糖尿病。

(7)有无咳嗽、咳痰、胸腹痛、吞咽困难、呼吸困难、心律异常、脉搏改变等。

(8)疼痛的部位和性质、其他脏器压迫症状,肢体栓塞情况。

持续评估如下。

(1)基础生命体征和疼痛。

(2)营养状况:有无贫血、低蛋白血症及患者的进食情况。

(3)心理、社会、精神状况。

(4)专科疾病症状、体征。

1)疼痛。

2)高血压:不少患者原有高血压,起病后剧痛使血压更增高。如外膜破裂出血则血压降低。

3)心血管症状:主动脉瓣关闭不全、颈、肱或股动脉一侧脉搏减弱或消失、心包堵塞。

4)神经症状:主动脉夹层延伸至主动脉分支颈动脉或肋间动脉,可造成脑或脊髓缺血,引起偏瘫、昏迷、神志模糊、截瘫、肢体麻木、反射异常、视力与大小便障碍。

5)压迫症状:主动脉夹层压迫腹腔动脉、肠系膜动脉时可引起恶心、呕吐、腹胀、腹泻、黑便等症状;压迫颈交感神经节引起霍纳(Horner)综合征;压迫喉返神经致声嘶;压迫上腔静脉致上腔静脉综合征;累及肾动脉可有血尿、尿闭及肾缺血后血压增高。

(5)实验室检查:出凝血时间、纤维蛋白原定量、血浆部分凝血活酶测定。

(6)辅助检查:心电图、X线、心脏彩超、选择性动脉造影、腹部超声、MRA或CTA。

(7)用药情况,药物的作用及不良反应。

三、护理问题

(1)疼痛。

(2)有体液不足的危险。

(3)潜在并发症:肺不张、感染、下肢血栓、休克。

四、护理措施

(一)术前评估

(1)体位/活动:卧床休息,活动幅度不宜过大。

(2)饮食:提高患者对手术的耐受性,营养不良的患者应补充高蛋白、高维生素的低脂饮食,多食蔬菜、水果、杂粮。保持大便通畅,必要时应用缓泻药物。

(3)心理支持:保持良好的心态,正确对待疾病,避免情绪激动。

(4)疼痛:做好疼痛的评估,必要时应用镇痛药物。

(5)呼吸道管理

1)戒烟、指导做深呼吸及有效咳嗽。

2)呼吸困难者予氧气吸入,监测脉搏血氧饱和度及呼吸型态、频率。

3)痰液黏稠者予雾化吸入,根据医嘱用抗生素。

(6)防止动脉破裂:要卧床休息,告诉患者不要突然起身、坐下或转身等,避免任何碰撞、外伤,禁止按摩、挤压、热敷腹部,避免突然加大腹压的运动,如剧烈咳嗽、用力排便、屏气或剧烈运动。一旦患者感到疼痛加剧,范围扩大、面色苍白、出冷汗、血压下降,脉搏细速等状,应疑为夹层破裂,即时报告医生,采取措施。

(7)双下肢血运观察:附壁血栓脱落,可引起急慢性下肢缺血症状,患者可出现下肢疼痛,皮色苍白,皮温下降,感觉减弱,运动障碍,末梢动脉搏动消失。

(8)每 4 h 触摸并对比四肢动脉脉搏强弱,判断有无组织灌注不良。

(9)肾灌注不良时,肾血流减少,尿量减少,血清尿素氮、肌酐值上升,监测每小时尿量,每 1～2 d 检验尿常规、肾功。

(10)监测血压变化,控制血压于稳定状态,以免瘤体破裂。

(11)监测心率变化,必要时遵医嘱应用药物减慢心率,减低心肌收缩力,减慢左室收缩速度。

(二)术后评估

(1)了解手术情况:手术方式、术中出血、输血、麻醉等。

(2)基础生命体征、血氧饱和度和疼痛。

(3)营养:患者的进食情况及有无贫血、低蛋白血症。

(4)患者的活动能力。

(5)两肺呼吸音、咳嗽咳痰及痰的性质、呼吸功能锻炼仪使用情况。

(6)切口敷料及切口愈合。

(7)腹部症状、体征、肠鸣音。

(8)双下肢血供情况。

(9)全身出血症状。

(10)皮温色泽与尿量。

(11)实验室检查结果:PT、APTT 等。

(12)用药情况,药物的作用及不良反应。

(三)术后干预措施

(1)体位/活动:腔内隔绝术后:患肢制动 24 h,逐渐增加活动量,术后病情允许协助离床活动。

(2)饮食/输液:腔内隔绝术后 6 h 即可进流质饮食,逐渐过渡为高蛋白、高维生素、低脂饮食,血压高者限制盐的摄入,有肾功损害者选择优质蛋白饮食。调节静脉输液速度,记录 24 h 出入量。

(3)严密监测患者的生命体征,控制高血压,减少渗血和假性动脉瘤的发生。

（4）呼吸道的管理：①氧气吸入，根据病情选择吸氧方式及吸氧流量；②雾化吸入；③鼓励有效咳嗽、咳痰；④咳痰困难者，采取指压胸骨切迹上方刺激咳嗽、咳痰。

（5）切口：①观察切口敷料情况及有无血肿；②切口感染者，协助做好分泌物培养，加强换药。

（6）疼痛管理：①有效控制疼痛，保证足够的睡眠；②疼痛＞5分，联系医生给予止痛药，30 min后观察镇痛效果。

（7）抗凝治疗：抗凝药物肝素的注意事项如下。

1）根据具体情况进行适当抗凝治疗，防止人工血管内血栓形成。

2）静脉穿刺部位按压3～5 min。

3）监测APTT，应为正常的1.5～2.5倍。

4）注意抗凝药物的不良反应，观察有无全身出血症状。

（8）心理支持：保持良好的心态，正确对待疾病。

（9）预防感染

1）病房通风良好，做好基础护理，防止口腔和泌尿道感染。

2）术后大剂量、广谱抗生素的应用。

（10）腔内隔绝术后的并发症

1）内漏：从各种途径不断有血液灌注入假腔的现象。

2）支架置入术后综合征：术后短期出现的一过性C-反应蛋白升高、发热、红细胞、白细胞、血小板三系轻度下降的现象，体检时无感染证据，原因不明。

3）脊髓缺血：是严重的并发症，表现为下肢瘫或截瘫。

4）支架移位：如支架移位覆盖了肾动脉和肠系膜上动脉，可引起急性肾衰竭、高血压、急性肠坏死，如患者出现少尿、无尿、血尿、剧烈腹痛、血便等应立即通知医师处理。

（11）双下肢血运观察：附壁血栓脱落，可引起急慢性下肢缺血症状，患者可出现下肢疼痛、皮色苍白、皮温下降、感觉减弱、运动障碍、末梢动脉搏动消失。

五、护理评价

（1）患者生命体征是否稳定。

（2）患者有无体液不足。

（3）有无并发症发生。

六、健康教育

（1）鼓励患者适当锻炼，每日进行可耐受的活动以不出现心悸、气短、乏力等症状为宜。

（2）鼓励进富含高蛋白、维生素、易消化的低盐低脂饮食，保持大便通畅。

（3）鼓励患者保持良好精神状态，积极面对疾病。

（4）注意保暖，预防感冒。

（5）6个月内不做剧烈运动，保持大便通畅。定期复查随访，要积极治疗高血压等原发病。

（6）做好出院带药的宣教。

第十六节　急性心力衰竭

一、处理流程

（一）主诉

突然胸闷、咳嗽、喘、吐大量泡沫痰。

（二）初诊

面黄、烦躁、出冷汗、咳嗽、喘息，不能平卧，心率每分钟＞100 次，双肺底部啰音。初步诊断为急性心力衰竭。

（三）措施

（1）半卧位或坐位，休克时尽量平卧→保持呼吸道通畅→吸氧→气道梗阻时气管插管或气管切开→根据缺氧情况确定→应用呼吸机→肺水肿时吸氧湿化瓶中加入抗泡沫药。

（2）迅速建立静脉通道→①强心药、利尿药→祛痰、镇咳、镇静→正性肌力药和升压药→周围血管阻力调节药→根据心功能选择机械辅助循环装置→根据中心静脉压调节输液速度；或②持续心电监护→描记心电图→胸部 X 线片→血常规、血生化→中心动脉压→血流动力学。

（四）健康教育

（1）安慰患者或家属。

（2）解释病情，嘱患者卧床休息，避免情绪激动，防止感冒。

（3）指导患者保持大便通畅，避免用力排便，大便干燥时及时报告医师。

（4）若使用贵重药品或仪器，如呼吸机、气管插管等，应向患者或家属解释，征得同意后，签订知情同意书。

二、治疗要点

1. 纠正缺氧

存在休克时要首先纠正；对完全性房室传导阻滞者要及时安装人工心脏起搏器；持续性室性心动过速者，给予电复律；保持气道通畅，吸氧，必要时可行气管插管或气管切开并连续辅助呼吸器等支持手段。

2. 降低前负荷

常用利尿药和静脉扩张药、多巴酚丁胺等。

3. 低血压、低排出量的治疗

常用以下方法。

（1）多巴胺：从每分钟 $3\mu g/kg$ 开始，以后每 $5\sim10$ min 增加每分钟 $1\ \mu g/kg$，直至升压满意和尿量增加。

（2）多巴酚丁胺：常用剂量为每分钟 $3\sim15\ \mu g/kg$ 静脉滴注，最大剂量不宜超过每分钟 $20\ \mu g/kg$。用药过程中应注意观察心律，因剂量过大易诱发室性心律失常。

（3）去甲肾上腺素：当多巴胺和（或）多巴酚丁胺不能维持足够灌注压时，有必要用小剂量去甲肾上腺素，一般剂量为 $0.1\sim0.5\ \mu g/kg$ 静脉滴注。

（4）氨力农和米力农：常用于急性心肌梗死并发心源性休克的患者。常用量前者为每分钟

5～15 μg/kg、后者每分钟 0.25～10 μg/kg 静脉滴注。

4.周围血管阻力调节药物

(1)静脉扩张药:常用硝酸甘油每分钟 1～20 μg/kg 或硝酸异山梨醇每小时 15～10 mg/kg 持续静脉滴注。

(2)动脉扩张药:常用硝苯地平 30～60 mg/d,分 3 次口服或舌下含服。

(3)兼有动脉扩张作用的药物:常用硝普钠,开始 10 μg/min,以后每隔 5～10 min 增加 5～10 μg,直至心室充盈压<2.7 kPa 和心排出量增加或出现毒性表现或血压降得过多。

5.机械辅助循环装置

常用主动脉内气囊反搏装置、体外反搏装置、腹式左心室辅助装置、机械心肺装置等。

6.手术治疗

常用冠状动脉旁路移植术、经皮腔内冠状血管成形术、左心室游离壁破裂修补术、室间隔穿孔修补术、二尖瓣及三尖瓣置换术等。

三、护理要点

(1)绝对卧床休息,避免一切刺激,休克者按休克患者护理。

(2)保持呼吸道通畅,给氧吸入,肺水肿时,湿化瓶内加入抗泡沫药。

(3)饮食,给以高维生素、低热量、低盐、少油及富有钾、镁和适量纤维素的无刺激性食物。

(4)水肿者,用温水擦拭局部皮肤,每天 2 次,但应避免损伤皮肤。

(5)防压疮,每 2～3 h 翻身 1 次,保持床铺平整、干燥,定时按摩受压部位。

(6)密切观察意识、体温、脉搏呼吸、血压及心电监护屏幕,及时描记异常心电图,并做好记录。

(7)使用机械辅助循环时,应严密观察、记录性能及压力情况,及时发现不良反应。

(8)注意观察、记录药物的不良反应。

(9)用利尿药时注意观察、记录尿量。

第十七节　急性心律失常

一、处理流程

（一）主诉

突发胸闷、心悸、头晕、焦虑。

（二）初诊

神情紧张、烦躁,心率快慢、强弱不一,心率每分钟<60 次或>100 次。初步诊断为心律失常。

（三）措施

(1)持续心电监护,描记心电图。

(2)快速型心律失常→血常规、血生化/建立静脉通道→吸氧→刺激迷走神经→无效,根据心律失常类型选择→电复律→人工起搏→外科手术;或选择应用药物纠正→呼吸抑制时给予人工辅助呼吸。

(3)缓慢型心律失常或传导阻滞→血常规、血生化/应用药物提高心率→应用药物无效→安装人工起搏器→发生心搏、呼吸骤停。

(四)健康教育

(1)安慰患者,帮助其消除焦虑、恐惧心理。

(2)详细解释病情,促其密切配合治疗。

(3)采用电复律或安装人工起搏器时,应向患者或家属解释清楚,征得同意后,签订知情同意书。

(4)安装心脏起搏器后,指导患者应随身携带诊断卡和异丙肾上腺素或阿托品等药物,以备急用。

二、治疗要点

(一)快速型心律失常

1.快速型室上性心律失常

(1)迷走神经刺激法:如压迫眼球、颈动脉窦按摩、乏氏动作等刺激,可增强迷走神经张力,但老年患者、心力衰竭及高血压者敏感性降低。

(2)抗心律失常药物:如维拉帕米 0.75 mg/kg,溶入生理盐水中静脉缓注(>3 min),根据病情,20 min 后可追加 0.15 mg/kg,给药过程中应密切注意心电屏幕,以免引起窦性静止或房室传导阻滞,也可选用毛花苷 C 0.4～0.8 mg,稀释后静脉缓慢推注。若不能终止心动过速,20 min 后追加剂量为 0.2～0.4 mg。

(3)升压药:常用甲氧明每次 10～20 mg,溶入 20 mL 生理盐水中缓慢静脉注射。也可选用间羟胺 10～20 mg 稀释后缓慢静脉注射,一般收缩压控制在 180 mmHg 以下为宜。

(4)拟副交感神经药物:常用新斯的明 0.5～1 mg 肌内注射或依酚氯铵 5 mg 稀释后缓慢静脉注射。

(5)电复律:若上述药物治疗无效时,患者出现严重心绞痛,伴急性心肌梗死,严重的急性左心衰竭、昏厥以及其他血流动力学不稳定、合并心脑综合征等情况下,可考虑谨慎应用电复律治疗。

(6)人工起搏:对疑有洋地黄中毒、病态窦房结综合征或任何不宜电复律治疗的患者,人工起搏治疗更有价值。

(7)射频消融术:常用于经房室旁道的房室折返性心动过速、房室结内折返性心动过速。

(8)手术治疗。

2.快速型室性心律失常

(1)电复律:在出现室性心动过速伴有下列情况时,如休克和严重低血压、心绞痛、心肌梗死、昏厥或心脑综合征、心力衰竭,经利多卡因等药物治疗无效时,应立即进行电复律术,但由洋地黄中毒所致的室性心动过速,应尽可能避免电复律术,以免引起心室纤颤。

(2)抗心律失常药物:利多卡因是首选药物,常用 50～100 mg 静脉注射,5 min 后可重复原剂量,但 1 h 内总量不应超过 250 mg,室性心动过速终止后必须静脉维持给药 24～72 h,剂量一般为 1～5 mg/min。人工起搏主要适用于在心动过缓的基础上形成的室性心动过速。射频消融术主要适用于反复发作、药物治疗无效或不能耐受的、又不能接受起搏或手术的患者。手术处理一般不用于急症处理。

(二)缓慢型心律失常和传导阻滞

1.窦性心动过缓

常选用阿托品 0.3～0.6 mg 或异丙肾上腺素 5～10 mg 舌下含服,若为病态窦房结综合征,则应给予人工起搏治疗。

2.窦性传导阻滞和窦性停止

常选用阿托品或异丙肾上腺素。在紧急情况下,应立即安装人工起搏器。

3.房室传导阻滞

二度以下房室传导阻滞一般无症状者无须处理。三度房室传导阻滞或部分二度者的急诊处理应首先考虑安装临时或永久起搏器。药物治疗通常选用异丙肾上腺素 5 mg 口服或舌下含服;也可 1～2 mg 溶入 500 mL 液体中,每分钟 2 μg 静脉滴注。若发生心脏停搏,应立即进行胸外心脏按压、人工呼吸或安装起搏器。

4.心室内传导阻滞

根据阻滞发生的束支不同,选用相应的药物治疗。

三、护理要点

(1)严密观察心电监护屏幕,及时捕捉异常图形并描记。

(2)当心率或测脉搏在 1 min 以上,发现心音、脉搏消失,心率低于每分钟 40 次或大于每分钟 160 次时,应立即报告医师及时进行处理。

(3)当血压低于 10.6 kPa,脉压＜2.6 kPa,患者出现面色苍白、脉搏细速、出冷汗、四肢厥冷、尿量减少时,应立即报告医师进行抗休克处理。

(4)严密注视阿—斯综合征的出现,如患者突然意识丧失、昏迷或抽搐、大动脉搏动消失、血压测不到、心音消失、呼吸停止、双瞳孔散大等,应立即协助医师进行抢救。

(5)备齐各种急救药物及用品,如除颤器、起搏器、气管插管或气管切开包、人工辅助呼吸器等,使其处于应激状态,并放置固定位置,以备急用。

(6)密切观察抗心律失常药物用后的效果及不良反应,特别是对心脏的影响,以便及时停药。

第十一章　口腔颌面外科护理

第一节　口腔黏膜病

一、复发性阿弗他溃疡

复发性阿弗他溃疡又称复发性口腔溃疡,是一类原因不明,呈周期性复发且有自限性的口腔溃疡,一般 7~10 d 可自愈。

(一)致病因素

病因目前尚未明确。一般认为免疫功能异常、遗传因素、胃肠功能紊乱、内分泌变化、病毒感染、环境及某些微量元素缺乏等与发病有关。

(二)临床表现

临床上将复发性阿弗他溃疡分为以下三种类型。

(1)轻型阿弗他溃疡:最常见,约占 80%。溃疡呈圆形或椭圆形,边界清晰,孤立散在,直径一般为 2~4 mm,数目不多,每次 1~5 个。好发于口腔黏膜无角化或角化较差的区域,如舌尖、舌缘、舌腹、软腭及唇内侧等处。开始口腔黏膜充血、水肿、有灼热感,随即出现白色或红色丘疹状小点,很快破溃成溃疡。溃疡有"红、黄、凹、痛"特征,即溃疡中央凹陷,基底不硬,周边有约 1 mm 的充血红晕带,表面覆有浅黄色假膜,灼痛感明显。遇刺激疼痛加剧,影响患者说话与进食。发作期一般为 1~2 周,具有自限性,愈合后不留瘢痕。间歇期长短不一,因人而异。一般无明显全身症状。

(2)重型阿弗他溃疡:发作时溃疡大而深,直径可达 10~30 mm,深及黏膜下层直至肌层。周边红肿隆起,但边界整齐清晰。常单个发生,好发于口角,溃疡疼痛较重,发作期可长达月余甚至数个月,有自限性,愈合后可留瘢痕。

(3)疱疹型阿弗他溃疡:溃疡小而多,散在分布于口腔黏膜上,溃疡最多可达数十个,相近溃疡可融合成片,黏膜充血发红,疼痛较重。可伴头痛、低热、全身不适、局部淋巴结肿大。有自限性,溃疡愈合后不留瘢痕。对大而深且长期不愈的溃疡,应警惕并做活检排除癌性溃疡的可能。

(三)心理—社会状况

患者因病情反复发作,疼痛加剧而感到痛苦和焦虑,常迫切要求治疗。

对长期不愈的口腔黏膜病损,尤其是发病年龄在 40 岁以上者,应警惕恶变。活体组织病理学检查有助于确诊。

(四)护理诊断及医护合作性问题

(1)疼痛与口腔黏膜病损及食物刺激有关。

(2)焦虑与溃疡反复发作、恐癌有关。

(3)口腔黏膜受损与口腔黏膜充血、水肿、溃疡等病变有关。

(4)缺乏相关疾病的防治知识。

(五)治疗要点

缓解患者疼痛,抗感染,促进溃疡愈合,减少复发。

(六)护理措施

1.一般护理

尽可能了解溃疡复发的诱因,提倡均衡营养和健康的生活方式,例如补充维生素及微量元素,避免过度疲劳,保证良好睡眠等。

2.用药护理

遵医嘱用药,如含服西地碘片、局部贴敷口腔溃疡药膜。疼痛剧烈、影响进食者,可用1%丁卡因或2%利多卡因溶液涂布溃疡面,暂时缓解疼痛,利于患者进食。也可用地塞米松磷酸钠注射液、硫酸庆大霉素注射液等交替涂抹。对于严重患者,全身可使用糖皮质激素及适当补充维生素C和B族复合维生素。

3.操作护理

单个小溃疡可用细棉签蘸50%三氯醋酸或10%硝酸银少许烧灼。烧灼时护士协助隔离唾液,压舌,切勿使药液伤及周围正常黏膜和皮肤。

4.健康指导

(1)保持良好的精神状态,避免紧张、过度劳累、情绪有较大波动等。

(2)改变不良的生活习惯。吸烟、饮酒、喜食刺激性食物等不良习惯,常常是口腔黏膜病的诱发因素,并影响口腔黏膜病疗效。

(3)均衡营养,增强口腔黏膜的抵抗力和免疫力。

(4)去除口腔局部刺激因素,保持良好的口腔卫生。

(5)介绍口腔保健及相关疾病知识,积极治疗全身系统性疾病,定期检查或复诊。

二、口腔单纯性疱疹

口腔单纯性疱疹是由单纯疱疹病毒引起的口腔黏膜急性传染性发疱性疾病。疱疹发生在口腔黏膜处称为疱疹性口炎,单独发生在口周皮肤称为唇疱疹。

(一)致病因素

本病是由单纯疱疹病毒感染引起。病毒常潜伏于正常人体细胞内,当上呼吸道感染、月经期、消化不良、疲劳等导致机体抵抗力下降或存在局部因素刺激时,病毒可活跃繁殖,导致疱疹发作。传染途径主要为唾液、飞沫和接触疱疹液传染,胎儿还可经产道传染。

(二)临床表现

1.疱疹性口炎

疱疹性口炎多见于6岁以下的儿童,以6个月至2岁的婴幼儿最易发生。起初常发热,患儿出现烦躁、啼哭、流涎、拒食等表现。经1~2 d后,口腔黏膜充血水肿,继而出现多数针尖大小透明水疱,散在或成簇分布于唇、颊、舌、腭等处黏膜上,水疱破溃形成表浅小溃疡,可融合形成较大溃疡,溃疡表面覆盖黄白色假膜。患儿有剧烈自发痛,局部淋巴结肿大、压痛。3~5 d病情缓解,7~10 d溃疡可自行愈合,不遗留瘢痕。

2.唇疱疹

唇疱疹常见于成年人,好发于唇红黏膜与皮肤交界处。开始时局部有灼热感,发痒,继之出现多数成簇小水疱,随后水疱破溃结痂。痂皮脱落,局部留下色素沉着。病程1～2周。本病易复发。

(三)心理—社会状况

疱疹性口炎患儿年龄小,不会用语言表达内心感受,常表现为躁动不安、啼哭拒食,家属也随之出现烦躁、焦虑的心情,求治心切。唇疱疹患者虽然症状较轻,但因反复发作,患者也很烦恼。

(四)护理诊断及医护合作性问题

(1)疼痛与疱疹破溃形成溃疡有关。

(2)口腔黏膜改变与口腔黏膜充血、水肿、溃疡破溃有关。

(五)治疗要点

抗病毒,预防继发感染,镇痛,促进溃疡愈合,增强机体抵抗力。

(六)护理措施

1.一般护理

让患者充分休息,给予高热量、易消化流质或软食。疼痛剧烈者,进食前用5％盐酸达克罗宁液、1％丁卡因涂布溃疡面或用1％～2％普鲁卡因溶液含漱。饭后用2.5％金霉素甘油糊剂局部涂布,2 h 1次,起防腐消炎作用,也可用锡类散、养阴生肌散、西瓜霜粉剂局部敷撒。患者应避免与他人接触,必要时进行隔离。

2.治疗配合

遵医嘱全身应用抗病毒药物及抗生素,补充维生素 C 和 B 族复合维生素,必要时静脉输液。

第二节 口腔颌面部感染

口腔颌面部感染是由口腔内潜在的细菌或口腔外部的细菌侵入引起。口腔颌面部感染的常见病有冠周炎、颌面部蜂窝织炎、颌骨骨髓炎。

一、冠周炎

(一)致病因素

由于下颌骨的牙槽骨长度与下颌牙列的位置不相适应,致使第三磨牙萌出受阻,而远中牙龈瓣未能及时退缩,与覆盖下的牙冠间形成盲袋,有利于食物残渣的潜藏和细菌的滋生,加上来自咀嚼的机械性损伤,使龈瓣及附近组织易受感染。当机体抵抗力下降时,常诱发冠周炎急性发作。

(二)临床表现

冠周炎常表现为急性炎症过程。初期无明显的全身反应,自觉患侧磨牙后区不适、轻微疼痛。

嚼、吞咽、张口活动时疼痛加重。炎症加重时局部可呈自发性跳痛,并可反射至耳颞区,炎症侵及咀嚼肌时则开口受限。炎症继续发展，全身症状逐渐明显，可出现发热、畏寒、头痛等症状。口腔检查常见下颌智齿萌出不全，冠周软组织红肿、糜烂、触痛。探诊可探及阻生牙并可从龈瓣内溢出脓液。严重者可形成脓肿或感染向邻近组织扩散，患侧颌下淋巴结肿胀、压痛。

（三）心理—社会状况

发病初期症状较轻，多被患者忽视，当感染迅速扩展，症状严重时，患者才迫于就诊，表现出紧张、焦虑、烦躁不安的心理状态。

（四）护理诊断及医护合作性问题

（1）疼痛　与冠周炎症有关。

（2）语言沟通障碍　与疼痛、张口受限有关。

（2）焦虑　与全身不适及担心预后不良有关。

（4）缺乏对疾病早期预防及治疗知识。

（5）潜在并发症：颌面部间隙感染、颌骨骨髓炎等。

（五）治疗要点

急性期治疗以抗感染、镇痛、建立引流、防止感染扩散为主。当炎症消退后应及时拔除不能萌出的阻生牙，防止再次感染。

（六）护理措施

1. 一般护理

适当休息，保持口腔清洁。

用高渗温盐水或含漱剂漱口每日数次。

进食容易消化富含高热量、高维生素的食物，对张口受限者，进流质或半流质饮食，忌刺激性食物。

2. 治疗配合

（1）协助医生局部用3％过氧化氢溶液和生理盐水交替冲洗盲袋，然后擦干患部，将碘酚或碘甘油送入龈袋内，每日1次，疗效良好。

（2）遵医嘱给予抗菌药物。

（3）脓肿形成后应协助医生及时行切开引流术。脓肿切开后，患者应取侧卧位，以利引流。每日换药1～2次，可用3％过氧化氢溶液冲洗创口。炎症治疗好转后，应切除游离龈瓣或拔除病灶牙，以免反复发作。

3. 健康指导

指导患者进行自我护理，如注意口腔卫生、保护局部创口等，并宣传冠周炎的病因及早期治疗的重要性，对病灶牙遵医嘱及时拔除，防止复发。

第三节　口腔颌面部损伤

一、损伤的分类与护理

口腔颌面部损伤的类型很多，临床上以软组织损伤，牙、牙槽骨损伤及颌骨骨折为常见。

（一）致病因素

口腔颌面部损伤多因突如其来的外伤、暴力或交通事故所致。

（二）临床表现

1.口腔软组织损伤

口腔颌面部软组织损伤分为闭合性损伤与开放性损伤。前者常见有挫伤和血肿，表现为疼痛、肿胀、皮肤变色与皮下淤血等；后者常见有擦伤、刺伤、割伤、撕裂伤或撕脱伤、咬伤、火器伤等。损伤部位有不同程度的疼痛、肿胀、伤口出血，甚至咀嚼功能障碍等。

2.牙及牙槽骨损伤

牙及牙槽骨损伤多发生在前牙区。轻则牙体松动，重则发生牙脱位、牙折断，甚至伴有牙槽骨骨折。主要表现为1个或多个牙齿松动或脱位、牙折。牙槽骨骨折时常伴有附近的软组织及牙龈撕裂伤、出血、肿胀，骨折片移位引起咬合关系紊乱。

3.颌骨骨折

颌骨骨折包括上颌骨骨折、下颌骨骨折及上下颌骨联合骨折等。下颌骨骨折比上颌骨骨折较为常见，骨折线易发生在解剖结构较薄弱的部位，如颏孔、颏孔区、下颌角、髁突等处。表现为局部疼痛、肿胀、出血和压痛，骨折片移位出现咬合紊乱。下颌骨骨折伴有下牙槽神经损伤时，会出现下唇麻木。

（三）心理—社会状况

口腔颌面部损伤多因突如其来的外伤、暴力或交通事故所致，常给患者及家属带来重大打击，受伤后出现不同程度的面部畸形，加重了患者的心理负担，表现出焦虑与恐惧情绪。

（四）护理诊断及医护合作性问题

（1）疼痛与外伤导致皮肤黏膜破损、骨折有关。

（2）口腔黏膜改变与损伤、下颌制动致口腔护理障碍有关。

（2）吞咽困难与疼痛、咬合错乱、咀嚼功能障碍、下颌制动有关。

（4）低于机体需要量与咀嚼及吞咽困难有关。

（5）潜在并发症：出血、感染、窒息等。

二、护理与治疗

1.一般护理

（1）饮食护理：遵医嘱给予流质、半流质、软食或普食，根据病情需要，注意营养搭配。特殊患者应由医生特殊制订，如腮腺或颌下腺损伤者在治疗期不食酸性饮食；而腮腺导管损伤后，经导管吻合或导管再造术治疗期间，应让患者多食酸性饮食，以促使导管畅通。进食方法应根据伤情轻重及口腔情况而选择，常用进食方法有管喂法、匙喂法、吸管法、鼻饲法等。

（2）口腔护理：颌间固定的患者在每次进食后，都应用冲洗器、棉签或小牙刷进行口腔的清洗，并用漱口剂含漱，保持口腔卫生。

（3）患者体位：患者一般取仰卧头偏向一侧体位，以利口内液体自行流出。出血不多及合并颅脑损伤的患者，可采取半卧位，以利血液回流减轻局部组织水肿。

2.治疗配合

（1）遵医嘱及时输血、输液，全身应用抗生素，及时注射破伤风抗毒素。

（2）观察生命体征。测量体温、脉搏、呼吸、血压，密切观察神志及瞳孔的变化。

（3）保持患者呼吸道通畅。及时清除口腔、鼻腔分泌物、呕吐物、异物及血凝块，以防窒息。

（4）根据伤情准备急救用品。如氧气、吸引器、气管切开包、急救药品、输液架等。

（5）经急救处理伤员病情好转后，协助医生及早对局部创口进行清创术。

3. 健康指导

对颌骨骨折患者，应指导其掌握开口训练的时机与方法，逐渐恢复咀嚼功能。对口腔颌面部损伤、全身状况良好者，鼓励患者早期下床活动和及时进行功能训练，以改善局部和全身的血液循环，促进患者早期痊愈，减少并发症的发生。

第四节　牙拔除术

牙拔除术是口腔颌面外科最基本、应用最广泛的手术，是治疗某些牙病和由其引起的局部或全身一些疾病的手段。牙拔除术与其他外科手术一样，能造成局部组织不同程度的损伤，如疼痛、出血、肿胀等反应，甚至引发全身反应。

一、护理评估

（一）适应证

（1）龋病严重，不能治疗者。

（2）牙周病导致牙齿松动明显，且影响咀嚼功能者。

（3）外伤导致牙齿劈裂或折断至牙颈部以下，或根折不能治疗及修复者。

（4）阻生牙反复引起冠周炎或颌面部间隙感染及造成邻牙龋坏者。

（5）错位牙及多生牙引起食物嵌塞、造成龋坏者，以及影响正常咬合、妨碍咀嚼功能、影响美观者，应根据正畸治疗的需要确定是否拔牙。

（二）临床表现

患者主要表现为疼痛、牙齿松动。检查可见需要拔除的牙齿主要是各种残根、残冠、阻生牙、多生牙、错位牙等。

重点提示如下。

牙拔除术是择期手术，应综合考虑患者的身体情况，患有下列疾病时应暂缓拔牙：严重的心脏病、高血压病、糖尿病、严重的肝病、肾脏疾病、严重的甲状腺功能亢进症、急慢性白血病、血小板减少性紫癜、血友病、恶性贫血、口腔恶性肿瘤等疾病。饥饿、疲劳过度、紧张恐惧、妇女月经期宜暂缓拔牙。

（三）心理—社会状况

患者因牙疼痛而感到痛苦，因惧怕手术而产生恐惧心理，因担心术后牙齿缺失影响功能和美观而出现心理负担。

二、护理诊断及医护合作性问题

（1）疼痛与牙拔除术及牙周感染有关。

(2)语言沟通障碍与疼痛及张口受限有关。

(2)缺乏牙病早期诊断及治疗的相关知识。

(4)潜在并发症:术后出血、感染等。

三、护理措施

1. 一般护理

嘱患者避免空腹及月经期拔牙。讲解手术过程,使患者消除顾虑,减轻紧张情绪,增强患者对治疗的信心。

2. 治疗配合

(1)术前准备:①遵医嘱协助患者完成术前的一些常规检查,如血常规、血糖等。必要时做药物过敏试验。②看病历,问病史,核对牙位,交代术中注意事项。③做好口腔卫生,用1:5 000呋喃西林或0.05%氯己定溶液漱口。用1%碘酊消毒麻醉注射区及口内手术区。④选择合适的拔牙器械,准备好敷料及其他辅助用品。

(2)术中配合:①再次核对要拔的牙齿,配合医生保持手术视野清晰;②准确无误地传递医师所需的器械。复杂牙劈冠时,应协助医生用一手托住患者下颌骨,必要时做好缝合准备。缝合时,协助医生牵拉患者患侧口角、止血和剪线。

(3)术后护理:①牙拔除术后观察患者约30 min,若无不适方可离院。②注意术区出血情况,嘱患者咬住纱布卷30 min后自行取出。若出血较多时可适当延长至1h。③注意保持口腔卫生,拔牙术后不要用舌舔吸伤口或反复吐唾液、吮吸。④阻生牙或损伤大的手术后24~48 h,患侧面部可放置冰袋或做冷敷,以减少组织水肿反应。⑤遵医嘱术后用抗生素、镇痛药。⑥凡伤口缝合者,术后5~7 d拆线。

3. 健康指导

(1)拔牙当日不要漱口,不能刷牙,以防损伤血凝块,引起出血。

(2)手术当日饮食宜温、软或流质,不饮酒,不用患侧咀嚼食物。

(3)术后24 h唾液带有血丝是正常现象。

(4)术后1~2 d可有伤口轻微疼痛或不适感,如有剧痛或伤口大量鲜血或血块流出,应及时复诊检查。

第十二章　创伤骨科护理

第一节　股骨颈骨折

一、概述

股骨颈骨折、特别是头下型骨折，一直被认为是最难处理的骨折之一。这是由于：①多发生于老年人，原来已存在着骨质疏松，骨折后不愈合率很高，长期卧床容易并发肺炎、心力衰竭、泌尿系感染、压疮等严重并发症。②骨折的近端多为软骨组织，血液供应差，很难愈合。即使初步愈合后，以后也常出现股骨头的缺血性坏死。③内收型的股骨颈骨折，从生物力学的角度研究，剪切力大，不利于愈合。

二、临床特点

股骨颈骨折有80％发生于60岁以上的老年人。由于妇女绝经期后，内分泌失调，更容易出现骨质疏松，故女性患者约四倍于男性患者。对老年患者，轻微的外力或损伤即能导致股骨颈骨折。

受伤骨折后，有时局部疼痛可以很轻微。骨折有移位时，可以发现患肢呈外旋畸形，患肢较健肢缩短，患髋有压痛或冲击痛。

三、护理问题

1. 自理缺陷

①骨折；②医疗限制：牵引、石膏固定等；③瘫痪；④卧床治疗；⑤体力或耐力下降；⑥意识障碍，如合并有脑创伤。

2. 有体位不当的可能

①缺乏维持治疗体位的知识；②身体不适；③不配合。

3. 有发生意外的可能

①合并有内脏疾病；②创伤后应激反应；③生理功能退化。

4. 潜在并发症

压疮、肺部感染、泌尿系感染、便秘、肌肉萎缩等。引起并发症的原因主要是：①卧床时间较长；②机体功能退化。

四、护理目标

1. 自理缺陷

(1)患者卧床期间生活需要能得到满足。

(2)患者能恢复或部分恢复到原来的自理能力。

(3)患者能达到病情允许下的最佳自理水平，如截瘫患者能坐轮椅进行洗漱、进食等。

2.体位不当

(1)患者及其家属了解保持正确体位的重要性。

(2)患者及其家属能配合保持正确体位。

3.发生意外

(1)患者全身情况能得到密切观察,出现异常时能得到及时处理。

(2)无明显意外发生。

4.并发症

(1)患者未发生或少发生并发症。

(2)一旦出现并发症,能得到及时控制。

五、护理措施

(一)非手术治疗及术前护理

1.心理护理

老年人意外致伤,常常自责,顾虑手术效果,担忧骨折预后,易产生焦虑、恐惧心理。应给予耐心的开导,介绍骨折的特殊性及治疗方法,并给予悉心的照顾,以减轻或消除患者焦虑、恐惧心理。

2.饮食

宜高蛋白、高维生素、高钙、粗纤维及果胶成分丰富的食物。品种多样,色、香、味俱全,且易消化,以适合于老年骨折患者。

3.体位

(1)必须向患者及其家属说明保持正确体位是治疗骨折的重要措施之一,以取得配合。

(2)指导与协助维持患肢于外展中立位:患肢置于软枕或布朗架上,行牵引维持,并穿防旋鞋;忌外旋、内收,以免重复受伤机制而加重骨折移位;不侧卧;尽量避免搬动髋部,如若搬动,需平托髋部与肢体。

(3)在调整牵引、松开皮套检查足跟及内外踝等部位有无压疮时,或去手术室的途中,均应妥善牵拉以固定肢体;复查X线片尽量在床旁,以防骨折或移位加重。

4.维持有效牵引效能

不能随意增减牵引重量,若牵引量过小,不能达到复位与固定的目的;若牵引量过大,可发生移位。

5.并发症的观察与处理

老年创伤患者生理功能退化,常合并有内脏疾病,一旦骨折后刺激,可诱发或加重原发病导致脑血管意外、心肌梗死、应激性溃疡等意外情况的发生。

应多巡视,尤其在夜间。若患者出现头痛、头晕、四肢麻木、表情异常(如口角偏斜)、健肢活动障碍;心前区不适和疼痛、脉搏细速、血压下降;腹部不适、呕血、便血等症状,应及时报告医生紧急处理。

6.功能锻炼

骨折复位后,即可进行股四头肌收缩和足趾及踝关节屈伸等功能锻炼。

3~4周骨折稳定后可在床上逐渐练习髋、膝关节屈伸活动。解除固定后扶拐不负重下床活动直至骨折愈合。

(二)术后护理

1.体位

肢体仍为外展中立位,不盘腿,不侧卧,仰卧时在两大腿之间置软枕或三角形厚垫。各类手术的特殊要求为:

(1)三翼钉内固定术:术后 2 d 可坐起,2 周后坐轮椅下床活动。3～4 周可扶双拐下地,患肢不负重,防跌倒(开始下床活动时,须有人在旁扶持)。6 个月后去拐,患肢负重。

(2)移植骨瓣和血管束术:术后 4 周内保持平卧位,禁止坐起,以防髋关节活动度过大,造成移植的骨瓣和血管束脱落。4～6 周后,帮助患者坐起并扶拐下床做不负重活动。3 个月后复查 X 线片,酌情由轻到重负重行走。

(3)转子间或转子下截骨术:带石膏下地扶双拐,并用 1 根长布带兜住石膏腿挂在颈部,以免石膏下坠引起不适。

(4)人工股骨头、髋关节置换术:向患者说明正确的卧姿与搬动是减少潜在并发症——脱位的重要措施,帮助其提高认识,并予以详细的指导,以避免置换的关节外旋和内收而致脱位。①置患者于智能按摩床垫上,以减少翻身;②使用简易接尿器以免移动髋关节;③放置便盆时从健侧置盆,以保护患侧;④侧卧时,重心在健侧,并在两腿之间置三角形厚垫或大枕头,也可使用辅助侧卧位的抱枕,使髋关节术后的患者能够在自己随意变换体位时而不发生脱位(若患肢髋关节内旋内收、屈曲＞90°就有发生脱位的危险);⑤坐姿:双下肢不交叉,坐凳时让术肢自然下垂,不坐低椅;⑥不屈身向前及向前拾起物件。一旦发生脱位,立即制动,以减轻疼痛和防止发生血管、神经损伤;然后进行牵引、手法复位乃至再次手术。

2.潜在并发症的观察与护理

(1)出血:行截骨、植骨、人工假体置换术后,由于手术创面大,且需切除部分骨质,老年人血管脆性增加,凝血功能低下,易致切口渗血,应严密观察局部和全身情况。①了解术中情况,尤其是出血量;②术后 24 h 内患肢局部制动,以免加重出血;严密观察切口出血量(尤其是术后 6 h 内),注意切口敷料有无渗血迹象及引流液的颜色、量,确保引流管不受压、不扭曲,以防积血残留在关节内;③观察神志、瞳孔、测脉搏、呼吸、血压、尿量每小时 1 次,有条件者使用床旁监护仪,警惕失血性休克。

(2)切口感染:多发生于术后近期,少数于术后数年发生深部感染,后果严重,甚至需取出置换的假体,因此要高度重视。①术前:严格备皮,切口局部皮肤有炎症、破损需治愈后再手术;加强营养;配合医生对患者进行全身检查并积极治疗糖尿病及牙龈炎、气管炎等感染灶;遵医嘱预防性地应用抗生素。②术中严格遵守无菌技术操作。③术后充分引流,常用负压吸引,其目的在于引流关节内残留的渗血、渗液,以免局部血液淤滞,引起感染。④识别感染迹象:关节置换术后患者体温变化的曲线可呈"双峰"特征,即在术后 1～3 d 为第 1 高峰,平均 38 ℃;此后体温逐渐下降,术后 5 d 达最低,平均 37 ℃;此后体温又逐渐升高,术后 8～10 d 为第 2 高峰,平均 37.5 ℃。初步认为造成此现象的原因是吸收热(手术伤口的组织分解产物,如血液、组织液、渗出液等被吸收而引起的发热)和异物热(金属假体、骨水泥、聚乙烯等磨损碎屑等异物引起的发热)。当体温出现"双峰"特征时,给予解释,避免患者焦虑和滥用抗生素。

(3)血栓形成:有肺栓塞、静脉栓塞、动脉栓塞。肺栓塞可能发生于人工髋关节术中或术后 24 h 内,虽然少见,但来势凶猛,是由于手术中髓内压骤升,导致脂肪滴进入静脉所致;静脉栓塞,尤其是深静脉栓塞,人工关节置换术后的发生率较高;动脉栓塞的可能性较小。血栓重在预防：①穿高弹袜（长度从足部到大腿根部）；②妥善固定、制动术肢；③遵医嘱预防性使用低分子肝素钙、右旋糖酐-40；④严密观察生命体征、意识状态和皮肤黏膜情况，警惕肺栓塞形成；⑤经常观察术肢血液循环状况。当肢体疼痛进行性加重，被动牵拉指（趾）可引起疼痛，严重时肢体坏死，为动脉栓塞；肢体明显肿胀，严重时肢端坏死则为静脉栓塞。

3. 功能锻炼

一般手术患者的功能锻炼在前面内容已提到，在此着重介绍髋关节置换术后的功能锻炼。

（1）术后 1 d 可做深呼吸，并开始做小腿及踝关节活动。

（2）术后 2～3 d 进行健肢和上肢练习，做患肢肌肉收缩，进行股四头肌等长收缩和踝关节屈伸，收缩与放松的时间均为 5 s，每组 20～30 次，每日 2～3 组。拔除伤口引流管后，协助患者在床上坐起，摇起床头 30°～60°，每日 2 次。

（3）术后 3 d 继续做患肢肌力训练，在医生的允许下增加髋部屈曲练习。患者仰卧伸腿位，收缩股四头肌，缓缓将患肢足跟向臀部滑动，使髋屈曲，足尖保持向前，注意防止髋内收、内旋，屈曲角度不宜过大（＜90°），以免引起髋部疼痛和脱位。保持髋部屈曲 5 s 后回到原位，放松 5 s，每组 20 次，每日 2～3 组。

（4）术后 4 d 继续患肢肌力训练。患者用双手支撑床坐起，屈曲健肢，伸直患肢，移动躯体至床边。护士在患侧协助，一手托住患肢的足跟部，另一手托起患侧的腘窝部，随着患者移动而移动，使患肢保持轻度外展中立位。协助患者站立时，嘱患者患肢向前伸直，用健肢着地，双手用力撑住助行器挺髋站起。患者坐下前，腿部应接触床边。

（5）术后 5 d 继续患肢肌力训练和器械练习。护士要督促患者在助行器协助下做站立位练习，包括外展和屈曲髋关节。患者健肢直立，缓慢将患肢向身体侧方抬起，然后放松，使患肢回到身体中线。做此动作时要保持下肢完全伸直，膝关节及足趾向外。屈曲髋关节时，从身体前方慢慢抬起膝关节，注意勿使膝关节高过髋关节，小腿垂直于地面，胸部勿向前弯曲。指导患者在助行器的协助下练习行走：患者双手撑住助行器，先迈健肢，身体稍向前倾，将助行器推向前方，用手撑住助行器，将患肢移至健肢旁；重复该动作，使患者向前行走，逐步增加步行距离。在进行步行锻炼时，根据患者关节假体的固定方式决定患肢负重程度（骨水泥固定的假体可以完全负重；生物型固定方式则根据手术情况而定，可部分负重；而行翻修手术的患者则完全不能负重）。在练习过程中，患者双手扶好助行器，以防摔倒。

（6）术后 6 d 到出院继续患肢肌力、器械和步行训练。在患者可以耐受的情况下，加强髋部活动度的练习，如在做髋关节外展的同时做屈曲和伸展活动、增加练习强度和活动时间，逐步恢复髋关节功能。

（三）出院指导

由于髋关节置换术后需防止脱位、感染、假体松动、下陷等并发症，为确保疗效，延长人工关节使用年限，特做如下指导。

1. 饮食

多进富含钙质的食物，防止骨质疏松。

2. 活动

避免增加关节负荷量，如体质量增加、长时间站或坐、长途旅行、跑步等。

3. 日常生活

洗澡用淋浴而不用浴缸，如厕用坐式而不用蹲式。

4. 预防感染

关节局部出现红、肿、痛及不适,应及时复诊;在做其他手术前(包括牙科治疗)均应告诉医生曾接受了关节置换术,以便预防用抗生素。

5. 复查

基于人工关节经长时间磨损与松离,必须遵医嘱定期复诊,完全康复后,每年复诊 1 次。

第二节　股骨干骨折

一、概述

股骨干骨折是指转子下 2~5 cm 的股骨骨折。青壮年和儿童常见,约占全身骨折的 6%。多由强大的直接暴力或间接暴力造成,直接暴力包括车辆撞击、机器挤压、重物击伤及火器伤等,引起股骨横断或粉碎性骨折;间接暴力多是高处跌下、产伤等所产生的杠杆作用及扭曲作用所致,常引起股骨的斜形或螺旋形骨折。

二、临床特点

(一)临床表现

成人股骨干骨折多由强大暴力引起,内出血可达 500~1 000 mL,出血多时,可引起休克,应注意及时诊治。

患肢剧烈疼痛、肿胀、成角、短缩、旋转畸形,髋及膝关节活动障碍,可出现假关节活动和骨擦音。

股骨干下 1/3 骨折时,骨折远端因受到腓肠肌的牵拉而向后移位,有压迫或损伤腘动脉、腘静脉和胫神经、腓总神经的危险。

(二)辅助检查

1. X 线片

包括髋、膝关节的股骨全长正、侧位 X 线片可明确诊断并排除股骨颈骨折。

2. 血管造影

如末梢循环障碍,应考虑血管损伤的可能,必要时做血管造影。

三、护理问题

(1)体液不足与创伤后出血有关。

(2)疼痛与损伤、牵引有关。

(3)周围组织灌注异常与神经、血管损伤有关。

(4)感染与损伤有关。

(5)躯体移动障碍与骨折脱位、制动、固定有关。

(6)潜在并发症:脂肪栓塞综合征、骨筋膜室综合征、关节僵硬等。

(7)缺乏康复锻炼知识。

(8)焦虑与担忧骨折预后有关。

四、护理目标

(1)患者生命体征平稳。

(2)患者疼痛缓解或减轻,舒适感增加。

(3)能维持有效的组织灌注。

(4)未发生感染或感染得到控制。

(5)保证骨折固定效果,患者在允许的限度内保持最大的活动量。

(6)预防并发症的发生或及早发现及时处理。

(7)患者了解功能锻炼知识。

(8)患者焦虑程度减轻。

五、护理措施

(一)非手术治疗及术前护理

1.心理护理

由于股骨干骨折多由强大的暴力所致,骨折时常伴有严重软组织损伤,大量出血、内脏损伤、颅脑损伤等可危及生命安全,患者多恐惧不安,应稳定患者的情绪,配合医生采取有效的抢救措施。

2.饮食

高蛋白、高钙、高维生素饮食,需急症手术者则禁食。

3.体位

抬高患肢。

4.保持牵引有效效能

不能随意增、减牵引重量,以免导致过度牵引或达不到牵引效果。小儿悬吊牵引时,牵引重量以能使臀部稍悬离床面为宜,且应适当约束躯干,防止牵引装置滑脱至膝下而压迫腓总神经。在牵引过程中,要定时测量肢体长度和进行床旁 X 线检查,了解牵引重量是否合适。

5.病情观察

(1)全身情况:包括神志、瞳孔、脉搏、呼吸、腹部情况以及失血征象。创伤初期应警惕颅脑、内脏损伤及休克发生。

(2)肢体情况:观察患肢末梢血液循环、感觉和运动情况,尤其对于股骨下 1/3 骨折的患者,应注意有无刺伤或压迫腘动脉、静脉和神经征象。

6.指导、督促患者进行功能锻炼

(1)伤后 1～2 周内应练习患肢股四头肌等长收缩;同时被动活动髌骨(左右推动髌骨);还应练习踝关节和足部其他小关节,乃至全身其他关节活动。

(2)第 3 周健足踩床,双手撑床或吊架抬臀练习髋、膝关节活动,防止股间肌和膝关节粘连。

(二)术后护理

1.饮食护理

鼓励进食促进骨折愈合的饮食,如排骨汤、牛奶、鸡蛋等。

2.体位护理

抬高患肢。

3.病情观察

监测生命体征、患肢及伤口局部情况。

4.功能锻炼

方法参见术前。

(三)出院指导

1.体位

股骨中段以上骨折患者下床活动时,应始终保持患肢的外展位,以免因负重和内收肌的作用而发生继发性向外成角突起畸形。

2.扶拐锻炼

由于股骨干骨折后的愈合及重塑时间延长,因此需较长时间扶拐锻炼。扶拐方法的正确与否与发生继发性畸形、再损伤,甚至臂丛神经损伤等有密切关系。因此,应教会患者正确使用双拐。拐杖是辅助步行的一种工具,常用的有前臂拐和腋拐。前臂拐轻便,使用方便,拐的把手位置可依患者上肢长短调节;腋拐靠腋下支撑,应用普遍。用拐注意事项如下:

(1)拐杖下端必须安装橡皮头,以免拐杖压在地上滑动而致不稳;拐杖上端的横梁上须垫软垫,以免使用时压迫腋下软组织。

(2)腋拐高度:以患者直立时,拐从腋窝到地面并向身体两侧分开,橡皮头距足 20 cm 为宜。过高,行走时拐杖将撑至腋下,引起疼痛不适,甚至难以行走;过低,则可发生驼背,感到疲劳。

(3)单拐与双拐的选择与使用:腋拐可用单拐也可用双拐。单拐适用于因手术后恢复期、患肢不能完全负重,而需借助单拐来增加健侧对整个身体质量量的支持,大部分置于健侧。当一侧下肢完全不能负重时,必须使用双拐,这样可增加行走时的平衡,且省力。双腋拐使用方法:先将两拐同时稳放在两腿前方,然后提起健肢移到两拐的前方,再将两拐同时向前方移到健肢前方,如此反复,保持两拐及一健肢形成一个等边三角形。

(4)防跌倒:患者初次下地时,应有护理人员在旁扶助,并及时给予帮助与鼓励,指导用拐,防止患者因不习惯而失去重心而跌倒及出现情绪低落。初次下地时间不可过长,以后逐渐延长下地时间。

3.定期复查

2~3 个月后行 X 线片复查。若骨折已骨性愈合,可酌情使用单拐而后弃拐行走。

第十三章　手术室护理

第一节　消毒与灭菌原则、要求及常用消毒剂的应用

一、消毒与灭菌原则及要求

(一)选择消毒与灭菌方法的原则

(1)使用经卫生行政部门批准的消毒药、器械,并按照批准使用的范围和方法在医疗机构及疫源地等消毒中使用。

(2)根据物品污染后的危害程度选择消毒灭菌方法。

(3)根据物品上污染微生物的种类、数量和危害程度选择消毒灭菌的方法。

(4)根据消毒物品的性质选择消毒方法。

(二)实施要求

(1)凡进入人体组织、无菌器官、血液或从血液中流过的医疗用品必须达到灭菌要求,如外科器械、穿刺针、注射器、输液器、各种穿刺包、各种人体移植植入物、需灭菌内镜及附件(腹腔镜、胸腔镜、关节镜、胆道镜、膀胱镜、宫腔镜、前列腺电切镜、经皮肾镜、鼻窦镜等)、各种活检钳、血管介入导管、口腔科直接接触患者伤口的器械和用品等。灭菌方法:压力蒸汽灭菌;环氧乙烷灭菌;过氧化氢低温等离子灭菌;2%碱性戊二醛浸泡10 h。

(2)接触破损皮肤、黏膜而不进入无菌组织内的医疗器械、器具和物品必须达到高消毒水平,如体温表、氧气湿化瓶、呼吸机管道、需消毒内镜(胃镜、肠镜、纤支镜等)、压舌板、口腔科检查器械等。

消毒方法:100 ℃煮沸消毒 20～30 min;2%戊二醛浸泡消毒 20～45 min;500 mg/L 有效氯浸泡 30 min(严重污染时用 1 000～5 000 mg/L);0.2%过氧乙酸浸泡消毒 20 min 以上;3%过氧化氢浸泡消毒 20 min 以上。

(3)一般情况下无害的物品,只有当受到一定量致病菌污染时才造成危害的物品,仅直接或间接地和健康无损的皮肤相接触,一般可用低效消毒方法,或只做一般的清洁处理即可,仅在特殊情况下,才做特殊的消毒要求。如生活卫生用品和患者、医护人员生活和工作环境中的物品(毛巾、面盆、痰杯、地面、墙面、床面、被褥、桌面、餐具、茶具;一般诊疗用品如听诊器、血压计袖带等)。

消毒方法:地面应湿式清扫,保持清洁,当有血迹、体液等污染时,应及时用含氯消毒剂拖洗;拖洗工具使用后应消毒、洗净,再晾干。

二、常用消毒剂的应用

(一)应用原则

(1)选择消毒剂的原则

1)根据物品污染后的危害程度选择:进入人体组织、无菌器官、血液或从血液中流过的医疗用品为高度危险性物品,必须选择灭菌剂;接触人体黏膜或破损皮肤的医疗用品为中度危险性物品,选择高、中效消毒剂;仅和人体完整皮肤接触的物品为低度危险性物品,选择去污清洁剂或低效消毒剂(无病原微生物污染的环境和场所不必每天使用消毒剂消毒)。

2)根据消毒物品的性质选择:消毒剂的种类繁多,用途和方法各不相同,杀菌能力和对物品的损害也有所不同。根据消毒物品的性质,选择消毒效果好、对物品损害小的消毒剂。

(2)根据使用说明书正确使用:阅读消毒剂使用说明书,了解其性能、使用范围、方法及注意事项。

(3)通常情况下需结合消毒对象、污染后危害性及物品性质选择:高危险性物品首选压力蒸汽灭菌法,不能压力灭菌的可以选择环氧乙烷或过氧化氢低温等离子灭菌法,化学消毒剂或灭菌剂是最后的选择。一般情况下,消毒剂浓度高、作用时间长,消毒效果增加,但对物品的损坏性也增加;相反,消毒剂浓度降低,作用时间短,消毒效果下降,对物品的损坏也较轻。

(4)加强监测,防止消毒剂及灭菌剂的再污染。

(5)充分考虑对消毒剂消毒灭菌效果的其他影响因素,如时间、温度、酸碱度、微生物污染程度、消毒剂的种类与穿透力等;尤其重视物品清洁程度对消毒灭菌效果的影响,确保物品在消毒灭菌前清洗符合要求。

(6)配置消毒液应使用量杯,根据要求进行配置。

(二)常用消毒剂应用注意事项

(1)消毒剂对人体有一定毒性和刺激性,对物品有损伤作用,大量频繁使用可污染环境,应严格按照说明书规定的剂量使用。

(2)掌握消毒剂的使用浓度及计算方法,加强配置的准确性;配置及使用时应注意个人防护,必要时戴防护眼镜、口罩和手套等。

(3)注意消毒剂的使用有效期,置于阴凉避光处保存。

(4)对易分解、易挥发的消毒剂,应控制购入及储存量。

(5)消毒剂仅用于物体及外环境的消毒处理,切忌内服,不能与口服药品混合摆放。消毒剂和药品应分开存放。

(三)常用消毒剂的杀菌谱及影响因素

(1)高水平消毒剂包括含氯消毒剂、过氧乙酸、二氧化氯、甲醛、戊二醛、次氯酸钠、稳定型过氧化氢、琥珀酸脱氢酶,能杀灭芽孢、分支杆菌、病毒、真菌和细菌。其消毒效果与浓度、接触时间、温度、有机物的出现、pH、钙或镁的出现有关。

(2)中效消毒剂包括酚类衍生物、碘类、醇类和异丙醇类,能杀灭结核菌、病毒、真菌和细菌。其消毒效果与浓度、接触时间、温度、有机物的出现、pH、钙或镁的出现有关。

(3)低效消毒剂包括季胺类、双胍类,能杀灭细菌繁殖体(分支杆菌除外)和亲脂病毒。其消毒效果与浓度、接触时间、温度、有机物的出现、pH、钙或镁的出现有关。

(四)常用消毒剂的配置使用及注意事项

1.戊二醛灭菌剂

适用于医疗器械和耐湿忌热的精密仪器等的消毒与灭菌。灭菌使用常为2%的碱性戊二醛。

(1)使用方法:灭菌,2%戊二醛加盖浸泡10 h;消毒,2%戊二醛加盖浸泡20~45 min。

（2）注意事项

1）pH 为 7.05～8.5 时杀菌作用强。

2）对碳钢制品有腐蚀性，金属器械及内镜消毒灭菌时需加防锈剂。

3）对皮肤黏膜有刺激，可引起过敏性皮炎。

4）器械消毒灭菌前须彻底清洗干净，干燥后再浸没于消毒液中，以免稀释失效并减少有机物对消毒剂的影响，保证足够的浓度和消毒灭菌时间。

5）消毒或灭菌时必须加盖，器械使用前必须用无菌蒸馏水或无菌生理盐水冲洗干净残留物，灭菌容器每周灭菌 1 次，2 周更换消毒液或按消毒剂的说明执行；配制及使用过程中应加强消毒剂浓度检测，戊二醛浓度测试卡应在有效期内使用。

6）打开戊二醛时，须注明开瓶时间及加入活化剂日期，活化后保存时间不能超过 2 周。超过时间，戊二醛聚合效果明显下降或无效。

7）不能用于空气、皮肤和手的消毒。

2."84"消毒液或其他含氯消毒剂

高效消毒剂，有广谱、速效、低毒或无毒，对金属有腐蚀性，对织物有漂白作用，但受有机物影响很大，且水剂不稳定等特点。

（1）使用方法

1）浸泡法：对一般细菌繁殖体污染物品，用含有效氯 500 mg/L 的消毒液作用 10 min 以上；对分支杆菌和致病性芽孢菌污染物品，用含有效氯 2 000～5 000 mg/L 的消毒液作用 30 min以上。

2）擦拭法：对大件不能用浸泡法消毒的物品，可用擦拭法。消毒液浓度和作用时间参见"浸泡法"。

3）喷洒法：对一般物品表面，用含有效氯 500～1 000 mg/L 的消毒液均匀喷洒作用30 min 以上；对芽孢和分支杆菌污染的物品，用含有效氯 2 000 mg/L 的消毒液均匀喷洒，作用60 min以上。

（2）注意事项

1）不稳定，易挥发，应置于阴凉、干燥处密封保存。

2）配置使用时应测定有效含氯量，并现配现用。

3）浸泡消毒物品时应将待消毒物品浸没于消毒液内，加盖，且在有效期内使用。

4）消毒剂有腐蚀、漂白、脱色、损坏的作用，不应做有色织物的消毒。

5）浓度高对皮肤、黏膜有刺激性和氯臭味，配置时应戴口罩和手套。

6）有机物可消耗消毒剂中有效氯，降低其杀菌作用，应提高使用浓度或延长作用时间。

7）其他含氯消毒剂按照说明书使用。

3.过氧乙酸灭菌剂

原液浓度为 16%～20%。

（1）使用方法

1）浸泡法：一般污染用 0.05% 过氧乙酸作用 30 min；细菌芽孢用 1% 消毒浸泡 5 min，灭菌 30 min；对病毒和结核杆菌 0.5% 作用 30 min。

2）擦拭法：对大件不能用浸泡法消毒的物品，可用擦拭法。

3）喷洒法：对一般物品表面，用 0.2%～0.4%，作用 30～60 min 以上。

4)熏蒸法:按 1～3 g/m³ 计算,当室温在 20 ℃,相对湿度为 70％～90％ 时,对细菌繁殖体用 1 g/m³,熏蒸 60 min;对细菌芽孢用量为 3 g/m³,熏蒸 90 min。

5)空气消毒:房屋密闭后,用 15％过氧乙酸原液 7 mL/m³ 或 1 g/m³,置于瓷或玻璃器皿中加热蒸发消毒 2 h,即可开窗通风;或以 2％过氧乙酸溶液 8 mL/m³,气溶胶喷雾消毒,作用 30～60 min。

(2)注意事项

1)原液浓度低于 12％时禁止使用。

2)易挥发,注意阴凉保存,开瓶后,每放置保存 1 个月,浓度减少 3％。

3)谨防溅入眼内或皮肤黏膜上,一旦溅入,立即清水冲洗。

4)对金属有腐蚀性,对织物有漂白作用,消毒后立即用清水冲洗干净。

5)配置溶液时,忌与碱性或有机物混合;注意有效期,稀释液现配现用。

4.络合碘中效消毒剂

有效碘含量为 5 000～5 500 mg/L。

主要用于皮肤黏膜的消毒。

(1)使用方法

1)外科手术及注射部位皮肤消毒为原液,涂擦 2 次,作用 5 min,待干后才能操作。

2)口腔黏膜消毒为 500 mg/L 涂擦,作用 5 min。

3)阴道黏膜消毒 250 mg/L 涂擦,作用 5 min。

4)烧伤创伤消毒 250～500 mg/L 涂擦,作用 5 min。

(2)注意事项

1)避光、阴凉、防潮、密封保存,若受热高于 40 ℃时,即分解碘蒸气而使之失效。

2)对二价金属制品有腐蚀性,不应作相应金属制品的消毒。

3)碘过敏者忌用。

5.酒精中效消毒剂

用于消毒其含量为 75％。主要用于皮肤消毒。

注意事项

(1)易燃,忌明火。

(2)必须使用医用酒精,严禁使用工业酒精。

(3)注明有效期。

6.过氧化氢高效消毒剂

临床上使用消毒浓度为 3％。主要用于外科伤口清洗消毒、口腔含漱及空气消毒。

(1)使用方法

1)浸泡法:物品浸没于 3％过氧化氢容器中,加盖,浸泡 30 min。

2)擦拭法:对大件不能用浸泡法消毒的物品,可用擦拭法。

3)其他方法:用 1％过氧化氢漱口,用 3％过氧化氢冲洗伤口。

(2)注意事项:①通风阴凉保存,用前应测有效含量。②稳定性差,现配现用;稀释时忌与还原剂、碱、碘化物等强氧化剂混合。③对金属有腐蚀性,对织物有漂白作用。④使用浓溶液时,谨防溅入眼内及皮肤黏膜上;一旦溅入,立即用清水冲洗。⑤消毒被血液、脓液污染的物品时,需适当延长时间。

7.速效手消毒剂

该消毒剂为 0.5%～4% 洗必泰—酒精,用于外科手消毒、工作和生活中的卫生手消毒。

(1)使用方法

1)接连进行检查、治疗和护理患者时用本品原液 3 mL 置于掌心,两手涂擦 1 min 晾干。

2)外科洗手完毕后,用 5～10 mL 原液置于掌心,两手涂擦手和前臂 3 min。晾干后带上无菌手套。

3)日常工作后的手消毒:先用抑菌液或皂液揉搓双手,冲净后,将 3 mL 原液置于掌心,揉搓 1 min。

(2)注意事项

1)本品为外用消毒剂,不得口服、入眼。

2)本品含有酒精,对伤口、黏膜有一定的刺激性。

3)洗手后,必须将抑菌液或皂液冲净后再使用本品消毒。

4)置于阴凉、通风处保存;有效期 12～24 h。详见产品说明书。

第二节　洗手、刷手技术

一、基本概念

外科刷手术:指手术人员通过机械刷洗和化学药物作用以去除并杀灭手部皮肤表面上的污垢和附着的细菌,从而达到消毒手的目的。

外科:手消毒:指用消毒剂清除或杀灭手部及上肢暂居菌和减少常居菌的过程。

常居菌:也称固有性细菌,能从大部分人的皮肤上分离出来的微生物,是皮肤上持久的微生物。这种微生物是寄居在皮肤上持久的固有的寄居者,不易被机械的摩擦清除。如凝固酶阴性葡萄球菌、棒状杆菌类、丙酸菌属、不动杆菌属等。

暂居菌:也称污染菌或过客菌丛,寄居在皮肤表层,是常规洗手很容易被清除的微生物。接触患者或被污染的物体表面可获得,可随时通过手传播。

二、刷手前的准备

(1)穿洗手衣裤、隔离鞋,最好脱去本人衣衫;如未脱者,衣领衣袖应卷入洗手衣内,不可外露。

(2)戴口罩、帽子,头发、口鼻不外露。轻度上呼吸道感染者戴双层口罩,严重者不可参加手术。

(3)剪短指甲(水平观指腹不露指甲为度),去除饰物,双手及前臂无疖肿和破溃。

(4)用肥皂或洗手液洗手,清除手上污垢。由于肥皂液在存放过程中容易滋生微生物,加上刷手时间长、繁琐等原因,逐渐被淘汰。目前市售的氯己定—醇洗手液最大的特点是方便、快捷,容器多为一次性使用,不易受细菌污染,有的还具有芳香味及护肤作用等特点,已广泛应用于手的刷洗和消毒。

三、外科刷手法

外科刷手方法分 3 个步骤:机械刷洗、擦拭水迹、手的消毒。下面介绍氯己定—醇洗手液刷手法。

(一)机械刷洗与消毒

1.刷手方法

(1)取消毒毛刷。

(2)用毛刷取洗手液 5～10 mL,刷洗手及上臂。顺序为:指尖→指蹼→甲沟→指缝→手腕→前臂→肘部→上臂。刷手时稍用力,速度稍快。范围包括双手、前臂、肘关节上 10 cm(上臂下 1/3～1/2)处的皮肤,时间约 3 min。

(3)刷手毕,用流动水冲洗泡沫。冲洗时,双手抬高,让水从手、臂至肘部方向淋下,手不要放在最低位,避免臂部的水流向手部,造成污染。

现部分医院采用的是七步揉搓洗手法,先用流动水弄湿双手。取适量洗手液,揉搓双手。方法为:第一步是掌心擦掌心;第二步是手指交叉,掌心擦掌心;第三步是手指交叉,掌心擦掌心,两手互换;第四步是两手互握,互擦指背;第五步是指尖摩擦掌心,两手互换;第六步是拇指在掌心转动,两手互换;第七步是手指握腕部摩擦旋转向上至上臂下 1/3～1/2。手朝上,肘朝下冲洗双手。按此方法洗 3 遍,时间不少于 10 min。

2.擦拭手臂

用灭菌毛巾或一次性纸巾依次擦干手、臂、肘。擦拭时,先擦双手,然后将毛巾折成三角形,搭在一侧手背上,对侧手持住毛巾的两个角,由手向肘顺势移动,擦去水迹,不得回擦;擦对侧时,将毛巾翻转,方法相同。

3.消毒手臂

取消毒液按七步洗手法揉擦双手至上臂下 1/3～1/2,待药液自行挥发至干燥,达到消毒目的。

(二)注意事项

(1)修剪指甲,指甲长度不得超过 0.1 cm。

(2)用洗手液清洗双手一定要冲洗、擦干后,方能取手消毒液。

(3)刷洗后手、臂、肘部不可碰及他物,如误触他物,视为污染,必须重新刷洗消毒。

(4)采用肥皂刷手、酒精浸泡时,刷手的毛刷可不换,但每次冲洗时必须洗净刷子上原有的肥皂液。

(5)采用酒精浸泡手臂时,手臂不可触碰桶口,每周需测定桶内酒精浓度 1 次。

(6)刷子最好选用耐高温的毛刷,用后彻底清洗、晾干,然后采用高压或煮沸消毒。

四、连台手术的洗手原则

当进行无菌手术后的连台手术时,若脱去手术衣、手套后手未沾染血迹、未被污染,直接用消毒液涂抹 1 次即可。当进行感染手术后的连台手术时,脱去手术衣、手套,更换口罩、帽子后,必须重新刷手和消毒。

第三节 穿手术衣、戴无菌手套、无菌桌铺置原则、方法

一、穿手术衣

常用的无菌手术衣有两种：一种是对开式手术衣；另一种是折叠式手术衣。它们的穿法不同，无菌范围也不相同。

（一）对开式手术衣穿法

（1）手消毒后，取无菌手术衣，选择较宽敞的空间，手持衣领面向无菌区轻轻抖开。

（2）将手术衣轻抛向上的同时，顺势将双手和前臂伸入衣袖内，并向前平行伸展。

（3）巡回护士在其身后协助向后拉衣、系带，然后在手术衣的下摆稍用力拉平，轻推穿衣者的腰背部提示穿衣完毕。

（4）手术衣无菌区域为：肩以下，腰以上的胸前、双手、前臂，腋中线的侧胸。

（二）折叠式手术衣穿法

（1）（2）同"对开式手术衣穿法"。

（3）巡回护士在其身后系好颈部、背部内侧系带。

（4）戴无菌手套。

（5）戴无菌手套将前襟的腰带递给已戴好手套的手术医生，或由巡回护士用无菌持物钳夹持腰带绕穿衣者一周后交给穿衣者自行系于腰间。

（6）无菌区域为：肩以下，腰以上的胸前、双手、前臂、左右腋中线内，后背为相对无菌区。

（三）注意事项

（1）穿手术衣必须在手术间进行，四周有足够的空间，穿衣者面向无菌区。

（2）穿衣时，不要让手术衣触及地面或周围的人或物，若不慎接触，应立即更换。巡回护士向后拉衣领、衣袖时，双手均不可触及手术衣外面。

（3）穿折叠式手术衣时，穿衣人员必须戴好手套，方可接触腰带。

（4）穿好手术衣、戴好手套，在等待手术开始前，应将双手放在手术衣胸前的夹层或双手互握置于胸前，不可高于肩低于腰，或双手交叉放于腋下。

（四）连台手术衣的更换方法

进行连台手术时，手术人员应洗净手套上的血迹，然后由巡回护士松解背部系带，先后脱去手术衣及手套。脱手术衣时注意保持双手不被污染，否则必须重新刷手消毒。

（五）脱手术衣的方法

1.他人帮助脱衣法

脱衣者双手向前微屈肘，巡回护士面对脱衣者，握住衣领将手术衣向肘部、手的方向顺势翻转、扯脱。此时手套的腕部正好翻于手上。

2.个人脱衣法

脱衣者左手抓住右肩手术衣外面，自上拉下，使衣袖由里向外翻。同样方法拉下左肩，然后脱下手术衣，并使衣里外翻，保护手臂、洗手衣裤不被手术衣外面所污染，将手术衣扔于污物袋内。

二、戴手套

由于手的刷洗消毒仅能去除、杀灭皮肤表面的暂居菌,对深部常驻菌无效。在手术过程中,皮肤深部的细菌会随术者汗液带到手的表面。因此,参加手术的人员必须戴手套。

(一)戴手套的方法

1.术者戴手套法

(1)先穿手术衣,后戴手套。

(2)打开手套包布,显露手套,将滑石粉打开,轻轻擦于手的表面。

(3)右手持住手套返折部(手套的内面),移向手套包布中央后取出,避免污染。

(4)戴左手,右手持住手套返折部,对准手套五指,插入左手。

(5)戴右手,左手指插入右手套的返折部内面(手套的外面)托住手套,插入右手。

(6)将返折部分向上翻,盖住手术衣袖口。

2.协助术者戴手套法

(1)洗手护士双手手指(拇指除外)插入手套返折口内面的两端,四指用力稍向外拉出,手套拇指朝外上,小指朝内下,呈外"八"字形,扩大手套入口,有利于术者穿戴。

(2)术者左手对准手套,五指向下,护士向上提。同法戴右手。

(3)术者自行将手套返折翻转压住手术衣袖口。

(二)注意事项

(1)持手套时,手稍向前伸,不要紧贴手术衣。

(2)戴手套时,未戴手套的手不可触及手套外面,已戴手套的手不可触及手套内面。

(3)戴好手套后,应将翻边的手套口翻转过来压住袖口,不可将腕部裸露;翻转时,戴手套的手指不可触及皮肤。

(4)若戴手套时使用了滑石粉,应在参加手术前用无菌盐水冲洗手套上的滑石粉。

(5)协助术者戴手套时,洗手护士应戴好手套,并避免触及术者皮肤。

(三)连台手术脱手套法

先脱去手术衣,将戴手套的右手插入左手手套外面脱去手套,注意手套不可触及左手皮肤,然后左手拇指伸入右手鱼际肌之间,向下脱去右手手套。此时注意右手不可触及手套外面,以确保手不被手套外面的细菌污染。脱去手套后,双手需重新消毒或刷洗消毒后方可参加下一台手术。

三、无菌桌铺置原则、方法

手术器械桌要求结构简单、坚固、轻便及易于清洁灭菌,有轮可推动。手术桌一般分为大、小两种。大号器械桌长 110 cm,宽 60 cm,高 90 cm(颅脑手术桌高 120 cm)。小号器械桌长 80 cm,宽 40 cm,高 90 cm。准备无菌桌时,应根据手术的性质及范围,选择不同规格的器械桌。

无菌桌选择清洁、干燥、平整、规格合适的器械桌,然后铺上无菌巾 4～6 层,即可在其上面摆置各种无菌物品及器械。

(一)铺无菌桌的步骤

(1)巡回护士将器械包放于器械桌上,用手打开包布(双层无菌巾),只接触包布的外面,由里向外展开,保持手臂不穿过无菌区。

(2)无洗手护士时,由巡回护士用无菌持物钳打开器械布或由洗手护士穿好手术衣、戴好无菌手套再打开,先打开近侧,后打开对侧,器械布四周应下垂 30 cm。

(3)洗手护士将器械按使用先后次序及类别排列整齐放在无菌桌上。

(二)铺无菌桌的注意事项

(1)无菌桌应在手术开台前铺妥。

(2)备用(第二、第三接台手术)无菌桌所需用物。

(3)铺无菌桌的无菌单应下垂桌缘下 30 cm 以上,周围的距离要均匀。桌缘下应视为污染区。

(4)未穿无菌手术衣及戴无菌手套者,手不得穿过无菌区及接触无菌包内的一切物品。

(三)使用无菌桌原则

(1)铺好备用的无菌桌超过 4 h 不能再用。

(2)参加手术人员双手不得扶持无菌桌的边缘:因桌缘平面以下不能长时间保持无菌状态,应视为有菌区。

(3)凡垂落桌缘平面以下物品,必须重新更换。

(4)术中污染的器械、用物不能放回原处:如术中接触胃肠道等污染的器械应放于弯盘等容器内,勿与其他器械接触。

(5)如有水或血渗湿者,应及时加盖无菌巾以保持无菌效果。

(6)手术开始后该无菌桌仅对此手术患者是无菌的,而对其他患者使用无菌物品,则属于污染的。

(7)洗手护士应及时清理无菌桌上器械及用物,以保持无菌桌清洁、整齐、有序,并及时供应手术人员所需的器械及物品。

(8)托盘:为高低可调之长方形托盘。横置于患者适当部位之上,按手术需要放 1~3 个,如为胸部手术,则托盘横过骨盆部位;颈部手术,则置于头部以上。

在手术准备时摆好位置,以后用双层手术单盖好,其上放手术巾,为手术时放置器械用品之用。

第四节　手术器械台的整理及注意事项

一、无菌台使用原则

(1)选择范围较为宽敞的区域开台。

(2)徒手打开外层包布,用无菌持物钳开内层包布,顺序为:先对侧,后近侧。

(3)无菌包打开后未被污染又重新包裹,有效期不超过 24 h。

(4)无菌巾打开并暴露于无菌环境中超过 4 h,应重新更换或加盖无菌巾。

二、开台方法与要求

(一)无菌器械物品桌

为了便于洗手护士了解手术步骤,迅速、准确、有效地传递手术用品,缩短手术时间,避免差错,要特别注意洗手护士配合手术时所站立的位置和手术器械分类摆放顺序的协调一致。一般情况下,洗手护士与术者位置的取向关系是:护士站在术者的对侧,若为坐位正面手术,站其右侧(二者同向);坐位背面手术,站其左侧(二者相向)。

洗手护士与患者位置的取向关系是:仰卧位时站其左侧(盆腔手术站其右侧),侧卧位时站其腹侧,俯卧位时站其右侧。

1.器械桌的分区

将器械桌面分为 4 区,按械物品使用顺序、频率分类摆放,以方便洗手护士拿取物品。各区放置的物品有:Ⅰ区为碗、弯盘、杯、缝针盒、刀片、线束、消毒纱球、KD 粒、注射器等。碗在上,弯盘在下,小件物品放于弯盘或杯中。Ⅱ区为刀、剪、镊、持针钳。Ⅲ区为各种止血钳、消毒钳。Ⅳ区为各种拉钩、探针、咬骨钳、纱布、纱垫、皮肤保护巾等。拉钩等零散器械最好用长方形不锈钢盆盛装,保持整齐,不易丢失。如有专科器械桌在检查器械种类是否齐全和器械完整性后应加盖无菌巾,待要使用时再逐步打开使用,以减少污染机会。

2.无菌桌的建立

无菌桌的铺巾至少 4 层,四周垂于桌缘下 30 cm。无菌巾一旦浸湿,应立即更换或加铺无菌巾,以防止细菌通过潮湿的无菌单进入切口。有条件的医院,宜在无菌桌面加铺一层防水无菌巾,保持无菌桌在使用过程中不被水浸湿。

无菌桌的建立有两种方法:一是直接利用无菌器械包的包布打开后建立无菌桌;二是用无菌敷料重新铺盖建立无菌桌。前者是临床上最常用、最简单、最经济、最快的方法,开台时不仅占地小,还节约用物。若采用后者铺设无菌桌,则在已打开的无菌敷料中用 2 把无菌持物钳(或由穿戴好手术衣、手套的护士执行)夹住双层包布的两端后抖开,然后由远到近平铺于器械车桌面上,同法再铺一块无菌巾,使之达到 4 层。铺巾时应选择四周范围较宽的区域,无菌巾不要过度打开,无菌物品不要触及他物,以确保无菌桌不被污染。

同时摆放两个器械桌时,宜将专科器械和公共器械分开,器械桌可采用直角形或平行放置,公共器械桌靠近洗手护士侧。当呈直角形放置时,手术人员最好穿折叠式手术衣或在其后背加铺无菌巾,避免手术衣后襟触碰器械桌造成污染。

(二)托盘

托盘是器械桌的补充形式,摆放正在使用或即将使用的物品,以协助护士快速传递物品。因此,应按照手术步骤放置物品种类和数量,及时更换,不可大量堆积,以免影响操作。托盘可分为单托盘和双托盘两种。

1.托盘的分区

托盘可分 4 区。Ⅰ区为缝合线,将 1、4、7 号丝线备于治疗巾夹层,线头露出 1~2 cm,朝向切口,巾上压弯盘,盘中放浸湿或备用的纱布(垫);Ⅱ区为血管钳,卡在托盘近切口端边缘,弧边向近侧;Ⅲ区为刀、剪、镊、持针钳;Ⅳ区为拉钩、皮肤保护巾等。其中Ⅰ区物品相对固定,Ⅱ、Ⅲ、Ⅳ区物品按手术进展随时更换。若为双托盘,血管钳卡在两盘衔接处边缘上,Ⅱ区留做机动,如放心脏血管手术专用器械、物品等,其他区物品基本不变。

2.无菌托盘的建立

托盘的铺垫有 3 种解决方法：①直接将手术衣或敷料包展开在托盘上，利用原有的双层外包布；②使用双层托盘套；③在托盘上铺双层无菌巾。第一种方法简便、节约、实用，经过大单、孔巾的铺设后，盘上铺巾能达到 4～6 层。若铺双托盘，可用前两种方法铺设单托盘，在此基础上再加盖一层布巾，使托盘衔接紧密。临床上单托盘使用较多，双托盘多用于心脏外科手术。

三、手术野基本物品准备

手术野基本物品指的是手术切皮前切口周围的物品准备。洗手护士应在整理器械桌后，迅速备齐切皮时所用物品，加快手术进程。

1.准备干纱垫

切口两侧各放 1 块干纱垫，一是为了在切皮时拭血；二是将皮缘外翻，协助术者对组织的切割。因手套直接接触皮肤，比较滑，固定不稳，皮缘易致电灼伤，影响切口愈合。

2.固定吸引胶管

一般吸引管长为 100～150 cm，将吸引管中部盘一个约 10 cm 环，用组织钳提起布巾，将其固定在切口的上方，接上吸引头。此环既可防止术中吸引管滑落，又方便术中进行吸引。

3.固定高频电刀

高频电刀线固定在切口下方，固定端到电刀头端留有 50 cm。一是方便术者操作；二是不用时电刀头能放回托盘上，以免术中手术人员误踩脚踏或误按手控开关造成患者皮肤灼伤。

四、注意事项

（1）手术室护士穿手术衣、戴手套后，方可进行器械桌整理。

（2）器械桌、托盘的无菌区域仅限于桌面，桌缘外或垂于器械桌缘下视为污染区，不可将器械物品置于其外侧缘。

（3）器械物品的摆放顺序是以手术室护士为中心分近、远侧，以切口为中心分近心端、远心端。

（4）小件物品应放弯盘里，如刀片、线束、针盒、注射器等。一方面保持器械桌整齐，另一方面避免丢失。

（5）妥善保管缝针：缝针细小，术中极易被手套、敷料黏附而丢失，导致物品清点不清。因此，缝针应放在针盒内或别在专用布巾上。不可随意摆放在器械桌面上，以免丢失。

若缝针离开针盒，必须保持针不离钳。持针器夹持好的针应弯弓向下，放置在无菌台上，以免损坏针尖和针尖穿过布巾造成污染。在术中，回收的针应仔细检查针的完整性，以及针有没有因为医生的操作不当而出现倒钩。如出现倒钩应及时更换，如不完整应及时通知医生查找，以免异物遗留体内。

（6）手术人员不能接触桌缘平面以下：凡垂落于桌缘平面以下的物品视为污染，不可再用或向上拉提，必须重新更换。

第五节　手术野皮肤的消毒及铺无菌巾

皮肤表面常有各种微生物,包括暂居菌群和常驻菌群,特别是当术前备皮不慎损伤皮肤时,更易造成暂居菌寄居而繁殖,成为术后切口感染的因素之一。皮肤消毒的目的主要是杀灭暂居菌,最大限度地杀灭或减少常驻菌,避免术后切口感染,因此,严格进行手术区皮肤消毒是降低切口感染的重要环节。

一、消毒原则

(1)充分暴露消毒区域:尽量将患者的衣服脱去,充分显露消毒范围,以免影响消毒效果。

(2)碘酊干后,方可脱碘;否则,影响杀菌效果。

(3)消毒顺序以手术切口为中心,由内向外,从上到下。若为感染伤口或肛门消毒,则应由外向内。

已接触边缘的消毒纱球,不得返回中央涂擦。

(4)消毒范围以切口为中心向外 15～20 cm;如有延长切口的可能,则应扩大消毒范围。

(5)消毒前须检查消毒区皮肤清洁情况。

二、手术野皮肤消毒范围

1.头部手术皮肤消毒范围

头部及前额。

2.口、唇部手术皮肤消毒范围

面、唇、颈及上胸部。

3.颈部手术皮肤消毒范围

上至下唇,下至乳头,两侧至斜方肌前缘。

4.锁骨部手术皮肤消毒范围

上至颈部上缘,下至上臂上 1/3 处和乳头上缘,两侧过腋中线。

5.胸部手术皮肤消毒范围

侧卧位:前后过中线,上至肩及上臂上 1/3 处,下过肋缘,包括同侧腋窝。

仰卧位:前后过腋中线,上至锁骨及上臂,下过脐平行线。

6.乳腺癌根治手术皮肤消毒范围

前至对侧锁骨中线,后至腋后线,上过锁骨及上臂,下过脐平行线。如大腿取皮,则大腿过膝,周围消毒。

7.上腹部手术皮肤消毒范围

上至乳头,下至耻骨联合,两侧至腋中线。

8.下腹部手术皮肤消毒范围

上至剑突,下至大腿上 1/3,两侧至腋中线。

9.腹股沟及阴囊部手术皮肤消毒范围

上至脐平行线,下至大腿上 1/3,两侧至腋中线。

10.颈椎手术皮肤消毒范围

上至颅顶,下至两腋窝连线。如取髂骨,上至颅顶,下至大腿上 1/3,两侧至腋中线。

11.胸椎手术皮肤消毒范围

上至肩,下至髂嵴连线,两侧至腋中线。

12.腰椎手术皮肤消毒范围

上至两腋窝连线,下过臀部,两侧至腋中线。

13.肾脏手术皮肤消毒范围

前后过正中线,上至腋窝,下至腹股沟。

14.会阴部手术皮肤消毒范围

耻骨联合、肛门周围及臀、大腿上 1/3 内侧。

15.四肢手术皮肤消毒范围

周围消毒,上下各超过一个关节。

16.耳部手术

术侧头、面颊及颈部。

17.髋部手术

前、后过正中线,上至剑突,下过膝关节,周围消毒。

三、消毒注意事项

(1)面部、口唇和会阴部黏膜、阴囊等处,不能耐受碘酊的刺激,宜用刺激性小的消毒液来代替。

(2)涂擦各种消毒液时,应稍用力,以便增加消毒剂渗透力。

(3)消毒腹部皮肤时,先在脐窝中滴数滴消毒液,待皮肤消毒完毕后再擦净。

(4)碘酊纱球勿蘸过多,以免流散他处,烧伤皮肤。脱碘必须干净。

(5)消毒者双手勿与患者皮肤或其他未消毒物品接触,消毒用钳不可放回手术器械桌。

(6)采用碘伏皮肤消毒,应涂擦 2 遍,作用时间 3 min。

(7)注意脐、腋下、会阴等皮肤皱褶处的消毒。

(8)实施头面部、颈后入路手术时,应在皮肤消毒前用纱布保护双眼,用棉球保护耳部,以防止消毒液流入,造成损伤。

四、铺无菌巾

(一)铺无菌巾的目的

手术野铺无菌巾的目的是防止细菌进入切口。除显露手术切口所必需的最小皮肤区之外,遮盖手术患者其他部位,使手术周围环境成为一个较大范围的无菌区域,以避免和尽量减少手术中的污染。

(二)铺无菌巾的原则

(1)铺无菌巾由洗手护士和手术医生共同完成。

(2)铺巾前,洗手护士应穿戴无菌手术衣、手套。手术医生操作分两步:未穿手术衣、未戴手套,直接铺第一层切口单;双手臂重新消毒一次,穿戴好手术衣、手套,方可铺其他层单。

(3)铺无菌单时,距切口 2～3 cm,悬垂至床缘 30 cm 以下,手术切口四周及托盘上至少 4 层,其他部位应至少 2 层以上。

(4)无菌巾一旦放下,不要移动,必须移动时,只能由内向外,不得由外向内。

(5)严格遵循铺巾顺序。

方法视手术切口而定,原则上第一层无菌巾是从相对干净到较干净,先远侧后近侧的方向进行遮盖。如腹部无菌巾的顺序为:先下后上,先对侧后同侧。

(三)常见手术铺巾

1.腹部手术

(1)洗手护士递1、2、3块治疗巾,折边对向铺巾者,依次铺盖切口的下方、对方、上方。

(2)第4块治疗巾,折边对向自己,铺盖切口的同侧,用4把布巾钳固定。

(3)铺中单2块,于切口处向上外翻遮盖上身及头架,向下外翻遮盖下身及托盘,保护双手不被污染。

(4)铺孔被1块,遮盖全身、头架及托盘。

(5)对折中单1块铺于托盘面上。

(6)若肝、脾、胰、髂窝、肾移植等手术时,先在术侧身体下方铺对折中单1块。

2.胸部(侧卧位)、脊椎(胸段以下)、腰部手术

(1)对折中单2块,分别铺盖切口两侧身体的下方。

(2)切口铺巾同腹部手术。

(3)若为颈椎后路手术,手术铺巾同"头部手术"。

3.头部手术

(1)对折中单1块铺于头、颈下方,巡回护士协助抬头。

(2)治疗巾4块铺盖切口周围,在切口部位覆盖皮肤保护膜。

(3)折合中单1块,1/3搭于胸前托盘架上,巡回护士放上托盘压住中单,将剩余2/3布单外翻盖住托盘。

(4)铺中单两块,铺盖头部、胸前托盘及上身,2把布巾钳固定连接处中单。

(5)铺孔被,显露术野。

(6)对折治疗巾1块,组织钳2把固定在托盘下方与切口之间布单上,形成器械袋。

4.眼部手术

(1)双层治疗巾铺于头下,巡回护士协助患者抬头。

(2)将面上一侧治疗巾包裹头部及健眼,1把布巾钳固定。

(3)铺眼孔巾,铺盖头部及胸部。

5.乳腺癌根治手术

(1)对折中单1块,铺于胸壁下方及肩下。

(2)如患侧手悬吊,同"腹部铺单法"。

(3)如患侧手外展,于铺治疗巾的同时由助手将患侧手抬起,铺中单后在患侧手托上放一治疗巾将患肢包裹,铺孔被,将患肢从孔被中牵出,用无菌绷带将患肢固定。

6.经腹会阴直肠癌根治手术

(1)中单:治疗巾各1块铺于臀下,巡回护士协助抬高患者臀部。

(2)3折无菌巾1块,横铺于腹部切口下方,无菌巾3块分别铺于切口对侧、上方、近侧。4把布巾钳固定。

(3)双腿分别套上腿套,从脚到腹股沟;套托盘套。

(4)铺中单3块,1块遮盖上身及头架,2块铺于两腿上方,将托盘置于腿上方。

(5)铺孔被,将治疗巾对折铺于托盘上。

7.四肢手术

(1)上肢:对折中单(一次性中单、布单各 1 块)2 块铺于木桌上;对折无菌巾 1 块围绕上臂根部及止血带,1 把布巾钳固定,同法再围绕第 2 块无菌巾;无菌巾 2 块上、下各一,2 把布巾钳固定;折合治疗巾包裹术侧末端,于铺完孔被后无菌绷带固定;中单 1 块铺盖上身及头架,中单 1 块铺盖下身;铺孔被,术侧肢体从孔中穿出。

(2)下肢:中单(一次性)2 块、布中单 1 块依次铺于术侧肢体下方;对折治疗巾 1 块,由下至上围绕大腿根部及止血带,同法再包绕第 2 块治疗巾,1 把布巾钳固定;无菌巾 2 块在肢体上、下各铺 1 块,2 把布巾钳固定;折合治疗巾包裹术侧末端,无菌绷带固定;中单 1 块铺盖上身及头架;铺孔巾 1 块,术侧肢体从孔中穿出。

8.髋关节手术

(1)对折中单 1 块,铺于术侧髋部侧下方。

(2)中单(一次性)2 块、布中单 1 块依次铺于术侧肢体下方。

(3)治疗巾 3 块,第 1 块折边向术者由患者大腿根部向上围绕,第 2 块折边向助手铺于切口对侧,第 3 块折边向术者铺于同侧,3 把布巾钳固定。

(4)铺中单,包裹术侧肢体末端;铺孔巾,同"下肢手术"。

9.脊柱手术

(1)同腹部手术依次铺好 4 块治疗巾,2 块布中单。

(2)于切口上方加盖一次性中单 1 块,于托盘外侧加铺一次性中单 1 块,2 把直钳固定,铺孔被。

五、术中的无菌要求

(1)保持无菌区域不被污染:手术台面以下视为有菌,手术人员的手、器械物品不可放到该平面以下;否则,视为被污染。

(2)由洗手护士打开无菌包内层,无洗手护士的手术,由巡回护士用无菌持物钳打开,手术医生铺毕第 1 层巾后,必须重新消毒双手 1 次。

(3)器械应从手术人员的胸前传递,必要时可从术者手臂下传递,但不得低于手术台边缘,手术者不可随意伸臂横过手术区域取器械。

(4)手术人员的手不要接触切口周围的皮肤:切皮后应更换刀片和盐水垫,铺皮肤保护巾,处理空腔脏器残端时,应用盐水垫保护周围组织,已污染的器械和敷料必须放于弯盘中,不能放回无菌区。

(5)术中因故暂停如进行 X 线片时,应用无菌单将切口及手术区域遮盖,防止污染。

(6)无菌物品一经取出,虽未使用,但不能放回无菌容器内,必须重新灭菌后再使用,无菌包打开后未被污染,超过 24 h 不可使用。一次性物品应由巡回护士打开外包装后,洗手护士用镊子夹取,不宜直接在无菌桌面上撕开。

(7)手术人员更换位置时,如两人邻近,先由一人双手放于胸前,与交换者采用背靠背形式交换;如非邻近,则由双方先面向手术台退后,然后交换。

(8)术中尽量减少开关门次数:限制参观人员,参观人员距离手术者 30 cm 以上。

(9)口罩潮湿及时更换,手术人员咳嗽、打喷嚏时,应将头转离无菌区。及时擦拭手术人员的汗液。

（10）无菌持物钳主张干燥保存，每台一换，若历时长，每4 h更换。

第六节　手术体位

手术体位是指术中患者的位式，由患者的卧姿、体位垫的使用、手术床的操纵三部分组成。

正确的手术体位，可获得良好的术野显露（尤其是深部手术），防止神经、肢体等意外损伤的发生，缩短手术时间；反之，则可造成手术操作困难，可能导致重要器官的损伤、大出血或严重后果。手术体位摆放的关键是设法减轻或消除机体各着力点在体位变化后所承受的异常压力，以及体位垫、约束带等对大血管、神经等组织可能造成的压迫。安全合理的手术体位是手术成功和患者安全的基本保证。手术体位具有不易更改、持续时间长的特点，这就要求手术护士在护理中，根据患者手术的需要及其个体差异（年龄、性别、身体况状等），给患者安置一个较为舒适的体位。为患者营造一个安全舒适的环境、让患者平安地度过手术期。因此，必须熟练掌握手术体位的摆放。

手术体位的安置要以既符合手术操作需要，又不过分妨碍患者生理功能为原则。安置体位的操作务必做到轻柔缓慢，协调一致，切实注意负重点和支点是否正确合理，已安置的体位是否能保持固定不移位，安置体位务必讲究各种垫物或支撑物的安放位置、着力点和固定点，使之既不妨碍呼吸动作，也不影响静脉回流，更无软组织受异常压迫或牵拉。

一、体位变化对机体的影响

（一）体位变化对心血管系统的影响

体位变化对心血管系统的影响取决于平均动脉压和脑血管阻力的变化、使颅内压升高的体位：除仰卧位以外的其他任何体位头低30°并向左向右转、仰卧头屈时。正常脑组织血流量的维持主要依靠平均动脉压和脑血管阻力等两项因素。脑血管阻力在直立位时最小，在水平仰卧位时有所增高，头低位时则显著增高，不利于脑血流灌注。

患者在麻醉后循环系统代偿能力减弱，肌肉松弛，外周血管扩张，心血管系统自身调节能力明显下降。保护性反射作用已大部消失或减弱，患者已基本失去自身调节能力，因此改变体位所产生的各种生理功能变化较明显。如果突然改变体位或搬动患者，可诱发急性循环功能不全和一过性低血压，严重时会出现猝死。

截石位时，双腿抬高，回心血量会显著增加，心肺功能不佳的患者可能因心脏负荷过重而引起急性心力衰竭或肺水肿，反之，下肢复位时，有效循环血量减少，进而出现低血压；俯卧位时因患者胸部及腹部受压易引起通气不足，特别是腹腔内容物对横膈膜的挤压，可进一步加重呼吸困难。腹部受压可致下腔静脉回流受阻，出现血压下降及脊髓手术区域失血增多。上肢过度外展可使锁骨下血管和腋部血管牵拉受压，进一步致回流受阻而造成肢体肿胀；腹腔巨大肿瘤的患者，仰卧位时可能因肿物压迫腹主动脉而引起血压急剧升高；妊娠末期者仰卧位时，子宫压迫下腔静脉致回心血量不足，引起血压下降。

(二)体位变化对呼吸系统的影响

手术体位对呼吸的影响主要来自地心引力和机械性干涉两方面因素。某些外界干扰,如胸腹腔的脏器或巨大肿物可随体位改变而产生相应的引力作用,对胸腹腔或膈肌施加额外的压力,或者腹腔深部牵开器压迫肝区或脾区,胸腹腔内填塞纱布等均可导致胸廓或膈肌的活动受到限制,胸廓容积减少,肺内血容量改变,进一步导致肺通气和灌流比例变化。俯卧位时患者胸部及腹部受压易引起通气不足,膈肌上升,胸廓容积缩小,肺泡受压萎缩导致肺顺应性下降,加重呼吸做功,同时可压迫下腔静脉导致手术渗血增多血压下降。摆置侧卧位手术体位时,各种头低位时,由于腹腔脏器压迫膈肌使其下移受阻,或在安置侧卧位时,卡板位置过高、过紧以及安置俯卧位时,胸部受压,腹部未悬空等,这些均可致呼吸减弱而引起呼吸困难。在侧卧、仰卧或坐位姿势中,如果头颈前屈过深,容易导致上呼吸道梗阻。

气管插管全麻的患者,也有导管折屈梗阻的可能。一些肺部疾病,如痰多、咯血或肺部其他分泌物较多的患者,当取健侧卧位时,这些液体会浸入健侧而引起疾病播散,甚至会阻塞气道而致急性窒息。

(三)体位变化对神经系统的影响

手术中外周神经损伤的 5 个主要原因是牵拉、压迫、缺血、机体代谢功能紊乱以及外科手术损伤。当压力和压迫时间达到一定阈值时有可能导致神经损伤并伴有临床症状。在全身麻醉后,患者的肌肉松弛、生理反应减弱,组织、神经、血管所受的压力和牵张力超过其代偿程度易造成损伤,也可因神经生理位置表浅、手术床的边缘、不平整的敷料直接压迫或因手术操作、麻醉过浅而使术中体位改变等诸多因素,造成易出现神经损伤。例如侧卧位时上臂过度受压可损伤臂丛神经;平卧时上肢尺神经沟若卡于床边缘则可能损伤尺神经;在截石位时,腓总神经可因膝外侧受到支架或其他硬物挤压而受到损伤。轻者术后出现肢体麻木,压迫时间较长者甚至可能出现运动功能受损。

较易受损的外周神经有:颈丛、尺神经、桡神经、臂丛、腓总神经等。

(四)常见体位并发症及预防

1.压疮的定义

压疮是身体局部组织长期受压、血液循环障碍、组织营养缺乏、使皮肤失去正常生理功能,而引起的组织破损和坏死。压疮最早称为褥疮,压力不均匀是造成压疮发生的因素。在手术中由于麻醉药物的作用和肌肉松弛造成动脉血压低于外界压力(体质量),以致组织缺血坏死、血液循环遭受强大干扰,常好发于头部、骶尾部、上臀部、肘部、足跟部、下臀部、膝部、踝部、耳部、脊椎、肩部等突出的部位。

2.压疮好发的高危人群

①脊髓损伤手术患者;②神经血管手术患者;③较长时间俯卧位患者;④较长时间侧卧位患者。

3.术中压疮的预防

①选择合适的体位垫;②重点受压部位贴压疮贴;③避免拖、拉、推,动作要轻柔;④术中注意保暖;⑤分散手术体位带来的重力,减轻接触面压力⑥保持血液的正常循环;⑦保持受压部位干燥,避免潮湿;⑧注意床单位保持平整、无碎屑。

二、手术体位的安置

(一)手术体位的组成

①患者的卧势;②体位垫的使用;③手术床的操作。

(二)手术体位安置原则

(1)保证患者安全舒适。

(2)充分暴露手术野,便于医生操作。

(3)不影响患者呼吸、不影响患者血液循环。

(4)不压迫患者外周神经,不过度牵拉患者肌肉、骨骼。

(5)固定牢靠、不易移动。

(6)避免发生体位并发症。

(三)标准体位的定义及安置意义

标准体位定义如下。

(1)标准体位为正常手术提供保障。

(2)在摆体位时,标准体位更安全。

(3)培训新人,标准体位更加容易学习和接受。

(4)在摆相同体位时,标准体位更容易。

(5)在变换体位时,标准体位更快实现。

(四)常见手术体位安置方法

1. 仰卧位

仰卧位是最常见的手术体位。包括水平仰卧位、垂头仰卧位、上肢外展仰卧位等。适用于头部手术、颈部手术、胸部手术、腹部手术、四肢手术、食管中段癌切除等手术体位的安置。

(1)水平仰卧位:适用胸、腹部、下肢等手术。

物品准备:软垫 1 个、约束带 1 条、头圈 1 个、中单 1 块、托手板 1 个、足跟垫 1 对、束臂带 1 条。

摆置方法及步骤:①患者仰卧于手术床上,头下垫头圈;②双上肢自然放于身体两侧,中单固定肘关节部位或外展于托手板上束臂带固定,外展角度应＜90°;③双下肢伸直,双膝下放一软垫,以免双下肢伸直时间过长引起神经损伤,双足垫足跟垫;④约束带轻轻固定膝部。

特殊注意:①肝、胆、脾手术,术侧垫 1 个小软垫,调手术床使患侧抬高 15°,使术野显露更充分;②前列腺摘除术,在骶尾部下面垫 1 个软垫,将臀部稍抬高,利于手术操作;③子宫癌广泛切除术,臀下垫 1 个软垫,调低手术床头背板 20°、腿部下垂 30°,肩部置托并用软垫垫好,防止滑动,充分显露术野。

(2)垂头仰卧位:适用甲状腺、颈前路术、腭裂修补、全麻扁桃体摘除、气管异物、食管异物等手术。

物品准备:肩垫 1 个、圆枕 1 个、小沙袋 2 个或头圈 1 个、约束带 1 条。

摆置方法及步骤:①双肩下垫一肩垫(平肩峰),抬高肩部 20°,头后仰;②颈下垫一圆枕,防止颈部悬空;③头两侧置小沙袋或头圈,固定头部,避免晃动,术中保持头颈部正中过伸位,利于手术操作;④放置器械升降托盘(代替头架)。其余同"水平仰卧位"。

特殊注意:①颈椎前路手术,头稍偏向手术对侧,以便于手术操作;②全麻扁桃体摘除,手术床头调低 5°～10°。

(3)斜仰卧位(45°):适用前外侧入路、侧胸前壁、腋窝等部位手术。

物品准备:小软垫 1 个、棉垫 2 个、托手板 1 个、束臂带 1 条、绷带 1 卷、约束带 1 条。

摆置方法及步骤:①手术部位下垫 1 个软垫,抬高患侧胸部,利于术野显露;②患侧手臂自然屈肘、上举,棉垫包好,用绷带将患侧上肢悬吊固定在麻醉头架上(注意绷带不要缠绕过紧,不要将肢体裸露在麻醉头架上,以免在使用电刀时灼伤皮肤);③健侧根据手术需要手臂外展或内收,其余同"水平仰卧位"。

(4)侧头仰卧位:适用耳部、颌面部、侧颈部、头部等手术。

物品准备:软垫 1 个、头圈 1 个或头架 1 个、约束带 1 条。

摆置方法及步骤:①患者仰卧,患侧在上,健侧头下垫 1 个头圈,避免压伤耳郭;②肩下垫 1 个软垫,头转向对侧(侧偏程度视手术部位而定)。其余同"水平仰卧位"。

颅脑翼点入路、凸面肿瘤摘除术上头架,将头架各螺丝旋紧,防止头架零件滑脱,影响固定效果。同时,抬高手术床头 10°～15°。

(5)上肢外展仰卧位:适用于上肢、乳房手术。

物品准备:托手器械台或托手板 1 个,并调整其高度与手术床高度一致。

摆置方法及步骤:患侧上肢外展置于托手器械台上,外展不得超过 90°,以免拉伤臂丛神经。其余同"水平仰卧位"。

(6)骨科牵引床的应用:适用于股骨粗隆间骨折、对位困难的股骨干骨折、髋关节手术等。

物品准备:棉垫 4 块、牵引床有关配件(会阴柱、牵引臂、延长臂或缩短臂、牵引架、腿架、双侧足托架等)。

摆置方法及步骤:①将患者向床尾方向移动至会阴柱(柱上包裹一棉垫);②将附着于骨科床两侧的牵引臂拉出,分开约 45°;③根据患者身高安装长或短可活动牵引臂,必要时可装延长或缩短臂;④在术侧牵引臂上装牵引架,对侧安装足托架;⑤将患者双足用棉垫包裹后置于足托架上,妥善固定;⑥卸去手术床腿板,调整患者双足及牵引架位置,保持踝关节的自然生理位置,不过于跖屈或背屈;⑦手术侧上肢用棉垫包裹后固定于头架上,绷带固定,不宜过紧,皮肤避免与头架金属部位接触。

注意事项:①此操作须待患者麻醉满意后方可进行。②应注意保护患者会阴部。会阴柱上加棉垫进行保护,与患者会阴部皮肤隔开,同时会阴部与会阴柱之间需留少许间隙,以免过度牵引时压伤患者会阴部。③保护足跟及踝关节,于患者足跟部垫足跟垫,足背、踝关节与足托之间垫棉垫,防止压伤皮肤。④熟悉牵引架的紧与松的调节方向,避免弄错,影响手术进行。⑤牵引床各个关节要牢靠固定,避免手术过程中松动造成不良后果。

2.侧卧位

侧卧位适用于肺、食管、侧胸壁、侧腰部(肾及输尿管中、上段)、髋部手术等。

(1)胸科手术侧卧位物品准备:大体位软垫 2 个、小体位软垫 2 个、大约束带 1 个、束臂带 2 个、托手架 2 个、头圈 1 个、枕垫 1 个、尼龙搭扣约束带 1 对、头架 1 个、床锁 3 个、侧挡板 2 个。

摆置方法及步骤:①患者健侧卧 90°。②两手臂向前伸展于双层托手架上;腋下垫一个大体位软垫,距腋窝约 10 cm,防止手臂、腋神经、血管受压;束臂带固定双上肢,保持患侧上肢功能位,下肢健侧外展<90°。③头下枕 1 个 25 cm 高的枕垫或头圈 1 个,使下臂三角肌群下留

有空隙,防止三角肌受压引起挤压综合征。④两侧各上1个侧挡板或沙袋固定,挡板与患者之间各置1个小体位软垫,缓冲挡板对患者身体的压力,女性患者应考虑勿压伤乳房。⑤下侧下肢屈曲、上侧下肢伸直,有利于固定和放松腹部。两腿之间夹1个大体位软垫,保护膝部骨隆突处。⑥尼龙搭扣约束带固定髋部。

(2)肾及输尿管中上段手术侧卧位物品准备:大体位垫2个、小体位垫2个、大约束带1个、束臂带2个、手架2个、头圈1个、尼龙搭扣约束带1对、头架1个、枕垫1个。

摆置方法及步骤:①将患者健侧卧90°于手术床上,患者肾区(肋缘下3 cm)对准腰桥关节。②腋下垫大体位垫,距腋窝约10 cm,以腋窝不受压为宜,防止上臂受压损伤腋神经。③双臂置于双层手托架上,下臂伸直,上臂功能位。垫中单,以束臂带固定。④尼龙搭扣约束带固定于髋关节部,前后各放小体位垫1个,固定牢靠。⑤下腿弯曲,上腿伸直,使腰部平直舒展,充分显露术野。⑥两腿之间垫大体位垫,保护膝部骨隆突处,避免下腿踝关节受压和上侧脚着床。⑦大腿上3～5 cm以大约束带固定。⑧头下垫头圈或头下枕1个25 cm高的枕垫,使下臂三角肌群下留有空隙,防止三角肌受压引起挤压综合征。

(3)髋部手术侧卧位:适用于髋臼骨折合并髋关节后脱位、人工髋关节置换术、股方肌骨瓣转位治疗股骨头无菌性坏死,股骨干骨折切开复位内固定、股骨肿瘤、股骨颈骨折或股骨粗隆间骨折固定和股骨上端截骨术等。

物品准备:腋垫1个、方垫2个、头圈1个、侧挡板2个、侧卧位托手架或截石位腿架1个、约束带1条、束臂带2条、托手板1个、大软垫1个、枕垫1个。

摆置方法及步骤:①侧卧90°,患侧向上;②腋下垫1个腋垫;③束臂带固定双上肢于托手架上;④骨盆两侧上侧挡板或各垫1个长沙袋,挡板与患者之间各垫小方垫2个固定牢靠,以免术中体位变动,影响复位效果;⑤头下垫一枕垫;⑥两腿之间夹1个大软垫,约束带将大软垫与下侧下肢一并固定(切口在髋部,上侧下肢不约束)。

3.俯卧位

俯卧位适用于颅后窝、颈椎后路、脊柱后入路、骶尾部、背部、痔等手术。

物品准备:大软垫2个、方垫2个、小软圈2个、约束带1条、束臂带2条。

摆置方法及步骤:①患者俯卧,头转向一侧或支撑于头架上(颅后窝、颈椎后入路手术);②胸部垫1个大软垫、尽量靠上,髂嵴两侧各垫1个方垫,使胸腹部呈悬空状,保持胸腹部呼吸运动不受限制,同时避免因压迫下腔静脉致回流不畅而引起低血压;③双上肢平放,置于身体两侧,中单固定或自然弯曲置于头两侧,用束臂带固定;④双足部垫1个大软垫,使踝关节自然弯曲下垂,防止足背过伸,引起足背神经拉伤;⑤较瘦弱的患者,双膝下各垫一小软圈,防止压伤膝关节部皮肤;⑥骶尾部手术、痔手术,调低手术床尾约60°,分开两腿,以便充分显露术野,男性患者防止阴茎、阴囊受压。

注意事项:①双髋双膝关节屈曲20°;②双上肢远端关节低于近端关节;③膝关节及小腿下垫软垫;④头部置于有硅胶头垫上,踝部背曲,足趾悬空;⑤女性患者将双侧乳房护送至体位垫中空处,并展平胸下中单,使双侧乳房不受任何挤压。男性患者要注意外生殖器的保护,使其不与体位垫接触,避免阴茎受压发生水肿。

4.截石位

截石位适用于肛门、尿道会阴部、经腹会阴联合切口、阴道手术、经阴道子宫切除、膀胱镜检查、经尿道前列腺电切手术等。

物品准备：腿架 2 个、棉垫 2 块、固定带 2 个、小软垫 2 个、托手板 1 个、床锁 3 个。

摆置方法及步骤：①患者仰卧，一侧手臂置于身旁，中单固定于床垫下，另一侧手臂可固定于托手板上供静脉输液。②将长腿板卸下，臀部与床边缘平齐。③腿架固定于床两侧，将双腿架于腿架上，在摆置截石卧位时，支腿架外侧要垫上软垫，支腿架不宜过高，应与大腿在仰卧屈髋时的高度相等，大腿与躯干纵轴呈 90°～100°。腿托应托在小腿肌肉丰满的部位，与小腿平行，膝关节弯曲 90°～100°。双下肢分开 80°～90°，以避免对腘窝的直接压迫，从而防止血管内皮损伤导致血栓形成和小腿筋膜高压综合征的发生，同时避开了对腓骨头的挤压，有利于避免腓总神经及肌肉韧带的损伤。④两腿屈髋、屈膝置于腿架上，腿与腿架之间垫 1 个棉垫，防止皮肤压伤，固定带固定，不宜过紧（以双腿不下滑为度）。⑤两腿高度以患者腘窝的自然弯曲下垂为准；两腿宽度为生理跨度（45°），大于生理跨度时，可引起大腿内收肌拉伤。⑥将膝关节摆正，不要压迫腓骨小头，以免引起腓总神经损伤，致足下垂。⑦腰臀下垫 1 个小软垫或将手术床后仰 15°，有利手术操作。

5. 坐位

（1）局麻坐位手术：适用于鼻中隔矫正、鼻息肉摘除、扁桃体手术等。

物品准备：手术座椅或使用手术床的座位功能、立式手术灯。

方法及步骤如下。

方法一：①患者坐在手术椅上；②调整好头架位置，头置于头架上，保持固定；③两手扶住手术椅把手。

方法二：①患者坐在手术床上；②将手术床头端调高 75°，床尾调低 45°，整个手术床后仰 15°，使患者屈膝半坐在手术床上；③双上肢自然下垂，中单固定。

（2）全麻坐位手术：适用于肩关节类手术。

物品准备：骨科专用手术床及专用头架或手术床专用头盔、弹力绷带 2 卷、绷带 2 卷、棉垫数个、腹带 1 条（宽为 20 cm，长为 200 cm，腹带正中内置一条宽为 18 cm，长为 45 cm，厚为 3 cm 的海绵）。膝下软垫 1 个、托手架 2 个。

方法及步骤：①于患者上肢建立静脉通道，连接延长管。②于肋缘下方缚腹带，并缚于手术床背板上，松紧以勉强伸进 4 个手指为宜。可防止摆放体位时左右摇动，及减少内脏血液流动，保证患者坐起后回心血量的供应。③弹力绷带缠绕双下肢，或穿弹力袜以减少双下肢血流，防止因回流不畅致肿胀；同时增加回心血量，维持患者的血压。④双耳塞棉花，双眼涂眼药膏，并用纱布遮盖。⑤缓慢升起手术床背板 70°～80°。⑥肩关节手术患者使用手术床专用头盔固定头部，并使用肩关节专用手术床背板，以更好显露手术野，便于术者操作。⑦双上肢向前自然弯屈，用棉垫、绷带固定或放于托手架上固定。

注意事项：升手术床背板，每升起 15°注意监测生命体征变化，随时调整手术床角度；安装头架，注意避免气管、颈部血管受压或扭曲，头部前屈及旋转程度根据具体部位而定。

第七节 麻醉前的护理

麻醉(anesthesia)前的护理,是麻醉患者护理工作的开始,也是麻醉患者护理工作的重要环节之一。加强麻醉的护理工作,对于保证患者麻醉期间的安全性、提高患者对麻醉和手术的耐受力、减少麻醉后并发症等都具有重要的意义。

一、护理评估

(一)健康史

1.病史

了解患者既往有无中枢神经系统、心血管系统及呼吸系统疾病;有无脊柱畸形或骨折,有无椎间盘突出;腰部皮肤有无感染病灶、静脉炎等。

2.麻醉及手术史

既往是否接受过麻醉与手术,如果有,应详细询问当时所用麻醉药物、麻醉方法以及围术期的有关情况。

3.用药史

详细了解患者近期是否应用强心剂、利尿剂、降血压药、降血糖药、镇静剂、镇痛剂、抗生素以及激素等。如曾应用,要进一步询问用药时间、所用剂量及药物反应等;有无药物、食物等过敏史,如果有,应进一步详细询问。

4.家族史

了解患者有无家族遗传性疾病。

5.个人史

个人史包括工作经历、饮食习惯、烟酒嗜好以及有无药物成瘾等。

(二)身体状况

(1)了解患者的年龄、性别、性格特征、职业以及临床诊断。

(2)麻醉手术风险评估:①麻醉前准备的主要目的是使患者术前尽可能处于最佳状态,麻醉前对患者的估计经常考虑两个问题:一是患者是否在最佳身体状态下接受麻醉;二是手术给患者健康带来的好处是否大于因并存疾病所致的麻醉手术的风险;可能导致手术患者术中术后并发症和病死率增高的危险性因素。②肺部疾病及胸片证实的肺部异常。③心电图异常。

(3)观察患者的生命体征及营养状况:牙齿有无缺少或松动,有无义齿,注意患者有无贫血、发绀、发热、脱水等症状。神志清醒者还应详细询问患者近期的体质量变化情况,以便对患者麻醉和手术的耐受力做出初步判断。

(三)心理—社会状况

了解患者对疾病、手术方式、麻醉方式的认识程度,对术前准备、护理配合和术后康复知识的了解程度。

二、护理诊断及医护合作性问题

1.恐惧、焦虑

恐惧、焦虑与对手术室环境陌生、缺乏对手术和麻醉的了解有关。

2.知识缺乏

缺乏有关麻醉及麻醉配合知识。

三、护理目标

(1)患者恐惧、焦虑减轻。

(2)了解有关麻醉及麻醉配合知识。

四、护理措施

1.禁食

麻醉前应常规禁食 12 h,禁饮水 4～6 h,以减少术中、术后误吸导致窒息的危险;急诊手术的患者,只要手术时间允许,也应尽量准备充分;饱食后的急诊手术患者,可以考虑局部麻醉方式;手术需要必须全麻者,则应清醒插管,主动控制气道,避免引起麻醉后误吸。

2.局麻药过敏试验

普鲁卡因、丁卡因和利多卡因都能与血浆蛋白结合产生抗原或半抗原,可发生变态反应。目前规定普鲁卡因使用前应常规做皮肤过敏试验。

3.麻醉前用药

麻醉前用药是为了稳定患者情绪,确保麻醉顺利实施。另外,麻醉前用药还可以减少麻醉药用量,减轻麻醉药的毒不良反应。临床工作中,常根据患者护理评估结果、患者病情、手术方案、拟用麻醉药及麻醉方法等确定麻醉前用药的种类、剂量、用药途径和用药时间。一般根据医嘱,多在术前 30～60 min 应用。

4.麻醉物品的准备

①药品准备,包括麻醉药和急救药;②器械准备,包括吸引器、面罩、喉镜、气管导管、供氧设备、麻醉机、监测仪等。

5.心理护理

麻醉前对患者进行与麻醉和手术相关事项的解释说明,安慰并鼓励患者,缓解患者恐惧、焦虑的紧张情绪,取得患者的信任和配合,确保麻醉与手术的顺利实施。

五、健康教育

(1)术前向患者详细讲解麻醉方法和手术进程,减轻患者的陌生和恐惧感。

(2)指导患者自我控制情绪,保持精神愉快、情绪稳定。

(3)讲解有关疾病术后并发症的表现和预防方法,争取患者合作。

(4)协助患者合理安排休息与活动,鼓励患者尽可能生活自理,促进康复。

六、护理评价

(1)患者紧张、焦虑以及恐惧心理是否得到缓解,是否积极主动配合治疗、情绪平稳、安静地休息和睡眠的改善程度。

(2)疼痛是否缓解或减轻。

(3)生命体征是否稳定:是否出现窒息、呼吸困难等麻醉潜在并发症。

第八节 局部麻醉及护理

一、常用局麻药

(1)根据化学结构的不同,局麻药可分为酯类和酰胺类。临床常用的酯类局麻药有普鲁卡因、氯普鲁卡因、丁卡因和可卡因等,酰胺类局麻药有利多卡因、丁哌卡因、依替卡因和罗哌卡因等。酯类局麻药和酰胺类局麻药的起效时间和作用时效有着明显不同。另外,酯类局麻药在血浆内水解或被胆碱酯酶分解,产生的对氨基化合物可形成半抗原,可引起变态反应而导致少数患者出现过敏。而酰胺类局麻药在肝内被酰胺酶分解,不形成半抗原,引起变态反应的极为罕见。

(2)根据局麻药作用维持时间,可分为短效局麻药、中效局麻药和长效局麻药。一般将作用时间短的普鲁卡因和氯普鲁卡因称为短效局麻药,作用时间稍长的利多卡因、甲哌卡因和丙胺卡因称为中效局麻药,作用时间长的丁哌卡因、丁卡因、罗哌卡因和依替卡因称为长效局麻药。

二、常用局部麻醉方法

局部麻醉(local anesthesia)分为表面麻醉、局部浸润麻醉、区域阻滞、静脉局部麻醉和神经阻滞五类。

(一)表面麻醉

将渗透性能强的局麻药与局部黏膜接触,穿透黏膜作用于神经末梢而产生的局部麻醉作用称为表面麻醉。

1.常用药物

临床上常用的表面麻醉药有质量浓度为 20~40 g/L 利多卡因、5~10 g/L 丁卡因。

2.麻醉方法

一般眼部的表面麻醉多采用滴入法,鼻腔内黏膜常采用棉片浸药填敷法,咽及气管内黏膜用喷雾法,尿道内黏膜表面麻醉用灌入法。

(1)眼中滴入法:采用局麻药滴入法,患者平卧,在结膜表面滴质量浓度为 2.5 g/L 丁卡因 2 滴。滴后让患者闭眼,每 2 min 滴 1 次,重复 3~5 次,如果用丁卡因,两次滴药之间,可滴 1:1 000 肾上腺素 1 滴。麻醉作用持续 0.5 h,可重复应用。

(2)鼻腔黏膜棉片浸药填敷法:用小块棉片浸入质量浓度为 20~40 g/L 利多卡因或 5~10 g/L 丁卡因之中,取出后挤去多余的局麻药液,然后将浸药棉片敷于鼻甲与鼻中隔之间共 3 min;在上鼻甲前端与鼻中隔之间再填敷第二块局麻药棉片,10 min 后取出,即可行鼻息肉摘除、鼻甲及鼻中隔手术。

(3)咽喉、气管及支气管内喷雾法:是施行气管镜、支气管镜检查以及施行气管、支气管插管的麻醉方法;先让患者张口,对咽部喷雾 3~4 下,间隔 2~3 min,重复 2~3 次即可。

(4)环甲膜穿刺注药法:患者平卧头向后仰,在环状软骨与甲状软骨间用 22 G 3.5 cm 针垂直刺入环甲膜,注入 2 g/L 利多卡因 2~4 mL。穿刺及注药时嘱患者屏气,注药后鼓励患者咳嗽,使局麻药分布均匀。

(5)尿道内灌入法:最常用的是 1~5 g/L 的丁卡因溶液,男患者可用注射器将局麻药灌入尿道,女性患者可用细棉棒浸药后塞入尿道。药液容量不宜过大,浓度不宜过高,操作时切勿损伤黏膜,以免发生局麻药中毒。

(二)局部浸润麻醉

沿手术切口线分层注射局麻药,阻滞组织中的神经末梢,称为局部浸润麻醉。

1. 常用药物

最常用的是普鲁卡因,质量浓度一般为 5~10 g/L,用量大时可减至 2.5 g/L,成人一次最大剂量为 1.0 g,与 1:20 万的肾上腺素合用可持续 45~60 min。普鲁卡因过敏的患者可选用利多卡因或布比卡因。利多卡因用于浸润麻醉时可持续 120 min,一次最大剂量为 500 mg。丁哌卡因作用持续时间可达 5~7 h,一次最大剂量为 200 mg。

2. 操作方法

先以 24 ℃~25 ℃皮下注射针刺入皮内,推入局麻药液成橘皮样皮丘,然后用 22 G 长 10 cm 穿刺针经皮丘刺入,分层注药。注射局麻药液时应加压,使其在组织内形成张力性浸润,达到与神经末梢广泛接触,以增强麻醉效果。

(三)区域阻滞

围绕手术区四周和底部注射局麻药,以阻滞进入手术区的神经干和神经末梢,称为区域阻滞麻醉。

操作方法:区域阻滞常用的局麻药、操作要点及注意事项与局部浸润麻醉相同,但不是沿切口注射局麻药,而是环绕被切除的组织(如小囊肿、肿块活检等)做包围注射,对于悬垂的组织(如舌、阴茎以及有蒂的肿瘤等)则环绕其基底部注射。

(四)静脉局部麻醉

在肢体上结扎止血带后静脉注入局麻药,使止血带远端肢体得到麻醉的方法,称为静脉局部麻醉。

1. 常用药物

成人上肢可用 2.5 g/L 普鲁卡因 100~150 mL,或 5 g/L 普鲁卡因 60~80 mL,或 5 g/L 利多卡因 40 mL。下肢用药量为上肢的 1.5~2.0 倍。

2. 操作方法

静脉穿刺固定后,抬高患肢 2~3 min 或用张力绷带驱血,在该肢体近心端结扎止血带,在其远端静脉内注入局麻药,3~10 min 产生局麻作用。

(五)神经阻滞

神经阻滞指麻醉药注射于神经/神经节组织内或注射于神经/神经节的周围,使麻醉药渗入神经组织的麻醉方法。

(六)护理

1. 一般护理

局麻药对机体影响小,一般无须特殊护理。门诊手术者若术中用药多、手术过程长应于术后休息片刻,经观察无异常后方可离院,并告之患者若有不适,即刻求诊。

2. 局麻药物不良反应及护理

局麻药不良反应包括局部和全身性。局部不良反应多,为局麻药和组织直接接触所致,若局麻药浓度高或与神经接触时间过长可造成神经损害,故用药必须遵循最小有效剂量和最低有效浓度的原则。全身不良反应包括高敏、变态、中枢神经毒性和心脏毒性反应。应用小剂量局麻药即发生毒性反应者,应疑为高敏反应。一旦发生立即停药,并积极治疗。绝大部分局麻药过敏者是对酯类药过敏,对疑有变态反应者可行结膜、皮内注射或嗜碱细胞脱颗粒试验。中枢毒性按程度依次表现为舌或口唇麻木、头痛、头晕、耳鸣、视力模糊、眼球震颤、言语不清、肌颤搐、语无伦次、意识不清、惊厥、昏迷、呼吸停止;心血管毒性表现为心肌收缩力降低、传导速度减慢、外周血管扩张。关键在于预防,注射局麻药前须反复进行"回抽试验",证实无气、无血、无脑脊液后方可注射。

三、椎管内麻醉

椎管内有两个可用于麻醉的腔隙,即蛛网膜下隙和硬脊膜外腔,将局麻药注入上述腔隙中即能产生下半身或部位麻醉。根据局麻药注入的腔隙不同,分为蛛网膜下隙阻滞(旧称腰麻)、硬膜外腔阻滞及腰麻—硬膜外腔联合阻滞,统称椎管内麻醉(spinal anesthesia)。椎管内麻醉时,患者神志清醒,镇痛效果确切,肌松弛良好,但对生理功能有一定的扰乱,也不能完全消除内脏牵拉反应。蛛网膜下隙阻滞简称脊麻,是把局部麻醉药注入蛛网膜下隙,使脊神经根、根神经节及脊髓表面部分产生不同程度的阻滞,主要作用部位在脊神经根的前根和后根。脊麻的神经系统严重并发症或后遗症的发生率并不比其他麻醉方式高,目前仍是下肢及下腹部手术中最常用的麻醉方法。

(一)分类

1.根据脊神经阻滞平面的高低分类

①高平面脊麻:脊神经阻滞平面超过胸$_1$神经而在胸$_2$神经以下,适用于上腹部手术,但常有呼吸和循环抑制,应用时必须做好急救准备;若阻滞平面超过胸$_2$,随时有发生呼吸和心搏骤停的可能,临床已罕用。②低平面脊麻:脊神经阻滞平面在胸$_1$以下,对呼吸及循环无影响,适用于腹股沟及下肢手术。③鞍区麻醉:仅骶尾神经被阻滞,适用于肛门、会阴部手术。

2.根据给药方式分类

①单侧脊麻:指一侧的脊神经根被阻滞,但实际上并非阻滞局限于一侧,而是两侧阻滞平面不对称;如取侧卧位,病侧在下位,使用重比重溶液,注射药物时穿刺针斜面向下,可使病侧阻滞平面高于健侧,且作用时间也长于健侧;②连续脊麻:穿刺后把导管插入蛛网膜下隙,做分次给药,以维持长时间的脊神经阻滞。

(二)麻醉前用药

蛛网膜下隙阻滞的麻醉前用药不宜过重,用量不宜过大,应使患者保持清醒状态,利于进行阻滞平面的调节。麻醉前晚常规口服巴比妥类药,如苯巴比妥 0.06 g。麻醉前 1 h 肌内注射地西泮 10 mg(成人量),阿托品或东莨菪碱可不用或少用,以免患者术中口干不适。

除非患者术前疼痛难忍,麻醉前不必使用吗啡或哌替啶等镇痛药。氯丙嗪、氟哌利多等药不宜应用,以免导致患者意识模糊和血压剧降。

(三)常用麻醉药

蛛网膜下隙阻滞较常用的局麻药有普鲁卡因、丁卡因、丁哌卡因和罗哌卡因。

1.普鲁卡因

成人用量为 10~150 mg,最高剂量为 200 mg,鞍区麻醉用 50~100 mg。小儿可按年龄和脊柱长度酌减。常用浓度为质量分数 5%，最低有效浓度为 2.5%，最高浓度为 6%。普鲁卡因用于脊麻的优点是效果可靠，平面容易调节，不易失败。缺点是维持时间较短，仅 45～90 min，只适用于短小手术，实用性有一定限制。

2. 丁卡因

丁卡因是蛛网膜下隙阻滞最常用的局麻药，麻醉维持时间较长，一般为 2～3 h。常用剂量 10～15 mg，最高剂量为 20 mg，一般都需加用葡萄糖液配成重比重液后使用。常用的浓度的质量分数为 0.33%，最低有效浓度为 0.1%。临床上以 10 g/L 丁卡因 1 mL，加质量分数 10% 葡萄糖液及 30 g/L 麻黄碱各 1 mL，配成丁卡因重比重溶液，使用安全有效。丁卡因重比重溶液的缺点是麻醉起效缓慢，一般需 5～10 min，20 min 后阻滞平面才固定，麻醉平面有时不易有效控制。另外，丁卡因容易被弱碱中和而沉淀，使其麻醉作用减弱，甚至完全无效。

3. 丁哌卡因

常用剂量为 10～15 mg，鞍麻用 5～10 mg，常用浓度 5 g/L，麻醉维持时间 3～4 h。丁哌卡因的优点是麻醉效果确切，作用时间较长，不需做过敏实验。缺点是较其他酰胺类药物有更高的心脏毒性，对有心肌抑制的患者特别是妊娠晚期的患者，复苏成功率很低。

4. 罗哌卡因

罗哌卡因常用剂量为 2.5～5.0 g/L 罗哌卡因溶液 2～3 mL，持续时间约 3 h。罗哌卡因的优点是心脏毒性较丁哌卡因低，诱发心律失常的不良反应较小，对心肌抑制程度较丁哌卡因轻。缺点是浓度过高时有收缩脊髓前动脉的潜在危险。

（四）影响蛛网膜下隙阻滞平面的因素

影响蛛网膜下隙阻滞平面的因素很多，如穿刺间隙高低、患者体位、年龄、腹内压、体温、麻醉药的性质、剂量、浓度、容量、比重、注药速度及针尖斜面方向等。

硬脊膜外阻滞也称硬膜外阻滞，是指将局麻药注入硬膜外间隙，阻滞脊神经根，使其支配区域产生暂时性麻痹的麻醉方法。理论上讲，硬脊膜外阻滞可适用于除头部以外的任何手术，给药方式有单次法和连续法两种。

（五）分类

1. 高位硬膜外阻滞

于颈$_5$至胸$_6$之间进行穿刺，阻滞颈部及上胸段脊神经。高位硬膜外阻滞易出现严重并发症和麻醉意外，从安全角度考虑，目前临床已很少采用。

2. 中位硬膜外阻滞

穿刺部位在胸$_6$至胸$_{12}$。

3. 低位硬膜外阻滞

穿刺部位在腰部各棘突间隙。

4. 骶管阻滞

经骶裂孔进行穿刺，阻滞骶神经。

（六）常用麻醉药

用于硬脊膜外阻滞的局麻药应该具备穿透性和弥散性强、毒不良反应小、起效时间短、作用时间长等特点，临床最为常用的是利多卡因、丁卡因和丁哌卡因。

1. 利多卡因

利多卡因优点是起效快，5～12 min 发挥作用，在组织内浸透能力强，阻滞准确，麻醉效果好。缺点是作用持续时间较短,仅 1.5 h 左右。临床常用浓度为 10～20 g/L,成人一次最大用量为 400 mg。

2.丁卡因

丁卡因一般 10～15 min 起效,维持时间可达 3～4 h,常用浓度为 2.5～3.3 g/L,成人一次最大用量为 60 mg。

3.丁哌卡因

丁哌卡因 4～10 min 起效,作用时间较长,可维持 4～6 h,最长可达 15 h 以上。

常用浓度为 5～7.5 g/L,但只有浓度达到 7.5 g/L 时,才能取得满意的肌松弛效果。

4.罗哌卡因

罗哌卡因用于术后镇痛和无痛分娩。常用浓度为 2 g/L,成人剂量可达 12～28 mg/h。

(七)影响硬膜外阻滞的因素

1.药物容量和注药速度

药物容量越大,注射速度越快,感觉阻滞平面及范围越广。分次间隔给药可增强阻滞效果。

2.导管位置和方向

导管向头端插入时,药物易向头端扩散;向尾端插入时,多向尾端扩散;导管偏于一侧,可出现单侧麻醉。但最终决定药物扩散方向的仍是导管口所在位置。

3.妊娠

妊娠后期由于下腔静脉受压,硬膜外间隙静脉充盈,间隙相对变小,用药量减少。

4.低凝状态

容易引起硬膜外腔出血、硬膜外腔血肿。

(八)护理

1.一般护理

(1)体位:为预防麻醉后头痛,常规去枕平卧 6～8 h。

(2)病情观察:密切监测生命体征,防止麻醉后并发症的出现。

(3)心理护理:做好详尽的解释工作,向患者介绍麻醉的过程和必要的配合,减缓其焦虑和恐惧程度。

2.常见并发症的防治和护理

(1)蛛网膜下隙阻滞

1)低血压:由交感神经阻滞所致。防治措施:加快输液速度,增加血容量;若血压骤降可用麻黄碱 15～30 mg 静脉注射,以收缩血管,维持血压。

2)恶心、呕吐:由低血压、迷走神经功能亢进、手术牵拉内脏等因素所致。防治措施:吸氧、升压、暂停手术以减少迷走刺激,必要时甲氧氯普胺 10 mg 静脉注射。

3)呼吸抑制:常见于胸段脊神经阻滞,表现为肋间肌麻痹、胸式呼吸减弱、潮气量减少、咳嗽无力、甚至发绀。防治措施:谨慎用药、吸氧、维持循环、紧急时行气管插管、人工呼吸。

4)头痛:发生率为 3%～30%,主要因腰椎穿刺时穿破硬脊膜和蛛网膜,致使脑脊液流失、颅内压下降、颅内血管扩张刺激所致。典型的头痛可发生在穿刺后 6～12 h,患者术后第一次抬头或起床活动时,疼痛常位于枕部、顶部或颞部,呈搏动性,抬头或坐起时加重。约 75% 患者在 4 d 内症状消失,多数不超过 1 周,但个别患者的病程可长达半年以上。

预防:麻醉前访视患者时,切忌暗示蛛网膜下隙阻滞后有头痛的可能;麻醉时采用细针穿刺、避免反复穿刺、提高穿刺技术、缩小针刺裂孔、保证术中术后输入足量液体。

5)尿潴留:主要因支配膀胱的第 2、第 3、第 4 骶神经被阻滞后恢复较迟,下腹部、肛门或会阴部手术后切口疼痛,下腹部手术时膀胱的直接刺激以及患者不习惯床上排尿体位等所致。一般经针刺足三里、三阴交、阳陵泉、关元和中极等穴位,或热敷下腹部、膀胱区有助于解除尿潴留。

(2)硬膜外阻滞

1)全脊麻:是硬膜外麻醉最危险的并发症,系硬膜外阻滞时穿刺针或导管误入蛛网膜下隙而未及时发现,致超量局麻药注入蛛网膜下隙而产生异常广泛的阻滞。若如未及时发现和正确处理,可发生心搏骤停。

一旦疑有全脊麻,应立即行面罩正压通气,必要时行气管插管维持呼吸、加快输液速度,给予升压药,维持循环功能。

预防:麻醉前常规准备麻醉机与气管插管器械,穿刺操作时细致认真,注药前先回抽、观察有无脑脊液,注射时先用试验剂量(3～5 mL)并观察 5～10 min,改变体位后需再次注射试验剂量,以重新检验,有效防止患者术中躁动。

2)穿刺针或导管误入血管:发生率为 0.2‰～2.8‰。足月妊娠者硬膜外间隙静脉怒张,更易刺入血管,因此注药前必须回抽。检查膜外导管回流情况。一旦局麻药直接注入血管将发生毒性反应,出现抽搐或心血管症状。治疗原则为吸氧、静脉注射地西泮或硫喷妥钠控制惊厥,同时维持通气和有效循环。

3)导管折断:是硬膜外阻滞常见的并发症之一,多因置管技术不佳、导管质地不良、导管局部受压、拔管用力不当、置管过深或导管结圈所致。预防:规范穿刺技术,一旦遇导管尖端越过穿刺针斜面后不能继续进入时,应将穿刺针连同导管一并拔出,另行穿刺,拔管时切忌过分用力。

4)硬膜外间隙出血、血肿和截瘫:若硬膜外穿刺和置管时损伤血管,可引起出血,血肿压迫脊髓可并发截瘫。CT 或 MRI 可明确诊断并定位。应尽早行硬膜外穿刺抽除血液,必要时切开椎板,清除血肿。预防:对凝血功能障碍或在抗凝治疗期间患者禁用硬膜外阻滞麻醉,置管动作宜细致轻柔。

第九节 全身麻醉及护理

全身麻醉(general anesthesia)是临床最常使用的麻醉方法,其安全性、舒适性均优于局部麻醉和椎管内麻醉。

按给药途径的不同,全身麻醉可分为吸入麻醉和静脉麻醉。吸入麻醉是最早应用于临床的全身麻醉方法,是由 William Mortron 于 1846 年率先开始应用的。真正意义的静脉麻醉应该是从 1853 年 Alexander Wood 发明针管和注射器后开始的。

一、常用全身麻醉药

(一)常用吸入麻醉药

1.氟烷

1956年Johnston首先应用于临床,优点是术后恶心、呕吐发生率低,因其可降低心肌氧耗量,适用于冠心病患者的麻醉。缺点是安全范围小,须有精确的挥发器;有引起氟烷性肝炎的危险;肌松作用不充分,需要肌松者应与肌松剂合用。氟烷麻醉期间禁忌用肾上腺素和去甲肾上腺素。

2.恩氟烷

优点是不刺激气道,不增加分泌物,肌松弛效果好,可与肾上腺素合用。

缺点是对心肌有抑制作用,在吸入浓度过高时可产生惊厥,深麻醉时抑制呼吸和循环。

3.异氟烷

优点是肌松良好,麻醉诱导及复苏快,无致吐作用,循环稳定。缺点是价格昂贵,有刺激性气味,可使心率增快。

4.氧化亚氮

氧化亚氮也称笑气,1844年Wells首先用于拔牙麻醉,目前仍是广泛应用的吸入麻醉药之一。其优点是麻醉诱导及复苏迅速,镇痛效果强,不刺激呼吸道黏膜。缺点是麻醉作用弱,使用高浓度时易产生低氧。

5.七氟烷

优点是诱导迅速,无刺激性气味,麻醉深度容易掌握。缺点是遇碱石灰不稳定。

6.地氟烷

优点是神经肌肉阻滞作用较其他氟化烷类吸入麻醉药强,在体内生物转化少,对机体影响小,血、组织溶解度低,麻醉诱导及复苏快。缺点是沸点低,室温下蒸气压高,需用特殊的电子装置控制温度的蒸发器,药效较低,价格昂贵。

7.氙

氙是一种无色、无味、无污染的惰性气体,麻醉效能大于氧化亚氮。目前尚不能人工合成,价格昂贵,无法在临床推广应用。

(二)常用静脉麻醉药

1.巴比妥类

临床麻醉中最常用的是超短效的硫喷妥钠和异戊巴比妥钠,主要用于静脉诱导。

2.氯胺酮

氯胺酮属分离性强镇痛静脉麻醉药,其特点是体表镇痛作用强,麻醉中咽喉反射存在,但复苏慢。临床主要用于体表小手术的麻醉以及全身麻醉的诱导。

3.地西泮类

临床常用的是咪达唑仑,其作用强度为地西泮的1.5~2.0倍,诱导剂量为0.2~0.3 mg/kg,静脉注射后迅速起效。

4.异丙酚

异丙酚属于超短效静脉麻醉药,临床主要用于全身麻醉的诱导与维持,以及人工流产等短小手术的麻醉。复苏迅速,苏醒后无后遗症。

5.辅助性麻醉镇痛药

临床最常用的是芬太尼,属于人工合成的强镇痛药,作用强度是吗啡的 50～100 倍。大剂量用药可出现呼吸抑制,对循环无明显抑制。剂量超过 50 μg/kg 时可抑制插管和手术刺激引起的应激反应。以往也有使用吗啡的,但不良反应较大,目前临床已很少使用,仅用于术前用药和术后硬膜外镇痛。

6.肌松药

根据作用机理的不同主要分为两类:去极化肌松药和非去极化肌松药。去极化肌松药以琥珀胆碱为代表,起效快,肌松完全且短暂,主要用于全麻时的气管插管。非去极化肌松药以筒箭毒碱为代表,主要用于麻醉中辅助肌松。常用的非去极化肌松药有维库溴铵、哌库溴铵、阿曲库铵、罗库溴铵及泮库溴铵。

二、吸入麻醉方法

(一)分类

吸入麻醉按麻醉通气系统和新鲜气流量两种方法进行分类。按麻醉通气系统分类是指根据呼吸气体与空气接触方式、重复吸入程度以及有无二氧化碳吸收装置等进行分类,可分为开放法、半开放法、半紧闭法和紧闭法。按新鲜气流量分类目前尚无统一标准。

(二)吸入麻醉的实施

吸入麻醉的实施应包括麻醉前准备、麻醉诱导、麻醉维持和麻醉复苏。

1.麻醉前准备

麻醉前准备主要包括:①患者身体与心理的准备;②麻醉前评估;③麻醉方法的选择;④相应设备的准备和检查;⑤合理的麻醉前用药;⑥根据吸入麻醉诱导本身的特点向患者做好解释工作及呼吸道的准备。

2.麻醉诱导

麻醉诱导是患者从清醒转入麻醉状态的过程,此时机体各器官功能受麻醉药影响出现亢进或抑制,是麻醉过程中的危险阶段。实施吸入麻醉诱导前,应监测心电图、血压和血氧饱和度,并记录麻醉前的基础值。麻醉诱导分浓度递增慢诱导法和高浓度快诱导法。单纯的吸入麻醉诱导适用于不宜用静脉麻醉及不易保持静脉开放的小儿,嗜酒者以及体格强壮者不宜应用。

3.麻醉维持

麻醉维持期间应满足手术要求,维持患者无痛、无意识,肌松弛及器官功能正常,抑制应激反应,及时纠正水、电解质紊乱及酸碱失衡,补足血容量。目前低流量吸入麻醉是维持麻醉的主要方法。术中应根据手术特点、术前用药情况以及患者对麻醉和手术刺激的反应来调节麻醉深度。

4.麻醉复苏

复苏与诱导相反,是患者从麻醉状态转向清醒的过程。手术操作结束后,用高流量纯氧来快速冲洗患者及回路里的残余麻醉药。吸入麻醉药洗出越干净越有利于苏醒过程的平衡和患者的恢复,过多的残余可导致患者烦躁、呕吐,甚至抑制呼吸。在洗出吸入性麻醉药的同时,经静脉给予少量的麻醉性镇痛药可增加患者对气管导管的耐受,并有利于吸入药尽早排出,同时还可减轻拔管时的应激反应,对防止苏醒早期躁动也有良好效果。

三、静脉麻醉方法

静脉麻醉最突出的优点是无须经气道给药,不污染手术间。缺点是:①无任何一种静脉麻醉药能单独满足麻醉的需要;②可控性不如吸入麻醉;③药物代谢受肝肾功能影响;④个体差异较大;⑤无法连续监测血药浓度变化。

(一)分类

1.按给药方式进行分类

按给药方式进行分类包括单次给药、间断给药和连续给药,后者又包括人工设置和计算机设置给药速度。

2.按具体用药进行分类

按具体用药进行分类包括硫喷妥钠静脉麻醉、羟丁酸钠静脉麻醉、氯胺酮静脉麻醉、丙泊酚静脉麻醉。

(二)常用麻醉方法

1.氯胺酮分离麻醉

氯胺酮分离麻醉分次肌内注射法通常仅用于小儿短小手术的麻醉,常用量为 $4\sim10$ mg/kg肌内注射。静脉给药法适用范围同肌内给药法,但剂量小。通常首次量为 $1\sim2$ mg/kg,追加量为首次量的 $1/2\sim3/4$。

2.异丙酚静脉麻醉

异丙酚(也叫丙泊酚)静脉麻醉用于麻醉诱导时,按 $2.0\sim2.5$ mg/kg缓慢静脉注射,同时严密观测血压,若血压下降明显,应立即停药或在肌松药辅助下行气管内插管。也可用于静脉麻醉、异丙酚诱导后,按 $2\sim12$ mg/(kg·h)持续给药,同时加用麻醉镇痛药和肌松弛药。

四、全身麻醉常见并发症的防治

(一)呼吸系统

1.呼吸暂停

呼吸暂停多见于未行气管插管的静脉全身麻醉者,尤其使用硫喷妥钠、异丙酚或氯胺酮施行门诊小手术、眼科手术、人工流产及各种内镜检查者;也见于全身麻醉者苏醒拔管后,系因苏醒不完全,麻醉药、肌松药及镇痛药、镇静药的残余作用以致发生于手术刺激结束后呼吸暂停(伤害性刺激本身具有呼吸兴奋作用)。临床表现为胸腹部无呼吸动作,发绀。一旦发生,务必立即施行人工呼吸,必要时可在肌松药辅助下气管内插管行人工呼吸。预防:麻醉中加强监测,备好各项急救物品,麻醉中用药尽可能采用注射泵缓慢推注。

2.上呼吸道梗阻

上呼吸道梗阻见于气管内插管失败、极度肥胖、静脉麻醉未行气管内插管、胃内容物误吸及喉痉挛者。患者往往在自主呼吸时出现三凹症。务必预防在先。一旦发生则应立即处理:置入口咽或鼻咽通气道或立即人工呼吸。舌下坠所致之梗阻者,托起下颌,头偏向一侧;喉痉挛或反流物所致者,注射肌松药同时行气管内插管。

3.急性支气管痉挛

急性支气管痉挛好发于既往有哮喘或对某些麻醉药过敏者,气管内导管插入过深致反复刺激隆突或诱导期麻醉过浅也可诱发。患者表现为呼吸阻力极大,两肺下叶或全肺布满哮鸣音,严重者气道压异常增高可大于 3.92 kPa(40 cmH$_2$O)。处理:在保证循环稳定的情况下,快速加深麻醉,松弛支气管平滑肌;经气管或静脉注入利多卡因、氨茶碱、皮质激素、平喘气雾剂等。预防:避免使用易诱发支气管痉挛的药物,如吗啡、箭毒、阿曲库铵等;选用较细的气管导管及避免插管过深或在插管后经气管导管注入利多卡因均有良好的预防和治疗作用。

4. 肺不张

肺不张多见于胸腔及上腹部术后患者。主要是术后咳痰不力、分泌物阻塞支气管所致,也可与单侧支气管插管、吸入麻醉药所致区域性肺不张有关。患者表现为持续性低氧血症;听诊肺不张区域呼吸音遥远、减低以致完全消失,X 线检查可见肺影缩小。治疗:在完善镇痛的基础上,做深呼吸和用力咳痰。若为痰液阻塞,可在纤维支气管镜下经逐个支气管口吸出痰液,并进行冲洗。也可再次麻醉后经气管内插管冲洗并吸引。预防:避免支气管插管、术后有效镇痛,鼓励患者咳痰和深呼吸。

5. 肺梗死

肺梗死多见于骨盆、下肢骨折后长期卧床的老年患者。患者于麻醉后翻身时出现血压急剧下降、心搏减慢至停止、颈静脉怒张、发绀等,往往是深静脉血栓阻塞于肺动脉所致。抢救极为困难,应及时开胸做心脏按压,并行肺动脉切开取栓。预防:对原有血脂高、血液黏稠度大的老年患者,术前口服阿司匹林;麻醉诱导后翻身时动作宜轻柔。

(二)循环系统

1. 高血压

高血压是全身麻醉中最常见的并发症,除原发性高血压者外,多与麻醉浅、镇痛药用量不足、未能及时控制手术刺激引起的强烈应激反应有关。故术中应加强观察、记录。当患者血压大于 18.7/12.0 kPa(140/90 mmHg)时,即应处理,包括加深麻醉、应用降压药和其他心血管药物。预防:由于高血压患者长期服用血管收缩、利尿药及麻醉后血管扩张,多数患者为相对循环血量不足,故诱导期应在快速补液扩容的基础上逐渐加深麻醉。

2. 低血压

以往血压正常者以麻醉中血压小于 10.7/6.7 kPa(80/50 mmHg)、有高血压史者以血压下降超过术前血压的 30% 为低血压的标准。麻醉中引起低血压的原因,包括麻醉药引起的血管扩张、术中器官牵拉所致的迷走反射、大血管破裂引起的大失血以及术中长时间容量补充不足或不及时等。

应根据手术刺激强度,调整麻醉状态;根据失血量,快速输注晶体和胶体液,酌情输血。血压急剧下降者,快速输血输液仍不足以纠正低血压时,应及时使用升压药。预防:施行全麻前后应给予一定量的容量负荷,并采用联合诱导、复合麻醉,避免大剂量、长时间使用单一麻醉药。

3. 室性心律失常

室性心律失常也可因麻醉药对心脏起搏系统的抑制、麻醉和手术造成的全身低氧、高或低碳酸血症、心肌缺血而诱发。

对频发室性早搏以及室颤者,应予药物治疗同时电击除颤。预防:术前纠正电解质紊乱,特别是严重低钾者;麻醉诱导气管插管过程中,注意维持血流动力学平稳,避免插管操作所致心血管反应引起的心肌负荷过度;对术前有偶发或频发室性早搏者,可于诱导的同时静脉注射利多卡因 1 mg/kg;麻醉中避免低氧、过度通气或通气不足。

4.心搏停止

心搏停止是全身麻醉中最严重的并发症。前述呼吸、循环系统的各项并发症,如未及时发现和处理,均可导致心搏停止。需立即施行心肺复苏。预防:严格遵守操作流程,杜绝因差错而引起的意外;严密监测,建立预警概念。

(三)术后恶心呕吐

恶心呕吐为最常见的并发症,发生率26%～70%,多见于上消化道手术、年轻女性、吸入麻醉及术后以吗啡为主要镇痛药物的患者。全麻术后发生的恶心呕吐,可用枢复宁(昂丹司琼)、胃复安(甲氧氯普胺)或异丙酚治疗。预防:术前经肌肉或静脉注射胃复安、氟哌利多、枢复宁、咪达唑仑等均有一定效果。

(四)术后苏醒延迟与躁动

常见原因为吸入麻醉药洗出不彻底及低体温。苏醒期躁动与苏醒延迟有关,多与苏醒不完全和镇痛不足有关。治疗:使用异丙酚 $1.0～1.5\ mg/kg$ 使患者意识消失,自主呼吸受抑,改用呼吸机高流量氧洗出吸入麻醉药;对躁动者可在应用异丙酚的同时,给予芬太尼 $0.05\ mg$ 或其他镇痛药。预防:正确施行苏醒期操作并于拔管前应用肌松药拮抗剂、补充镇痛药及避免低体温。

五、全身麻醉的护理

(1)平卧,头偏向一侧(若为患儿则在肩部垫一薄枕,使头适当后仰),以保持呼吸道通畅,防止舌根后坠而阻塞呼吸道。清醒后卧位按相应疾病护理常规要求执行。

(2)全身麻醉但非消化道手术患者,术后6 h完全清醒且无恶心呕吐,可先给流质,以后根据情况逐步改为半流质或普食。胃肠道手术患者,一般待肛门排气后才开始给少量流质,3 d后可给全量流质。

(3)严密监护至患者完全清醒,观察并记录病情变化,测意识、瞳孔、血压、脉搏、呼吸、血氧饱和度每15～30 min一次。清醒后,每2 h测量一次至病情稳定。麻醉未醒前注意约束患者肢体,以防抓伤;妥善固定各管道,确保通畅。

(4)根据患者病情调节输液速度,并维持其通畅,防止液体外渗。

(5)冬季保暖,注意防烫伤;夏季防暑。

(6)加强基础护理,鼓励患者咳嗽及深呼吸,防止并发症。

第十节　神经阻滞麻醉的护理

一、概述

将局部麻醉药注射至神经干、神经丛或神经节旁,暂时地阻断该神经的传导功能,使受该神经支配的区域产生麻醉作用,称为神经阻滞,也称为传导阻滞或传导麻醉。臂神经丛阻滞适用于肩关节以下的上肢手术。颈神经丛阻滞适用于颈项部的手术。

二、护理常规

1. 麻醉前准备

(1)患者准备:①患者麻醉前禁食≥8 h,术前 1 d 行全身皮肤清洁;②建立上肢静脉通道;③麻醉开始前测量和记录首次体温、心率、血氧饱和度、呼吸、血压。

(2)麻醉器械、设备、耗材准备:①常用物品:多功能麻醉机、心电监护仪、听诊器、麻醉面罩、呼吸回路、吸痰管、口咽通气管;②吸引装置、氧气源;③穿刺用品:皮肤消毒液、无菌敷料、穿刺针、注射器、连接导管、神经刺激仪;④抢救用品:简易呼吸囊、气管导管、麻醉喉镜。

(3)药品:局部麻醉药(0.75%布比卡因,1%罗哌卡因,2%利多卡因等)、抢救药品(麻黄碱、肾上腺素、阿托品等)。

2. 麻醉中的护理观察及记录

(1)向患者解释麻醉过程,指导患者配合麻醉穿刺。

(2)臂神经丛阻滞采用锁骨上阻滞法时患者取仰卧位,双臂靠身体平放,头转向对侧,肩下垫一小枕;采用腋路阻滞法时患者取仰卧位,上臂外展 90°,前臂屈曲 90°,充分暴露腋窝。颈丛阻滞患者取仰卧位,去枕,头偏向对侧。

(3)消毒穿刺部位皮肤,直径为 15～20 cm,铺消毒孔巾或治疗巾,做好神经阻滞麻醉穿刺操作的配合。

(4)连续监测心电图、血压、心率、呼吸、血氧饱和度,每 10～15 min 记录 1 次。

(5)面罩吸氧,流量 4～5 L/min。

(6)并发症的观察及护理

1)臂神经丛阻滞麻醉常见并发症:①气胸:处理方法依气胸严重程度及发展情况而采取不同的措施。小量气胸可继续严密观察,一般多能自行吸收;大量气胸(一侧肺受压>30%)伴有呼吸困难时应行胸腔抽气或胸腔闭式引流。②出血及血肿:局部压迫止血。③颈神经丛阻滞麻醉常见并发症。

2)高位硬膜外麻醉及全脊髓麻醉:指药液误入硬膜外间隙或蛛网膜下间隙。应注意观察麻醉平面及呼吸情况。①局部麻醉药毒性反应:其症状与处理详见局部麻醉的护理。②膈神经麻痹:注意患者有无胸闷及潮气量减少的表现,如出现膈神经阻滞应及时面罩吸氧,并及时辅助呼吸。③喉返神经阻滞:患者声音嘶哑或失声,甚至出现呼吸困难,应辅助呼吸。④霍纳综合征:阻滞侧眼睑下垂、瞳孔缩小、眼结膜充血、鼻塞、面部发红及无汗。药物半衰期过后症状可自行消失。⑤椎动脉损伤引起血肿:患者发生惊厥时应做好约束保护,避免发生意外的损伤。

3. 麻醉复苏期护理

(1)面罩或鼻导管供氧。

(2)观察穿刺部位有无渗血,保持穿刺部位的无菌。

(3)监测血压、心率、呼吸、脉搏血氧饱和度至少 30～60 min,待生命体征稳定后方可停止监测。

(4)观察外科专科情况。

(5)嘱患者卧床休息 30～60 min,无头痛头晕后方可下床活动。

(6)转出麻醉恢复室的标准。

第十一节　非住院患者手术麻醉的护理

一、概述

非住院患者手术麻醉主要见于一些时间短、创伤小及浅表的手术。麻醉方法可根据手术特点选择气管内全身麻醉、椎管内麻醉、神经阻滞麻醉或静脉全身麻醉等,目前,静脉全身麻醉为非住院患者手术的主要麻醉方式。

二、护理常规

1.麻醉前准备

(1)将麻醉注意事项和麻醉前须知印发给患者或家属,嘱患者麻醉前取下活动义齿,穿宽松衣服,禁止携带贵重物品。

(2)告知麻醉后离院及回家注意事项,离院时要求有能力的成年人陪护。

(3)嘱患者麻醉前禁食≥8 h,禁水≥4 h。

2.麻醉复苏期护理

(1)连续监测心电图、血压、心率、呼吸、血氧饱和度,每15～20 min记录1次,直至生命体征稳定。

(2)面罩或鼻导管供氧。

(3)留院观察时间≥1 h。

(4)观察外科专科情况:如手术区有无出血。

(5)离院标准:①血压、心率恢复水平与术前比较相差在20％以内;②意识清醒,定向力恢复到手术前水平,没有明显头晕、恶心呕吐,行走步态稳定;③疼痛视觉模拟评分法评分≤3分;④手术区无出血。

(6)术后饮食指导:告知患者先进饮,无恶心呕吐不适后可从流质逐渐过渡到正常饮食。

(7)离院需要有能力的成人护送:并告知患者24 h内不能驾车、登高和操作机械,24 h后仍有头晕、恶心呕吐、肌肉痛等不适要即刻回院复查。

第十二节　眼球摘除术

眼球摘除术是摘除因病变而不能保留的眼球。

一、应用解剖

眼球近似球形,位于眼眶的前部,借眶筋膜与眶联系,有眶脂肪垫衬,可减少眼球的震动,眼球前面有眼睑保护。眼球分为眼球壁和眼内容两部分。

1.眼球壁

眼球壁由3层膜构成,即外层、中层和内层。

（1）外层：为纤维膜，有保护眼球内部组织的作用。又分为角膜与巩膜。角膜位于眼球前1/6 的透明部，具有屈折光线的作用，是屈光间质的重要组成部分；巩膜位于眼球后 5/6，是一层质坚韧、不透明的结缔组织，有维持眼球形状的功能。

该组织除角膜缘与球结膜有联系外，主要与球筋膜相连接。角膜与巩膜连接处为角膜缘，角膜缘血管网即位于此处。

（2）中层：为脉络膜、睫状体和虹膜。①脉络膜为巩膜与视网膜间的一层黑棕色膜，与睫状体及虹膜组成眼球的中层。具有丰富的血管和色素，供给视网膜、晶状体、玻璃体营养并能阻断透过巩膜进入眼内的光线，保证成像清晰。②虹膜为位于晶状体前面的葡萄膜，中央有一个直径 2.5～4.0 mm 的圆孔，称瞳孔。③睫状体具有产生房水的特殊功能，一旦遭病理性破坏，可导致低眼压。

（3）内层：为位于脉络膜与玻璃体间薄而透明的视网膜，视网膜后部有黄斑及中心凹，此处视力高度清晰。黄斑内侧有视神经盘及视网膜中央动脉及静脉。

2.眼球内容

眼球内容分为房水、晶状体及玻璃体。

（1）房水：位于角膜与晶状体间，由睫状体分泌。

（2）晶状体：位于房水与玻璃体间，呈双凸扁圆形，无色透明。

（3）玻璃体：位于晶状体后，占眼球内 4/5 体积，为无色透明胶状物。

3.眼外肌

眼外肌有上直肌、下直肌、内直肌、外直肌、上斜肌及下斜肌共 6 条肌肉，司眼球的运动。

4.眼球的血供

眼球的血供由眼动脉的分支视网膜中央动脉及睫状动脉供应。静脉血回流至眼上及眼下静脉，汇入海绵窦。

5.神经

神经主要为视神经，司视觉向大脑传递。滑车神经、展神经、动眼神经司眼外肌运动和上睑提起。

二、适应证

①虹膜睫状体炎，已无复明希望，且有炎症刺激、疼痛或眼球已明显变形的失明眼球；②眼内恶性肿瘤尚未扩展到眼球外者；③眼球萎缩；④眼球严重外伤，无法恢复视力功能及外形者；⑤严重化脓性眼内炎，有穿孔危险者；⑥角巩膜葡萄肿有破裂危险者。

三、麻醉方式

用 2% 普鲁卡因、2% 利多卡因、0.5% 布比卡因等量混合后加少许肾上腺素，作球后麻醉及结膜下浸润麻醉。

四、手术前物品准备

1.手术器械

眼科器械包 1 个，眼球摘出手术包 1 个。

2.敷料

开刀巾 4 块，中单 1 块，洞巾 1 块，棉球、棉签、小纱布若干。

3.一次性物品

2 个注射器(10 mL、5 mL 各 1 个),球后针头 1 个,结膜针(4×10),5-0 黑丝线带 4×10 结膜针。

五、手术体位

患者一般取仰卧位,头部垫一软枕垫圈,双手平放于身体两侧,用一中单将手固定于手术床旁,双下肢用约束带固定于手术床上。

六、手术步骤及配合

(1)消毒铺巾。眼部按常规手术消毒及铺无菌单。

(2)组织分离。开睑器分开上、下眼睑,沿角膜缘四周剪开球结膜,分离其与巩膜之间的纤维组织及粘连。

(3)切断肌肉。用肌肉钩钩出眼直肌,分别剪断上直肌、外直肌、内直肌、下直肌。

(4)取出眼球。用血管钳固定夹住内或外直肌残端,将眼球尽量向颞侧提起,由鼻侧插入视神经剪至球后部,触到视神经后,张开剪刀,剪断视神经及球后组织,取出眼球。

(5)止血。将眼球提出眼睑外、迅速剪断上、下斜肌,用热盐水纱布压迫止血。

(6)缝合。充分止血后,整复伤口,先将上下直肌、内外直肌对准缝合,再连续缝合球结膜。

(7)包扎。涂抗生素眼膏,结膜囊内填压油纱布,单眼加压包扎。

(8)安装义眼。如须装义眼,此时可立即装上备好的义眼。

(9)标本送检。眼球取出,应浸于眼球固定液中送病理检查。如角膜无病变者,可置于角膜保存液中供角膜移植术材料用。

七、注意事项

1.手术中护理注意事项

(1)术中出血,即时将凝血酶、淀粉海绵供术者填塞,观察患者血压、脉搏等,如出血仍不能制止,即时准备静脉输液。

(2)注意观察患者,如有躁动表现,即时安慰患者,取得患者合作,以防影响术者手术操作,损伤组织。

(3)使用电凝器时,注意电流不宜太强,应逐渐加强电流,否则会引起眼轮匝肌紧张收缩。

(4)术中严格执行各种无菌技术操作,并监督术者手术无菌技术操作。

2.手术后护理注意事项

(1)患者应卧床休息,生活暂时不能自理者,应协助其进食、排便等。

(2)术前已有感染或术后伤口发生红肿痛及脓性分泌物多者,应及时局部及全身应用抗生素。

(3)术后注意观察伤口敷料,如有分泌物和血渍,及时更换外层覆盖敷料,加压包扎,要注意无菌技术操作,严防伤口感染。

(4)手术后疼痛者给予止痛剂。

(5)术后 4~7 d 取出结膜囊纱布团,术后 7~8 d 拆除结膜缝线。

(6)创口愈合后可配戴义眼,如创口水肿未全消,可选略大的义眼,术后 1 个月再更换合适的义眼。

(7)出院前教会患者每日洗手后用生理盐水清洁结膜囊,清除义眼表面及结膜囊内的分泌物。无特殊原因不要取下义眼,注意防止污染。

第十三节　泪囊鼻腔吻合术

泪囊鼻腔吻合术是在泪囊内侧与相邻鼻腔间建立一条新通道,代替已闭塞的鼻泪管,恢复排泪功能的手术。

其主要用于治疗慢性泪囊炎和鼻泪管阻塞。

一、应用解剖

(1)泪器分为泪腺及泪道。泪道包括泪小点、泪小管、泪总管、泪囊及鼻泪管。

(2)泪腺位于眼眶外上侧、眶缘后的泪腺窝内,有 10～20 条泪腺管开口于穹隆结膜,分泌泪液。

(3)泪点有上泪点与下泪点,分别位于距内眦 6.0～6.5 mm 处的上、下睑内侧。

(4)泪小管长约 8 mm,先垂直向上(向下)走 1.5～2.0 mm,然后成直角水平走向经泪总管进入泪囊。

(5)泪囊为圆袋形,长约 12 mm,宽 4～7 mm,上为盲端,下端较窄与鼻泪管连接。泪囊位于眶内壁前下方的泪囊窝内。内眦韧带横过泪囊上方。泪囊内侧以薄骨片(泪骨)与鼻腔黏骨膜相隔。

(6)鼻泪管分骨内部与鼻内部,长约 17 mm,骨内部长 12 mm,鼻内部长 5 mm,开口于下鼻道外侧壁。

二、适应证

慢性泪囊炎经药物或冲洗治疗不愈,泪点及泪小管正常而泪囊不过小,鼻腔黏膜正常者。

三、麻醉方式

(1)局部浸润麻醉,筛前神经阻滞麻醉,鼻腔黏膜表面麻醉。

(2)用浸有 1％的丁卡因与 1∶1 000 肾上腺素(或 1％麻黄素)的细长纱条,从患侧前鼻孔进入,经中鼻甲前端,填塞于中鼻道准备手术处。

四、物品准备

1.手术器械

常规眼科器械包 1 包,泪囊鼻腔吻合手术包 1 包。

2.敷料

手术衣、棉签、小纱布若干。

3.一次性物品

4-0 或 5-0 带线三角针。

4.药品

麻黄素液滴鼻、1％的丁卡因：1/1 000肾上腺素：麻黄素＝2：1：1（浸泡棉签塞鼻）。

五、手术体位

患者一般取仰卧位，头部垫一软枕垫圈，双手平放于身体两侧，用一中单将手固定于手术床旁，双下肢用约束带固定于手术床上。

六、手术步骤及配合

（1）消毒、铺巾，眼部按常规手术消毒及铺无菌单。

（2）注入标记液。为易辨认泪囊，先从泪小管注入少量亚甲蓝。

（3）切口。于内眦内3～4 mm，内眦韧带上4 mm向外下作弧形切口，长为1.8～2 cm，并放入扩张器。

（4）分离泪囊。紧靠泪嵴切开泪筋膜，用小剥离器自上而下、泪囊窝骨壁由前向后分离泪囊，注意勿穿破泪囊。

（5）泪骨凿孔。于泪骨较薄处凿孔，并用小咬骨钳扩大造孔至15 mm×20 mm。注意勿损伤泪囊及鼻黏膜。

（6）吻合。于泪囊及相应的鼻黏膜上各做一"I"形切开，使成前后两页，分别以细线将前、后页互相缝合。

（7）缝合切口。间断缝合泪筋膜及皮肤切口，包扎伤口。第5～6 d拆除缝线。

七、注意事项

1.手术中护理注意事项

①局部皮肤消毒时注意勿使药液进入眼内，避免损伤角膜；②随时调整光源，使手术野清晰，利于手术顺利进行；③准备好亚甲蓝及注射针头；④准备丁卡因加肾上腺素棉片，便于切开鼻黏膜后止血用；⑤切口包扎不宜加压，避免压力使吻合口前叶受压，与后页粘连，造成手术失败。

2.手术后护理注意事项

①术后3～5 d，可隔日冲洗泪道1次，冲出积血，以防造成阻塞。②如鼻腔内少量出血，可半坐位并鼻部冷敷。如出血较多，可用的卡因肾上腺素棉片鼻内填压止血。③注意勿着凉，避免鼻黏膜肿胀，使吻合口阻塞。着凉后应用1％麻黄素滴鼻。④注意伤口有无感染，感染时宜用抗生素治疗。

第十四节　颅内动脉瘤夹闭术

一、应用解剖

脑动脉瘤（cerebra laneurysms）是颅内动脉管壁上的异常膨出部分，好发于组成脑底动脉环(Willis)的大动脉分支或分叉部。

二、适应证

①颅内动脉瘤及动脉瘤破裂后病情较轻者,若病情较重待病情稳定或有改善时再行手术治疗;②动脉瘤破裂后形成威胁生命的颅内血肿者,则应立即手术。

三、麻醉方式

静脉复合麻醉,气管内插管全麻。麻醉诱导期应保持平稳,防止动脉瘤破裂,血压控制在正常偏低的水平,术中根据手术的进展再随时调整。

四、手术物品准备

1.手术器械

开颅基础器械包 1 个、干持物钳 1 套、蛇型自动拉勾 1 套、显微器械若干、各种动脉瘤夹及合适的持夹钳若干。

2.敷料

基础敷料包 1 个,大腹包 1 个、手术衣 6 件、消毒中单。

3.一次性物品

骨蜡、切口膜、止血纱布、明胶海绵、棉片、小纱布、缝针、丝线若干。

4.药品

常用生理盐水平衡液、双氧水、罂粟碱、止血用生物胶。

5.仪器

双极电凝器 1 套、开颅电钻 1 套、中心吸引 1 套、手术显微镜。

五、手术体位

仰卧位,头偏向对侧 45°,并稍下垂,可在肩下垫一小软枕。

六、手术步骤及配合

(1)皮肤消毒。常规 1‰ 聚吡咯酮碘皮肤消毒,铺无菌巾,贴无菌切口膜。

(2)选择手术入路切开皮肤。①根据动脉瘤的位置选择合适的手术入路。(以下以翼点入路为例)额颞部做弧形切口,切开皮肤,上头皮夹进行切口周围出血点止血。②切开皮下组织、帽状腱膜,电凝止血。③翻开头皮、帽状腱膜,切开颞肌浅筋膜和骨膜,连同皮瓣一起翻开至额骨颧突,沿其后缘切断颞肌,用骨膜剥离器将颞肌向下推,用 2-0 双丝线或皮肤固定勾固定,充分显露术野。

(3)骨瓣成型。①用电钻在颅骨上钻 4 个孔,刮匙刮除骨粉,钻孔时要注意冲水降温。孔间插入线锯导板,用线锯将颅骨锯开。②骨瓣游离取下放入双氧水中浸泡,骨窗周围用骨蜡封闭止血。③鹰嘴咬骨钳咬除蝶骨嵴,切口周围敷以湿盐水棉片保护。

(4)切开硬脑膜。①用 6×17 圆针 3-0 丝线将骨窗周围硬脑膜悬吊于附近的骨膜或帽状腱膜上。用 11 号刀片切开硬脑膜,用窄神经剥离子轻轻分离后,精细长有齿镊提起硬脑膜,脑膜剪呈半圆形剪开硬脑膜。②6×17 圆针 3-0 丝线将其悬吊于颞筋膜和骨膜上。③切开硬脑膜后,有时脑肿胀,可行脑针穿刺缓缓放出脑脊液降低脑压。必要时可先放置一脑室引流管行脑室外引流,术毕拔除。

(5)暴露动脉瘤。①放置手术用显微镜。充分显露外侧裂,安放蛇型自动拉勾、窄脑压板。②进一步依次显露颈内动脉、颈内动脉分叉部、大脑前动脉等分支结构。③找到动脉瘤瘤颈所在部位,充分暴露载瘤动脉,用显微神经剥离子、显微神经拉勾、显微剪刀再将近端和远端载瘤动脉游离清楚,以备必要时做临时阻断。分离瘤颈直到足以伸进动脉瘤夹的宽度和深度

(6)夹闭动脉瘤。①选择合适的动脉瘤夹,用持夹钳夹好张开动脉瘤夹,伸到瘤颈的两侧缓缓夹闭;②如果术中出现动脉瘤破裂出血,不要慌乱,应立即用事先准备的两把吸引器显露破口,再行动脉瘤口夹闭,若一次未到位可再调整;③可取小块肌肉剪碎后包于动脉瘤夹周围,促进动脉瘤颈部粘连,防止再出血;④取罂粟碱棉片敷于周围血管防止血管痉挛引起供血不足。

(7)关硬脑膜、放置引流管。生理盐水反复冲洗,清点物品,用 6×17 圆针 3-0 丝线严密缝合硬脑膜。放置引流管同前。

(8)关颅。①将骨瓣复位,8×20 圆针 2-0 丝线缝合骨膜数针以固定骨瓣。再次清点物品。9×25 三角针 2-0 丝线缝合帽状腱膜及皮肤;②双氧水或 1‰ 聚吡咯酮碘消毒皮肤,小纱布覆盖切口,绷带包扎伤口。

七、注意事项

(1)术中所用棉片要尽量剪小,术后注意清点。
(2)动脉瘤一旦破裂不要慌张,稳健地传递器械。
(3)预先选好所需要的动脉瘤夹,保持备用状态。

第十五节　小脑幕下肿瘤切除术

一、应用解剖

以小脑幕为界线,分为幕上和幕下,幕下包括小脑蚯蚓、小脑半球、四脑室、枕大孔、桥延髓肿瘤。

二、适应证

幕下肿瘤、幕下血肿,幕下需手术治疗的血管性疾病、颅颈交界的某些先天性疾病,某些后颅窝脑神经疾病。

三、麻醉方式

气管内插管全身麻醉。

四、物品准备

1.手术器械

开颅基础器械包 1 个、干持物钳 1 套、神经基本显微器械盒(常用有显微肿瘤钳,显微肿瘤镊,显微神经剥离子,显微弹簧剪刀)、蛇牌或鲁道夫脑内自动牵开器套(必要备自动拉钩杆)、

神经显微吸引器头一套。

2. 敷料

基础敷料包 1 个,大腹包 1 个,手术衣 6 件,消毒中单若干。

3. 一次性物品

Teflom、骨蜡、切口膜、止血纱布、明胶海绵、棉片、小纱布、缝针、丝线、各种型号注射器若干。

4. 药品

常用生理盐水、平衡液、双氧水、止血用生物胶。

5. 仪器

双极电凝器 1 套(必要时备电刀一套)、开颅电钻 1 套、中心吸引 1 套、手术显微镜。

五、手术体位

可取坐位、俯卧位或侧卧位。

六、手术步骤及配合

(1)消毒铺巾。常规 1‰聚吡咯酮碘皮肤消毒,铺无菌巾,贴无菌切口膜。

(2)切开皮肤逐层分离。递手术刀依次切开皮肤、皮下、筋膜、肌肉、骨膜。

(3)切开皮下组织,切开皮肤后可用单极电刀继续切开皮下组织,双极电凝止血。

(4)分离肌群,显露枕鳞、枕骨大孔。①递骨膜剥离器剥离两侧颈后肌群,附着紧密时可递手术刀切割;②递后颅窝撑开器撑开创口,显露枕鳞、枕骨大孔,准备好骨钻穿骨孔。

(5)打开骨窗。①由于钻头不能与枕鳞垂直,常容易滑脱造成意外危险,需递大纱布填在枕骨大孔处,同时递骨膜剥离器在钻头下方进行保护;②钻穿骨质后,递咬骨钳由骨孔处咬成所需大小的骨窗。

(6)骨窗止血,悬吊硬脑膜。骨窗出血用骨蜡抹、明胶海绵填塞,6×17 圆针 3-0 丝线悬吊硬脑膜。

(7)打开硬脑膜。切开硬脑膜,递 11 号刀片在硬脑膜上做一小切口,再递长有齿镊,脑膜剪剪开硬脑膜,多采用"Y"或"V"字形,6×17 圆针 3-0 丝线悬吊。

(8)上显微镜。移开手术灯,上显微镜后,清理"丁"字台。将开颅的器械撤掉,铺上干净的治疗巾,并换上显微器械(显微剪刀、肿瘤钳、显微剥离子)。

(9)切除肿瘤。①分离肿瘤时,备好脑压板,双极电凝器,吸引器,显微剪刀,大小棉片和明胶海绵,注意观察手术野,及时传递术者所需;②切除肿瘤时,提前准备好标本碗,碗内放少量盐水,给予大小合适的肿瘤钳或肿瘤镊,保留好手术标本。

(10)瘤腔止血。用双极电凝、明胶海绵、棉片、止血纱布、安可胶、双氧水等行瘤腔止血。

(11)撤离显微镜,关颅。①撤离显微镜后,及时收好显微器械,单独放置,尖端朝上,不要和普通器械混放,以免清洗器械时损伤显微器械;②关硬脑膜前清点棉片、小纱布、缝针,逐层缝合肌肉时,再次清点上述内容;③术毕,整理器械,显微器械单独清洗、上油交于专科护士。

七、注意事项

(1)器械除常规用物外,另备后颅窝撑开器,坐位时多备三块中单。

(2)分离肌肉时备好骨膜剥离子,后颅窝撑开器。肌肉止血用单极、双极或干纱布压迫止血。

（3）传递后颅窝撑开器给术者时，须使前端闭合。

（4）镜下传递手术器械时，注意动作不要太大，做到一手接一手递，要求轻、稳、准。

（5）切除肿瘤时，器械护士须及时清理器械，注意肿瘤钳前端内不要遗留手术标本。

（6）幕下手术骨瓣去除，只留下骨窗。

（7）手术需粗针、粗线缝合肌肉。

（8）幕下手术一般不放置橡皮引流管。

第十六节　损伤性颅内血肿清除术

一、硬脑膜外血肿清除术

（一）应用解剖

血肿位于颅骨内板之下和硬脑膜之间，CT 扫描在颅骨内板的下方可以看到局限性梭型或半月型高密度区。

（二）适应证

经颅脑 CT 确定为硬脑膜外血肿并引起较明显脑受压、意识障碍等；有临床症状及体征者。

（三）麻醉方式

（1）静脉复合麻醉，气管内插管。

（2）患者病情危重时可选用局部浸润麻醉。

（四）物品准备

1.手术器械

开颅基础器械包 1 个、干持物钳 1 套。

2.敷料

基础敷料包 1 个，大腹包 1 个，手术衣 4～6 件。

3.一次性物品

骨蜡、切口膜、止血纱布、明胶海绵、棉片、小纱布、缝针、丝线若干。

4.药品

常用生理盐水、平衡液、双氧水、止血用生物胶。

5.仪器

双极电凝器 1 套、开颅电钻 1 套、中心吸引 1 套。

（五）手术体位

（1）仰卧位适用于额顶部血肿。

（2）侧卧位适用于顶颞及枕部血肿。

（六）手术步骤及配合

（1）皮肤消毒。常规 1％聚吡咯酮碘皮肤消毒，铺无菌巾，贴无菌切口膜。

(2)头皮切开和止血。①在切口两侧铺以干纱布块,沿切口线分段切开皮肤及帽状腱膜层,整个皮瓣可分 3~4 段完成。每切开一段,即用头皮夹夹住内、外缘以达到止血的目的。大的出血点可以电凝止血。②钝性或锐性分离皮肤—腱膜瓣与其下的疏松组织层。③止血满意后,将皮肤腱膜瓣翻向颅底侧,并在其下垫以纱布团,使皮肤—腱膜内的血管不致因屈曲过度而闭塞,然后以盐水纱布覆盖其上。用双 2-0 丝线或皮肤固定勾将皮瓣翻起固定,充分显露术野。

(3)骨瓣成型。①切开头皮和肌肉后,按骨瓣形状弧形切开骨膜,以骨膜剥离器分开骨膜及颞肌。②设计骨孔,通常一个骨瓣共钻孔 5~6 个,孔间距离 6~7 cm。③将电钻于颅骨表面垂直钻透颅骨。钻孔完成后,以小刮匙或脑膜剥离器刮尽孔内边缘残留的内板碎片;将线锯导板插入相邻的两个骨孔之间,用线锯将骨瓣各边——锯开。④若用气动或电动钻时,可换上铣刀进行切割。⑤最后,沿颅骨锯开线插入骨膜剥离器至骨瓣下方,翻起骨瓣将骨窗下缘附着的肌肉稍向下推开以咬骨钳将骨折线两侧骨瓣修齐,并用骨蜡涂塞止血。⑥取下的骨瓣可放入双氧水中浸泡。

(4)清除血肿。①用一窄脑压板或神经剥离子由颅顶部向颅底侧逐渐清除血块,出血点电凝止血或用明胶海面压迫止血;②将骨窗周围硬脑膜用 6×17 圆针 3-0 丝线悬吊于附近的骨膜或帽状腱膜上,防止硬脑膜剥离形成新的血肿;③如因硬脑膜从颅骨内面分离而有渗血时,可在颅骨与硬脑膜之间垫一明胶海绵,6×17 圆针 3-0 丝线再次悬吊,用生理盐水反复冲洗伤口,也可用双氧水小纱布压迫片刻做止血用。

(5)探察:彻底止血后,用 11 号刀片在硬脑膜表面切 0.5 cm 做探察,检查颅内无异常,6×17 圆针 3-0 丝线缝合硬脑膜。

(6)放置引流:①于切口旁 2 cm 处做一小切口,用 9×25 三角针 2-0 丝线在切口处缝两针。一针固定引流管,另一针为预留线拔除引流管后缝合皮肤用。②将剪有侧孔的硅胶引流管从切口处穿过头皮和骨孔进入硬脑膜外间隙

(7)关颅。①清点用物准备关颅;②若颅内压过高,可将骨瓣丢弃直接缝合皮肤,若颅内压不高,将骨瓣复位,8×20 圆针 2-0 丝线缝合帽状腱膜,9×25 三角针 2-0 丝线缝合皮肤;③双氧水或 1‰聚吡咯酮碘消毒皮肤,小纱布覆盖切口,绷带包扎伤口

(七)注意事项

(1)严格遵守无菌原则,若为开放性的颅部损伤要做彻底的清创后再进行开颅手术。皮肤消毒时范围要广泛。

(2)注意棉片使用后的清点。

二、硬脑膜下血肿清除术

(一)应用解剖

血肿位于硬脑膜与蛛网膜之间,CT 扫描表现为颅骨内板下方新月型或半月型高密度区。

(二)适应证

(1)急性颅脑损伤,CT 证明有急性硬脑膜下血肿者。

(2)引起脑受压而有临床症状和体征或有明显占位者。

(三)麻醉方式

静脉复合麻醉,气管内插管。

(四)物品准备

同硬脑膜外血肿清除术。

(五)手术体位

根据血肿的部位选择合适的体位。

(六)手术步骤及配合

(1)皮肤消毒。同硬脑膜外血肿清除术。

(2)头皮切开和止血。同硬脑膜外血肿清除术。

(3)骨瓣成型。①切开头皮和肌肉后,以骨膜剥离器将骨膜及颞肌从颅骨上剥离开来;②设计骨孔及打开颅骨同硬脑膜外血肿清除术;③一般硬脑膜下血肿清除要去骨瓣减压;④去除骨瓣后,将骨窗下缘附着的肌肉稍向下推开以咬骨钳将骨折线两侧骨瓣修齐,并用骨蜡涂塞止血。

(4)硬脑膜开放,清除血肿。①将骨窗周围硬脑膜用 6×17 圆针 3-0 丝线悬吊于附近的骨膜或帽状腱膜上。②用 11 号刀片切开硬脑膜,脑膜剪呈放射状剪开硬脑膜,生理盐水冲洗血肿并吸尽,出血点电凝止血。大的出血可用棉片压住,一边用吸引器吸一边用电凝止血。③用生理盐水反复冲洗伤口,也可用双氧水小纱布压迫片刻做止血用。最后小的渗血可用止血纱布覆盖观察。④如有脑挫裂伤者,除清除血肿外,还应将碎裂脑组织一并吸除,脑压过高时,硬脑膜可不缝合或与骨膜进行减张缝合。必要时可去骨瓣减压。

(5)放置引流。①于切口旁 2 cm 处做一小切口,放置引流管;②用 9×25 三角针 2-0 丝线在切口处缝两针,一针固定引流管,另一针为预留线拔除引流管后缝合皮肤用。

(6)关颅。①用 6×17 圆针 3-0 丝线悬吊硬脑膜;②若脑压过高,可将硬脑膜和骨膜做减张缝合,将骨瓣丢弃直接缝合皮肤,若脑压不高,将骨瓣复位,8×20 圆针 2-0 丝线缝合帽状腱膜,9×25 三角针 2-0 丝线缝合皮肤;③双氧水或 1% 聚吡咯酮碘消毒皮肤,小纱布覆盖切口,绷带包扎伤口。

(七)注意事项

(1)严格遵守无菌原则。

(2)注意术前、关硬脑膜前、关硬脑膜后用物的清点,特别是棉片的使用和清点。

三、脑内血肿清除术

(一)应用解剖

血肿若为头部外伤以后在脑实质内出血形成的血肿,CT 扫描可见脑内不规则高密度区或混杂密度区,常伴有脑水肿、脑室系统的挤压变形和脑的移位。还有自发性脑出血。

(二)适应证

常用于急性颅脑损伤、高血压性脑出血。

(三)麻醉方式

静脉复合麻醉,气管内插管。

(四)手术物品准备

1.手术器械

开颅基础器械包 1 个、干持物钳 1 套、蛇型自动拉勾 1 套、若为小脑出血则再备后颅窝撑开器 1 个。

2.敷料

基础敷料包 1 个、大腹包 1 个、手术衣 4～6 件。

3.一次性物品

骨蜡、切口膜、止血纱布、明胶海绵、棉片、小纱布缝针、丝线若干。

4.药品

常用生理盐水、平衡液、双氧水、止血用生物胶。

5.仪器

双极电凝器 1 套、开颅电钻 1 套、中心吸引 1 套。

(五)手术体位

根据血肿的部位选择合适的体位。

(六)手术步骤及配合(以颞部脑内血肿为例)

(1)皮肤消毒。常规 1％聚吡咯酮碘皮肤消毒,铺无菌巾,贴无菌切口膜。

(2)头皮切开和止血。①在耳上方做"∩"形切口,切开皮肤,止血后上头皮夹;②切开皮下组织、帽状腱膜;③分离颞肌,剥离骨膜,将皮瓣翻向耳侧,电凝止血,用双 2-0 丝线或皮肤固定勾固定皮瓣,充分显露术野。

(3)打开骨瓣、硬膜。①用电钻在颅骨上钻 4 个孔,孔间插入线锯导板,用线锯将颅骨锯开,骨瓣放入双氧水中浸泡;②骨窗周围用骨蜡封闭止血,用 6×17 圆针 3-0 丝线将骨窗周围硬脑膜悬吊于附近的骨膜或帽状腱膜上;③用 11 号刀片在脑膜沟处切开硬脑膜,用窄神经剥离子轻轻分离后,脑膜剪"∩"形剪开硬脑膜。

(4)清除血肿。①脑穿针蘸水湿润后探察血肿部位及深度,电凝器止血后用窄脑压板轻轻拉开脑组织,用小号吸引器吸出脑内血肿,电凝器仔细止血,生理盐水反复冲洗,也可用双氧水小棉片放入腔内止血。②将坏死脑组织一并切除。可将止血纱布剪成小块铺于出血腔内,再在表面喷可吸收生物胶。

(5)缝合硬脑膜。①清点用物后,用 6×17 圆针 3-0 丝线严密缝合硬脑膜。②若硬脑膜从颅骨内面分离而有渗血时,可在颅骨与硬脑膜之间垫一明胶海绵,6×17 圆针 3-0 丝线悬吊止血。再次清点用物。

(6)放置引流管。同前

(7)关颅。①将骨瓣复位,8×20 圆针 2-0 丝线缝合骨膜数针以固定骨瓣;9×25 三角针 2-0 丝线缝合帽状腱膜及皮肤。②双氧水或 1％聚吡咯酮碘消毒皮肤,小纱布覆盖切口,绷带包扎伤口。

(七)注意事项

(1)严格遵守无菌原则。

(2)注意术前、关硬脑膜前、关硬脑膜后用物的清点,特别是棉片的使用和清点。

第十七节　经蝶窦垂体瘤切除术

一、应用解剖

垂体瘤是发生于腺垂体的良性肿瘤。

二、适应证

经蝶手术切除是绝大多数垂体肿瘤的首选治疗方法,尤其对于向蝶窦生长和侵袭斜坡的肿瘤具有适应证。

三、麻醉方式

静脉复合麻醉,气管内插管全麻,气管导管固定于左侧口角。麻醉后将一块小纱布填入口咽部以保护导管。

四、物品准备

1.手术器械

取阔筋膜基础器械 1 套,经蝶显微手术器械 1 套。

2.敷料

基础敷料包 1 个,大腹包 1 个,手术衣 4～6 件。

3.一次性物品

棉片、小纱布、缝针、丝线、凡士林纱条、止血纱布、3-0 可吸收缝线若干。

4.药品

常用生理盐水、平衡液、双氧水、止血用生物胶。

5.仪器

双极电凝器 1 套、中心吸引 1 套、显微镜、监视器、磨钻。

五、手术体位

手术均采用仰卧位,头稍后仰 15°～30°,头略过伸,便于手术显微镜垂直对向鞍底。头不需固定以便在手术中需要时旋转头位。患者右下肢轻度屈曲并内旋,以便于取大腿外侧阔筋膜修补鞍底。

六、经蝶窦垂体瘤切除手术配合

经蝶包括经口鼻蝶和经鼻蝶,以下以经鼻蝶为例。

(1)消毒铺置无菌巾。协助医师进行双侧鼻腔及面部聚吡咯酮碘消毒(浓度 0.5%),用小纱布消毒面部,棉签反复消毒鼻腔内侧,动作轻柔避免损伤鼻腔黏膜而出血。口腔内填塞无菌小纱布。

(2)术前用物的准备与检查。①检查手术器械性能,连接中心吸引、双极电凝、磨钻,将显微镜用无菌罩套好;②准备手术所需各种大小的盐水棉片及双氧水棉片。将 10 cm×20 cm 的止血纱布剪成 2.5 cm×2.0 cm。取一只 7 号手套,将其食指和中指剪下,以备盛装填塞鼻孔用的凡士林纱条,根据术前观察取适量凡士林纱条准备好后用枪状镊置于剪好的指套中。

(3)局部浸润。用 10 mL 注射器抽取盐水或 0.05％肾上腺素盐水在上唇及双侧鼻中隔黏膜下做局部浸润,便于分离黏膜减少出血。

(4)切开鼻中隔黏膜。递 7 号刀柄上 11 号刀片于手术者,在鼻前庭处将鼻中隔黏膜弧形切开 1 cm。用鼻中隔剥离子钝性扩大切口并分离黏膜到软骨和骨性鼻中隔分界处钝性离断,并进一步分离骨性鼻中隔两侧黏膜,放入剥离用鼻腔撑开器(前端包绕型)撑开后即开始在显微镜下操作。

(5)处理骨性组织。①分别分离至垂直板和犁状骨。达蝶窦前壁后打开蝶窦并尽量扩大。更换剥离用鼻腔撑开器为撑开用鼻腔撑开器(前端分开型)以便给术者提供更大的术野。②去除分隔,尽量剥离蝶窦内黏膜,常规留取黏膜送病检,以明确有无肿瘤侵袭。困难时术中可用X线定位蝶鞍。③确定蝶鞍后,在保持中线的前提下,先中线处后向两边以磨钻将鞍底磨薄,再用枪状咬骨钳尽量扩大。保留咬除的骨质,浸泡在双氧水中,以备术毕填回鞍底。

(6)切除肿瘤。①去除鞍底骨质后,在基底膜中央用显微剪刀将基底膜连同肿瘤一并切取,单独送病理检查以明确肿瘤是否为侵袭性生长。②切除肿瘤时根据肿瘤的大小、性质选择合适的垂体刮匙。先刮除两侧肿瘤,再刮除术野中央肿瘤,以免因鞍隔塌陷过早而无法看到两侧的肿瘤。③对于质韧硬肿瘤,单纯以刮匙通常无法刮除肿瘤,须配合肿瘤钳分离肿瘤分块切除。④将切取的蝶窦黏膜、鞍底硬脑膜及肿瘤分装待检。

(7)修补鞍底。止血理想后取大腿阔筋膜、脂肪组织或肌片修补鞍底。清点用物后取出鼻腔撑开器。

(8)缝合鼻中隔黏膜。①用 3-0 可吸收缝线缝合鼻中隔黏膜;②把准备好的凡士林指套涂以凡士林,对鼻腔加压填塞;③最后用双氧水清洗面部血迹,取出口腔内的小纱布。

(9)术毕,注意清点送检病理标本。

七、注意事项

(1)注意棉片要尽量剪小,太大会挡住手术野,影响操作。注意术前、术中、术后棉片的清点。

(2)标本要分开放置,不能混放,术后送检。

(3)凡士林要粗细适中,量少加压效果不好,量多不易填入鼻腔。

(4)显微器械用后要注意保护,防止损伤,保证其功能。

第十八节 大脑半球肿瘤切除术

一、应用解剖

经 CT、MRI 确诊为大脑半球肿瘤。

二、适应证

大脑半球肿瘤包括胶质瘤、脑膜瘤等,以下以脑膜瘤为例。

三、麻醉方式

静脉复合麻醉,气管内插管全麻。

四、物品准备

1.手术器械

开颅基础器械包 1 个,干持物钳 1 套,蛇型自动拉勾 1 套,显微器械若干。

2.敷料

基础敷料包 1 个,大腹包 1 个,手术衣 6 件,消毒中单。

3.一次性物品

骨蜡、切口膜、止血纱布、明胶海绵、棉片、小纱布、缝针、丝线若干。

4.药品

常用生理盐水,平衡液,双氧水,止血用生物胶。

5.仪器

双极电凝器 1 套,开颅电钻 1 套,中心吸引 1 套,手术显微镜。

五、手术体位

仰卧位或侧卧位。

六、手术步骤及配合

(1)皮肤消毒。常规 1‰聚吡咯酮碘皮肤消毒,铺无菌巾,贴无菌切口膜。

(2)切开皮肤。①根据肿瘤位置选择切口位置,常采用"U"形切口切开皮肤,上头皮夹进行切口周围出血点止血。②切开皮下组织、帽状腱膜,用骨膜剥离器剥离骨膜。翻起皮瓣,电凝止血,将一盐水小纱布或双氧水小纱布覆盖于皮瓣表面保护皮瓣。用双 2-0 丝线或皮肤固定勾固定皮瓣,充分显露术野。

(3)处理骨瓣。①用电钻在颅骨上钻 4 个孔,刮匙刮除骨粉,钻孔时要注意打水降温。孔间插入线锯导板,用线锯将颅骨锯开。若为游离骨瓣则将取下的骨瓣放入双氧水中浸泡,若为带蒂骨瓣则用盐水纱布将其包好固定于切口上方。②用咬骨钳咬平颅骨边缘再以骨蜡止血。切口周围敷以湿盐水棉片保护。

(4)处理硬脑膜。①用 6×17 圆针 3-0 丝线将骨窗周围硬脑膜悬吊于附近的骨膜或帽状腱膜上。防止剥离形成硬脑膜外血肿。②用 11 号刀片切开硬脑膜,用窄神经剥离子轻轻分离后,脑膜剪呈放射状剪开硬脑膜。

(5)切除肿瘤。①电凝器在脑表面烧灼止血后用窄脑压板轻轻拉开脑组织,用小号吸引器边吸引边分离肿瘤与正常脑组织,电凝器止血,用盐水棉片保护正常脑组织,注射器冲水降温;②可用肿瘤钳将肿瘤轻轻提起,保持一点张力,从肿瘤四周逐渐将肿瘤与正常脑组织完全分开,取出的肿瘤放入盛有盐水的肿瘤碗中;③肿瘤基底部用双极电凝仔细止血,也可用明胶海绵止血,用生理盐水反复冲洗后,将双氧水棉片放入瘤腔内止血;④将止血纱布剪成小块铺于肿瘤腔内,然后在表面喷可吸收生物胶。

(6)关硬脑膜。清点用物后,用 6×17 圆针 3-0 丝线严密缝合硬脑膜。若硬脑膜从颅骨内面分离而有渗血时,可在颅骨与硬脑膜之间垫一明胶海绵,6×17 圆针 3-0 丝线悬吊止血。再次清点物品。

（7）放置引流管。同前。

（8）关颅。①将骨瓣复位,8×20 圆针 2-0 丝线缝合骨膜数针以固定骨瓣,9×25 三角针 2-0 丝线缝合帽状腱膜及皮肤;②双氧水或 1‰聚吡咯酮碘消毒皮肤,小纱布覆盖切口,绷带包扎伤口。

七、注意事项

脑膜瘤血供丰富,术中出血多且猛烈,手术配合要迅速、轻巧,还要准备足够的棉片。

第十九节　三叉神经痛微血管减压术

一、应用解剖

三叉神经痛是不典型的面部疼痛和其他面痛综合征,其造成的原因是该神经在进入桥脑的入脑段受到桥小脑角的异常血管压迫,致使神经脱髓鞘病变,引起疼痛。

目前手术治疗三叉神经痛的方法共有两种,一是切断神经根,二是三叉神经微血管减压术。

后者可采用微型 Teflom 材料(0.5 cm)使神经与血管分离的手术方法达到减压的目的。

二、适应证

三叉神经痛的患者。

三、麻醉方式

全麻插管。

四、物品准备

1.手术器械

开颅基础器械包 1 个、干持物钳 1 套、显微器械若干。

2.敷料

基础大腹包 1 个、手术衣 6 件、消毒中单。

3.一次性物品

Teflom、骨蜡、切口膜、止血纱布、明胶海绵、棉片、小纱布、缝针、丝线若干。

4.药品

常用生理盐水、平衡液、双氧水、止血用生物胶。

5.仪器

双极电凝器 1 套、开颅电钻 1 套、中心吸引 1 套、手术显微镜。

五、手术体位

可行坐位或侧卧位,头部用头架或头钉固定。

六、手术步骤及配合

(1)消毒铺巾。常规 1‰聚吡咯酮碘皮肤消毒,铺无菌巾,贴无菌切口膜。

(2)切开皮肤逐层分离。沿标记线作切口,切开皮肤、皮下组织、肌肉及骨膜,头皮夹、电凝器、骨蜡彻底止血后用骨膜剥离子沿骨壁依次剥离。

(3)打开骨窗。递乳突撑开器显露手术部位,用电钻紧靠乙状窦后缘钻开一直径大约为2 cm大的骨窗。

(4)分离至三叉神经根部。显露手术部位后,移开手术灯,上显微镜。器械护士此时准备好显微手术器械和 Teflom 垫片。手术医师在显微镜下将小脑向后上方轻轻牵开,递显微无损伤神经剥离球,由此放入达三叉神经根部,自神经出脑桥处向远端探查血管压迫及其他病灶情况。

(5)放置 Teflom 垫片。递枪状镊,在神经与血管之间夹放上事先准备好的 teflom 补片,将受血管压迫的神经包绕起来与血管隔开。

(6)确定手术效果,关颅。确定手术效果后,可仔细止血,逐层缝合,关颅。

七、注意事项

(1)Teflon 棉是一种聚四氟乙烯,组织排异性小,不被机体吸收,易固定,是手术成功的关键材料。

(2)手术前一日,巡回护士须将 Teflon 棉剪成直径约为 0.5 cm 的小块,包装好后用等离子低温灭菌器消毒。

第十四章 中医康复护理

第一节 咳 嗽

咳嗽是指肺气上逆作声,咯吐痰涎的一种肺系疾病。咳嗽既是肺系疾病的一个主要症状,又是具有独立性的一种疾患。历代将有声无痰称为咳,有痰无声称为嗽,有痰有声称为咳嗽,临床上多痰声并见,很难截然分开,故以咳嗽并称。西医学中的上呼吸道感染,急慢性支气管炎,支气管扩张,肺炎等疾病所见的咳嗽,均可参考本节护理。

一、护理评估

(一)评估咳嗽的病因

分为外感、内伤两大类。外感咳嗽为六淫外邪犯肺,多以风为先导,夹寒、热、燥等外邪,致使肺失宣降,气逆于上发为咳嗽;内伤咳嗽为脏腑功能失调,内邪干肺。

(二)评估咳嗽的病位

病位主要在肺,但与肝、脾两脏关系密切。

(三)评估咳嗽的病性

外感咳嗽为外邪壅塞肺气,以邪实为主;内伤咳嗽多属邪实与正虚并见。

1. 外感咳嗽

(1)风寒袭肺:风寒外束,肺卫失宣,肺气上逆而咳嗽,水津不布则痰稀色白,卫阳被郁可见恶寒、发热。

(2)风热犯肺:风热犯肺,肺失清肃,热灼肺津,故咳嗽、痰黏稠、口微渴;风热上攻可见咽痛;卫表失和可见发热,微恶风寒。

(3)风燥伤肺:燥易伤肺,耗伤肺津,使肺失清润,故干咳少痰,咯痰不爽;燥伤津液,失于滋润,故见鼻咽干燥,口干。

2. 内伤咳嗽

(1)痰湿蕴肺:"脾为生痰之源,肺为贮痰之器",脾失健运,痰浊内生,壅遏肺气,故咳嗽、痰多色白;痰阻气机不利,则胸闷脘痞。

(2)痰热郁肺:痰热郁肺,壅阻肺气,肺失清肃而气逆于上,故咳嗽气粗、痰多稠黄、痰热内蕴,津液耗伤可见烦热口干。

(3)肝火犯肺:肝郁化火,上逆犯肺,肺失清肃而气逆于上,故咳呛阵作;肝肺络气不和则胸胁引痛;肺络损伤可见咯血。

(4)肺阴亏虚:肺阴亏虚而生燥热,使肺失滋润,肃降无权,故见咳嗽日久;肺燥津亏则痰少而黏、咯吐不爽,咽干口燥;肺络受损可见痰中带血;阴虚内热可见手足心热。

(四)评估咳嗽的病程

久咳则为慢性支气管炎、结核等;新咳多为急性支气管炎、上呼吸道感染等。

二、常见护理问题

①体温过高;②清理呼吸道低效;③活动无耐力;④焦虑。

三、护理措施

(一)一般护理

(1)保持室内空气清新流通,温、湿度适宜;避免尘埃和烟雾等刺激;注意保暖,避免受凉。

(2)给予高蛋白、高维生素饮食,忌辛辣刺激、过咸、肥甘厚味等助湿生痰之品;多饮水,每天饮水量保持 1 500 mL 以上,以利湿化痰液;戒烟。

(3)重病痰多者宜侧卧,定时更换体位,以利痰液引流排出;患者咳嗽无力,咯痰困难时,应协助翻身拍背,以助排痰。必要时可予吸痰。

(4)痰液黏稠而不易咯出者,可遵医嘱予以药物雾化吸入,湿润气道,稀释痰液,便于痰液排出,以减轻咳嗽。

(5)内伤久咳,缠绵反复,患者往往产生忧虑苦闷情绪,要做好开导劝慰工作,解除其顾虑,使其保持心情舒畅,安心治疗。

(6)注意观察患者咳嗽的时间、程度、咳声高低及痰液的性状、颜色、数量,以辨别内外虚实。

(7)咳嗽较剧者,可遵医嘱予针刺止咳,如肺俞、列缺、天突、丰隆穴,或耳针支气管、肺、神门穴,外感咳嗽加肾上腺穴;内伤咳嗽加脾、肾等穴。

(二)辨证施护

1.外感咳嗽

(1)风寒袭肺:①病室内宜偏温暖,勿当风受凉。②饮食宜清淡,易消化食物,忌生冷瓜果、腌菜及肥甘油腻之品,可配食葱白姜豉汤、姜豉饴糖饮。③中医治法为疏风散寒,宣肺止咳。中医方药用三拗汤合止嗽散。中药汤剂宜热服,服药后加盖衣被或同时进食热饮,以助药力,注意观察汗出情况,只宜遍身微微汗出。④咳甚者可遵医嘱给予止咳合剂或复方甘草合剂、通宣理肺丸。

(2)风热犯肺:①病室应通风,但应避免直接吹风,衣被适中,不宜过暖。②饮食宜清淡,可食用梨、枇杷等新鲜水果。③中医治法为疏风清热,宣肺化痰。中医方药用桑菊饮为主方加减。中药汤剂宜温服。④保持大便通畅,便秘者可予通便栓剂,如甘油、开塞露;必要时予轻泻剂,如番泻叶泡茶饮或大黄粉 5 g 冲服。⑤咳嗽较剧者可遵医嘱给服止咳枇杷露。⑥有发热者,参照发热证护理。可遵医嘱针刺大椎、曲池、丰隆、肺俞穴等。

(3)风燥伤肺:①病室内湿度宜稍高。②饮食宜清凉润肺之品,可配食梨粥、玉竹粥、藕粥等。③中医治法为疏风清肺,润燥止咳。中医方药用桑杏汤为主方加减。中药汤剂宜少量多次服用,也可将汤药雾化吸入。④痰中带血者可用鲜小蓟或白茅根煎汤代茶;干咳无痰,或痰少难咯出者,可用梨炖白蜜服用。⑤咳嗽较剧者可遵医嘱给川贝枇杷露或养阴清肺膏服用。

2.内伤咳嗽

(1)痰湿蕴肺:①病室内相对湿度宜偏低,注意休息,避免受凉,适时保暖。②饮食宜清淡,忌生冷、油腻、糯米、甜食等滞脾碍胃之品,可配食薏苡仁粥、山药粥、橘红糕等以助健脾化痰。③中医治法为健脾燥湿,化痰止咳。中医方药用二陈汤为主方加减。中药汤剂宜温服。

（2）痰热郁肺：①病室温度宜偏低，衣服不宜过暖，汗多者应及时擦汗更衣。②饮食宜清淡，忌辛辣香燥助热动火之品。可配食枇杷叶粥、鲜芦根粥等，以助清热化痰。③中医治法为清热化痰肃肺。中医方药用清金化痰汤为主方加减。中药汤剂宜温凉服。④痰多者应注意排痰，可服竹沥水、川贝粉等以化痰清热；痰中带血者，可予鲜芦根15 g，煎汤送服三七粉2～3 g，以清肺宁络止血，咳甚者可给橘红丸。⑤年老久病者要预防厥脱证。凡痰不宜咯出，体温骤降，汗出，尿少，头昏，心悸，嗜睡，四肢不温者，应及时报告医师进行处理。

（3）肝火犯肺：①病室温度宜偏低，相对湿度宜偏高。②加强情志护理，避免不良刺激，使患者保持良好的精神状态，防止忧郁伤肺，加重咳嗽。③中医治法为清肺平肝，顺气降火。中医方药用加味泻白散。中药汤剂宜温凉服。④可用天冬炖梨汁或桑白皮、山栀子煎水服，以泻肝火滋肺阴，减轻咳嗽，忌辛辣动火之品。

（4）肺阴亏虚：①病室内温度宜略低，相对湿度可偏高，患者应注意休息，可适当户外活动，呼吸新鲜空气，使肺气宣达。②饮食宜清淡而富有营养，忌辛辣、酒醇之类，可配糯米阿胶粥、木耳粥、百合粥等，或常饮沙参麦冬茶等，以润肺生津。③中医治法为滋阴润肺，止咳化痰。中医方药用沙参麦冬汤为主方加减。中药汤剂宜温服。④咳嗽较剧者可遵医嘱给川贝枇杷露或养阴清肺膏服用。

四、健康指导

（1）注意四时气候变化，随时增减衣被，防寒保暖，避免外邪侵袭。

（2）注意锻炼身体以增强体质，平素易患感冒的患者可进行耐寒锻炼，自夏天开始，坚持冷水浴，持之以恒，可收良效。

（3）体质虚弱者，可做呼吸操、保健操，打太极拳等，以增强体质，提高抗病能力。

（4）改善生活环境，消除烟尘及有害气体的污染。

（5）注意饮食调护，忌辛辣油腻之品，忌恣饮酒浆，戒烟。

（6）注意调节情志，保持乐观的情绪，解除顾虑及烦恼，促进身心健康。

（7）有咳嗽病史者可做鼻部保健按摩。方法是按摩鼻翼两侧、迎香穴、鼻尖穴，各20～40次。

第二节　喘　证

喘病是因久患肺系病证或他脏病变影响，致肺气上逆，肃降无权，出现气短喘促、呼吸困难，甚则张口抬肩、不能平卧等症。严重者可由喘致脱，出现喘脱之危重症。西医学中的喘息性支气管炎、慢性阻塞性肺气肿、肺部感染、慢性肺源性心脏病、硅沉着病及癔症性喘息等，出现以呼吸困难为主要临床表现时可参考本节辨证施护。

一、护理评估

1. 评估喘证的病因

喘病的病因很复杂，外邪侵袭、情志失调、饮食不当、久病劳欲等均可致喘。

2.评估喘证的病位

在肺、肾,与肝、脾、心有关。

3.评估喘证的病性

实喘在肺,虚喘当责之于肺、肾两脏,但在病情发展的不同阶段,每可下虚上实并见,或虚实夹杂,或相互转化。

(1)风寒束肺:风寒之邪内合于肺,邪实气壅,肺气失宣而上逆,故喘息气促,咳嗽胸闷;津液失布,停聚为痰则痰多色白稀薄;风寒束肺,营卫不和可见恶寒发热,无汗等症。

(2)风热袭肺:风热犯肺,热盛气壅,肺气上逆故喘促气粗,甚则鼻翼翕动,咳嗽;热伤津液,灼津成痰则痰黄黏稠,身热烦躁,渴喜冷饮;邪犯卫表可见汗出恶风。

(3)痰湿蕴肺:脾失健运,聚湿生痰,使肺气不得宣降,故气喘咳嗽,痰涎壅盛,量多,胸满窒闷;脾胃气滞可见恶心纳呆。

(4)水凌心肺:肾阳虚衰,不能主水,水邪泛滥,上凌心肺,使肺气上逆故喘咳气逆,倚息难以平卧;心阳不振则心悸;水溢肌肤则面目肢体浮肿。

(5)气郁伤肺:七情伤肝,肝气横逆上犯肺脏,肺失肃降,故见上气而喘,咽中如窒,胸闷胸痛。

(6)肺气虚肺:气虚,主气无权,气不得入,故喘促气短;肺虚气弱,发声无力则气怯声低,咳声低弱;气虚不固则自汗畏风,易于感冒。

(7)肾气虚:肾虚气失摄纳,故见喘促日久,气息短促,呼多吸少;劳则气耗,故动则喘甚,气不得续。

4.评估喘证的病程

久喘多为慢性阻塞性肺气肿、慢性肺源性心脏病、硅沉着病等;新喘可见肺部感染等。

二、常见护理问题

①不舒适:喘息不得平卧;②寒热异常:恶寒发热;③清理呼吸道低效;④活动无耐力;⑤情志异常:忧思;⑥缺乏自我调护知识;⑦有压疮发生的危险。

三、护理措施

(一)一般护理

1.病室环境

病室安静整洁,空气清新,避免空气污浊或刺激性气体吸入。夏、秋季保持空气流通,但是应避免患者直接吹风,冬季气候寒冷,应定时开窗换气。室温在 20 ℃～24 ℃,湿度在 50%～60%为宜。每日定时空气消毒。

2.情志护理

喘病是一种反复发作的慢性疾病,患者多年老体弱,丧失工作能力和生活自理能力,对个人及家庭造成很大的困难。患者常常对治疗丧失信心,对生活失去希望,容易焦虑、悲观、易怒。护士在解除患者躯体痛苦的同时,要关心、理解、同情患者,使其得到温暖,同时指导患者认识疾病特点,配合治疗。

3.体位与安全

(1)急性发作期应绝对卧床休息,取半卧位,有利于增加肺通气量,减轻肺淤血,减少回心血量,并且鼓励做小腿轻度活动,以防止下肢静脉血栓形成。缓解期注意休息,体位以患者舒适为宜。

(2)出现神志恍惚、烦躁不安等精神神经症状时,应注意采取安全防范措施:剪短指甲,取下义齿,床边设床栏,防止跌伤。

4.清洁护理

(1)保持口腔清洁卫生,神志清者,早、晚刷牙,饭前、饭后用 20%一支黄花液或温开水漱口。意识障碍者,每天 4 次口腔护理。注意观察口腔黏膜的变化,出现口腔溃疡者,局部涂锡类散或青黛散;口唇干裂者,涂以防裂油或用温开水湿润。

(2)长期卧床和水肿者,局部组织受压,血液循环不良,容易发生压疮。定时用复方活血液按摩受压部位,并且外扑三石散或六一散,每 2 h 翻身一次,以促进局部气血运行,活血化瘀。保持皮肤清洁、干燥,保持床单位干净平整、柔软,及时更换湿污衣被。

5.饮食调护

给予高热量、高蛋白、多维生素、容易消化的饮食,少量多餐为宜。喘证有外感时饮食宜清淡,使用有助于解表的食品:风寒喘者,可以加用葱白、生姜等调味品;风热喘者,可以饮用丝瓜花蜜饮;痰湿喘者,可以常服化痰利湿之品。忌吃辛辣、刺激、生冷、油腻和产气食物,禁喝烈性酒和吸烟,水肿患者应适当限制钠盐摄入。

6.给药护理

(1)中药汤剂适宜温服,每天 1 剂,分 2 次于饭后服用,丸药用温开水送服。观察用药后反应及效果。喘证危及心脑而致痰迷心窍者,常用脱水剂、利尿剂,注意观察尿量、电解质及酸碱平衡情况。服强心药后,注意观察心律、心率情况,有无恶心呕吐、黄视、绿视等。

(2)慎用镇静安眠药,患者烦躁不安时,要警惕呼吸衰竭的发生。切忌随意服用安眠药及镇静剂,以免诱发和加重肺性脑病。尤其要禁用吗啡、哌替啶,以免抑制呼吸,加重病情。

7.排泄护理

(1)保持大便通畅,大便秘结应注意饮食调护,鼓励多食蜂蜜、水果、粗纤维蔬菜,必要时可用开塞露塞肛,或番泻叶 15 g 泡茶饮。注意观察大便的颜色、性状,必要时做大便隐血试验,观察有无消化道出血出现。

(2)出现尿失禁或尿潴留时,给予留置导尿,保持会阴部皮肤清洁干燥,每天更换引流袋 1 次;每天用 1∶5 000 呋喃西林棉球清洁消毒尿道口,每天 2 次,预防尿路感染,根据医嘱行膀胱冲洗。使用便器时动作要轻,避免拖拉,防止局部皮肤的破损。

(二)辨证施护

1.风寒束肺

(1)针刺大椎、风门、定喘、肺俞、膻中、尺泽、列缺、合谷等穴,用泻法。

(2)点按定喘、风门、肺俞穴,按摩背部足太阴膀胱经,以温热为度。

(3)饮食适宜:温热宣通,多食姜、葱白、淡豆豉、胡椒、杏子、洋葱、荔枝等;忌生冷、肥甘、鱼虾等食品。可饮杏仁粥。

(4)避免情志刺激,介绍有关疾病的知识,消除患者忧虑和精神紧张。

(5)中医治法为散寒宣肺平喘。中医方药用麻黄汤。中药汤剂宜热服。

2.风热袭肺

(1)针刺肺俞、大椎、风门、膻中、尺泽、列缺、合谷、丰隆等穴,喘重者加天突、定喘穴,用泻法。

（2）点按定喘、风门、肺俞、肩中俞穴。

（3）饮食适宜清淡凉润，多食梨、藕、萝卜、枇杷、柑橘、蜂蜜等；忌食辛辣、厚味食品，禁烟。可用菊花泡水代茶饮。

（4）避免情志刺激，介绍有关疾病的知识，消除患者忧虑和精神紧张。

（5）中医治法为祛风清热，宣肺平喘。中医方药用麻杏石甘汤。中药汤剂宜温服。

3.痰湿蕴肺

（1）针刺肺俞、脾俞、膻中、中脘、内关、足三里、丰隆等穴，用平补平泻法。

（2）点按定喘、风门、肺俞、肩中俞穴、足三里、丰隆穴。

（3）饮食适宜清淡易消化食物，多食山药、茯苓、柑橘、薏苡仁、白萝卜、白扁豆等；忌食辛辣、生冷、肥甘食品，禁烟酒。可食薏苡仁粥，或橘皮 10 g 泡水代茶饮。

（4）排痰困难或不能排痰者，可给予半夏露、复方甘草合剂，鼓励患者用力咳痰，或用中药雾化吸入，使痰液易于排出。

（5）中医治法为化痰降逆，宣肺平喘。中医方药用二陈汤合三子养亲汤。中药汤剂宜温服。

4.水凌心肺

（1）密切观察生命体征、瞳孔及神志的变化并及时记录；观察咳嗽、吐痰的次数与性质，痰液的黏稠度及颜色；严格控制液体速度与补液总量，正确记录 24 h 出入水量；尿闭可按摩或针刺肾俞、气海、关元等穴；尿闭、便秘者，也可用牵牛子、大黄各 10 g，煎水取汁代茶饮。

（2）绝对卧床休息，高度水肿者，定时翻身，加强皮肤护理，防止压疮发生；取半卧位，抬高下肢以减轻水肿，并给予氧气吸入，保持呼吸道通畅。

（3）保证营养供给，浮肿尿少者，可用鲤鱼、赤小豆炖汤以利水。

（4）中医治法为温阳利水，泻肺平喘。中医方药用真武汤合葶苈大枣泻肺汤。中药汤剂宜温服。

5.气郁伤肺

（1）选取肝俞、期门、膻中、尺泽、内关等穴针刺，用泻法。

（2）饮食适宜清凉疏利之品，多食梨、柑橘、萝卜、海蜇、芹菜、荸荠等；忌食辛辣食品，禁烟酒。可常饮菊花茶。

（3）加强精神护理，劝慰患者保持情绪平稳，心情愉悦。

（4）中医治法为行气疏肝，降逆平喘。中医方药用五磨饮子。中药汤剂宜温服。

6.肺气虚

（1）选取肺俞、定喘、膻中、太渊等穴针刺，用补法，或加灸。

（2）用手横擦胸部及背部心俞、肺俞区域，以透热为度，或按揉肺俞、肾俞、脾俞穴。

（3）饮食适宜清淡甘润、营养丰富食物，常食百合、白果、山药、茯苓等；忌食辛辣、温燥及寒凉食品，禁烟。可食山药茯苓粥。

（4）中医治法为补肺益气定喘。中医方药用补肺汤合玉屏风散。中药汤剂宜温服。

7.肾气虚

（1）选取肾俞、定喘、命门、关元、气海、三阴交、太溪等穴针刺，用补法，可加灸。

（2）用手直擦背部督脉及横擦肾俞、命门穴，以透热为度，或按揉肺俞、肾俞、脾俞穴。

（3）饮食适宜温补，常用山药、核桃、黑木耳、桑椹、莲子、白扁豆等煮粥服食。忌食生冷、肥甘、油腻食品。可用紫衣胡桃肉 10 个，每晚睡前缓嚼，淡盐水送服。

（4）中医治法为补肾纳气定喘。中医方药用金匮肾气丸合参蛤散。中药汤剂宜温服。

四、健康指导

（1）劝导患者尽早戒烟。避免接触刺激性气体及灰尘。

（2）注意观察四时气候变化，随时增减衣被，以防止外邪从皮毛口鼻侵入。

（3）注意休息，防止过劳。

（4）遵医嘱正确使用急救气雾剂。

（5）增强体质，提高免疫力，防止外感，注射流感疫苗。可以进行呼吸肌训练、胸部理疗等。

（6）合理膳食，增加营养，提高机体抗病能力。

（7）如有慢性严重缺氧状况的，应坚持长期氧疗，提高生活质量。

（8）对于易感人群应注意因时、因地、因人制宜的防治方针，减少复发。

第三节　哮　病

哮病是由于宿痰伏肺，遇诱因或感邪引触，导致痰阻气道，气道挛急，肺失肃降，肺气上逆所致的发作性痰鸣气喘疾患。发作时喉中哮鸣有声，呼吸气促困难，甚则喘息不能平卧为主要表现。本病在古代文献中有"喘鸣""喘息""哮吼"等病名。朱丹溪首创"哮喘"之名。明代虞搏进一步将哮与喘作了明确区别。但由于哮必兼喘，故一般通称为哮喘，而简称为哮病。西医学中的支气管哮喘、喘息性支气管炎或其他肺部过敏性疾患所致的哮喘均可参考本节辨证施护。

一、护理评估

1.评估哮病的病因

由于痰内伏于肺，形成本病的潜在病理因素，如遇饮食不节及气候突变、情志失调、劳累等多种诱因，均可以引起复发。这些诱因，多相互联系，其中尤以气候为主。

2.评估哮病的病位

肺、脾、肾。

3.评估哮病的病性

本病属本虚标实。标实为痰浊，本虚为肺脾肾虚，发作时以标实为主，表现为痰鸣气喘。缓解期以肺脾肾虚为主，表现为气短、乏力等。且本虚标实互为因果，相互影响，故本病难以速愈和根治。

（1）发作期：①冷哮：寒痰留伏于肺，为诱因触发，致痰壅气阻，肺气郁闭而不得宣降，痰气搏击故喉中哮鸣有声；寒痰闭阻肺气则胸膈满闷如塞、痰少咯吐不爽，或清稀呈泡沫状；②热哮：痰热壅肺，肺失清肃，气逆于上，故喉中哮鸣如吼、气粗息涌；痰热蕴蒸可见胸高胁胀、面赤；热盛灼津则痰黄黏稠、口渴喜饮；③虚哮：哮病久发，痰气交阻，肺肾两虚，则见哮病反复发作、咯痰无力、声低气短。

（2）缓解期：①肺气亏虚：肺虚不能主气，卫外不固，腠理不密故自汗，怕风，常容易感冒；外邪侵袭，肺窍不利可见喷嚏、鼻塞流清涕等前驱症状。②脾气亏虚：脾虚运化失职，水谷不化精微反为痰浊，故平素痰多，食少便溏；脾气虚弱则倦怠无力；饮食失当易伤脾胃，故常诱发哮喘。③肾气亏虚：久病及肾，肾失摄纳，气不归元，故平素气息短促，动则为甚；肾虚失养可见腰酸腿软、脑转耳鸣；肾阳不足可见下肢欠温、小便清长。

4.评估哮病的病程

久哮可见支气管哮喘、喘息性支气管炎；新哮可为过敏性疾患所致的哮喘。

二、常见护理问题

①不舒适：喘息不得平卧；②寒热异常：恶寒发热；③清理呼吸道低效；④活动无耐力；⑤情志异常：忧思；⑥缺乏自我调护知识；⑦有压疮的危险。

三、护理措施

（一）一般护理

1.病室环境

病室洁净，阳光充足，室内空气新鲜，多通气，换气，但是避免患者直接吹风。温度保持在18 ℃～22 ℃，湿度在50％～60％，避免各种过敏源，如煤气、烟雾、油漆、花草等。

室内禁止吸烟，清扫时先洒水，减少尘土飞扬，喷洒灭蚊剂、灭蝇剂时，应避开此区域。周围避免种植可以诱发哮病的花草树木，不在居室内放置盆景。

2.情志护理

哮病严重发作时，患者常因窒息感而产生恐慌不安；慢性反复发作的哮病，病程迁延，影响工作和生活，患者容易产生焦虑、悲观心理，从而对治疗丧失信心。因此要多关心安慰患者，让患者了解哮病可以控制和缓解。让其了解情绪与发病关系，解除患者紧张情绪及思想负担，树立战胜疾病的信心；与之一起分析，找出致敏源和激发因素，并且尽量设法避免。

3.体位与安全

发作时给予端坐位或半卧位，发作时间较长者，为减轻患者的疲劳，用一小桌横跨于患者的腿部，让患者伏于桌上，有一个较舒适的坐卧位，睡眠时半卧位。出现烦躁时，床边应设置床栏，防止跌仆和损伤。通常哮病发作最严重时间常在晚饭后至次日上午 10 时左右，尤其是次晨 3 时。因而必须在这段时间内加强巡视，并且找出发病规律，提供防护措施。

4.清洁护理

保持口腔清洁，每天用 20％一枝黄花液或其他漱口液漱口。病重者每天 2 次口腔内擦拭。口唇干裂者，可用温开水湿润双唇或涂防裂油。

用含激素的气雾剂吸入时，注意观察口腔是否有真菌感染，并且在吸入后，立即用 20％一枝黄花液或其他漱口液漱口，减少感染；保持皮肤清洁、干燥；及时更换汗湿衣被；保持床单位清洁、干燥、平整。

5.饮食调护

哮病发作常与饮食有关，饮食宜清淡富营养，少食多餐，避免过饱。不可以过咸、过酸，忌食辛辣刺激性食物及海腥鱼虾生冷之品。缓解期，饮食以健脾化痰为主。

发作时多张口呼吸和大量出汗，应鼓励多饮水。

6.给药护理

哮病发作时暂勿服药,一般选择在间歇期服药。如发作定时,可以在发作前1～2 h服药,有利于控制发作或减轻症状。注意观察用药后的反应、疗效和不良反应,掌握用药方法和配伍禁忌。当用氨茶碱静脉注射时,须稀释后缓慢注入,同时观察有无恶心、呕吐、头痛及血压、心率情况,氨茶碱不宜与麻黄碱、肾上腺素、异丙肾上腺素同时使用,以免协同中毒。指导患者正确使用含有β受体兴奋剂的气雾剂,并且严格掌握剂量,在使用时指导患者先呼气,然后开始深吸气,同时吸药,吸入后屏气数秒,再缓慢呼气,每次吸入1～2次。使用肾上腺糖皮质激素的患者,应让其了解药物作用和不良反应,正确使用激素。慎用麻醉止咳剂或镇静剂,必须遵医嘱用药,以免呼吸抑制。

7.排泄护理

保持二便通畅。大便秘结时用番泻叶泡水当茶饮,切忌排便时用力。平时应多饮水,多食含粗纤维的食物,或每天于晨起一匙蜂蜜冲饮。

8.病情观察

(1)密切观察病情变化,注意发作时持续时间、面色、神志、呼吸、脉搏、血压情况,注意观察有无脱水、电解质酸碱平衡失调、呼吸衰竭、自发性气胸等并发症。

(2)观察哮病发作前驱症状,如打喷嚏、流鼻涕、干咳、鼻咽部作痒等黏膜过敏现象。以便及时用药,减轻或预防发作。观察哮病发作有无诱发因素,如是否受凉、过热、饮食不当、疲劳过度,或烟酒、异味刺激等,避免诱因,减少发作。

(3)观察呼吸频率、节律、深浅、呼气与吸气的时间比。咳嗽痰多,咯痰困难者,应经常翻身拍背,行深呼吸,有利于排痰。痰液黏稠者,给予竹沥油、祛痰灵等超声雾化或蒸汽吸入。必要时给予吸痰,防止窒息。

(4)哮病发作时给予氧气吸入做好吸氧护理,操作前清除鼻腔内分泌物,防止管腔堵塞。给氧过程中,保持导管通畅;长期吸氧者,两侧鼻孔交替插管,以免一侧长时间吸入冷气,使鼻黏膜干燥出血,湿化瓶中可以盛温开水以温暖湿化供氧。定时更换鼻导管。观察吸氧后症状是否改善。

(5)哮病发作时,发现以下情况应立即报告医师:①哮病发作持续24 h以上,出现呼吸困难、发绀、大汗淋漓、面色苍白、肢冷、脉细而数,甚至烦躁昏迷,提示喘脱危重,需要及时抢救;②当患者出现头痛、呕吐,意识障碍,$PaCO_2 > 5.3$ kPa,提示二氧化碳潴留,应行气管插管或气管切开及呼吸机以辅助呼吸。

(6)哮病伴有表证发热时不宜用物理降温,可用药物穴位注射,鼓励患者多饮芦根茶、薄荷茶、菊花茶、陈皮茶、杏仁茶等,以理气宣肺化痰。

(二)辨证施护

1.发作期

(1)冷哮:①冷哮发作剧烈时可遵医嘱针刺肺俞、大椎、风门等穴,以缓解症状。痰液黏稠者可定时雾化吸入,指导患者进行有效咳嗽,协助翻身拍背或体位引流,有利于分泌物的排出。无效者可用负压吸引器吸痰。②保持室内空气新鲜,温、湿度适宜,避免烟尘异味刺激,避免接触诱发哮喘的刺激物,如尘螨、花粉及某些致敏食物。室内禁止吸烟,患者必须戒烟,并保持情绪稳定,根据患者病情提供舒适体位。此证型室温宜偏暖,注意防寒保暖。③提供清淡、易消化、足够热量的饮食,避免进食硬、冷、油煎食物,不宜食用鱼、虾、蟹、蛋类、牛奶等易过敏食物。

饮食宜偏温热,可进食一些温热宣通性食物,如生姜、胡椒等。④中医治法为温肺散寒,化痰平喘。中医方药用射干麻黄汤。中药汤剂宜温热服。若发作有规律者,可在发作前 1～2 h 服药,有利于控制病情。若使用 β₂ 受体激动剂、茶碱类、糖皮质激素等药物者,应及时观察药物疗效和副作用。⑤患者急性发作时常出现紧张、烦躁不安、焦虑、恐惧等心理反应,可加重或诱发呼吸困难,医护人员应向患者解释避免不良情绪的重要性,陪伴患者身边,通过语言和非语言沟通,安慰患者,使患者避免紧张,保持情绪稳定。

(2)热哮:①有发热者,应注意观察体温、脉搏、呼吸的变化。可以选曲池、合谷等进行穴位注射以退热。并且多饮水,以免高热伤津。②保持呼吸道通畅,痰液黏稠不容易咯出者,可以轻轻拍打背部,经常翻身;口服化痰药如竹沥水、川贝粉等;针刺定喘、肺俞、丰隆等穴;用鹿蹄草素、竹沥油进行雾化吸入,或蒸汽吸入。凡见咯痰不爽、神志恍惚、烦躁、嗜睡者,皆为痰热闭阻,心窍被蒙之兆,应立即吸痰,给氧气吸入,积极救治。③病室应通风,空气新鲜,衣被适中。④饮食宜清淡,忌烟酒及辛辣厚味,痰稠厚难咯者应鼓励多饮水,多饮果汁,如梨汁,平时可以食用枇杷叶粥、川贝粥调理,以清热润肺化痰。忌辛辣油腻海腥之品。⑤中医治法为清热宣肺,化痰定喘。中医方药用定喘汤。中药汤剂宜偏凉服。

(3)虚哮:①患者注意保暖,防止外感风寒。本证容易发生变证,应加强巡视。②密切观察病情变化,如张口抬肩,烦躁不安,面青唇紫,汗出肢冷为心肾阳虚喘脱危象,应立即报告医师。③由于病情缠绵反复,患者多产生悲观失望、紧张、恐惧心理,应做好情志调护,使患者心情舒畅,增加治疗信心,积极配合治疗。④适宜在空腹时服用金匮肾气丸,用淡盐水送服。气短汗多,服参蛤散时,用参附汤调参蛤散少许,频频饮服。⑤饮食宜进温软性食物。平时食鹌鹑蛋(冲服),或食用黄精冬虫夏草粥,紫河车瘦肉粥。⑥中医治法为补肺纳肾,降气化痰。中医方药用平喘固本汤。中药汤剂宜温服。

2.缓解期

(1)肺气亏虚:①注意四季气候变化,及时增减衣服,避免受寒,尤其是肺俞穴处保暖,积极防止感冒。②饮食宜进补肺益气之品。如黄芪膏、黄芪炖乳鸽、黄芪炖燕窝等。平时饮服党参、红枣汤、百合杏仁汤以达到益气固表之功。戒烟、戒酒。③因虚致哮病时起时伏,患者容易产生悲观、失望情绪,做好情志调护。④中医治法为补肺固本。中医方药用玉屏风散。中药汤剂宜温服。

(2)脾气亏虚:①饮食宜清淡、容易消化、富有营养,少食多餐。适当进食健脾益气之品,如柚子肉炖鸡、参芪粥、山药半夏粥。②起居有常,劳逸结合,可以做呼吸操或保健操,每天按摩三阴交、关元、气海等穴 2 次,每天 100 次。③保持呼吸道通畅,经常拍背翻身。口服化痰止咳药,或用中药蒸汽吸入或雾化吸入。④中医治法为健脾化痰。中医方药用六君子汤。中药汤剂宜温服。

(3)肾气亏虚:①饮食宜进补肾纳气之品,可以常吃参桃酒、木耳、芡实粥、白果核桃粥等。②平时注意寒温适度,起居有节,以防止外邪致病,晚睡前用热水泡双足,然后摩擦涌泉穴。③中医治法为补肾摄纳。中医方药用金匮肾气丸或七味都气丸。中药汤剂宜温服。

四、健康指导

(1)注意气候变化,做好防寒保暖,防止外邪诱发。

(2)避免接触刺激性气体、灰尘。如工作必须接触有害气体时,应更换工种,或改变工作场所的环境,以减少复发、控制病情。做好居室内外环境卫生,室内严禁吸烟,尽量不用皮毛、丝羽、羽绒等制成的被褥,不要养猫、狗、兔子等动物。在花粉飞扬的季节,要减少户外活动。

(3)饮食有节,温凉适度,宜清淡而富有营养,忌肥甘厚味、辛辣及过咸、过甜食品,禁食曾经引起哮病发作之物,慎用易导致过敏的食物(如牛奶、蛋类、豆类、鱼、虾、螃蟹等)、药物。戒除烟、酒。

(4)做好哮喘日记,记录发病的症状、发作规律、先兆症状、用药情况及药后反应。

(5)掌握常用支气管舒张剂的用法、用量,急性发作时能正确地使用,以快速缓解支气管痉挛。

(6)找出过敏源,避免诱发因素,一旦发现鼻痒、打喷嚏、咳嗽,须积极治疗。避免过度劳累、淋雨、奔跑、过热、过冷或精神方面的刺激。加强体质训练,可以做呼吸操、练气功等,防止感冒。

(7)情绪乐观,避免激动、忧虑、紧张,学会自我调节。动员家属参与对哮喘患者的管理,提供躯体、心理及社会各方面的支持。

第四节 肺 痨

肺痨系由感染"痨虫"所致的肺部慢性消耗性传染性疾患,可见咳嗽、咯血、潮热、盗汗、消瘦等主要症状。西医学中的肺结核及肺外结核可参考本节辨证施护。

一、护理评估

1.评估肺痨的病因

肺痨的发生有互为因果的内外两种因素,外因感染痨虫是致病的必要条件;内因正气虚弱是引起发病的基础和关键。

2.评估肺痨的病位

主要在肺,病久可以进一步影响其他脏器,可兼见五脏形证,其中尤以脾肾两脏见症最为突出。

3.评估肺痨的病性

本病初期在肺,肺体受损,肺阴亏耗而失于滋润,表现为肺阴亏虚;继则肺肾同病,兼及心肝而致阴虚火旺,或肺脾同病,阴伤及气而致气阴两虚;后期肺脾肾三脏同病,阴损及阳,出现阴阳两虚的重证。

(1)肺阴亏虚:痨虫蚀肺,耗伤阴津,肺失清润,故咳嗽痰少、口干咽燥;肺络损伤可见痰带血丝。

(2)阴虚火旺:肺虚及肾,肺肾阴伤,虚火灼津,故咳呛气急、痰少、口干咽燥;虚火灼伤肺络则咯血;虚火内炽上炎,迫津外泄可见骨蒸潮热、午后颧红、盗汗。

(3)气阴两虚:肺脾同病,肺之气阴耗伤,气不化津,故咳嗽气短、咯痰清稀;肺虚络损可见咯血;气虚卫外不固,阴虚内热迫津外泄,故自汗、盗汗并见;脾虚失于健运则食少、腹胀、便溏。

（4）阴阳两虚：阴损及阳，阴阳两虚，肺脾肾三脏同病，肺肾两虚，气逆于上故咳嗽喘息；肺络损伤，治节无权，脾虚不能摄血则痰呈泡沫状或夹血；阴血不足失于充养、濡润，可见声音嘶哑、形体消瘦；脾肾两虚，水谷失运可伴有浮肿、腹泻。

（5）评估肺痨的病程：病程短、程度轻多见于肺结核局部病灶；病程长、程度重多为肺结核合并并发症。

二、常见护理问题

①不舒适：咳嗽，胸痛；②情志异常：忧思；③寒热异常：潮热、五心烦热；④组织完整性受损：口舌糜烂；⑤有血脱的危险；⑥有窒息的危险；⑦有饮食调护的需要。

三、护理措施

（一）一般护理

1. 病室环境

病室安静整洁，阳光充足，空气清新，避免阴冷、潮湿。室内禁止吸烟，防止灰尘、烟味刺激导致咳嗽加重。

对有结核病灶者须严格执行呼吸道隔离，以防止传染，病床之间距离不少于 1.6 m，病室需要定期喷洒消毒剂，消毒地面、空气。

2. 情志护理

因病情迁延，患者长期养病，生活单调乏味，家庭关系及经济等均影响患者的精神状态，产生忧虑、悲观、易怒等不良情绪。故要针对性给予安慰和劝导，消除不安，树立战胜疾病的信心。

3. 体位与安全

（1）注意卧床休息，咯血者可取半卧位，不要高声讲话及剧烈咳嗽，大量咯血时绝对卧床休息，头偏向一侧，防窒息。

（2）肺痨者不一定住院休养，护理人员指导患者建立适宜的休养制度。既充分休息，又参加一些有益治疗的康复活动，如散步、练太极拳、听音乐、读报等。

（3）减少探视，儿童绝对不能探视，避免传染。

4. 清洁护理

盗汗量多者，棉被勿太厚，衣被汗浸湿后，应及时更换。并且用温水擦身，保持皮肤清洁，同时加强口腔护理，用 20% 一枝黄花液漱口，每天 4～6 次，尤其在咯血后，以保持口腔清洁。

5. 饮食调护

饮食以补益肺脾、养阴止咳的高热量、高蛋白、高维生素的食物为主，如牛奶、豆浆、鸡蛋、豆腐、鱼、肉等。多食新鲜蔬菜、水果，每天睡前可以食百合莲子汤养肺清心；食大蒜粥调理，有抗结核的作用。忌食辛辣燥热动火之品，以免助火伤阴。

6. 给药护理

服用滋阴降火、润肺补肾中药汤剂，可以早晚空腹温服，阴阳两虚者适宜热服。

7. 排泄护理

督促患者切勿随地吐痰，外出必须戴口罩，不去公共场所。使用消毒痰杯，痰血经严格消毒后倒入污物池，痰杯需要每日更换消毒或痰液吐在纸杯内烧毁处理。

8.病情观察

密切观察潮热的时间和热势,每天定时测量体温 4 次。观察盗汗、咳嗽、胸痛的程度,咯血的量、色,消瘦等情况,舌象、脉象的变化等。做好服用抗结核药物的记录及观察药物反应。

(二)辨证施护

1.肺阴亏虚

(1)保持室内空气新鲜,阳光充足,可以在地面上洒水,以保持室内一定湿度,避免干燥及灰尘。

(2)常食动物内脏、白木耳、百合、山药、梨、藕之类食品。冬季可用老母鸭 1 只,冬虫夏草 6 g 同煮烂,吃汤及鸭 2~3 d 内食完。忌食辛辣刺激性食物,如辣椒、葱、姜等。

(3)咳嗽忌用力,干咳较重,喉头作痒时,可以给止咳药或用桔梗 6 g 煎水频频含咽,具有利咽宣肺作用,痰多不能咯出,可以帮助翻身拍背。贝母、冰糖炖豆腐,可以清热润肺止咳化痰,必要时蒸汽或超声雾化吸入,以稀释痰液。

(4)中医治法为滋阴润肺。中医方药用月华丸。中药汤剂适宜饭后服,应少量多次含咽。

2.阴虚火旺

(1)保持病室安静清爽、空气新鲜。

(2)多食养阴生津清凉食品,如生梨炖冰糖,或罗汉果泡茶等,也可用石斛 12 g 沸水泡茶饮用。可以食甲鱼、鸡蛋、冬瓜、萝卜。忌辛辣、火烤、油炸之品。

(3)观察患者寒热,根据气候督促患者添减衣服,如有盗汗实施皮肤护理。注意咳嗽声音、痰色,若咽痒、呛咳、口中血腥味者为咯血先兆。咯血患者需要卧床休息,卧向患侧,使上身稍低,头偏向一边,防止窒息。

(4)中医治法为滋阴降火。中医方药用百合固金汤。中药汤剂适宜空腹温服。本方为滋阴补肺肾之剂,一旦外感风寒侵犯肺者不可以服用本药。向患者讲解服药后见效,还需要持续服 1~2 个月以巩固疗效。

3.气阴两虚

(1)保持室内空气新鲜、阳光充足,避免直接吹风,做好保暖工作,预防感冒。

(2)饮食以清淡补气养阴为宜,可用莲子、百合、芡实、山药、红枣等煮烂食用。食少便溏,脾胃虚弱者,适宜少食多餐。忌食滋腻碍胃之品,如甲鱼、鳗鱼。

(3)中医治法为益气养阴。中医方药用保真汤。本药适宜早、晚温服。如见咳嗽痰多,恶寒发热,外邪未尽或感受外邪时,不可以服本药,以免邪恋,延长病程。服药期间服用生梨、荸荠、广橘等多汁润肺之品,有助药效。

(4)汗出多时,鼓励多饮水,及时更换汗湿的衣服以防止着凉。

4.阴阳两虚证

(1)给予营养丰富的食物,如甲鱼、母鸡、老鸭、牛乳、羊乳等。忌食辛辣刺激性食物。

(2)注意卧床休息,避免劳累,以防止加重病情。

(3)禁烟酒,远房事。

(4)中医治法为滋补阴阳。中医方药用补天大造丸。丸药用温水送服,每天 2 次。服药期间有感冒症状时应立即停药,服药期间忌寒凉、生冷之品。

四、健康指导

(1)养成良好的卫生习惯,不随地吐痰。咳嗽、喷嚏时,用毛巾遮住口、鼻,以免病虫通过飞沫传染给他人。

(2)保持乐观情绪,做到起居有常,饮食有节,恢复期患者需要增进营养。经常户外散步、呼吸新鲜空气,多晒太阳,避免过劳,避免到公共场所人群聚集处。

(3)适当锻炼,以增强体质,可以练气功、做呼吸操、打太极拳等。

(4)戒烟酒,远房事。

(5)按照医嘱,坚持服药,定期随访。

(6)向患者介绍本病的基本知识,提醒患者及家属重视本病的传染性。

(7)平素保养元气,增强正气是防止传染的重要措施。可以身佩戴安息香,用雄黄酒擦迎香穴,以达避秽之功。

(8)向家属介绍病室的消毒及有关预防传染的知识。要求患者养成不随地吐痰的习惯,患者使用的痰具、用具均应消毒。

(9)重视摄生、戒酒色,节起居,禁恼怒,息妄想,慎寒温。

(10)加强食疗,常选的食物有甲鱼、团鱼、母鸡、老鸭、牛羊乳、蜂蜜、猪羊肺、木耳、山药、梨、藕、莲子肉、枇杷等,忌辛辣刺激动火之品,如辣椒、葱、韭菜、酒等,坚持戒烟酒。

(11)坚持服用抗结核药,严格遵医嘱,不可以擅自停药、加药或减药。同时注意有无不良反应,定期检查肝功能。

第五节 石 淋

石淋因湿热久蕴,煎熬尿液成石,阻滞肾系所致,以疼痛、血尿为主要临床表现。病位在膀胱和肾,涉及肝、脾。

一、病因及诱因

本病病位在肾和膀胱,多由肾虚和下焦湿热引起。

二、辨证分型

1.气血瘀滞证

发病急骤,腰腹胀痛,或腰腹部绞痛,痛引少腹,或伴尿频、尿急、尿黄或赤,呕恶,小便涩痛不畅。舌质暗红或有瘀斑,脉弦紧。

2.湿热蕴结证

腰痛或少腹急满,或排尿突然中断,小便频数短赤,涩痛难忍,淋漓不爽,小便混赤,或为血尿;口干欲饮。舌红苔黄腻,脉弦数。

3.肾气不足证

结石日久,留滞不去,腰部胀痛,时发时止,遇劳加重,疲乏无力,尿少或频数不爽;或面部轻度水肿。舌淡苔腻,脉弦细。

三、生活起居注意事项

(1)病室应安静、舒适、空气新鲜。

(2)绞痛发作时,应卧床休息。

(3)多饮水,以利湿热之邪从小便排出。

(4)保持会阴部清洁,勤洗、勤换内裤。

四、饮食调护

宜营养丰富易消化的清淡饮食,忌辛辣肥腻、香燥等刺激性食物,戒烟、酒,指导患者按结石成分调整饮食。

1.气滞血瘀证

宜选用理气活血、利水通淋之品,如萝卜粥、菊花茶、桃仁粥、红花佛手茶等,忌肥甘香燥、辛辣刺激之品,可食金橘,橘皮、佛手泡茶,车前绿豆饮等,少食豆类、糯米、饴糖,忌辛辣。

2.湿热蕴结证

宜选用清热化湿、利水通淋之品,如冬瓜汤、红萝卜马蹄汤,内金赤豆粥;车前草或白茅根或金钱草30 g煎水代茶、玉米须玉米芯泡茶等,可多饮水,忌食辛辣,油腻,煎炸之品,戒烟、酒。

3.肾气不足证

宜选用补肾健脾、利水通淋之品,如核桃仁粥、山药鹌鹑汤、芡实茯苓粥、北芪瘦肉汤等;可多食补肾食品,如核桃、芝麻等,忌食生冷、油腻、硬固之物。

五、情志调护

向患者耐心解释病情和预后,增强患者战胜疾病的信心。在患者排尿涩痛或绞痛发作时,除给予缓急止痛治疗外,还应守护在患者身旁,给予安慰和鼓励,或播放一些轻松愉快的音乐和歌曲,以分散患者注意力,减轻疼痛。

六、用药调护

1.气血瘀滞证

中药汤剂宜温服。

2.湿热蕴结证

中药汤剂宜偏凉服。

3.肾气不足证

中药汤剂宜温服。

七、出院指导

(1)养成多饮水习惯,如无其他并发症,推荐每天的液体摄入量在2.0~3.0 L或以上,养成午夜排尿再饮水1杯及清晨起床后饮水的习惯,多排尿,不要憋尿。

(2)根据结石的位置,指导患者做主动或被动运动,肾结石患者做肾区局部拍打;输尿管结石患者多跑步、跳跃,利用垂重力下,加速结石排出。膀胱和尿道结石患者,在服中药治疗中,应尽量憋尿,使膀胱充分充盈,压力升高,最后突然排尿,利用尿液的高压冲洗促进结石排出体外。

（3）饮食宜营养丰富、易消化的清淡饮食，忌辛辣肥腻、香燥等刺激性食物，戒烟、酒，按病证及结石成分调整饮食。①草酸钙结石，少吃高草酸及高钙食物，如菠菜、苹果、番茄、土豆、甜菜、龙须菜、红菜、可可、巧克力、节笋、油菜、榨菜、海带、虾皮、牛奶、奶酪等；②尿酸类结石，宜低嘌呤饮食，多食水果蔬菜，少吃鱼、鸡、动物内脏、可可、咖啡、肉类、菜花、菠菜、豆类，少饮酒；③胱氨酸结石，宜低蛋白饮食，大量饮水，碱化尿液；④磷酸钙结石，宜低钙、低磷饮食。

（4）积极治疗消渴、痨瘵等疾病，避免不必要的泌尿道器械操作；积极病因治疗，如尿路感染、尿道畸形、维生素 A 缺乏症及痛风等，患者应及时到医院就诊。

（5）加强体育锻炼，以增强体质。

（6）卧床患者，应经常翻身，减少尿潴留的机会；及时排尿，防止感染或结石复发。尿路结石取出或排出后，可继续服用药物一段时间，以防止复发，定期复查。

第六节　精　癃

精癃是由肾元亏虚等多种原因导致精室肿大，膀胱气化失司，以排尿困难和尿潴留为主要临床表现的疾病，相当于"良性前列腺增生症"。

一、病因及诱因

本病病位在"精室"，多由年老肾气虚衰，气化不利，血行不利，血行不畅，与肾和膀胱的功能失调有关。

二、辨证分型

1.湿热下注

尿少黄赤，尿频涩痛，点滴不畅，甚至尿闭，小腹胀满。口苦口干、不欲饮，发热或大便秘结。舌质暗红，舌苔黄腻，脉数。

2.脾肾气虚

尿频，滴沥不畅，尿线细，甚或夜间遗尿或尿闭不通；神疲乏力，纳谷不香，面色无华，便溏脱肛。舌淡，苔白，脉细无力。

3.肾阴亏虚

小便频数不爽，淋漓不尽，伴有头晕目眩，腰酸膝软，失眠多梦，咽干。舌质红，舌苔黄，脉细数。

4.肾阳不足

排尿无力，失禁或遗尿，点滴不尽，面色苍白，神倦畏寒，腰膝酸软无力。舌淡，舌苔白，脉细数。

5.气滞血瘀

小便努责方出或点滴全无，会阴、小腹胀痛，偶有血尿或血精。舌紫暗或有瘀斑，苔苍白或黄，脉沉弦或细涩。

三、生活起居注意事项

(1)病室宜整洁、安静,通风良好,避免患者直接冲风。

(2)病情急重或尿闭者,卧床休息。轻者可适当活动,但不宜过劳。

(3)让患者听流水声或用温水冲洗会阴部,以诱导排尿。

(4)经服药、针灸及诱导无效者,遵医嘱给予导尿术,必要时留置导尿管。

四、饮食调护

1.一般需求

饮食宜清淡、易消化,控制饮水量,忌辛辣、刺激,戒烟、酒,忌食生冷、油腻、硬固之物。

2.湿热下注证

宜选用清热利湿、通闭利尿之品,如泽泻茯苓煲瘦肉、薏苡仁冬瓜汤、赤小豆粥等。

3.脾肾气虚证

宜选用补肾健脾、益气通淋之品,如芡实茯苓粥、北黄芪瘦肉汤等。

4.肾阴亏虚证

宜选用滋补肾阴、清利小便之品,如木耳瘦肉汤、山药鹌鹑汤、沙参玉竹炖老鸭等。

5.肾阳不足证

宜选用温补肾阳、行气化水之品,如当归羊肉汤、巴戟鹧鸪汤等。

6.气滞血瘀证

宜选用行气活血、通窍利尿之品,如田七瘦肉汤、王不留行焗茶等。

五、情志调护

排尿困难者,要做好解释、安慰工作,消除其紧张心理,积极配合治疗与护理。

六、服药调护

1.湿热下注证

中药汤剂宜凉服。

2.脾肾气虚证

中药汤剂宜温服。

3.肾阴亏虚证

中药汤剂宜温服。

4.肾阳不足证

中药汤剂宜温服。

5.气滞血瘀证

中药汤剂宜温服。

七、出院指导

(1)生活有规律,保持心情愉快,注意休息,避免过度劳累。

(2)注意个人卫生,保持局部清洁,勤换内裤。

(3)参加适当的体育活动,如太极拳等,以增强体质;注意保暖,随着季节变化,随时增减衣被,预防感冒。

(4)保持大便通畅,多食新鲜蔬菜、瓜果,防止便秘。

(5)及时排尿,不要忍尿或憋尿;长时间舟车旅途或开会时,更要注意排尿,以免憋尿过久而引起尿潴留;不宜久坐,应定时站起来活动,避免盆腔充血,增加排尿困难。

(6)性生活要节制,避免过度或频繁。

(7)改善饮食结构,减少摄入高胆固醇类食物,鼓励少食"红肉",多吃"白肉",禁止饮酒及食辛辣刺激食物。

(8)阿托品、氨茶碱、山莨菪碱(654-2)等解痉或止喘药,能使膀胱逼尿肌收缩力减弱,导致小便困难,服用时应注意或在医师指导下服用。

(9)一旦发生恶性尿潴留、血尿,应针对阻塞原因,遵医嘱采取不同的诊治方法。如有小便不畅,尿频涩痛,应及时就医。定期复查。

第七节　肠结(痞结型)

一、病因及诱因

病位在肠。常由于饮食不洁、劳逸失调、情志不畅致肠道气血痞结,通降失调而发病。多数患者有腹腔手术或感染病史,或有慢性腹泻或反复发作急性肠梗阻病史。

二、辨证分型

阵发性腹痛,腹稍膨胀,时见肠型,轻度压痛,无腹膜刺激征。伴有胸腹胀闷,恶心呕吐,大便秘结,或间有排气。舌质红,苔薄白,脉弦。

三、生活起居注意事项

(1)保持病室安静、整洁,温湿度适宜,尽量避免外来因素的刺激,保持平静心态,为排便造就一个合适的环境。

(2)卧床休息,血压稳定者取半坐卧位。

(3)病情好转后,可适当散步、打太极拳等,视患者本人的身体状况而定。

四、饮食调护

(1)肠梗阻未缓解前禁饮、禁食。

(2)肠梗阻症状缓解后,可进流质、半流质饮食,饮食宜清淡、易消化、健脾益气之品,如面条、馄饨、小米红枣粥、瘦肉汤、清蒸鱼、烩鲜嫩菜末等,采用少食多餐定时进餐。少吃含淀粉多的食物,产气的食物如牛奶、豆浆均不宜食用。不要吃酸性、辛辣、油腻、燥热的食物。

五、情志调护

中医学认为"思伤脾""怒伤肝",脾主运化,肝主疏泄,患者应消除紧张及恐惧心理,避免忧思、恼怒,保持心情舒畅。采取一种积极健康的心态。如聆听轻音乐,学习一些放松自己的方法。

六、服药调护

中药汤剂宜空腹温服或胃管分次注入,若经胃管注入,应在注入后夹管 1～2 h,防止溢出。药中的芒硝宜冲服,大黄宜后下,若呕吐频繁者,加少许生姜片。观察服药后的效果和反应,记录排便、排气情况。

七、临症治疗及护理

1.腹痛

(1)腹痛严重时卧床休息,及时告知医师。

(2)腹痛较重者,按医嘱针刺或药物止痛。

(3)中药外敷,双柏水蜜膏热敷腹部。

2.腹胀

(1)腹胀严重时应卧床休息,及时告知医师。

(2)留置胃管,可引流出胃液及胃气,减少腹胀。在留置胃管期间,做好口腔清洁。密切观察引流液的量、颜色、性状,若引流液为血性时,及时告知医师。

(3)电针疗法,取中脘、足三里等穴,留针,疏密波,4～6 h 加电 1 次。

(4)腹部按摩,患者仰卧位,术者用摩法在腹部沿升结肠、横结肠、降结肠顺序按摩 3 min,并在腹部环形按摩 3 min。按中脘、天枢、双侧足三里,约 3 min。

3.呕吐

(1)发生呕吐时,患者取坐位或侧卧位,意识不清者取仰卧位,头偏向一侧。

(2)剧烈呕吐者禁饮食。

(3)呕吐后用温开水或银连含漱液漱口,保持口腔清洁,防止口腔感染。及时清理呕吐物及更换被呕吐物污染的衣被。

(4)观察记录呕吐物的量、颜色、性状、气味及呕吐次数,如呕吐物为血性时,要及时告知医师。

(5)电针内关、合谷或艾灸中脘等穴。

4.便秘

(1)蛔虫、粪石引起的梗阻,遵医嘱口服或胃管注入植物油或液状石蜡。

(2)中药灌肠:给予通腑泄热合剂灌肠。

(3)耳穴:压贴脾、胃、小肠、大肠、直肠等穴。

5.紧急情况及应对措施

(1)密切观察病情变化,出现下列情况之一者及时告知医师:腹痛持续性加重;腹胀不对称;呕吐加剧,为持续性;早期出现休克,抗休克处理无改善;有明显腹膜刺激征;抽出液或排出液为血液;经胃肠减压后腹胀减轻,腹痛不减轻。

(2)应对措施:①卧床休息,保持心情平和,情绪稳定;②及时告知医师;③做好急诊手术术前准备。

八、出院指导

(1)饮食有节,避免暴饮暴食和饭后剧烈活动。多饮水,多吃蔬菜、水果,忌烟、酒、辛辣、酸性等食物。

（2）养成良好的生活习惯,积极预防和治疗肠道寄生虫病。

（3）有腹痛、腹胀、呕吐时,及时就医。

（4）保持情绪稳定,态度乐观。

第八节　胁　痛

一、病因及诱因

常因饮食失调、情志不遂、蛔虫上扰所致。以一侧或两侧胁肋部疼痛为主要临床表现。

二、辨证分型

1. 胆囊结石（胁痛）

（1）肝气郁结证:右胁肋疼痛、胀痛或窜痛,常呈阵发性加剧;胸闷嗳气,恶心、呕吐、口干、咽干,大便秘结。舌质淡红,苔薄白或微黄,脉弦。

（2）肝胆湿热证:右上腹持续性胀痛,阵发性加剧或绞痛;胸脘胀满,口干、咽干,恶心、呕吐、不思饮食,发热恶寒,或寒热往来,面目发黄,尿赤如茶。舌质红,苔黄或黄腻,脉弦数。

（3）肝胆火毒证:除具有肝胆湿热证候外,尚有右上腹持续性疼痛不解,痛引肩背,拘急拒按;高热寒战,口干唇燥,尿黄便结,甚则神昏谵语。舌质红绛,苔黄干或黄燥,脉细数。

2. 急性胆囊炎（胁痛）

（1）肝胆气郁证:相当于急性单纯性胆囊炎。胁腹隐痛、闷痛或窜痛,并可牵引及背;伴低热,口苦咽干,食欲减退。舌质淡红,苔薄白或微黄,脉弦紧。

（2）肝胆湿热证:相当于轻型急性化脓性胆囊炎。胁脘疼痛拒按,手不可近,往来寒热,口苦、咽干,恶心、呕吐,不思饮食,便秘溲赤,有时颜面及全身黄似橘色。舌质红,苔黄腻,脉弦滑或弦数。

（3）肝胆火毒型:相当于急性化脓性胆囊炎及急性坏疽性胆囊炎。右上腹硬满灼痛,痛而拒按,或可触及肿大的胆囊,黄疸日深,壮热不退,或寒热往来,口干舌燥,大便秘结,小便短赤,甚或神昏谵语,皮肤瘀斑,四肢厥冷。舌质红绛,苔黄燥,脉弦数。

三、生活起居注意事项

（1）疼痛未明确诊断时,尤其是腹痛者,禁用镇痛药。

（2）伴有发热时,要绝对卧床休息。病情缓解后可逐渐恢复正常活动。

四、饮食调护

饮食宜清淡,可适量进食瘦肉类、蛋类等营养丰富食物,戒烟、酒、浓茶、咖啡。肝气郁结者,宜给予疏肝解郁、行气止痛的饮食,可常吃丝瓜、菠菜、茄子等;肝胆湿热者,多食藕汁、西瓜汁、绿豆汤、冬瓜汤等以清热祛湿。

五、情志调护

保持情志平和、心情舒畅,避免忧思、恼怒。中医学认为情志抑郁,或暴怒伤肝,肝失条达,疏泄不利,气机郁结,络脉阻痹,而致胁痛。

六、服药调护

中药汤剂宜温服。

七、病症治疗及护理

1.腹痛、腹胀

(1)腹胀、呕吐较剧者适当禁食,必要时行胃肠减压。

(2)按医嘱予双柏水蜜膏外敷,使用加味双柏散,每次 200～300 g,水蜜调敷腹部,每日 2 次。

(3)按医嘱给予通腑泄热合剂保留灌肠,每次 250 mL,每日 2 次。

(4)给予磁热疗法,每次 20 min,每天 2 次。

2.紧急情况及应对措施

(1)密切观察病情变化,出现下列情况之一者及时告知医师:出现腹痛加剧、腹膜炎等症状和体征。

(2)应对措施:①卧床休息,保持心情平和,情绪稳定;②及时告知医师;③做好急诊手术术前准备。

八、出院指导

①生活要有规律,注意休息,避免劳累;②饮食宜营养丰富、易消化,采用低脂肪饮食,少食油腻、生冷食物,忌食辛辣;③保持性情开朗,避免恼怒、忧思;④如出现胁痛剧烈时,应及时就医。

第九节　肛　漏

一、定义、病因

肛漏是指直肠或肛管与周围皮肤相通所形成的瘘管。多由于肛痈溃后,余毒未尽,蕴结不散,疮口不合,日久成漏;或因肺、脾、肾亏损,邪乘于下,郁久肉腐成脓,溃后成肛漏。肛瘘可参照本病护理。

二、常见辨证分型、主要临床表现及治疗原则

肛漏的主要症状是局部间歇性或持续性流脓。

1.湿热下注

脓质稠厚,肛门胀痛,局部灼热;肛周有溃口,按之有索状物通向肛内;舌红苔黄,脉弦或

滑。治以清热利湿。

2.正虚邪恋

脓质稀薄,肛门隐隐作痛,外口皮色黯淡,漏口时溃时愈;肛周有溃口,按之质较硬,或有脓液从溃口流出。且多有索状物通向肛内;伴神疲乏力。舌淡苔薄,脉濡,治以托里透毒。

3.阴液亏损

肛周溃口,外口凹陷,漏口潜行,局部常无硬索状物可扪及,脓出稀薄;可伴有潮热盗汗、心烦口干;舌红苔少,脉细数。治以滋阴清热。

三、病情观察要点

1.术前(局部)

(1)流脓:脓液的颜色、性质、量、气味。①初成的漏流脓较多,有粪臭味,色黄而稠;②脓液已少又突然增多,兼有肛门疼痛,常表示有急性感染或有新的支管形成;③结核杆菌感染,脓液色淡如米泔样;绿脓杆菌感染则脓汁色绿。

(2)疼痛:程度、性质、伴随症状。①一般疼痛不明显,仅有局部坠胀感;②脓液积存时,局部肿胀疼痛,伴有明显压痛;③脓液引流后疼痛减轻,也可因内口较大,粪便流入管道引起疼痛,排便时加剧。

(3)瘙痒:脓液不断刺激肛门皮肤引起瘙痒,可伴发肛周湿疹。

2.术前(全身)

全身情况有无神疲乏力、心烦口干,潮热盗汗等。

3.术后

(1)出血:观察敷料有无渗血。

(2)引流液:观察引流液的颜色、性质、气味、量。

(3)疼痛:性质、程度。

(4)尿潴留:由于肛漏手术多为椎管内麻醉,可有术后第1次排尿困难,老年前列腺肥大患者尤甚。注意观察术后患者有无排尿,如无排尿,观察膀胱膨隆情况。

四、症状护理要点

1.术前

(1)流脓:用柔软卫生纸擦肛门,避免损伤肛管;及时更换干燥、宽松、棉质内裤及床单,防止继发感染。

(2)疼痛:卧床休息;耳穴埋籽,主穴:大肠、直肠下段等,配穴:交感、神门等。遵医嘱行中药熏洗。

(3)瘙痒:排便后及时清洗,保持皮肤清洁干燥;勤剪指甲,避免搔抓局部皮肤;不用热水烫洗肛门局部。

2.术后

(1)出血:如出血量较多,及时请医生换药。

(2)排便护理:指导患者在术后24～48 h后排大便,此后正常饮食,养成每日定时排便的习惯。鼓励患者不要惧怕排便,每次正常的排便都是一次扩肛的过程,有利于肛门功能的恢复。每次排便后应清洗肛周,遵医嘱行中药熏洗和换药。

(3)尿潴留:一般按摩或热敷小腹、听流水声诱导排尿均可见效;也可穴位按摩,取穴:中极、气海、关元、三阴交等；或遵医嘱予以导尿。

五、饮食护理要点

饮食宜清淡、易消化、富含营养及高维生素食物；忌辛辣、肥甘厚味之品，戒烟酒。

1.湿热下注

宜食清热利湿之品，如冬瓜、丝瓜、白菜、西瓜、绿豆等。食疗方：大蒜烧茄子、绿豆糯米酿大肠(猪大肠、绿豆、糯米)。

2.正虚邪恋

宜食托里透毒之品，如瘦肉、豆腐、蘑菇、大枣、芝麻等，食疗方人参莲肉汤(白人参、莲子、冰糖)。

3.阴液亏虚

宜食滋阴清热之品，如百合、莲子、甲鱼、雪梨、银耳等。也可用玄参、麦冬、菊花代茶饮。食疗方：雪梨甘蔗汁。

六、中药使用护理要点

1.口服中药

口服中药时，应与西药间隔 30 min 左右。

(1)中药汤剂：服药期间忌食生冷、辛辣、黏腻制品；湿热下注、正虚邪恋者汤剂适温服；阴液亏虚者适宜空腹或饭前 1 h 服用。

(2)香连片：治疗期间应避免受凉，忌食生冷、油腻及刺激性的食物；不宜与阿托品、咖啡因等同用，否则增加生物碱的毒性。

2.中药注射剂

中药注射剂应单独使用，与西药注射剂合用时须前后用 0.9 的氯化钠注射液做间隔液。

注射用七叶皂苷钠：易发生静脉疼痛和静脉炎，输液速度<60 滴/分钟；疼痛加重，应减慢滴速，局部可做热敷；注意巡视，防止药液外渗。与头孢唑林钠、盐酸万古霉素、呋塞米、氢化可的松、地塞米松磷酸钠、氢化可的松琥珀酸钠、乳酸钠林格液、庆大霉素、卡那霉素、硫酸阿米卡星、硫酸妥布霉素、硫酸多黏菌素 B、两性霉素 B 等存在配伍禁忌。注意定期检查肝、肾功能。

3.外用中药

观察局部皮肤有无不良反应。

(1)中药熏洗：熏蒸温度 50 ℃～70 ℃，每次 10 min，药液不可过烫；洗浴温度 40 ℃以下，药液洗 10 min，1～2 次/天，熏洗过程中如有过敏反应，及时停药，并报告医生。有伤口熏浴时应去除原敷料，熏洗完毕后及时在无菌操作下更换敷料；熏洗后及时擦干汗液，以防感冒；熏洗用品应专人专用，避免交叉感染。

(2)油纱条换药：制作油纱条时，注意将线头清理干净，油膏涂抹厚度适中合，行高压消毒后方可使用。玉红纱条可生肌长肉，红粉纱条可去腐生肌。

七、健康宣教

(1)遵医嘱用药。

(2)饮食宜清淡、富含营养，不暴饮暴食。戒烟、酒，忌辛辣、肥甘厚味之品；宜洁净饮食。不洁饮食，可导致腹泻，极易造成肛门腺感染而引起肛漏。

（3）适当锻炼身体,做提肛运动改善局部血液循环,增强肛门括约肌的功能。

（4）生活有规律,按时作息,避免过度劳累;养成定时排便的习惯,保持大便通畅,防止便秘;保持肛周皮肤清洁干燥,勤换内裤;防止臀部的意外伤害。

（5）高位复杂性肛漏的患者,病程迁延,久治不愈,容易情绪低落,鼓励患者听《蓝色多瑙河》《江南丝竹乐》等生气蓬勃、亲切清新的乐曲,使其从忧虑及痛苦中解脱出来,保持心情舒畅,有利于疾病的康复。

（6）遵医嘱定期复查。发现肛周肿痛、流脓等症状时应及时就诊,避免外口堵塞而引起脓液积聚,排泄不畅,引发新的支管。

第十节　肛　痈

一、定义、病因

肛痈是肛管直肠周围间隙发生急、慢性感染而形成的脓肿。多由于过食肥甘、辛辣、醇酒等物,湿热内生、下注大肠,蕴阻肛门或肺、脾、肾亏虚,湿热之邪乘虚下注所致。肛门直肠脓肿可参照本病护理。

二、常见辨证分型、主要临床表现及治疗原则

1. 热毒蕴结

肛缘硬结或肿块疼痛,皮肤微红且热,恶寒发热,食欲缺乏,大便干结,小便短赤。舌红苔黄腻,脉弦数。治以泻火解毒,散结消肿。

2. 火毒炽盛

肛周红肿热痛明显,触之有波动感,或肿痛剧烈,痛如鸡啄,持续数日,夜不能卧,伴有高热,口苦咽干,便秘,小便困难。舌红苔黄,脉弦滑数。治以清热解毒,托毒透脓。

3. 阴虚毒恋

起病缓慢,皮色不变或呈暗褐色,界限不清,成脓亦迟,溃破后脓液稀薄,无臭溃口内陷呈空壳状。形体消瘦,神疲乏力,食欲不振,大便溏薄,低热盗汗。舌淡苔薄白,脉细弦。治以滋阴清热。

三、病情观察要点

1. 术前

（1）肛周皮肤:皮肤温度、皮色、红肿范围、有无波动感。

（2）肛门疼痛:部位、性质、程度。

（4）大便:有无便秘或便溏,排便是否带血或脓。

（3）全身症状:有无发热、寒战、乏力、食欲不振等。

2. 术后

（1）出血:观察敷料有无渗血。

（2）疼痛：部位、性质、程度。

（3）大便的量、色、质等。

四、症状护理要点

1.肿痛

医护人员操作宜轻柔，避免碰触病灶部位；耳穴埋籽，主穴：大肠、直肠下段等，配穴：交感、神门等。

2.发热

卧床休息，取舒适卧位，多饮水，火毒蕴结、热毒炽盛，体温超过 39 ℃时可遵医嘱大椎点刺血拔罐，或遵医嘱物理降温等，做好发热护理。

3.更换被服

对于创面大且深的患者引流液较多，注意观察，及时为患者更换被服。

4.术后排便

指导患者在术后 24～48 h 后排大便，此后正常饮食，养成每日定时排便的习惯。鼓励患者不要惧怕排便，每次正常的排便都是一次扩肛的过程，有利于肛门功能的恢复。每次排便后应清洗肛周，遵医嘱行中药熏洗和换药。

五、饮食护理要点

饮食宜清淡富有营养，忌辛辣刺激之品，忌烟酒。

1.热毒蕴结

热毒蕴结宜食泻火解毒、散结消肿之品，如黄瓜、西瓜、苦瓜、丝瓜、冬瓜、雪梨、薏苡仁、绿豆、莲藕等。食疗方：蒲公英粥。

2.火毒炽盛

火毒炽盛宜食清热解毒之品，如绿豆、海带、茶叶、无花果、胡萝卜、黑木耳等。食疗方：马兰头拌豆腐。

3.阴虚毒恋

阴虚毒恋宜食滋阴清热之品，如甘蔗、梨、西瓜、黄瓜、冬瓜、番茄、海带、紫菜、猕猴桃等。食疗方：冬瓜紫菜汤（冬瓜、紫菜）、冬瓜海鲜汤（冬瓜、花蛤、鲜虾和鱿鱼）。

六、中药使用护理要点

1.口服中药

口服中药时，应与西药间隔 30 min 左右。

（1）中药汤剂：宜饭后偏凉服。

（2）香连片：治疗期间应避免受凉，忌食生冷、油腻及刺激性的食物；不宜与阿托品、咖啡因等同用，否则增加生物碱的毒性。

（3）致康胶囊：过敏体质者慎用。不宜与胰酶、胃蛋白酶、多酶片等同服；不宜与氯霉素、酚妥拉明同服。

（4）麻仁丸：忌食生冷、油腻、辛辣食品。

2.中药注射剂

中药注射剂应单独使用，与西药注射剂合用时须前后用 0.9% 的氯化钠注射液做间隔液。

注射用七叶皂苷钠:易发生静脉疼痛和静脉炎,输液速度<60滴/分钟,疼痛加重,应减慢滴速,局部可做热敷;注意巡视,防止药液外渗。与头孢唑林钠、盐酸万古霉素、呋塞米、氢化可的松、地塞米松磷酸钠、氢化可的松琥珀酸钠、乳酸钠林格液、庆大霉素、卡那霉素、硫酸阿米卡星、硫酸妥布霉素、硫酸多黏菌素B、两性霉素B等存在配伍禁忌。注意定期检查肝、肾功能。

3.外用中药

观察局部皮肤有无不良反应。

(1)中药熏洗:熏洗温度50 ℃~70 ℃,每次10 min,药液不可过烫;洗浴温度40 ℃以下,药液洗10 min,1~2次/天,熏洗过程中如有过敏反应要及时停药,并报告医生。有伤口熏浴时应去除原敷料,熏洗完毕后及时在无菌操作下更换敷料;熏洗后及时擦干汗液,以防感冒;熏洗用品应专人专用,避免交叉感染。

(2)油纱条换药:制作油纱条时,注意线头清理干净,油膏涂抹厚度适中,行高压消毒后方可使用。玉红纱条可生肌长肉,红粉纱条可去腐生肌。

七、健康宣教

(1)遵医嘱用药。

(2)饮食有节,忌食肥甘厚味、辛辣之品,禁烟酒。

(3)久坐之人要积极参加锻炼,增加抗病能力。

(4)注意肛门清洁卫生,保持大便通畅,便后水洗或坐浴;内裤以柔软透气、干燥为宜;养成定时排便的习惯,防止便秘。

(5)遵医嘱定期复查。肛周有肿块、疼痛、发热等症状者,应及时就诊。

第十五章 医院感染与护理管理

随着现代医学的发展,医院感染问题日益突出。医院感染的发生直接影响到医疗护理质量与安全,也关系到医务人员的健康。由于医院感染预防与控制措施贯穿于护理活动全过程,涉及护理工作诸多方面。因此,认真落实各项护理措施、做好护理管理工作对医院感染的预防与控制至关重要。

第一节 重点部位医院感染的预防和护理

一、医院内肺炎的预防和护理

(1)对存在医院内肺炎高危因素的患者,建议使用含 0.2% 的氯己定(洗必泰)漱口或口腔冲洗,每 2~6 h 一次。

(2)如无禁忌证,应将床头抬高约 30°。

(3)鼓励手术后患者(尤其是胸部和上腹部手术患者)早期下床活动。

(4)指导患者正确咳嗽,必要时予以翻身、拍背,以利于痰液引流。

(5)提倡积极使用胰岛素控制血糖在 4.4~6.1 mmol/L(80~110 mg/dL)。

(6)不应常规采用选择性消化道脱污染(SDD)来预防医院内肺炎(呼吸机相关性肺炎)。

(7)对于使用呼吸机的患者,还应考虑以下几点:①严格掌握气管插管或切开适应证,使用呼吸机辅助呼吸的患者应优先考虑无创通气。②如要插管,尽量使用经口的气管插管。③有建议保持气管插管气囊压力在 1.96 kPa(20 cmH$_2$O)上。④吸痰时应严格遵循无菌操作原则,吸痰前、后,应做好手卫生。⑤呼吸机螺纹管和湿化器应每周更换 1~2 次,有明显分泌物污染时应及时更换;螺纹管冷凝水应及时倾倒,不可使冷凝水流向患者气道;湿化器添加水应使用无菌用水,每天更换。⑥每日停用镇静剂,评估是否撤机和拔管,减少插管天数。

(8)护理管理者应加强对护理人员包括护工,进行有关预防措施的教育培训。

二、手术部位感染的预防和护理

1. 手术前的预防与护理

(1)尽量缩短患者术前住院时间。择期手术患者应当尽可能待手术部位以外感染治愈后再行手术。

(2)有效控制糖尿病患者的血糖水平。

(3)正确准备手术部位皮肤,彻底清除手术切口部位和周围皮肤的污染。术前备皮应当在手术当日进行,去除手术部位毛发时,应当使用不损伤皮肤的方法。

(4)消毒前要彻底清除手术切口和周围皮肤的污染,采用卫生行政部门批准的合适的消毒剂以适当的方式消毒手术部位皮肤,皮肤消毒范围应当符合手术要求,如需延长切口、做新切口或放置引流时,应当扩大消毒范围。

(5)如需预防用抗菌药物时,手术患者皮肤切开前 0.5~2 h 内或麻醉诱导期给予合理种类和合理剂量的抗菌药物。需要做肠道准备的患者,还需术前一天分次、足剂量给予非吸收性口服抗菌药物。

(6)有明显皮肤感染或者患感冒、流感等呼吸道疾病,以及携带或感染多重耐药菌的医务人员,在未治愈前不应当参加手术。

(7)手术人员要严格按照《医务人员手卫生规范》进行外科手消毒。

(8)重视术前患者的抵抗力,纠正水电解质的不平衡、贫血、低蛋白血症等。

2.手术中的预防与护理

(1)保证手术室门关闭,环境表面清洁,最大限度减少人员数量和流动。

(2)保证使用的手术器械、器具及物品等达到灭菌水平。

(3)手术中医务人员要严格遵循无菌技术原则和手卫生规范。

(4)若手术时间超过 3 h,或者手术时间长于所用抗菌药物半衰期的,或者失血量大于1 500 mL的,手术中应当对患者追加合理剂量的抗菌药物。

(5)手术人员尽量轻柔地接触组织,保持有效地止血,最大限度地减少组织损伤,彻底去除手术部位的坏死组织,避免形成死腔。

(6)术中保持患者体温正常,防止低体温。需要局部降温的特殊手术执行具体专业要求。

(7)冲洗手术部位时,应当使用温度为 37 ℃的无菌生理盐水等液体。

(8)对于需要引流的手术切口,术中应当首选密闭负压引流,并尽量选择远离手术切口、位置合适的部位进行置管引流,确保引流充分。

3.手术后的预防与护理

(1)医务人员接触患者手术部位或者更换手术切口敷料前后应当进行手卫生。

(2)为患者更换切口敷料时,要严格遵守无菌技术操作原则及换药流程。

(3)术后保持引流通畅,根据病情尽早为患者拔除引流管。

(4)外科医师、护士要定时观察患者手术部位切口情况,出现分泌物时应当进行微生物培养,结合微生物报告及患者手术情况,对外科手术部位感染及时诊断、治疗和监测。

三、导管相关血流感染的预防和护理

1.置管时的预防与护理

(1)严格执行无菌技术操作规程。置管时应当遵守最大限度的无菌屏障要求。置管部位应当铺大无菌单(巾);置管人员应当戴帽子、口罩、无菌手套,穿无菌手术衣。

(2)严格按照《医务人员手卫生规范》,认真洗手并戴无菌手套后,尽量避免接触穿刺点皮肤。置管过程中手套污染或破损应当立即更换。

(3)置管使用的医疗器械、器具等医疗用品和各种敷料必须达到灭菌水平。

(4)选择合适的静脉置管穿刺点,成人中心静脉置管时,应当首选锁骨下静脉,尽量避免使用颈静脉和股静脉。

(5)采用卫生行政部门批准的皮肤消毒剂消毒穿刺部位皮肤,自穿刺点由内向外以同心圆方式消毒,消毒范围应当符合置管要求。消毒后皮肤穿刺点应当避免再次接触。皮肤消毒待干后,再进行置管操作。

(6)患疖肿、湿疹等皮肤病或患感冒、流感等呼吸道疾病,以及携带或感染多重耐药菌的医务人员,在未治愈前不应当进行置管操作。

2.置管后的预防与护理

(1)应尽量使用无菌透明、透气性好的敷料覆盖穿刺点,对于高热、出汗、穿刺点出血、渗出的患者应当使用无菌纱布覆盖。

(2)应定期更换置管穿刺点覆盖的敷料。更换间隔时间为:无菌纱布为 1 次/2 天,无菌透明敷料为 1~2 次/周,如果纱布或敷料出现潮湿、松动、可见污染时应当立即更换。

(3)医务人员接触置管穿刺点或更换敷料时,应当严格执行手卫生规范。

(4)保持导管连接端口的清洁,注射药物前,应当用 75% 酒精或含碘消毒剂进行消毒,待干后方可注射药物。如有血迹等污染时,应当立即更换。

(5)告知置管患者在沐浴或擦身时,应当注意保护导管,不要把导管淋湿或浸入水中。

(6)在输血、输入血制品、脂肪乳剂后的 24 h 内或者停止输液后,应当及时更换输液管路。外周及中心静脉置管后,应当用生理盐水进行常规冲管,预防导管内血栓形成。

(7)严格保证输注液体的无菌。

(8)紧急状态下的置管,若不能保证有效的无菌原则,应当在 48 h 内尽快拔除导管,更换穿刺部位后重新进行置管,并作相应处理。

(9)怀疑患者发生导管相关感染,或者患者出现静脉炎、导管故障时,应当及时拔除导管。必要时应当进行导管尖端的微生物培养。

(10)医务人员应当每天对保留导管的必要性进行评估,不需要时应当尽早拔除导管。导管不宜常规更换,特别是不应当为预防感染而定期更换中心静脉导管和动脉导管。

四、导尿管相关尿路感染的预防和护理

1.置管前的预防与护理

(1)严格掌握留置导尿管的适应征,避免不必要的留置导尿。

(2)仔细检查无菌导尿包,如导尿包过期、外包装破损、潮湿,不应当使用。

(3)根据患者年龄、性别、尿道等情况选择合适大小、材质等的导尿管,最大限度降低尿道损伤和尿路感染。

(4)对留置导尿管的患者,应当采用密闭式引流装置。

(5)告知患者留置导尿管的目的,配合要点和置管后的注意事项。

2.置管时的预防与护理

(1)医务人员要严格按照《医务人员手卫生规范》,认真洗手后,戴无菌手套实施导尿术。

(2)严格遵循无菌操作技术原则留置导尿管,动作要轻柔,避免损伤尿道黏膜。

(3)正确铺无菌巾,避免污染尿道口,保持最大的无菌屏障。

(4)充分消毒尿道口,防止污染。要使用合适的消毒剂棉球消毒尿道口及其周围皮肤黏膜,棉球不能重复使用。

男性:先洗净包皮及冠状沟,然后自尿道口、龟头向外旋转擦拭消毒。

女性:先按照由上至下,由内向外的原则清洗外阴,然后清洗并消毒尿道口、前庭、两侧大小阴唇,最后会阴、肛门。

(5)导尿管插入深度适宜,插入后,向水囊注入 10~15 mL 无菌水,轻拉尿管以确认尿管固定稳妥,不会脱出。

(6)置管过程中,指导患者放松,协调配合,避免污染,如尿管被污染应当重新更换尿管。

3.置管后的预防与护理

(1)妥善固定尿管,避免打折、弯曲,保证集尿袋高度低于膀胱水平,避免接触地面,防止逆行感染。

(2)保持尿液引流装置密闭、通畅和完整,活动或搬运时夹闭引流管,防止尿液逆流。

(3)应当使用个人专用的收集容器及时清空集尿袋中尿液。清空集尿袋中尿液时,要遵循无菌操作原则,避免集尿袋的出口触碰到收集容器。

(4)留取小量尿标本进行微生物病原学检测时,应当消毒导尿管后,使用无菌注射器抽取标本送检。留取大量尿标本时,可以从集尿袋中采集,避免打开导尿管和集尿袋的接口。

(5)不应当常规使用含消毒剂或抗菌药物的溶液进行膀胱冲洗或灌注以预防尿路感染。

(6)应当保持尿道口清洁,大便失禁的患者清洁后还应当进行消毒。留置导尿管期间,应当每日清洁或冲洗尿道口。

(7)患者沐浴或擦身时应当注意对导管的保护,不应当把导管浸入水中。

(8)长期留置导尿管患者,不宜频繁更换导尿管。若导尿管阻塞或不慎脱出时,以及留置导尿装置的无菌性和密闭性被破坏时,应当立即更换导尿管。对长期留置导尿管的患者,拔除导尿管时,应当训练膀胱功能。

(9)患者出现尿路感染时,应当及时更换导尿管,并留取尿液进行微生物病原学检测。

(10)每天评估留置导尿管的必要性,不需要时尽早拔除导尿管,尽可能缩短留置导尿管时间。医护人员在维护导尿管时,要严格执行手卫生。

五、重点部位医院感染管理评价要点

1.规范执行重点部位医院感染预防措施

遵循《外科手术部位感染预防和控制技术指南(试行)》《导管相关血流感染预防与控制技术指南(试行)》以及《导尿管相关尿路感染预防与控制技术指南(试行)》,规范重点部位医院感染预防与控制措施。

2.护理人员相关知识知晓

(1)护理人员对重点部位医院感染预防与控制措施知晓率达90%以上。

(2)护理人员应定期接受医院感染防控新措施、新进展的知识培训。

3.重点部位医院感染预防措施落实到位

(1)严格执行消毒隔离和无菌操作原则。

(2)严格执行《医务人员手卫生规范》。

(3)建立重点部位医院感染预防措施落实情况督查记录,体现环节质量控制,做到持续改进。

(4)做好患者、家属及陪护的卫生宣教。

4.持续改进

(1)加强对重点部位医院感染病例的监测。

(2)定期对监测结果进行分析,并提出改进措施。

第二节 重点部门医院感染管理

一、重症监护病房(ICU)医院感染管理

1.布局和设施管理

(1)放置病床的医疗区域、医疗辅助用房区域、污物处理区域和医务人员生活辅助用房区域等,应相对独立。

(2)每个 ICU 管理单元,至少配置 2 个单间房间,用于隔离患者。

(3)每张病床使用面积≥15 m²,床间距>1 m;单间病房使用面积≥18 m²。

(4)洗手设施应符合以下要求:流动水、非手接触式水龙头开关、洗手液、干手纸,尽量使用抗菌皂液。每张病床均应配备快速手消毒剂。

2.环境管理

(1)空气:保持空气清新,每天应开窗换气 2~3 次,每次不少于 30 min,自然通风不良时应安装辅助通风设施。

自然通风受限时(室外尘埃密度较高时),可使用动态空气消毒机。不建议紫外线照射或消毒剂喷洒消毒空气。每季度对空气细菌菌落总数监测 1 次。

(2)墙面和门窗:定期清洁,应保持清洁和无尘,如被血液、体液、分泌物污染时,要及时用 2 000 mg/L 含氯消毒剂擦拭消毒。

(3)地面:所有区域地面应每天至少清洁消毒 1 次,如被血液、体液、分泌物、排泄物污染时,应先用吸湿材料去污后,再清洁、消毒(用 2 000 mg/L 含氯消毒剂擦拭消毒)。

(4)清洁用具:各室的拖布、抹布要标识清楚、分开使用,使用后清洗、消毒,晾干,分类放置备用。

(5)禁止在室内摆放干花和鲜花、盆栽植物;不建议在室内及走廊铺设地毯;在入口处放置喷洒消毒剂的踏脚垫;在门把手上缠绕喷洒消毒剂的织物。

3.物品管理

(1)呼吸机操作面板、监护仪面板、微量注射泵、输液泵等手频繁接触的各种仪器表面应使用消毒剂擦拭,每日 1 次;有多重耐药菌等医院感染暴发或流行时,每班不少于 1 次。

(2)呼吸机螺纹管、雾化器、湿化罐、湿化瓶、咽喉镜等诊疗器械、器具和物品使用后应直接置于封闭的容器中,由消毒供应中心(CSSD)集中回收处理。若被朊毒体、气性坏疽及突发原因不明的传染病病原体污染,则应使用双层封闭包装并标明感染性疾病名称,由 CSSD 单独回收处理。

(3)听诊器、血压计、叩诊锤、电筒等诊疗器械、器具和物品,应一床一套,应使用消毒剂擦拭,每日至少 1 次。

(4)经接触传播、空气传播和飞沫传播的感染性疾病患者使用的诊疗器械、器具和物品应专人专用,条件受限时应一人一用一消毒。

(5)病床栏杆、床旁桌、门把手等患者周围物品表面,护理站台面、病历夹、电话按键、电脑键盘、鼠标等应每日擦拭清洁消毒 1 次;有多重耐药菌等医院感染暴发或流行时,应每班擦拭清洁消毒 1 次。

当上述物品被血液、体液、分泌物、排泄物污染时,应及时处理,先用吸湿材料去污,再清洁、消毒(用 2 000 mg/L 含氯消毒剂擦拭消毒)。

(6)勤换床单、被服,如有血迹、体液、排泄物污染时,应及时更换。垫褥、被褥、枕芯应定期用床单位臭氧消毒机进行消毒。

4.人员管理

(1)医务人员管理:①应根据床位设置配备足够数量的医生和护士,医生人数和护士人数与床位数之比应达到 0.8∶1 和 3∶1 以上。②工作人员进入 ICU 要穿专用工作服、换鞋、戴帽子、口罩、洗手,患有感染性疾病者不得进入。③严格执行无菌技术操作规程,认真洗手或消毒,必要时戴手套。④医护人员上岗前应接受消毒隔离、常见医院感染预防与控制等基本知识培训,工勤人员上岗前应接受消毒隔离等基本知识培训。上岗后每年应接受医院感染继续教育培训。⑤疑有呼吸道感染综合征、腹泻等可传播的感染性疾病时,应避免接触患者。⑥上岗前应接种乙肝疫苗(乙肝表面抗体阴性者),每年宜注射流感疫苗。建议每年做胸部 X 线检查。

(2)患者管理:①患者的安置应感染患者与非感染患者分开,诊疗护理活动应采取相应的隔离措施,控制交叉感染;②对特殊感染患者、疑似传染病或确诊传染病患者,在转诊前应单间隔离;③对多重耐药菌感染或定植者,尽量单间隔离,如条件受限时,可将同类耐药菌感染或定植者集中安置,也可采取床边隔离;④对免疫功能明显受损或低下的患者,应保护性隔离于单间正压病房。

(3)探视人员管理:①严格探视制度,限制探视人数;应尽可能减少不必要的探视,疑有呼吸道感染综合征、腹泻等可传播的感染性疾病,或为婴、幼儿童,以及在社区感染性疾病暴发期间应谢绝探视。②应指导探视人员探视前后洗手或卫生手消毒,必要时根据疾病的传播途径指导采取额外的防护措施(如更衣、换鞋、戴帽子、口罩,与患者接触前要洗手)。③向探视人员介绍医院感染预防与控制的基本知识,如手卫生、呼吸卫生(咳嗽)礼仪;也可以宣传栏、小册子等多种形式宣教。

5.技能操作管理

(1)加强对深静脉置管、留置尿管、气管插管/机械通气患者的管理,认真落实导管相关血流感染、导尿管相关尿路感染、医院内肺炎预防措施,遵守操作规程。

(2)对多重耐药菌感染或定植患者,加强感染预防与控制措施的实施。

(3)放置引流管、更换伤口敷料等操作时,严格遵守外科无菌技术。

二、中心供应室医院感染管理

1.布局和设施管理

(1)医院消毒供应中心建筑布局应符合 WS310.1—2016《医院消毒供应中心第 1 部分:管理规范》要求。

(2)内部布局合理,分污染区、清洁区、无菌区,三区划分清楚。

(3)工作区域间应有实际屏障;路线及人流、物流由污到洁,强行通过,不得逆行。

(4)有物品回收、消毒、洗涤、敷料制作、组装、灭菌、存储、发送全过程所需要的设备和条件。

(5)设备、设施应符合国家相关标准或规定,其操作与使用应遵循生产厂家的使用说明或指导手册。消毒灭菌监测材料应有卫生部消毒产品卫生许可批件,在有效期内使用。

(6)周围环境应清洁、无污染源。通风采光要良好。墙壁及天花板应无裂隙、不落尘,地面光滑、耐腐蚀,有排水道,便于清洗和消毒。

2.工作人员管理

(1)工作人员应当接受与其岗位职责相应的培训,正确掌握各类诊疗器械、器具和物品的清洗、消毒、灭菌的知识与技能;相关清洗、消毒、灭菌设备的操作规程;职业安全防护原则和方法;医院感染预防的相关知识。

(2)不同区域工作人员遵守相应的着装要求。

(3)工作人员严格执行手卫生标准。

(4)乙肝表面抗体阴性者,建议注射乙肝疫苗。

3.复用诊疗器械(器具)和物品处理管理

诊疗器械、器具和物品处理的操作流程符合 WS310.2－2016《医院消毒供应中心第 2 部分:清洗消毒及灭菌技术操作规范》要求。

4.灭菌物品管理

(1)灭菌后物品应分类、分架存放在无菌物品存放区。一次性使用无菌物品应去除外包装后,进入无菌物品存放区。

(2)物品存放架或柜应距地面高度 20～25 cm,离墙 5～10 cm,距天花板 50 cm。

(3)物品放置应固定为主,设置标识。接触无菌物品前应洗手或手消毒。

(4)消毒后直接使用的物品应干燥、包装后专架存放。

(5)无菌物品存储有效期:①环境的温度、湿度达到 WS310.1 的规定时,使用纺织品材料包装的无菌物品有效期宜为 14 d;未达到环境标准时,有效期宜为 7 d。②医用一次性纸袋包装的无菌物品,有效期宜为 1 个月;使用一次性医用皱纹纸、医用无纺布包装的无菌物品,有效期宜为 6 个月;使用一次性纸塑袋包装的无菌物品,有效期宜为 6 个月。硬质容器包装的无菌物品,有效期宜为 6 个月。

(6)无菌物品发放应遵循先进先出的原则。

(7)发放时应确认无菌物品的有效性。植入物及植入性手术器械应在生物监测合格后,方可发放。

(8)发放记录应具有可追溯性,应记录一次性使用无菌物品出库日期、名称、规格、数量、生产厂家、生产批号、灭菌日期、失效日期等。

5.灭菌质量监测管理

(1)物理监测不合格的灭菌物品不得发放,并应分析原因进行改进,直至监测结果符合要求。

(2)包外化学监测不合格的灭菌物品不得发放,包内化学监测不合格的灭菌物品不得使用。并应分析原因进行改进,直至监测结果符合要求。

(3)生物监测不合格时,应尽快召回上次生物监测合格以来所有尚未使用的灭菌物品,重新处理;并应分析不合格的原因,改进后,生物监测连续三次合格后方可使用。

(4)灭菌植入型器械应每批次进行生物监测。生物监测合格后,方可发放。

(5)压力蒸汽灭菌、环氧乙烷灭菌、过氧化氢等离子灭菌的灭菌质量监测方法应符合 WS310.3－2016《医院消毒供应中心第 3 部分:清洗消毒及灭菌效果监测标准》要求。

三、手术室医院感染管理

1. 布局和设施管理

(1)洁净手术室应符合《医院洁净手术部建筑技术规范》CB50333－2013 的要求。

(2)普通手术室应设有工作人员通道、患者出入通道，做到布局合理，区域间标志明确，符合功能流程和洁污分开；天花板、墙壁、地面无裂隙，表面光滑，有良好的排水系统，便于清洗和消毒；手术室内应设无菌手术间、一般手术间、隔离手术间；隔离手术间应靠近手术室入口处；每一手术间限置一张手术台；手术室间应配备常规用药，基本设施、仪器、设备、医疗器械等物品配备齐全，功能完好并处于备用状态。

2. 工作人员管理

(1)应加强对手术室所有工作人员和手术医生进行手术室医院感染预防与控制及环境卫生学等方面的知识培训。

(2)进入手术室必须遵守手术室的着装要求和行为规范。

(3)严格执行《医务人员手卫生规范》。

(4)加强医务人员的职业防护管理。医务人员严格执行标准预防，并根据致病微生物的传播途径做好相应的隔离措施。

(5)患有感冒、腹泻等可能会传播的感染性疾病时，应避免接触患者。

(6)非手术人员不得进入手术间，实习、进修、参观、维护人员需获得手术室管理人员的同意方能进入手术间。限制手术参观的人数，一般为 2～3 人，固定在一个手术间。保持不必要的谈话至最低限度。

(7)应当根据手术量配备足够的手术室护士，人员结构配置合理。

3. 环境管理

(1)手术室内环境应保持整洁、无尘、无污染。

(2)严格执行手术室清洁卫生、消毒制度。

(3)洁净手术部的净化空调系统应按 WS/T368－2012《医院空气净化管理规范》进行维护和保养。

(4)手术室的工作区域，应当每 24 h 清洁消毒 1 次。连台手术之间、当天手术全部完毕后，应当对手术间及时进行清洁消毒处理。

(5)实施感染手术的手术间应当严格按照 WS/T367－2012《医疗机构消毒技术规范》要求，进行清洁消毒处理。

(6)各手术间、不同区域清洁用拖布、抹布要分开使用，标识清楚，使用后清洗、消毒、晾干、分类放置备用。

(7)禁止在手术室内摆放水养或土栽植物。

(8)禁止在手术室入口处放置踏脚垫并喷洒消毒剂。

4. 物品管理

(1)手术器械、用品的消毒灭菌应符合 WS/T367－2012《医疗机构消毒技术规范》要求。根据不同材质的手术器械、用品选择适宜的灭菌方法。

(2)手术器械及物品必须一用一灭菌；麻醉器具等消毒物品应一用一消毒；一次性医疗用品一次性使用。

（3）无菌物品的存放符合要求,应置于离地高 20～25 cm,离天花板 50 cm,离墙面 5～10 cm 的储物架上。

（4）无菌物品使用前,应认真检查包装有无破损、潮湿,核对灭菌包的物品名称、有效期、包外及包内的化学指示卡变色情况。一次性使用的无菌物品应去除外包装后方能进入无菌物品存放区。

（5）接送患者的平车应每天清洁消毒,车上物品保持清洁。接送隔离患者的平车应专车专用,用后严格消毒。

（6）隔离患者手术通知单上应注明感染情况,严格隔离管理。手术后器械及物品双消毒,标本按隔离要求处理,手术间严格终末消毒。

（7）手术后的污染布类送洗衣房清洗消毒;医疗废物的处置按《医疗废物管理条例》严格执行。

四、内窥镜室医院感染管理

1. 布局和设施管理

（1）内窥镜诊疗区域应相对独立,符合功能流程,设诊查区、清洗消毒区、清洁区。

（2）灭菌内镜的诊疗应当在达到手术标准的区域内进行,并按照手术区域的要求进行管理。

（3）不同部位内镜的诊疗工作应当分室进行;上消化道、下消化道内镜的诊疗工作不能分室进行的,应当分时间段进行;不同部位内镜的清洗消毒工作的设备应当分开。

（4）内镜诊疗室应当设有诊疗床、吸引器、治疗车等基本设施。

（5）根据工作量,配备相应内镜及清洗消毒设施。

（6）配备足够的手卫生设施。

（7）保持室内清洁,保证通风良好。

2. 工作人员管理

（1）内窥镜室工作人员必须经常接受内镜清洗消毒方面及相关的医院感染管理知识培训。

（2）工作人员应严格执行 WS/T367－2012《医疗机构消毒技术规范》和《内镜清洗消毒技术操作规范（2004 年版）》,严格遵守有关规章制度。

（3）工作人员清洗消毒内镜时,应当穿戴必要的防护用品,包括工作服、防渗透围裙、口罩、帽子、手套等。

（4）工作人员应接种乙肝疫苗。

3. 内窥镜清洗与消毒管理

（1）凡进入人体无菌组织、器官或者经外科切口进入人体无菌腔室的内镜及附件,如腹腔镜、关节镜、脑室镜、膀胱镜、宫腔镜等,必须灭菌。

（2）凡穿破黏膜的内镜附件,如活检钳、高频电刀等,必须灭菌。

（3）凡进入人体消化道、呼吸道等与黏膜接触的内镜,如喉镜、气管镜、支气管镜、胃镜、肠镜、乙状结肠镜、直肠镜等,应当按照《消毒技术规范》的要求进行高水平消毒。

（4）内镜及附件使用后应当立即清洗、消毒或者灭菌,其清洗消毒灭菌操作流程要符合 WS/T367－2012《医疗机构消毒技术规范》和《内镜清洗消毒技术操作规范（2004 年版）》要求。

（5）使用的消毒剂、消毒器械或者其他消毒设备,必须符合《消毒管理办法》的规定。

（6）内镜及附件的清洗、消毒或者灭菌时间应当使用计时器控制。

（7）禁止使用非流动水对内镜进行清洗。

（8）进行内窥镜诊治前需对患者做乙肝表面抗原（HBsAg）等过筛检查，有条件的医院应进行抗-HCV等过筛检查。

HBsAg阳性者、已知特殊感染患者或非特异结肠炎患者等，应使用专用内窥镜或安排在每日检查的最后。HBsAg阳性患者和其他特殊感染患者用过的内窥镜应先消毒，再常规清洗消毒。

4.内窥镜清洗消毒登记与监测管理

（1）登记：应建立清洗消毒登记制度，并有专人负责。应做好内镜清洗消毒的登记工作，登记内容应当包括就诊患者姓名、使用内镜的编号、清洗时间、消毒时间以及操作人员姓名等事项。

（2）监测：每天对用于内窥镜消毒剂的有效浓度监测并记录和保存，低于有效浓度立即更换。每月对消毒后内窥镜进行生物学监测，监测结果需记录存档。

如发生内窥镜相关感染事件时，立即报告医院感染管理部门，感染管理专职人员要开展感染原因的调查，并且采取有效的预防控制措施。医院感染管理部门定期对内窥镜清洗消毒效果进行监控。

五、重点部门医院感染管理评价要点

1.建筑布局设施

(1)建筑布局设施符合重点部门医院感染管理要求。

(2)分区明确，标识清晰。

(3)工作流程合理。

2.环境卫生及物品管理

(1)空气、物体表面消毒方法及诊疗器械物品的消毒灭菌方法符合《医院空气净化管理规范》《医疗机构消毒技术规范》。

(2)定期对环境卫生及消毒灭菌效果进行监测，其监测方法、频次、结果符合《医院空气净化管理规范》《医疗机构消毒技术规范》等要求。

3.人员管理

(1)工作人员配备足够。

(2)各类人员定期接受医院感染管理相关的知识培训。护理人员应掌握医院感染防控知识与防控措施；工勤人员、家属、陪护等相关人员应了解医院感染防控相关措施。

(3)严格遵守医院感染管理的各项规章制度，认真落实各项医院感染预防与控制措施。

(4)采取标准预防，强调双向防护。

4.科室管理

(1)各项工作遵循《重症医学科建设与管理指南（试行）》《医院消毒供应中心管理规范》《医院手术部（室）管理规范（试行）》《内镜清洗消毒技术操作规范（2004年版）》执行。

(2)科室建立医院感染管理小组，设有专职感控护士，负责科室医院感染管理工作，保障工作有效落实。

(3)结合科室实际情况，健全医院感染管理制度，并不断完善，做到持续改进。

（4）科室感染管理小组定期对各项医院感染管理措施的落实情况进行环节质量自查，并针对存在问题进行整改。

第三节　隔离预防技术管理

一、隔离技术

1. 标准预防的概念

认定患者血液、体液、分泌物、排泄物均具有传染性，医院所有患者和医护人员不论是否有明显的血迹污染或是否接触非完整的皮肤与黏膜，接触上述物质者，必须采取防护措施。

2. 标准预防的具体措施

（1）医务人员在接触患者的血液、体液、分泌物、排泄物及其污染物品后，不论是否戴手套，都必须立即洗手。

（2）医务人员接触患者的血液、体液、分泌物、排泄物及破损的黏膜和皮肤前均应戴手套。

（3）对同一患者既接触清洁部位，又接触污染部位时应更换手套、洗手或手消毒。

（4）在上述物质有可能发生喷溅时应戴眼罩、口罩，并穿隔离衣或防护衣，以防止医务人员皮肤、黏膜和衣服的污染。

（5）被上述物质污染的医疗用品和仪器设备应及时进行处理，以防止病原微生物在医务人员、患者、探视者与环境之间传播。

（6）对需要重复使用的医疗仪器设备应确保在下一患者使用之前清洁干净和消毒灭菌。

（7）医务人员在进行各项医疗操作、清洁及环境表面消毒时，应严格遵守各项操作规程。

（8）污染的物品应及时处理，避免接触患者的皮肤与黏膜，以防污染其他物品，引起微生物传播。

（9）锐器和针头应小心处置，以防针刺伤。

3. 接触传播的隔离预防

接触经接触传播疾病如肠道感染、多重耐药菌感染、皮肤感染的患者，在标准预防的基础上，还应采用接触传播的隔离与预防。

（1）患者的隔离：应限制患者的活动范围；应减少转运，如需要转运时，应采取有效措施，减少对其他患者、医务人员和环境表面的污染。

（2）医务人员的防护：接触隔离患者的血液、体液、分泌物、排泄物等物质时，应戴手套；离开隔离病室前，接触污染物品后应摘除手套，洗手和（或）手消毒。

手上有伤口时应戴双层手套；进入隔离病室，从事可能污染工作服的操作时，应穿隔离衣；离开病室前，脱下隔离衣，按要求悬挂，每天更换清洗与消毒；或使用一次性隔离衣，用后按医疗废物管理要求进行处置。

接触甲类传染病应按要求穿脱防护服，离开病室前，脱去防护服，防护服按医疗废物管理要求进行处置。

4.空气传播的隔离预防

接触经空气传播的疾病,如肺结核、水痘等,在标准预防的基础上,还应采用空气传播的隔离与预防。

(1)患者的隔离:无条件收治时,应尽快转送至有条件收治呼吸道传染病的医疗机构进行收治,并注意转运过程中医务人员的防护;当患者病情容许时,应戴外科口罩,定期更换,并限制其活动范围;应严格空气消毒。

(2)医务人员的防护:应严格按照区域流程,在不同的区域,穿戴不同的防护用品,离开时按要求摘脱,并正确处理使用后物品;进入确诊或可疑传染病患者房间时,应戴帽子、医用防护口罩;进行可能产生喷溅的诊疗操作时,应戴护目镜或防护面罩,穿防护服,当接触患者及其血液、体液、分泌物、排泄物等物质时应戴手套。

5.飞沫传播的隔离预防

接触经飞沫传播的疾病,如百日咳、流行性感冒、病毒性腮腺炎、流行性脑脊髓膜炎等,在标准预防的基础上,还应采用飞沫传播的隔离与预防。

(1)患者的隔离:应减少转运,当需要转运时,医务人员应注意防护;患者病情容许时,应戴外科口罩,并定期更换。应限制患者的活动范围;患者之间、患者与探视者之间相隔距离在1 m以上,探视者应戴外科口罩;加强通风,或进行空气的消毒。

(2)医务人员的防护:应严格按照区域流程,在不同的区域,穿戴不同的防护用品,离开时按要求摘脱,并正确处理使用后物品;与患者近距离(1 m以内)接触,应戴帽子、医用防护口罩;进行可能产生喷溅的诊疗操作时,应戴护目镜或防护面罩,穿防护服;当接触患者及其血液、体液、分泌物、排泄物等物质时应戴手套。

二、防护技术

1.口罩的使用

(1)应用指征:根据不同的具体诊疗操作要求,选用不同的口罩。一般诊疗活动,可佩戴纱布口罩或外科口罩。在手术室工作、护理免疫功能低下的患者和进行体腔穿刺时,应戴外科口罩。接触经空气传播或近距离接触经飞沫传播的呼吸道传染病患者时,应戴医用防护口罩。

(2)注意事项:使用医用防护口罩或外科口罩时,不要用一只手捏鼻夹,防止口罩鼻夹处形成死角漏气,降低防护效果,同时应使口罩与面部良好密合。外科口罩只能一次性使用,口罩潮湿后应立即更换,口罩受到患者血液、体液污染时应随时更换。每次佩戴医用防护口罩进入工作区域之前,应进行密合性检查。检查方法:将双手完全盖住防护口罩,快速地呼气,若鼻夹附近有漏气,应按佩戴方法步骤"调整鼻夹项"的方法,重新调整鼻夹位置,若漏气位于四周,应调整到不漏气为止。纱布口罩应保持清洁,每天更换、清洁与消毒,遇污染时应及时更换。

2.防护镜、防护面罩的使用

(1)应用指征:在进行诊疗、护理操作时,可能发生患者血液、体液、分泌物等喷溅时,如内镜检查、口腔科治疗等;近距离接触经飞沫传播的传染性疾病患者时;为呼吸道传染病患者进行气管切开、气管插管等近距离操作,可能发生患者血液、体液、分泌物喷溅时,应使用全面型防护面罩。

(2)注意事项:在佩戴防护镜或防护面罩前,应检查是否有破损,佩戴装置是否有松动。每次用后应及时进行清洁与消毒。

3.手套的使用

(1)应用指征:清洁手套的应用指征:医务人员接触患者的血液、体液、分泌物、排泄物、呕吐物和污染物品时,应戴清洁手套;无菌手套的应用指征:医务人员在进行手术时,或为患者进行侵入性诊疗技术等无菌操作,以及接触患者破损皮肤、黏膜时,应佩戴无菌手套。

(2)注意事项:在日常诊疗护理工作中,应根据不同的需要,选择合适种类和规格的手套,一次性手套只能一次性使用。在不同的患者之间进行操作应更换手套,操作完成后脱去手套,应按规定程序与方法洗手。戴手套不能替代洗手,必要时进行手消毒。戴手套操作中,如发现手套有破损时应立即更换。戴无菌手套时应防止手套污染。

4.隔离衣的使用

(1)应用指征:可能受到患者血液、体液、分泌物、排泄物污染时;对患者实行保护性隔离时,如护理大面积烧伤患者、骨髓移植患者以及大创面换药时;接触经接触传播的感染性疾病患者如传染病患者、特殊耐药菌感染患者时。

(2)注意事项:可重复使用的隔离衣,消毒清洗后再用。可重复使用的隔离衣与一次性使用的隔离衣在穿脱方法方面有所不同,在使用时,应注意详细阅读使用说明书。

5.鞋套的使用

(1)应用指征:主要用于从清洁区进入污染区和(或)进入重点保护区时,如 ICU、血液病房、烧伤病房、器官移植病房等。

(2)注意事项:鞋套只限于在规定区域内使用,离开该区域时应将鞋套脱掉,鞋套如有破损应及时更换。

6.防水围裙的使用

(1)应用指征:防水围裙主要用于清洗内镜及其他诊疗器械用品时;可能受到患者血液、体液、分泌物及其他污染物质喷溅时。

(2)注意事项:一次性防水围裙必须一次性使用,受到明显污染时应及时更换。重复使用的塑胶围裙用后,应及时清洗与消毒,围裙如有破损或渗透应及时更换。

7.帽子的使用

(1)应用指征:进入污染区和洁净环境前、进行无菌操作等时。

(2)注意事项:布制帽子应保持清洁,每次或每天更换与清洁,如被患者血液、体液污染应随时更换,一次性帽子不得重复使用。

三、手卫生

手卫生为医务人员洗手、卫生手消毒和外科手消毒的总称。

1.洗手与卫生手消毒遵循的原则

(1)当手部有血液或其他体液等肉眼可见的污染时,应用肥皂(皂液)和流动水洗手。

(2)手部没有肉眼可见污染时,宜使用速干手消毒剂消毒双手代替洗手。

2.医务人员洗手或使用速干手消毒剂的指征

(1)直接接触每个患者前后,从同一患者身体的污染部位移动到清洁部位时。

(2)接触患者黏膜、破损皮肤或伤口前后,接触患者的血液、体液、分泌物、排泄物、伤口敷料等之后。

(3)穿脱隔离衣前后,摘手套后。

(4)进行无菌操作、接触清洁、无菌物品之前。

(5)接触患者周围环境及物品后。

(6)处理药物或配餐前。

3.医务人员在下列情况时应先洗手,然后进行卫生手消毒

(1)接触患者的血液、体液、分泌物以及被传染性致病微生物污染的物品后。

(2)直接为传染病患者进行检查、治疗、护理或处理传染患者污物之后。

4.洗手方法、卫生手消毒方法、外科手消毒方法

按照 WS/T313－2019《医务人员手卫生规范》执行。

四、隔离预防技术管理评价要点

1.隔离的管理

(1)建筑布局应符合医院卫生学要求,并应具备隔离预防的功能,区域划分应明确、标识清楚。

(2)服务流程符合隔离原则,保证洁、污分开,防止因人员流程、物品流程交叉导致污染。

(3)应根据国家的有关法规,结合本医院的实际情况,制定隔离预防制度并实施。

(4)隔离的实施应遵循"标准预防"和"基于疾病传播途径的预防"的原则。

(5)严格管理传染病患者,包括隔离患者,严格执行探视制度。

(6)组织医务人员隔离与预防知识的培训。

(7)为医务人员提供合适的、必要的、符合国家标准的防护用品。

2.隔离措施的实施

(1)科室能正确地处置原因不明的感染性或疑似感染性病例(包括监测、就地隔离、报告、会诊、转运)。

(2)严格执行标准预防措施和基于疾病传播途径的预防隔离措施。

(3)隔离区域的消毒应符合国家有关规定。

3.医务人员的个人防护

(1)医务人员掌握常见传染病的传播途径、隔离方式和防护技术。

(2)医务人员会正确使用各种防护用品。

4.手卫生的执行

(1)按照 WS/T313－2019《医务人员手卫生规范》的要求配备合适的手卫生设施。

(2)医务人员手卫生依从性调查。

(3)医务人员手卫生正确性考核。

(4)医务人员手消毒效果监测。

参 考 文 献

[1] 葛均波.内科学[M].8 版.北京:人民卫生出版社,2013.

[2] 姜安丽.新编护理学基础[M].2 版.北京:人民卫生出版社,2012.

[3] 郑修霞.妇产科护理学[M].5 版.北京:人民卫生出版社,2012.

[4] 王爱平.现代临床护理学[M].北京:人民卫生出版社,2015.

[5] 史良俊,朱鹏云.儿科护理学[M].2 版.西安:第四军医大学出版社,2012.

[6] 党世民,外科护理学[M].北京:人民卫生出版社,2011.

[7] 钟华,江乙.内科护理[M].3 版.北京:科学出版社,2015.

[8] 张之南,郝玉书,赵永强等.血液病学[M].2 版.北京:人民卫生出版社,2011.

[9] 张成爱,王鹏文,周忠梅.临床各科常见疾病的诊疗和护理[M].沈阳:辽宁科学技术出版社,2011.

[10] 吴江,贾建平.神经病学[M].3 版.北京:人民卫生出版社,2015.

[11] 王霞.常用临床护理技术[M].郑州:郑州大学出版社,2015.

[12] 于红,临床护理[M].武汉:华中科技大学出版社,2016.

[13] 李俊华,程忠义,郝金霞.外科护理[M].武汉:华中科技大学出版社,2013.

[14] 宁宁,侯晓玲.实用骨科康复护理手册[M].北京:科学出版社,2016.

[15] 亓娟秀.外科常见疾病的护理[M].昆明:云南科技出版社,2016.

[16] 卢俊丽.临床常见疾病护理精粹[M].西安:西安交通大学出版社,2017.

[17] 温贤秀,肖静蓉.常见疾病临床护理路径指引[M].成都:西南交通大学出版社,2013.